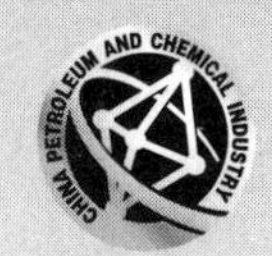

高等职业教育制药类专业规划教材

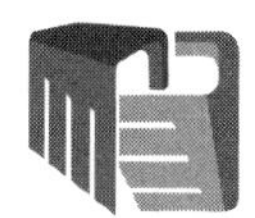

“十二五”职业教育国家规划教材
经全国职业教育教材审定委员会审定

药物化学

第三版

郝艳霞 主编 薛 娜 赵 璇 副主编
张健泓 主 审

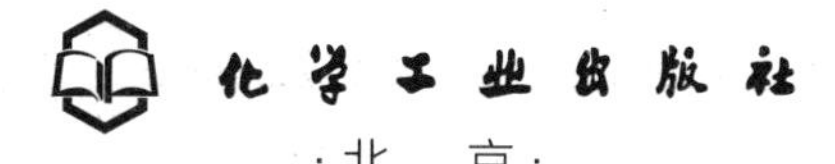

化学工业出版社
·北 京·

内 容 提 要

本书分为理论和实验实训两大部分。理论部分共十六章。第一章至第十四章为各论部分，所选药物以治疗常见病、多发病、临床处方量较大的药物为主，重点叙述药物的化学结构特征、性质、稳定性及构效关系等，并与药物的实际生产、贮存及使用相联系，适当介绍部分药物的合成路线，简要介绍药物的发展概况及体内代谢等。第十五章和第十六章为总论部分，介绍了药物的变质反应与代谢反应、药物的化学结构与药效的关系等。实验实训内容由18个项目组成，分为药物的理化性质实训、药物的制备实训、综合实训三部分。

本次修订，书中以二维码形式插入数字化资源，包括微课、动画、视频等资源，更加方便读者学习。本书有配套的电子教案，可登陆 www.cipedu.com.cn 免费下载。

本书可供高职高专药学、药物制剂技术、化学制药技术专业及相关专业使用，也可作为全国卫生专业技术资格考试及国家职业药师考试的参考书。

图书在版编目（CIP）数据

药物化学/郝艳霞主编. —3版. —北京：化学工业出版社，2020.8（2023.2重印）

“十二五”职业教育国家规划教材

ISBN 978-7-122-36875-1

Ⅰ.①药… Ⅱ.①郝… Ⅲ.①药物化学-职业教育-教材 Ⅳ.①R914

中国版本图书馆CIP数据核字（2020）第081778号

责任编辑：蔡洪伟 陈有华　　装帧设计：关 飞

责任校对：栾尚元

出版发行：化学工业出版社（北京市东城区青年湖南街13号 邮政编码100011）

印 装：三河市延风印装有限公司

787mm×1092mm 1/16 印张19¼ 字数475千字 2023年2月北京第3版第5次印刷

购书咨询：010-64518888　　售后服务：010-64518899

网 址：http://www.cip.com.cn

凡购买本书，如有缺损质量问题，本社销售中心负责调换。

定 价：48.00元

前　言

《药物化学》第二版自2015年5月出版以来得到了广大师生的厚爱和同行的肯定，在教学中发挥了很好的作用。本版是在第二版基础上，以《国家职业教育改革实施方案》为指导，根据职业院校自身特点和人才培养需要，依据高职高专制药类相关专业的培养目标，融汇目前临床用药发展变化趋势和企业实际生产需求，以及第二版使用过程中的反馈意见，以教育部公布的《高等职业学校专业教学标准》中制药相关类专业教学标准为基点，进行修订再版。

本书在保持第二版教材特色和结构模式的基础上，以职业需求为导向，以全面提高学生技能素质为基点，以专业能力发展为核心，实践能力培养为重点，以产学研用结合为途径，适应医药产业和高等职业教育改革与发展的要求，对教材进行了修订和更新。本次修订后具有以下特点：

（1）校企融合，共建课程　此次教材修订过程中，我们深入制药企业、药房、医院和社区，与具有丰富实践经验的专业技术人员共同学习、研讨，将先进技术、技能和实际案例与教材内容有机结合，明确需求，开发资源；商讨内容，挖掘素材；实现了职业教育服务于企业、服务于社会的目标。

（2）明确目标，引领学习　通过“学习目标”，明确提出学习任务的验收标准，让学习者明确所参与学习的基本要求，激励和引导学习者有计划、有目的的主动参与学习过程。

（3）有机整合，夯实基础　按照课程内容与职业标准对接、教学过程与生产过程对接的要求，依据国家法规，结合执业岗位任职要求，遵循职业教育规律和技能型人才成长规律，从有利于学生知识与能力结构培养和素质提高出发整合课程内容，重组典型药物，融合目前临床常用药物和职业资格标准内容，将教学内容与职业标准、实践（实训）栏目（项目）与岗位需求、教学过程与工作过程进行有效对接，力争做到学以致用。

（4）适应需求，优化模块　结合课程特点，适应“互联网＋职业教育”发展需求，运用现代信息技术改进教学方式方法，通过引入多媒体教学模块，在“知识链接”栏目中增加了临床用药学习等内容，提升学生综合实践能力；新增部分药物性质实训项目和综合性实训项目，便于学生更全面地掌握临床常用药物的性质及应用，拓宽视野，学用融合。

（5）融汇实际，引导探究　将新技术、新工艺、新规范纳入教学内容，通过来自药品生产、流通、使用等各环节的实际案例，强化实训，夯实学生可持续发展基础，实现学艺能用，学至善用。

（6）思政同行，高度融合　对接科技发展趋势，增加了药物化学发现和发展资源，弘扬工匠精神，做到与思想政治理论课同向同行，实现职业技能和职业精神培养高度融合。

（7）丰富资源，立体教学　在教材中增加多媒体教学资源的同时，提供电子教案等配套资源，以助教师教学和学生学习之用，满足师生的多元化和职业性需求。

为了更好地反映职业能力标准，对接企业需求，本次修订吸纳了企业经验丰富的工程技术人员参与，在广泛征求意见的基础上，由河北化工医药职业技术学院的团队整理完成。本书由河北化工医药职业技术学院郝艳霞任主编，主持全书修订及统稿定稿，薛娜、赵璇任副主编。具体分工为：郝艳霞、张丽媛完成纸质教材修订内容；赵璇、薛娜、郝艳霞完成多媒体资源的增补工作。石家庄以岭药业股份公司叶晓红、石药集团恩必普药业有限公司王静、石家庄神威大药房尹珺宁和张艳芳、石家庄市妇幼保健院李天华为本书修订中生产和临床应用案例的撰写给予了指导。

本书修订承蒙化学工业出版社有关编辑、兄弟院校同仁及相关企业专家的大力支持和指导，在此表示衷心感谢。教材修订过程中汲取了其他优秀教材的精华，在此对各位编者谨致谢意。

由于编者水平有限，不当和疏漏之处在所难免，恳请专家、使用本书的师生提出批评和建议。在此向关心和使用本书的各位朋友致以诚挚的谢意。

编者

2020 年 2 月

第一版前言

本书根据教育部有关高等职业教育培养目标的要求，以全面提高学生技能素质为基础，专业能力为核心，适应高职教育改革与发展的要求，力求体现高职教育特色。在编写过程中遵循“必需为准、实用为主、够用为度，技能优先”的原则设计和编写教材内容，使学生学有所长，学则会用。为充分体现高职教育特色，教学内容与全国卫生专业技术资格考试《药物化学》部分及国家执业药师考试《药物化学》部分有效衔接。

本书编写中注重以学生为主体，提倡互动学习，为充分调动学生对本课程的学习兴趣及对药物化学共性规律的掌握，在尊重职业教育自身规律和学生认知规律的前提下，编排上采用了按学生对药物的感性认识程度为序分章节，化学结构分类，先各论后总论，循序渐进的编排方式。在基本教学内容中根据不同章节的需要穿插了多个栏目板块。“实例分析”板块，结合理论知识列举应用实例；“知识链接”和“拓展提高”板块适当补充有关常识和与专业相关联知识，使教材贴近生产、生活实际，体现实用性及先进性；“课堂互动”板块通过理论联系实际及知识的综合运用，可以提高学生分析、解决问题的能力，激发学习兴趣。

本教材分为理论和实验实训两大部分。理论部分共十六章。第一章至第十四章为各论部分，所选药物的种类以治疗常见病、多发病、临床处方量较大的药物为主，重点叙述药物的化学结构特征、性质、稳定性及构效关系等，并与药物的实际生产、贮存及使用相联系，适当介绍部分药物的合成路线，简要介绍药物的发展概况及体内代谢等。第十五章和第十六章为总论部分，介绍了药物的化学稳定性与药物的代谢反应、构效关系与结构修饰以及新药发现方法等。实验实训内容由 16 个项目组成，分为实训基础知识及基本操作技能、理化性质实训、制备实训和综合实训四部分，各学校在教学中可根据不同专业实际需要进行选择。

本书可供药学、药物制剂技术、化学制药技术专业及相关专业教学使用。

本书由河北化工医药职业技术学院郝艳霞担任主编、统稿，并编写了绪论、第一、三、十二、十六章和实训项目一、二、三、五、八、九及十六；副主编为徐州工业职业技术学院刘郁（编写第六、八、十四、十五章和实训项目十三、十四及十五）和贵州科技工程职业学院张素萍（编写第七、九、十、十一章和实训项目七、十一及十二）；其他章节的编写人员为河北工业职业技术学院李文红（编写第四章和实训项目六），河北化工医药职业技术学院张静（编写第五章和实训项目十），河北化工医药职业技术学院陈瑄（编写第二、十三章和实训项目四）。全书由广东食品药品职业学院张健泓担任主审。

本教材在编写过程中得到了化学工业出版社、河北化工医药职业技术学院以及所有编者所在院校的大力支持与帮助。在此特向他们致以衷心的谢意。

本教材所辑内容及其组合方式是一种尝试，尽管我们做了很大的努力，力求做到新颖、实用，但限于编者水平，不当和疏漏之处在所难免，恳请广大读者和有关院校在使用中提出宝贵意见。

编者

2010 年 5 月

第二版前言

《药物化学》第一版自2010年出版以来得到了广大师生的厚爱和同行的肯定，在教学中发挥了很好的作用。本版是在第一版基础上，以《教育部关于“十二五”职业教育教材建设若干意见（教职成〔2012〕9号）》为指导，根据高职高专制药类相关专业的培养目标，依据目前临床用药发展变化趋势和企业实际生产需求，以及第一版使用过程中的反馈意见，以教育部公布的《高等职业学校专业教学标准（试行）》中制药相关类专业教学标准为基点，进行修订再版。

修订过程中，在保持第一版教材特色和结构模式的基础上，以全面提高学生技能素质为基点、专业能力发展为核心，适应医药产业和高等职业教育改革与发展的要求，对教材进行了修订和更新。本次修订突出以下特点：

1. 目标明确，便于学习　通过学习目标，明确提出学习任务的验收标准，让学习者明确所参与学习的基本要求，激励和引导学习者有计划、有目的地主动参与学习过程。

2. 科学整合，有机衔接　在结合执业岗位任职要求整合课程内容基础上，充分汲取制药类相关专业教学成果，遵循职业教育规律和技能型人才成长规律，从有利于学生知能结构培养和素质提高出发，采用能力递进编排方式，进行章节排序调整，重构动力性互动引导过程，重组典型药物，融合最新职业资格标准内容，将教学内容与职业标准、实践（实训）栏目（项目）与岗位需求、教学过程与工作过程进行有效对接，力争做到学以致用。

3. 优化模块，易教易学　结合课程特点，重新组织、整合栏目（项目）内容，充分体现教材的职业教育属性，搭建提升学生综合实践能力平台。在原有栏目（项目）基础上新增“热点事件”“知识链接”等章节导言，使教材更贴近生产、生活，便于学生了解重点内容的企业生产和临床应用背景资料，感受真实的应用环境；新增“课外阅读”栏目，“药品说明书使用解析”“临床常用药物药房调查”设计性实训项目，便于学生在教师指导下进行实操训练，拓宽视野，学用融合，展示才华。提出典型药物表格化总结训练建议，引导学生解析重点知识间变化规律，建立知识的内在链接。

4. 联系实际，突出案例　增加了实际案例分析的内容，通过引入、分析来自药品生产、流通、使用等各环节的实际案例，引导学生积极探究隐含于案例背后的专业知识和技能，提高教学效率，力争实现学至善用。

5. 校企合作，优化团队　此次教材修订过程中，我们深入医院、制药企业与一批具有丰富实践经验的专业技术人员研讨、分解、整合相关教学内容与要求，企业技术人员根据目前生产实际提供案例素材，实现了一线工作岗位上先进技术、技能和实际案例融入教材内容，体现了职业教育特点。

6. 丰富资源，辅助教学　本教材配备教学和操作视频、教学课件、电子教案与案例库、仿真动画、课外阅读材料、章节总结图表、实验报告册、习题与试卷库等配套数字化资源作为教学辅助材料，供教师和学生从化学工业出版社教学资源网和河北化工医药职业技术学院精品课网站免费下载，以助教师教学和学生学习之用，满足师生的多元化和职业性需求。

为了更好反映职业能力标准，对接企业需求，本次修订吸纳了企业经验丰富的工程技术人员参与，具体分工为：郝艳霞（河北化工医药职业技术学院）编写绪论、第一、三、七、十六章和实训项目一、三、六、十～十三；陈瑳（河北化工医药职业技术学院）编写第二、十三章和实训项目二；张静（河北化工医药职业技术学院）编写第四章；张素萍（贵州工业职业技术学院）编写第五、六、八、十章和实训项目四、七；张利敏（河北化工医药职业技术学院）编写第九章；杨欣（河北化工医药职业技术学院）编写第十一章；马丽峰（河北化工医药职业技术学院）编写第十二章；赵璇（河北化工医药职业技术学院）编写第十四章和实训项目十四；薛娜（河北化工医药职业技术学院）编写第十五章；李文红（河北工业职业技术学院）编写实训项目五；刘郁（徐州工业职业技术学院）编写实训项目八、九。

全书由郝艳霞主持修订及统稿，刘郁和张素萍任副主编，广东食品药品职业学院张健泓担任主审。石家庄以岭药业股份有限公司范文成和华北制药华赢有限公司龚书娟为本书修订中生产案例的撰写给予了指导。

本书修订承蒙化学工业出版社有关编辑、兄弟院校同仁及相关企业专家的大力支持和指导，在此表示衷心感谢。教材修订过程中汲取了其他优秀书籍的精华，在此对各位编者谨致谢意。

由于编者水平有限，不当和疏漏之处在所难免，恳请专家、使用本书的师生和广大读者提出批评和建议。在此向关心和使用本书的各位朋友致以诚挚的谢意。

编者

2015 年 2 月

目　录

第三章 抗生素 / 38

第四章 合成抗菌药、抗真菌药和抗病毒药 / 62

第八章 肾上腺素能药物 / 118

第九章 心血管系统药物 / 127

第十章 拟胆碱药和抗胆碱药 / 149

第十一章 抗过敏药和抗溃疡药 / 161

第十二章 抗肿瘤药 / 175

第十六章 药物的化学结构与药效的关系 / 229

药物化学实验实训 / 252

绪　论

学习目标

知识要求

☆ 掌握药物质量评定及药品质量标准，化学药物名称的表示方法。

☆ 熟悉药品中杂质的来源及危害。

☆ 了解药物化学的近代发展概况。

能力要求

☆ 树立药品质量第一观念和药品安全意识。

☆ 明确学习药物化学的目的和任务，培养良好的职业道德和行为规范。

【知识链接】 青霉素的发现与贡献

1928年英国细菌学家弗莱明（Fleming）发现了青霉素，此后，英国科学家弗洛里（Florey）与钱恩（Chain）进行了深入研究，青霉素于1941年首次应用于临床，1943年开始工业化生产。青霉素的发现是20世纪药物化学的突出成就之一，挽救了无数人的生命。由于三位科学家在青霉素研究上的杰出贡献，1945年他们共同获得了诺贝尔生理学及医学奖。

一、药物化学的内容和任务

药物是指对疾病具有预防、治疗和诊断作用或用以调节机体生理功能的物质。根据药物的来源和性质不同，可分为中药或天然药物、化学药物和生物药物。其中化学药物是目前临床应用中使用的主要药物，也是药物化学研究的对象。化学药物包括无机的矿物质、合成有机药物、天然药物中提取的有效成分、通过发酵方法得到的抗生素或半抗生素等，是一类既有明确药物疗效，又具有确切化学结构的化合物。

药物化学是关于药物的发现、确证和发展，并在分子水平上研究药物作用方式的一门综合性学科。它是以化学学科为基础，与生物化学、药理学、药代动力学和计算机科学等多学科相互渗透，并为药物分析、药剂学、制药工艺学等药学、制药等相关专业课程奠定相应的化学基础，是药学、制药领域的重要学科之一。其主要研究内容为化学药物的化学结构、理化性质、制备方法、构效关系、体内代谢、作用机制以及寻找新药途径与方法。

药物化学的主要任务为：

（1）为有效、合理地利用现有化学药物提供化学理论基础　研究已知药理作用并已临床应用化学药物的结构与理化性质的关系、药物中杂质的来源，为药物流通过程中的贮存和保管、药物分析过程中检测方法的建立、药物制剂过程中剂型的选择提供必要的化学理论。研究药物的体内转化及构效关系，为临床药学研究这种药物的配伍禁忌和合理用药，以及新药研发过程中药物的结构修饰奠定相应的化学基础。

(2) 为化学药物的生产提供科学合理、技术先进、经济实用的方法和工艺 研究现有化学药物的合成路线和工艺条件，不断优化和发展新原料、新试剂、新技术、新工艺和新方法，降低药品生产成本，提高药品的产量与质量，获取较高的经济效益。

(3) 不断探索开发新药的途径和方法 通过研究化学药物的结构和生物活性间的关系，药物在体内的代谢过程、方式、产物，为新药开发提供理论基础，并进行药物设计，发展新药。

二、药物的质量

药物的质量优劣直接关系人民的身体健康和生命安全。因此，必须高度重视，严把质量关。

1. 药物的质量评定

药物的质量评定主要从两方面考虑。

(1) 药物本身的疗效和毒副作用 质量好的药物应该在治疗剂量范围内疗效确切，效力高，毒性和副作用都小。如吗啡镇痛作用虽好，但连续使用能成瘾，只能限制使用，因而不是一个理想的药物。

(2) 药物的纯度 又称药用纯度或药用规格，是药物中杂质限度的一种体现，具体表现在药物的性状、物理常数、杂质限量、有效成分的含量、生物活性等多方面。

药物的纯度要求与一般化学品或化学试剂不同，首先要考虑杂质对人体健康和疗效的影响；而化学品或化学试剂的纯度，只考虑杂质引起的化学变化，是否会影响其使用目的和范围，并不考虑它们的生理作用。因此任何质量级别的化学品或试剂也不能供作药用。生产药品所用的原料、辅料必须符合药用要求。

杂质是药物在生产和贮存过程中可能引入的药物以外的其他化学物质。杂质的存在，可能产生毒副作用和毒性而影响疗效，如麻醉乙醚遇光或储存时间较长时，可能产生过氧化物，制备过程中可能会有醛类副产物生成。在不影响药物疗效和人体健康的前提下，对杂质允许有一定的限量。

化学药物的杂质主要来源于两个方面。一方面是在药物生产过程中引入或产生的。如原料不纯以及反应所用容器不当引入其他物质，反应不完全残留原料及试剂，反应过程中产生的中间体、副产物等均是杂质。另一方面是药物在贮存过程中，由于受外界因素（空气、日光、温度、湿度、微生物、金属离子等）的影响，发生水解、分解、氧化、还原、聚合等化学反应产生的杂质。例如阿司匹林合成中合成原料水杨酸不纯或反应不完全，催化剂硫酸、乙酰化试剂醋酐以及副产物醋酸在反应完成后未能及时按要求除去，均有可能导致产品中杂质含量超标。由此可见，只有掌握了化学药物的合成反应过程及原材料和产品的性质，才能了解或消除药物中可能引入的主要杂质。

2. 药物的质量标准

药品的质量标准即药品标准，我国《药品管理法》第三十二条规定国务院药品监督管理部门颁布的《中华人民共和国药典》和药品标准为国家药品标准。《中华人民共和国药典》（简称《中国药典》）是国家为保证药品质量、保护人民用药安全有效而制定的法典；是我国药品生产、经营、使用、监督管理所必须遵循的法定依据，具有法律约束力。因此，药典对保证和提高药品质量，促进药品发展等方面，都起着重要的作用。

《中国药典》(2010 年版) 分为一部、二部和三部，其中一部为中药，二部为化学药品，三部为生物制品，收载品种 4600 余种，其中新增 1300 余种，药典中记载了药品及其制剂的质量标准，其内容主要包括药品名称、结构式、分子式与分子量、性状、鉴别、检查、含量测定、类别、贮藏方法、制剂及规格等项目。

【知识链接】 新中国成立以来，我国共编纂颁布《中国药典》10 版，即 1953 年版、1963 年版、1977 年版、1985 年版、1990 年版、1995 年版、2000 年版、2005 年版、2010 年版、2015 年版。

三、化学药物的名称

化学药物的名称包括通用名称、商品名称、化学名称。

1. 通用名称

列入国家药品标准的药品名称为药品通用名称，又称为药品法定名称。若该药物在世界范围内使用，则采用世界卫生组织推荐使用的国际非专利药名（International Nonprietary Names for Pharmaceutical Substances，INN），此为世界通用名称。

主要命名原则为：中文名尽量与英文对应，以音译为主，长音节可缩减，不得超过 6 个汉字；简单有机化合物可用化学名，如对乙酰氨基酚；INN 采用相同词干（词头或词尾）来表明同一类药物。

2. 商品名称

药物的商品名称又称商标名。是制药企业为保护自己开发产品的生产权或市场占有权，对其药品起的商品名，不同生产厂家生产的同一药物制剂可以起不同的名称，该名称经过注册批准后即为注册药名，具有专有性质，受到保护，故又称专利名称。

药物商品名称命名的基本要求：规范，不能暗示药品的疗效、用途。

3. 化学名称

药物的化学名称是依据药物的化学结构予以命名的，英文化学名是国际通用名称，药物的化学名称命名原则可参考国际纯粹与应用化学会（IUPAC）公布的有机化学命名原则及中国有机化合物命名原则（化学化工词典）。

用化学命名法命名药物是一种药物准确的命名，它有一母体基本结构，然后冠以取代基。一般药物的化学名非常长，不易掌握。

【课堂内外】 试一试，在学习小组中分享你找到的药品说明书中药物的名称。

四、学习药物化学的建议

药物化学研究对象和任务是多方面的，对高职院校药学及制药类相关专业学生的学习，建议着重于完成药物化学三个任务的前两个任务。各专业可根据培养目标要求，适当调整学习目标定位。

对使用本教材学习药物化学者提出如下建议：

（1）掌握典型药物的名称、结构及特点、理化性质、临床应用特点，学会应用药物的理化性质解决药物调剂与制剂过程中处方设计、剂型选择和制备工艺等问题。

（2）掌握药物的化学结构与稳定性之间的关系，熟悉典型药物的结构和功能基类型，学会药物分析检验的基本原理。

(3) 熟悉重点药物的合成路线，学会药物合成路线设计与选择的基本方法。

(4) 熟悉药物的分类、构效关系与作用机制，能够提出药物贮存保管方法和临床合理用药的良好建议。

(5) 学会章节重点药物的表格化总结方式。建议表格如下：

类别	药物名称	结构简式	理化性质及应用			贮存方法	作用特点与用途	备注
			物理性质及应用	化学性质及应用	鉴别反应及应用			

【课后阅读】

1. 趣谈药品名称
2. 化学药品命名原则
3. 药物化学的学习方法

本章小结

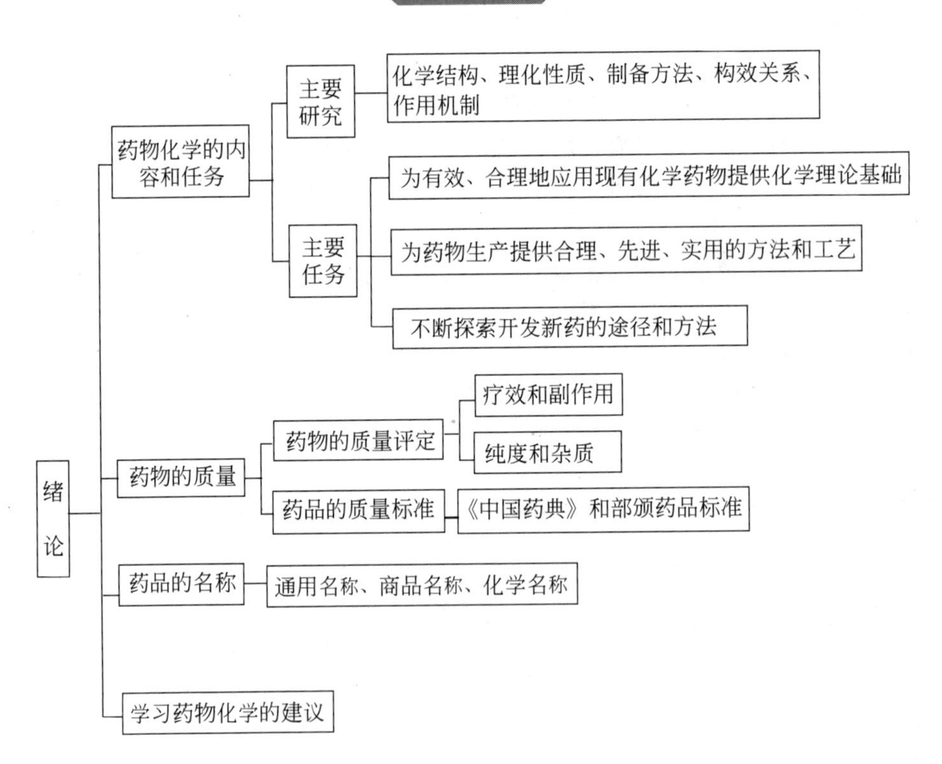

第一章
解热镇痛药和非甾体抗炎药

学习目标

知识要求

☆ 掌握阿司匹林、对乙酰氨基酚、布洛芬、贝诺酯、双氯芬酸钠的化学结构、理化性质及临床用途。

☆ 熟悉解热镇痛药、非甾体抗炎药的结构类型及结构特点与化学稳定性和毒副作用之间的关系。

☆ 了解解热镇痛药和非甾体抗炎药的发展和现状。

能力要求

☆ 学会应用典型药物的理化性质解决药物的调剂、制剂、分析检验、贮存保管及临床应用问题。

☆ 能熟练完成阿司匹林、对乙酰氨基酚的实验室制备。

☆ 能写出阿司匹林、对乙酰氨基酚、贝诺酯的结构式。

【知识链接】 “百岁老药”阿司匹林

1999 年 3 月 6 日是阿司匹林诞生 100 周年的日子。阿司匹林从使用至今已有 120 多年的历史，成为医药史上三大经典药物之一。

1899 年德国化学家拜耳创立了以工业方法制造阿司匹林的工艺，大量生产阿司匹林，同年德国拜耳（Bayer）公司的 Dresser 将其介绍到临床，并畅销全球，至今，阿司匹林仍是一种使用广泛、疗效肯定的药物。

解热镇痛药（Antipyretic Analgesic）和非甾体抗炎药（Nonsteroidal Anti-inflammatory Drugs，NSAIDs）是全球用量很大的一类药物。解热镇痛药以解热、镇痛作用为主，其中多数兼有抗炎和抗风湿作用；非甾体抗炎药以抗炎作用为主，多数有解热、镇痛作用。

解热镇痛药和非甾体抗炎药都是通过抑制环氧合酶（Cyclo-oxygenase，COX）或脂氧化酶（Lipoxygenase，LOX）以阻断前列腺素类（Prostaglandins，PGs）或白三烯类（Leukotrienes，LTs）化合物的合成与释放，从而发挥解热、镇痛和抗炎作用。两类药物并无本质区别，在化学结构和抗炎机制上都与肾上腺皮质激素类抗炎药不同，现也统称为非甾体抗炎药（NSAIDs）。

第一节 解热镇痛药

解热镇痛药是一类能使发热病人的体温降至正常水平，并能缓解疼痛的药物。其作用部位主要在外周，用于头痛、牙痛、关节痛等慢性钝痛，但对急性锐痛几乎无效。这类药物大多数能减轻风湿病和痛风疼痛症状，除乙酰苯胺类药物外均有一定抗炎作用，不易产生耐受性及成瘾性。

解热镇痛药按化学结构分为三大类：水杨酸类、乙酰苯胺类和吡唑酮类。其中水杨酸类和乙酰苯胺类由于毒性低而被广泛使用。

一、水杨酸类

水杨酸类药物是最早使用的一类解热镇痛药。早在 19 世纪以前人们就知道咀嚼柳树皮可以退热和缓解牙痛、肌肉痛；1838 年从柳树皮中提取得到水杨酸；1860 年 Kolbe 首次用化学方法合成水杨酸；1875 年 Buss 最早将水杨酸钠用于解热和治疗风湿，但它对胃肠道刺激性较大；1898 年法国 Bayer 公司的药物化学家 Hofman 对水杨酸进行结构修饰制备了乙酰水杨酸，又名阿司匹林，保留了水杨酸钠的解热、镇痛和抗炎特性，而不良反应明显降低，1899 年阿司匹林正式在临床使用。

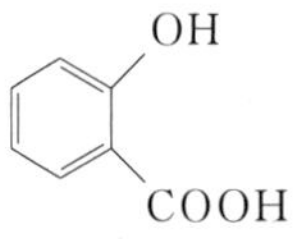

OH / COOH　　水杨酸

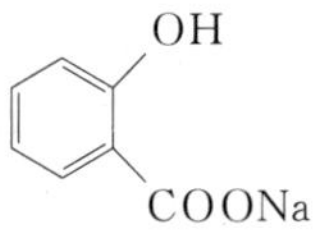

OH / COONa　　水杨酸钠

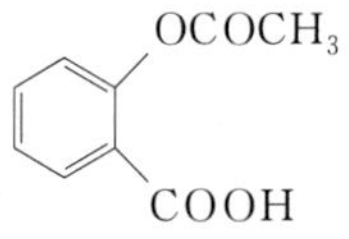

$OCOCH_3$ / COOH　　阿司匹林

阿司匹林结构中的羧基是产生解热、镇痛、抗炎作用的重要基团，但也是引起胃肠道刺激的主要基团，口服用药对胃黏膜有刺激性，长期使用或剂量过大可诱发并加重溃疡病，甚至引起胃出血。因此，对阿司匹林的结构进行了一系列结构修饰，以寻找疗效更好、毒副作用更小的水杨酸衍生物。临床常用水杨酸类解热镇痛药见表 1-1。

表 1-1 临床常用水杨酸类解热镇痛药

药物名称	药物结构	作用特点
水杨酰胺 (Salicylamide)	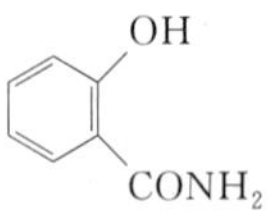 OH; $CONH_2$	对胃肠道几乎无刺激，保留镇痛作用，但抗炎作用基本消失
赖氨匹林 (Lysine Acetylsalicylate)	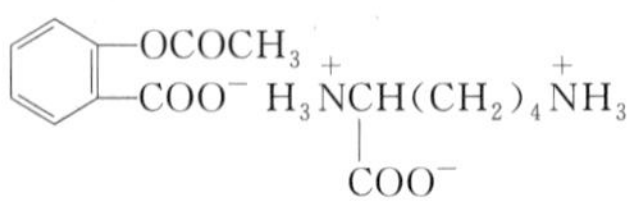 $OCOCH_3$; COO^- $H_3\overset{+}{N}CH(CH_2)_4\overset{+}{N}H_3$; COO^-	水溶性增大，可制成注射剂，避免胃肠道副反应
阿司匹林铝 (Aluminum Aspirin)	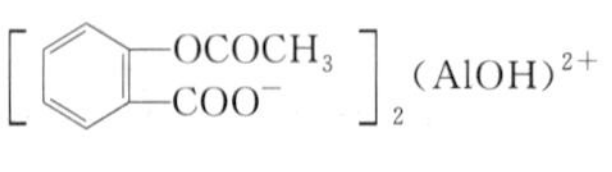 $[OCOCH_3; COO^-]_2 (AlOH)^{2+}$	口服胃中分解，可制成复合片剂，减少不良反应
贝诺酯 (Benorilate)	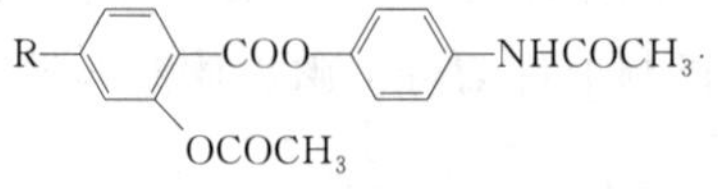 R—COO—NHCOCH$_3$; $OCOCH_3$	对胃无刺激作用，不良反应少，病人易于耐受

典型药物

1. 动画：阿司匹林的结构

阿司匹林 Aspirin

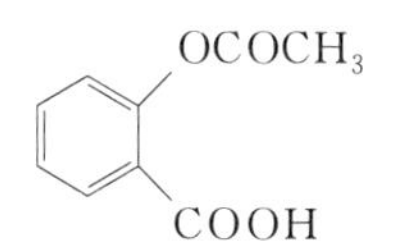

化学名为2-(乙酰氧基) 苯甲酸，又名乙酰水杨酸。

本品为白色结晶或结晶性粉末，无臭或微带醋酸味；易溶于乙醇，可溶于氯仿和乙醚，微溶于水。

本品含游离羧基，显弱酸性，可溶于碳酸钠及氢氧化钠。

本品含酚酯结构，又因羧基的邻助作用，使其遇湿、酸、碱、受热及微量金属离子催化易水解成水杨酸和乙酸。前者在空气中见光或遇氧气可自动氧化生成醌型化合物而由淡黄色、红棕色最后变成黑色，故应密封、防潮、避光保存。

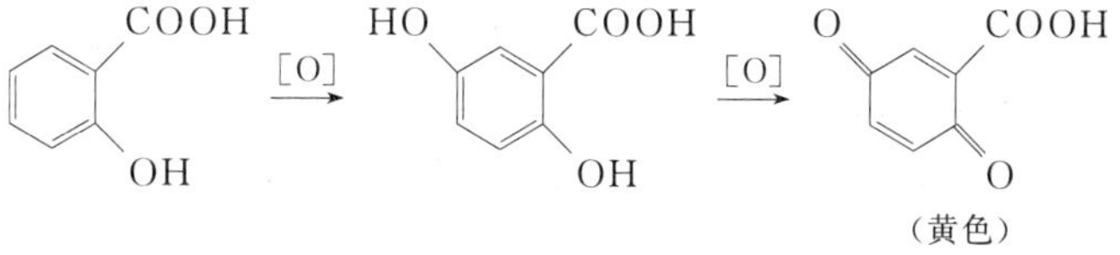

（黄色）

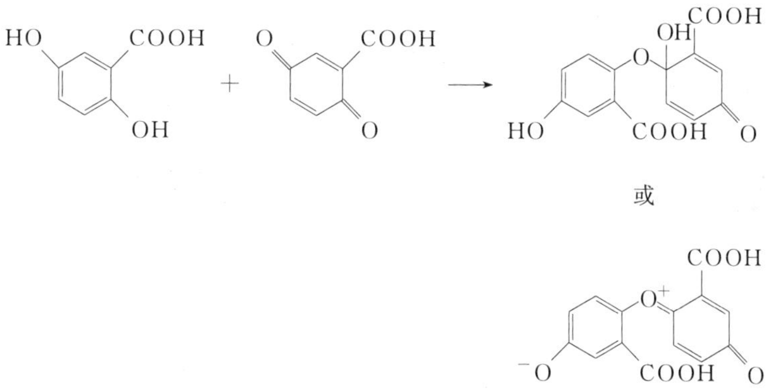

或

【课堂互动】 人们发现久置或近效期的阿司匹林片剂中有些片剂颜色变为浅黄色，为什么？贮存和保管阿司匹林片剂时应注意哪些问题？

本品水溶液加热煮沸放冷后，滴加 $FeCl_3$ 试剂，显紫堇色。依此法可区别阿司匹林和水杨酸（水杨酸加 $FeCl_3$ 试剂即显紫堇色。）

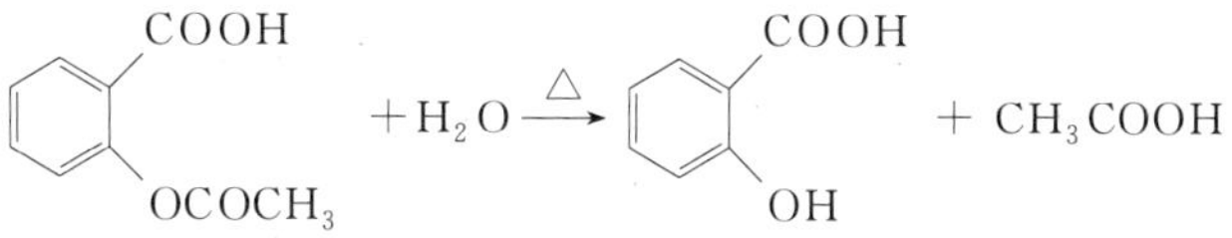

本品制备以水杨酸和乙酸酐为原料，采用水杨酸酰化工艺。

实验室用浓硫酸作催化剂，在50～60℃的水浴上加热约30 min即可完成反应，但硫酸根离子不易洗脱。

$$\text{水杨酸(OH, COOH)} + (CH_3CO)_2O \xrightarrow{\text{浓硫酸}} \text{(OCOCH}_3\text{, COOH)} + CH_3COOH$$

工业上用乙酸作催化剂，可避免杂质硫酸根离子，一般需在70～80℃，8h完成。

制备时，如酸酐用量过多，反应温度过高，反应时间过长，则在酰化过程中会生成副产物乙酸苯酯、水杨酸苯酯、乙酰水杨酸苯酯或它们的聚合物，利用其不含羧基，不溶于碳酸钠试液的性质通过精制过程除去之。

$$\text{(COOH, OCOCH}_3\text{)} + (CH_3CO)_2O \longrightarrow \text{(OCOCH}_3\text{)C(=O)–O–C(=O)(OCOCH}_3\text{)}$$

生产中还可能产生少量的乙酸水杨酸酐，如精制时去除不尽，可能导致哮喘、荨麻疹等过敏反应。

本品口服易吸收，具有较强的解热、镇痛和消炎抗风湿作用，临床广泛用于感冒发热、头痛、牙痛、关节痛、急慢性风湿痛等症的治疗；具有抑制血小板凝聚作用，可用于防治动脉血栓和心肌梗死；具有促进尿酸排泄的作用，可用于痛风的治疗。

【拓展提高】 合理应用阿司匹林

阿司匹林结构中的酯键容易水解生成水杨酸和醋酸，生成的水杨酸具有软化角质的作用，会对胃黏膜构成强烈的刺激，所以阿司匹林应饭后服用，且有胃溃疡的患者应慎用此药。

在化妆品生产中可利用阿司匹林的上述性质制备软化角质的面膜。

二、乙酰苯胺类

乙酰苯胺类也是较早使用的一类解热镇痛药。19世纪末发现苯胺有解热镇痛作用，但毒性大，破坏血红蛋白，不能药用。1886年将苯胺乙酰化得乙酰苯胺，俗称“退热冰”，毒性下降，曾用于临床，但因毒性大，已被淘汰。1887年乙酰苯胺代谢物对氨基酚分子羟基醚化、氨基酰化，得到了非那西丁，其解热镇痛作用良好，曾临床应用较久，因发现代谢产物对肾、血红蛋白及视网膜均产生毒性，并有致突变、致癌作用，已被淘汰。直到1948年，Brodie发现非那西丁的一种代谢物对乙酰氨基酚解热镇痛作用优良，毒副作用小，适用于对阿司匹林不适宜的病人，成为乙酰苯胺类的代表药物。

$R–C_6H_4–NHCOCH_3$

R=H 乙酰苯胺
R=OCH_3 非那西丁
R=OH 对乙酰氨基酚

典型药物

对乙酰氨基酚 Paracetamol

$HO–C_6H_4–NHCOCH_3$

化学名为 N-(4-羟基苯基）乙酰苯胺，又名扑热息痛。

本品为白色结晶或结晶性粉末，无臭；易溶于热水或乙醇，微溶于水，pK_a 为 9.7。

本品分子中含有酰胺键结构，室温下其固体在干燥的空气中很稳定，但暴露在潮湿的条件下会发生水解，生成对氨基酚，它的毒性较大，并可进一步氧化成醌亚胺类化合物，颜色由黄色、红棕色最后变成暗棕色，故应注意避光保存。

本品水溶液在 pH 为 5～7 时较稳定。遇酸、碱会加速水解，水解产物为对氨基酚。

本品结构中含酚羟基，遇 $FeCl_3$ 试剂溶液显蓝紫色；本品水解产物在酸性条件下可与亚硝酸钠发生重氮化反应，再与碱性 β-萘酚试液偶合产生橙红色沉淀。

本品的合成方法很多，但关键是中间体对氨基酚的制备。

（1）以苯酚为原料与亚硝酸钠反应，在酸性和低温条件下，生成对亚硝基苯酚后用硫化钠还原，制得对氨基苯酚钠，酸化析出，再用冰醋酸酰化即得本品。

$$\text{OH} \xrightarrow[2\sim10^\circ\text{C}]{NaNO_2,H_2SO_4} \text{NO, OH} \xrightarrow[40\sim45^\circ\text{C},3\sim4\text{h}]{Na_2S} \text{NH}_2\text{, ONa} \xrightarrow{H_2SO_4,\text{pH}6\sim7}$$

$$\text{NH}_2\text{, OH} \xrightarrow[100\sim150^\circ\text{C},10\sim12\text{h}]{CH_3COOH,(CH_3CO)_2O} \text{NHCOCH}_3\text{, OH}$$

（2）以对硝基苯酚钠为原料在盐酸溶液中加入铁粉还原生成对氨基苯酚，再用冰醋酸酰化即得本品。

$$\text{ONa, NO}_2 \xrightarrow[H_2O]{Fe,HCl} \text{OH, NH}_2 \xrightarrow[130\sim135^\circ\text{C}]{CH_3COOH} \text{OH, NHCOCH}_3$$

（3）以对氯硝基苯为原料水解制得对硝基苯酚后，用铁粉还原，生成对氨基苯酚，再用冰醋酸酰化制得本品。

$$\text{Cl, NO}_2 \xrightarrow[H_2SO_4]{NaOH} \text{OH, NO}_2 \xrightarrow[H^+]{Fe,NaCl} \text{OH, NH}_2 \xrightarrow[109\sim148^\circ\text{C}]{CH_3COOH} \text{OH, NHCOCH}_3$$

在工业生产中，为提高产率，降低成本和污染，减少操作，可采用硝基苯为原料，以 5%钯-碳催化及加氢还原，转位制取对氨基苯酚，再乙酰化制得本品。

2. 动画：对乙酰氨基酚片的贮藏

制备过程中因乙酰化不完全可能有对氨基酚带入成品中，贮存不当时成品部分水解也会产生对氨基酚。由于对氨基酚毒性大，故药典规定成品应检查其含量，该杂质可与亚硝酰铁氰化钠试液作用显色。

本品是目前临床上常用的解热镇痛药，口服吸收迅速，可用于发热、疼痛，其解热镇痛作用与阿司匹林基本相同，但无抗炎抗风湿作用，对血小板和尿酸排泄无影响，正常使用剂量下对肝脏无损害，毒副作用小，尤其适用于胃溃疡病人及儿童。它是目前临床多种抗感冒复方制剂的活性成分。

【热点事件】 慎用含对乙酰氨基酚的感冒药

2014 年 1 月 14 日美国食品与药物管理局（FDA）在官方网站提醒人们“如果饮酒三杯以上，就不能再服用对乙酰氨基酚，两者合用会损害肝脏”。同时，FDA 还指令药厂在药瓶上贴上了“小心酒精”的警告。

我国 OTC 药品中，凡含有对乙酰氨基酚的药品说明书上都注明了“服用本品期间禁止饮酒”或“本品不能与酒及含有酒精的饮料同服”的警示语。

试从药物的性质入手分析其原因。

提示：对乙酰氨基酚在体内主要与葡糖醛酸或硫酸成酯被排出体外，一小部分被氧化产生 *N*-羟基衍生物，此物可以进一步转化成毒性大的代谢物乙酰亚胺醌，再与 *N*-乙酰半胱氨酸、谷胱甘肽等物质结合，最后随尿排出。如过量服用对乙酰氨基酚，使肝脏中贮存的谷胱甘肽大部分被消耗，毒性代谢物可与肝蛋白质形成共价加成物，引起肝脏损害。

贝诺酯 Benorilate

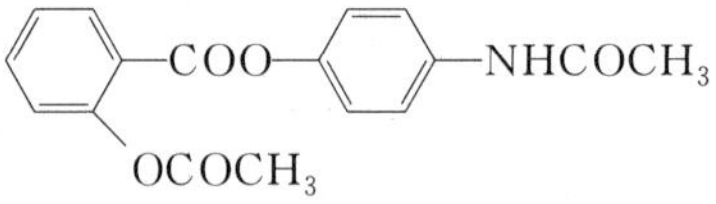

$-COO-$ $-NHCOCH_3$

$OCOCH_3$

化学名为 2-乙酰氧基苯甲酸-4-乙酰氨基苯酯，又名苯乐来、扑炎痛。

本品是利用前药原理和拼合原理将阿司匹林的羧基和对乙酰氨基酚的羟基酯化缩合而形成的酯，在体内水解重新生成阿司匹林和对乙酰氨基酚而起作用。

本品由于阿司匹林中的羧基已成酯，故对胃的刺激作用较小，适用于老人和儿童使用。

【课堂内外】 查阅资料，走访市场，用表格形式汇总活性成分含阿司匹林、对乙酰氨基酚的药品商品名称、化学名称、剂型、适应证。尝试用药物化学的知识诠释药品说明书中的相关内容。

三、吡唑酮类解热镇痛药简介

第一个 5-吡唑酮类解热镇痛药安替比林（Antipyrine）是在对抗疟药奎宁的研究中偶然发现的，由于其毒性大未能在临床长期使用，受吗啡结构中具有甲氨基的启发，在安替比林结构中引入二甲氨基合成了氨基比林，其解热镇痛作用较好，且对胃肠道无刺激性，曾广泛用于临床，后因使用中可能会引起白细胞减少及粒细胞缺乏症，我国已于 1982 年将其淘汰。

在氨替比林分子中引入次甲磺酸钠基，得到安乃近，其解热镇痛作用显著而迅速，且水溶性增大，可制成水溶性制剂如注射剂、滴鼻剂等，但使用中发现，应用本品可引起粒细胞缺乏症，严重者可引起再生障碍性贫血，故只宜短期使用。

为了增强这类药物的解热镇痛作用，降低毒性，合成了一系列的 5-吡唑酮类化合物，如异丙基安替比林、烟酰氨基安替比林，其解热镇痛作用较好，且毒性较小，常在解热镇痛药复方制剂中配伍使用。

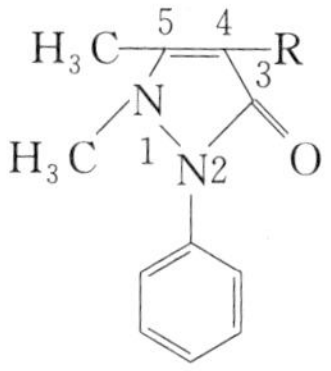

R	
H	安替比林
$NH(CH_3)_2$	氨基比林
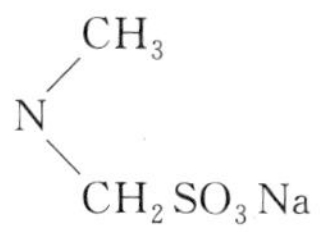 $N(CH_3)CH_2SO_3Na$	安乃近
$CH(CH_3)_2$	异丙基安替比林
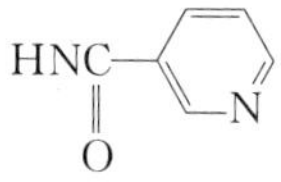 HNC(=O)-(3-吡啶基)	烟酰氨基安替比林

第二节　非甾体抗炎药

非甾体抗炎药是从 20 世纪 40 年代初迅猛发展起来的一类疗效更好、不良反应更少的抗炎药，现已有不少新药陆续应用于临床。主要用于风湿、类风湿性关节炎，风湿热，红斑狼疮及各型关节炎等炎症，对感染性炎症也有一定的疗效。按化学结构可分为 3,5-吡唑烷二酮类、邻氨基苯甲酸类、芳基烷酸类及 1,2-苯并噻嗪类。

非甾体抗炎药能够抑制前列腺素合成，消除前列腺素对致炎物质的增敏作用，所以具有解热、镇痛及抗炎作用。

一、3,5-吡唑烷二酮类

在 5-吡唑酮的吡唑烷环上引入一个酮基可形成 3,5-吡唑烷二酮，3,5-吡唑烷二酮类药物相对 5-吡唑酮类药物而言，由于结构中具有两个羰基，酸性增强的同时抗炎作用明显增高。

1949 年，瑞士科学家合成了具有吡唑烷二酮结构的药物保泰松，其抗炎作用较强但解热镇痛作用较弱，在当时被视为治疗关节炎的一大突破，缺点是长期用药会对肝、肾及造血系统有不良影响，应用日益减少。1961 年发现其代谢物羟布宗和 γ-酮保泰松，其消炎抗风湿作用比保泰松弱，但具有很强的排除尿酸作用，所以用于治疗痛风及风湿性关节炎。

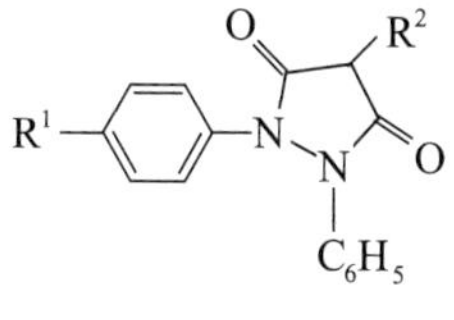

R^1	R^2	
H	$CH_2CH_2CH_2CH_3$	保泰松
OH	$CH_2CH_2CH_2CH_3$	羟布宗
H	$CH_2CH_2C(=O)CH_3$	γ-酮保泰松

典型药物

羟布宗　Oxyphenbutazone

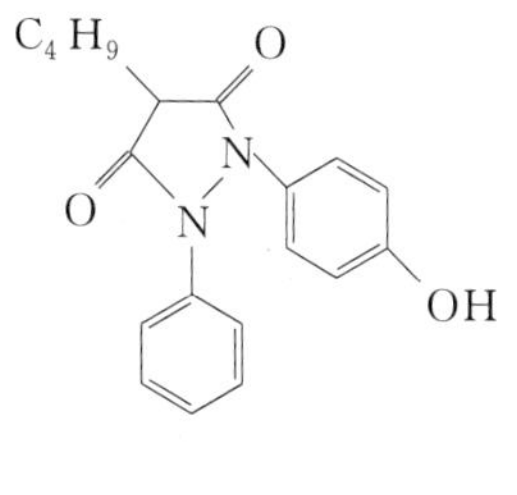

化学名为4-丁基-1-(4-羟基苯基)-2-苯基-3,5-吡唑烷二酮，又名羟基保泰松。

本品为保泰松的体内活性代谢产物。为白色结晶性粉末，无臭，易溶于氢氧化钠和碳酸钠溶液，易溶于乙醇、丙酮，溶于三氯甲烷、乙醚，几乎不溶于水。

本品在酸性溶液中水解后重排，与亚硝酸钠试液作用，生成重氮盐。

本品具有消炎抗风湿作用，且毒副作用较小，临床用于治疗痛风、类风湿性关节炎及强直性脊椎炎。

二、邻氨基苯甲酸类

邻氨基苯甲酸类药物又称灭酸类药物，也称芬那酸类药物。这类药物是在20世纪60年代利用经典的生物电子等排体原理，将水杨酸的羟基换成氨基而得到的。常见药物有甲芬那酸、氯芬那酸、氟芬那酸、甲氯芬那酸等，其中氯芬那酸由我国研制成功。

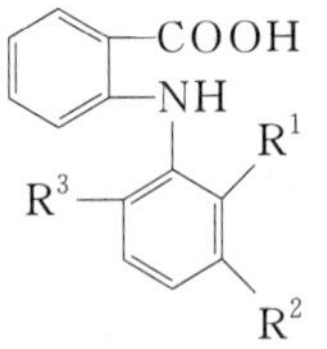

R^1	R^2	R^3	
CH_3	CH_3	H	甲芬那酸
Cl	CH_3	Cl	甲氯芬那酸

临床用于风湿性和类风湿性关节炎，这类药物抗炎镇痛作用较强，但是毒副作用较大，现已少用。

三、芳基烷酸类

芳基烷酸类是发展较快、应用最多的一类非甾体抗炎药，结构通式及分类如下：

Ar—CH(R)COOH

Ar	R	
芳环或芳杂环	H	芳基乙酸类
芳环或芳杂环	CH_3	芳基丙酸类

（一）芳基乙酸类

5-羟色胺是炎症反应中的一个化学致痛物质，它在体内的合成与色氨酸有关，风湿患者体内色氨酸的代谢水平较高，这些代谢物中都有吲哚结构，联系到吲哚乙酸具有抗炎作用，因此对吲哚乙酸衍生物的药物构效关系进行研究，从吲哚乙酸结构改造着手，在近350个吲哚乙酸类衍生物中筛选出吲哚美辛，它具有很强的抗炎、镇痛活性，但毒副作用较严重，这引起了人们极大的兴趣，并合成了大量衍生物。

对吲哚美辛的构效研究表明3位羧基是抗炎活性必需基团，为克服羧基的酸性对胃肠道的刺激及药物对肝脏、心血管系统的毒副作用，通过结构改造，分别得到舒林酸、多齐美辛、托美丁钠、依托度酸、双氯芬酸钠等各有特色的芳基乙酸类抗炎药。

典型药物

吲哚美辛　Indomethacin

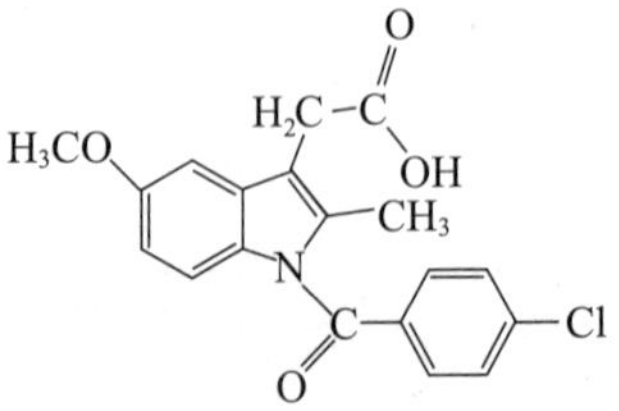

化学名为2-甲基-1-(4-氯苯甲酰基)-5-甲氧基-1*H*-吲哚-3-乙酸，又名消炎痛。

本品为类白色或微黄色结晶性粉末，几乎无臭；溶于丙酮，略溶于甲醇、乙醇、氯仿及乙醚，极微溶于甲苯，不溶于水。

本品室温下在空气中稳定，但对光敏感。其水溶液在pH为2～8时较稳定，在强酸强碱中酰胺键可被水解，生成对氯苯甲酸和5-甲氧基-2-甲基吲哚-3-乙酸，后者可脱羧生成5-甲氧基-2-甲基吲哚。吲哚类分解物可进一步氧化为有色物质，随温度升高，水解变色更快。

【课堂互动】 对照吲哚美辛的化学结构，讨论药品贮存保管时应注意哪些事项。

本品的强碱性溶液与重铬酸钾和硫酸反应显紫色，与亚硝酸钠和盐酸反应显绿色，放置后渐变黄色。另本品有吲哚环，可与新鲜的香草醛盐酸液共热，呈玫瑰紫色。

本品口服吸收迅速，对缓解炎症疼痛作用明显，是最强的前列腺素合成酶抑制剂之一，主要用于治疗类风湿性关节炎、强直性脊椎炎、骨关节炎，也可用于治疗急性痛风和炎症发热。作用较强，但毒副作用较严重，可引起过敏反应和胃肠道反应，一般做成搽剂、栓剂等使用。

双氯芬酸钠 Diclofenac Sodium

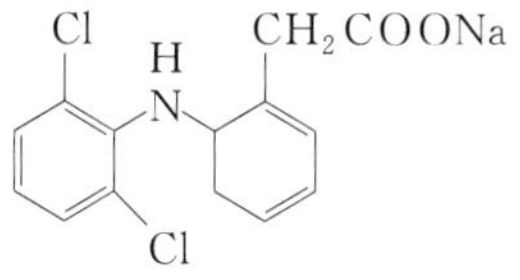

Cl H N CH_2COONa Cl

化学名为2-[(2,6-二氯苯基)氨基]苯乙酸钠，又名双氯灭痛。

本品为白色或白色结晶性粉末，有刺鼻感和引湿性；略溶于水，易溶于乙醇。水溶液pH为7.68。

本品性质较稳定。因含氯原子加碳酸钠炽热炭化，加水煮沸滤过后，滤液显氯化物的鉴别反应。

双氯芬酸钠的合成以苯胺与2,6-二氯苯酚缩合，再与氯乙酰氯进行缩合，经水解制得，此法是众多合成方法中合成成本较低的一种。

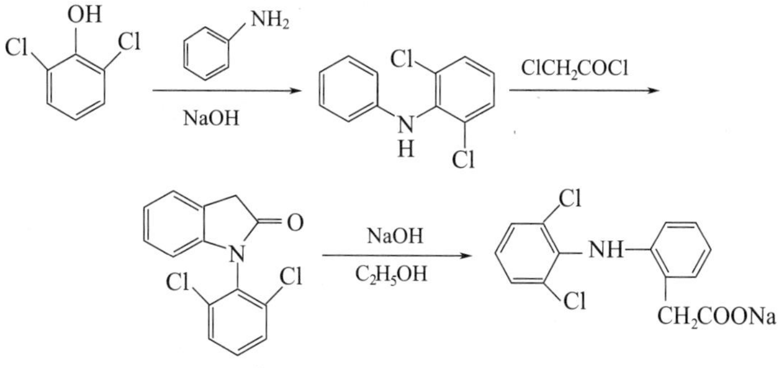

OH Cl Cl NH_2 NaOH Cl N H Cl $ClCH_2COCl$

O N Cl Cl NaOH C_2H_5OH Cl NH Cl CH_2COONa

本品是第三代非甾体抗炎药，临床用于各类类风湿性关节炎、神经炎、术后疼痛及各种原因引起的发热。其解热、镇痛作用强于吲哚美辛和阿司匹林。口服吸收迅速，排泄亦快，长期服用无积蓄作用，个体差异小，不良反应少，剂量小，是世界上广泛使用的非甾体抗炎药之一。

本品是环氧合酶（COX）和脂氧化酶（LOX）的双重抑制剂，可避免因单纯抑制 COX 而导致 LOX 活性突增引起的不良反应。

（二）芳基丙酸类

芳基丙酸类药物是在芳基乙酸类药物的基础上发展起来的。在研究芳基乙酸类药物的构效关系时，发现苯环上引入疏水基团如异丁基可增强抗炎活性，进一步将乙酸基 α 碳上引入甲基后产生芳基丙酸类，得到了布洛芬（1966 年），它不但消炎镇痛作用较芳基乙酸类药物增强，且毒性下降，成为临床常用的非甾体抗炎药。布洛芬的出现，导致了对芳基丙酸类化合物及其药物构效关系的广泛研究，相继开发了许多优良药物。

3. 动画：布洛芬的结构

典型药物

布洛芬　Ibuprofen

$(H_3C)_2CHCH_2-C_6H_4-CH(CH_3)COOH$

化学名为 2-(4-异丁基苯基）丙酸，又名异丁苯丙酸。

本品为白色结晶性粉末，稍有特异臭；易溶于乙醇、氯仿、乙醚和丙酮，不溶于水。

本品含有羧基，显酸性，pK_a 为 5.2，可溶于氢氧化钠或碳酸钠溶液。

本品结构中含有一个手性中心，其药理作用主要来自 $S(+)$ 异构体，但在体内，$R(-)$ 异构体可以转化为 $S(+)$ 异构体，故临床药用品为外消旋体。

本品与氯化亚砜作用后，与乙醇成酯，在碱性条件下加盐酸羟胺生成羟肟酸，然后在酸性条件下与氯化铁试液作用可生成红色至暗红色的异羟肟酸铁。

本品口服后很快吸收，消炎、镇痛和解热作用均大于阿司匹林，胃肠道副作用小，临床上广泛用于类风湿性关节炎、神经炎、咽喉炎及支气管炎等，并可缓解术后疼痛、牙痛、软组织疼痛等。

（三）芳基烷酸类其他常用药物

临床上应用的芳基烷酸类药物数量较多，其他常用药物见表 1-2。

表 1-2　常用芳基烷酸类非甾体药物

芳基乙酸类		芳基丙酸类	
药物名称与结构	类型与作用特点	药物名称与结构	类型与作用特点
舒林酸(Sulindac)	系用—CH ═替代吲哚美辛结构中—N═得到的茚酸类前药。作用为吲哚美辛的 1/2，作用持久、不良反应少	酮洛芬(Ketoprofen)	为高效解热药，其解热作用比吲哚美辛强 4 倍，比阿司匹林强 100 倍

续表

芳基乙酸类		芳基丙酸类	
药物名称与结构	类型与作用特点	药物名称与结构	类型与作用特点
托美丁(Tolmetin)	属吡咯乙酸类，消炎和镇痛作用分别为保泰松的3～13倍和8～15倍。安全、速效	氟比洛芬(Flurbiprofen)	引入第二个疏水性较大的苯基，使抗炎作用增强，是吲哚美辛的5倍
依托度酸(Etodolac)	属吡喃乙酸类，消炎作用与阿司匹林相似	吲哚洛芬(Indoprofen)	抗炎作用强于吲哚美辛
萘丁美酮(Nabumetone)	为非酸性前体药物，需经体内代谢为6-甲氧基-2-萘乙酸产生活性，对COX-Ⅱ有选择性抑制作用，抗炎作用是吲哚美辛的1/3	萘普生(Naproxen)	药用品为S(+)异构体。生物活性是阿司匹林的12倍，布洛芬的3～4倍
芬布芬(Fenbufen)	为酮酸型前药。具有长效消炎作用，胃肠道不良反应少	舒洛芬(Suprofen)	镇痛作用和抗炎活性分别是阿司匹林的200倍和2～14倍

【课堂内外】目前临床治疗各种感冒时使用的药物多为复方制剂，查一查，看一看，常见的感冒用药中含有哪些芳基烷酸类药物，使用之与使用解热镇痛药有哪些区别。

四、1,2-苯并噻嗪类

1,2-苯并噻嗪类（又称昔康类）是一类结构中含有酸性烯醇羟基的化合物，本类药物结构中虽无羧基，亦有酸性，但肠道刺激的反应较小，而且半衰期较长。常用药物结构如下：

R^1	R^2	
吡啶-2-基	OH	吡罗昔康
5-甲基噻唑-2-基	OH	美洛昔康

吡罗昔康又名炎痛喜康，是这类药物中第一个在临床上使用的长效抗风湿药，每日服一

次，具有疗效显著、作用持久、耐受性好、不良反应少等特点。

美洛昔康为高度的COX-2选择性抑制剂，对慢性风湿性关节炎的抗炎、镇痛效果与吡罗昔康相同，但对胃及十二指肠溃疡的诱发较吡罗昔康小，可用于长期治疗类风湿性关节炎。

五、解热镇痛药和非甾体抗炎药的作用机制

花生四烯酸（AA）是产生前列腺素类（PGs）、白三烯类（LTs）、血栓素类（TXs）的主要前体物质。当机体受到刺激后，细胞膜磷脂经磷酸酯酶水解产生AA，AA再经两条途径氧化成不同的代谢物：①AA经花生四烯酸环氧合酶（COX）氧化最终得到PGs和TXs两大系统物质。②AA经脂氧化酶（LOX）氧化最终得到LTs系列物质。其中PGs和LTs是引起发热、疼痛和炎症的主要原因。而TXs则具有血小板聚集作用，可引起血管收缩形成血栓。目前使用的解热镇痛药和非甾体抗炎药都是通过抑制COX或LOX两种酶，阻断PGs和LTs的合成，从而达到解热、镇痛和抗炎的作用。其与甾体抗炎药作用机制（主要抑制磷酸酯酶）是不同的，如图1-1所示。

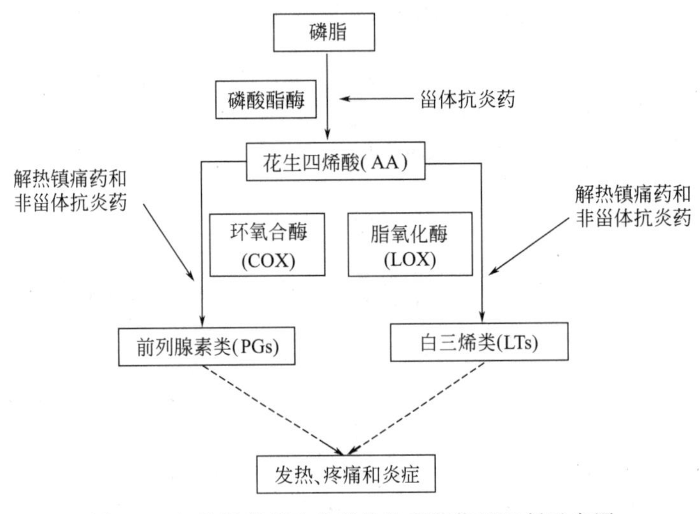

图1-1 解热镇痛药和非甾体抗炎药作用机制示意图

第三节 抗痛风药物

痛风是由于体内嘌呤代谢紊乱或尿酸排泄减少而引起的一种疾病，临床表现为高尿酸症。

尿酸具有弱酸性，水溶性很小。在生理pH时，以较易溶的尿酸钠的形式存在。当体内尿酸水平增加，尿酸盐浓度超出其溶解限度后，便可沉积于关节、滑囊、软骨、肾脏组织中，刺激组织引起痛风性关节炎、痛风性肾病和肾尿酸盐结石等。

临床上使用的抗痛风药根据作用机制可分为以下三类：①抗痛风发作类药，如秋水仙碱；②尿酸排泄速剂类药，如丙磺舒；③尿酸合成阻断剂，如别嘌醇。后两类药物可减少血液中的尿酸水平，被用于慢性痛风的治疗。临床常用抗痛风药物见表1-3。

表 1-3 临床常用抗痛风药物

药物名称	药物结构	理化性质	作用特点
秋水仙碱 (Colchicine)	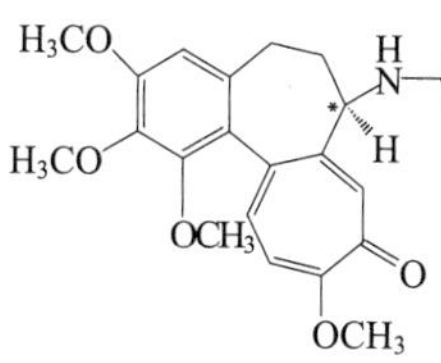	淡黄色结晶性粉末，遇光颜色变深，需避光密闭保存	对急性痛风性关节炎有选择性的消炎作用，是对抗痛风急性发作的有效预防药
丙磺舒 (Probenecid)	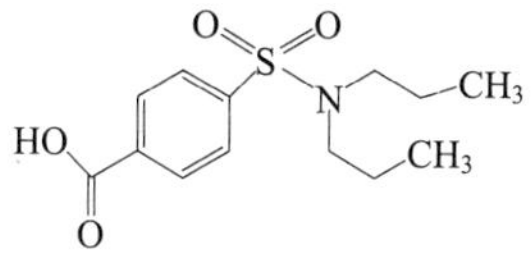	白色结晶性粉末，无臭，易溶于丙酮，略溶于乙醇和氯仿，几乎不溶于水	可缓解或防止尿酸盐结晶的生成，减少关节的损伤，亦可促进已形成的尿酸盐的溶解，用于慢性痛风的治疗
别嘌醇 (Allopurinol)	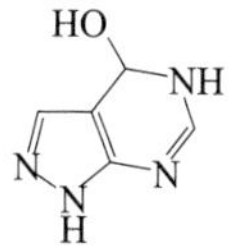	白色或类白色结晶粉末，几乎无臭，在碱液中易溶，微溶于水或乙醇，不溶于氯仿。在pH为3.1～3.4时最稳定	是唯一在临床应用的黄嘌呤氧化酶抑制剂。主要用于确定性痛风患者的治疗，特别是同时有尿石形成者

【课后阅读】

1. 百年老药阿司匹林
2. 正确选用感冒药
3. 对乙酰氨基酚合成方法的研究进展

本章小结

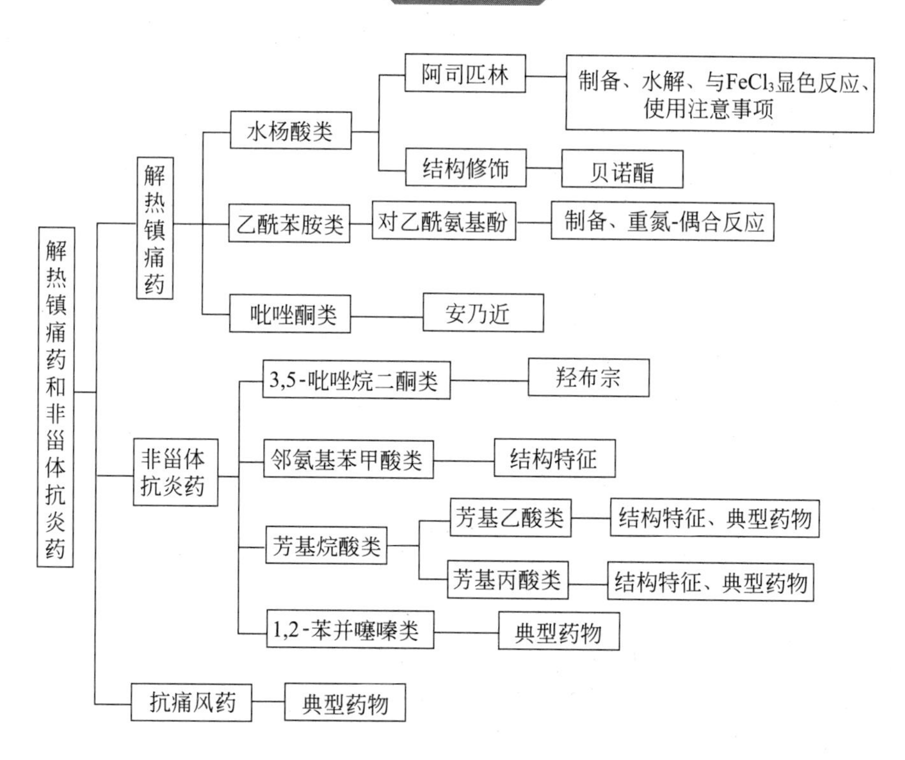

目标检测

一、单项选择题

1. 化学结构中含有羧基的非甾体抗炎药是（　　）。

A. 安乃近　　B. 吡罗昔康　　C. 酮洛芬

D. 萘丁美酮　　E. 对乙酰氨基酚

2. 引起阿司匹林过敏反应的杂质是（　　）。

A. 苯酚　　B. 水杨酸酐　　C. 醋酸苯酯

D. 乙酰水杨酸酐　　E. 乙酰水杨酸苯酯

3. 不符合对乙酰氨基酚的描述是（　　）。

A. pH=6时最稳定　　B. 暴露在潮湿条件下，颜色会逐渐变深

C. 可以发生重氮化反应　　D. 可以抑制血小板凝聚

E. 加 $FeCl_3$ 显紫色

4. 下列描述与吲哚美辛结构不符的是（　　）。

A. 结构中含有羧基　　B. 结构中含有氯苯甲酰基　　C. 结构中含有甲氧基

D. 结构中含有咪唑杂环　　E. 遇强酸和强碱时易水解，水解产物可氧化生成有色物质

5. 遇氯化铁溶液显蓝紫色的药物是（　　）。

A. 布洛芬　　B. 对乙酰氨基酚　　C. 双氯芬酸

D. 萘普生　　E. 酮洛芬

6. 下列化学结构的药物是（　　）。

HO—⟨苯环⟩—$NHCOCH_3$

A. 阿司匹林　　B. 安乃近　　C. 吲哚美辛

D. 对乙酰氨基酚　　E. 贝诺酯

7. 下列不是非甾体抗炎药的药物是（　　）。

A. 芳基乙酸类　　B. 吡唑酮类　　C. 芳基烷酸类

D. 芬那酸类　　E. 1,2-苯并噻嗪类

8. 下面仅具有解热、镇痛作用，不具有消炎、抗风湿作用的药物是（　　）。

A. 芬布芬　　B. 阿司匹林　　C. 对乙酰氨基酚

D. 萘普生　　E. 吡罗昔康

9. 以布洛芬为代表的芳基烷酸类药物在临床上的作用是（　　）。

A. 中枢兴奋　　B. 利尿　　C. 降压

D. 消炎、镇痛、解热　　E. 抗病毒

二、多项选择题

1. 下列为前药的药物是（　　）。

A. 贝诺酯　　B. 酮洛芬　　C. 布洛芬

D. 舒林酸　　E. 双氯芬酸

2. 下列药物中作用机理与尿酸有关的是（　　）。

A. 秋水仙碱　　B. 别嘌醇　　C. 萘普生

D. 丙磺舒　　E. 双氯芬酸钠

3. 下列化学结构类型中为非甾体抗炎药的是（　　）。

A. 1,2,4-苯并噻二嗪类　　B. 芳基烷酸类　　C. 喹诺酮类

D. 3,5-吡唑烷二酮类　　E. 1,2-苯并噻嗪类

4. 阿司匹林的性质与下列叙述中相符的是（　　）。

A. 在氢氧化钠或碳酸钠溶液中溶解，且同时分解

B. 水溶液加热后与氯化铁反应，溶液显紫堇色

C. 在干燥状态下稳定，潮湿时可缓慢分解

D. 为解热镇痛药，不具有抗炎作用

E. 作用机制为花生四烯酸环氧酶的不可逆抑制剂

5. 下列叙述中与对乙酰氨基酚相符的是（　　）。

A. 作用机制是花生四烯酸环氧酶的抑制剂

B. 具有解热、镇痛作用

C. 与乙酰水杨酸成酯得到贝诺酯

D. 具有消炎抗风湿作用，常用于治疗风湿性关节炎

E. 为常用的抗结核药

6. 下列非甾体抗炎药物结构中含有羧基的是（　　）。

A. 吲哚美辛　　B. 双氯芬酸钠　　C. 布洛芬

D. 安乃近　　E. 吡罗昔康

7. 下列描述中与吲哚美辛的性质相符的是（　　）。

A. 可溶于氢氧化钠

B. 在强酸、强碱条件下可引起水解，水解产物可进一步氧化成有色物

C. 用于炎症性疼痛作用显著，也可用于急性和炎症发热

D. 遇光可逐渐分解

E. 为芳基烷酸类非甾体抗炎药

8. 下列描述与布洛芬相符的是（　　）。

A. 是非甾体消炎镇痛药　　B. 具有抗痛风作用

C. 其化学结构中含有一个手性碳原子，临床上使用其消旋体

D. 结构中含有异丁基　　E. 为抗溃疡病药物

9. 下列药物能作为抗痛风药的是（　　）。

A. 贝诺酯　　B. 丙磺舒　　C. 乙胺丁醇

D. 别嘌醇　　E. 氢氯噻嗪

10. 贝诺酯是由下列哪几种药物拼合而成的（　　）。

A. 阿司匹林　　B. 对乙酰氨基酚　　C. 布洛芬

D. 非那西丁　　E. 水杨酸

三、配伍选择题

[1～5]

A. 对乙酰氨基酚　　B. 安乃近　　C. 双氯芬酸

D. 酮洛芬　　E. 吡罗昔康

1. 1,2-苯并噻嗪类非甾体抗炎药

2. 吡唑酮类解热镇痛药

3. 芳基乙酸类非甾体抗炎药

4. 芳基丙酸类非甾体抗炎药

5. 乙酰苯胺类解热镇痛药

[6～10]

A. 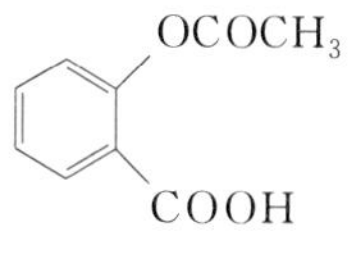 （结构式：$OCOCH_3$、COOH）

B. 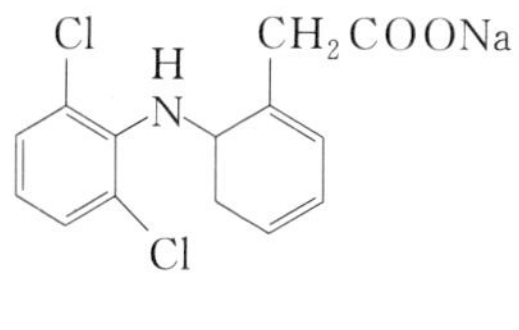 （结构式：Cl、H、N、CH_2COONa、Cl）

C. $(H_3C)_2CHCH_2-C_6H_4-\overset{*}{C}H(CH_3)COOH$

D. $H_3C-C(=O)-CH_2-C_6H_4-C(=O)-O-C_6H_4-NH-C(=O)-CH_3$

E. $HO-C_6H_4-NHCOCH_3$

6. 阿司匹林
7. 贝诺酯
8. 布诺芬
9. 对乙酰氨基酚
10. 双氯芬酸钠

四、简答题

1. 引起阿司匹林水解和制剂变色的主要原因是什么？其制剂应如何保存？
2. 对阿司匹林进行哪些结构修饰可以减少其刺激胃肠道的不良反应？

五、案例分析

如何用化学方法区别阿司匹林和对乙酰氨基酚？

4. 动画：阿司匹林和对乙酰氨基酚的鉴别

第二章　维 生 素

学习目标

知识要求

☆ 掌握维生素 A、维生素 C 的化学结构、理化性质及临床用途；

☆ 理解维生素 D 的作用特点，维生素 A 的构效关系；

☆ 了解维生素类药物的分类及来源。

能力要求

☆ 能写出维生素 A、维生素 C 的结构特点，能认识维生素 A、维生素 D、维生素 E、维生素 C、维生素 B_1、维生素 B_6 及叶酸的结构式；

☆ 学会应用典型药物的理化性质解决该类药物的调剂、制剂、分析检验、贮存保管及临床应用等问题；

☆ 能应用典型药物的化学性质进行分析检验试验，熟练上述试验基本操作。

【案例分析】　维生素 A 中毒实例

患儿，女，13 个月。从 4 个月前起服用浓鱼肝油滴剂，每次维生素A 3.5 万单位每日 3 次，服用两个半月后，患儿逐渐出现烦躁易怒、口唇干燥、纳差厌食、精神萎靡、前囟隆起等症状。体温 37.6℃，发育正常，营养中等，心肺腹检查正常，患儿表情淡漠、头发稀少。眼部检查视盘边缘模糊，双眼向内凝视。CT、B 超检查显示颅内压升高，脑积水。临床诊断：维生素 A 慢性中毒。立即停用维生素 A，患儿上述症状逐渐消失。

维生素是一类参与机体多种代谢过程所必需的微量有机物。它们在体内含量很少，虽然不是构成机体组织基础物质，也不能为机体提供能量，但可参与机体的能量转移和代谢，绝大多数维生素以辅酶或辅基的形式参与各种酶促反应。

目前已经发现的维生素有 60 多种，通常人们根据发现的先后顺序，命名为维生素 A、维生素 B、维生素 C、维生素 D、维生素 E、维生素 K 等，后来随着分离测试技术的进步，发现有些维生素实际上是几种成分的混合物。如维生素 B 可分出维生素 B_1、维生素 B_2 等。

维生素结构上基本没有相似性，来源也各异，其分类方式与其他药物不同，按溶解性分为脂溶性和水溶性两类。常用的脂溶性维生素有维生素 A、D、E、K 等。水溶性维生素有维生素 B 族（B_1、B_2、B_6、B_{12} 等），维生素 C，烟酸，烟酰胺，肌醇，叶酸及生物素（维生素 H）等。

在正常饮食的情况下，人们一般不会缺乏维生素。但在不均衡的饮食中，或处于某些疾病或在怀孕等特殊生理情况下，则需补充维生素或用维生素治疗，维生素已成为一类常用药物。

【知识链接】 维生素的发展史

很早以前，人们已发现，有意识地摄取一些食物，可治好一些疾病。如多吃动物的肝脏，可治好夜盲症、“雀目症”。在 19 世纪末，随着实验药理学和化学的发展，科学家从一些食物中分离提取得到一些有机物质，确定了化学结构，并证明这些物质对维持正常代谢的功能是不可缺少的。如 1897 年 Eijkman 在米糠中分离出抗脚气病成分，1932～1933 年 King 和 Wangh 分离和确认了抗坏血酸。20 世纪初，生物化学家 Funk 认为，这些只能从食物中获得的物质是生命所必需，叫做 Vitamine，以后又被改名为 Vitamin，现译成维生素。维生素是人类食物中必需的六大类营养素（碳水化合物、蛋白质、脂肪、水、矿物质、维生素）之一。20 世纪 50 年代后期至 60 年代，对维生素的作用机制有了深入的了解。

第一节 脂溶性维生素

脂溶性维生素易溶于大多数有机溶剂而不溶于水，它们在食物中与脂类共存，并随脂类物质一同被吸收，可贮存于脂肪组织及肝脏中。当脂类吸收不良时（如肠道梗阻或长期腹泻），脂溶性维生素的吸收也随之减少，甚至会引起维生素缺乏。由于脂溶性维生素排泄比较慢，易在体内积蓄，故摄取过多会引起中毒。

一、维生素 A 类

1913 年，McCollum 等发现动物脂肪或鱼肝油的醚提取物可显著促进小鼠生长。该脂溶性物质后命名为维生素 A，后又发现它可预防和治疗干眼病。1913 年从海鱼的鱼肝油中提取出结晶的维生素 A_1，从淡水鱼中提取分离出维生素 A_2。维生素 A 存在于动物来源的食物如肝、奶、蛋黄中，尤以海洋鱼类肝油中含量最丰富，植物中仅含有维生素 A 原如 β-胡萝卜素、玉米黄色素等，它们进入体内能转化成维生素 A。许多水果、蔬菜也含有维生素 A 原，可作为人体补充维生素 A 的来源。维生素 A 是一类维生素的总称，主要有维生素 A_1、维生素 A_2 和新维生素 A 等。现在临床使用的维生素 A 主要是维生素 A_1，《中国药典》中收载的维生素 A 是维生素 A_1 的醋酸酯油溶液。所以通常将维生素 A_1 代表维生素 A。

典型药物

维生素 A 醋酸酯 Vitamin A Acetate

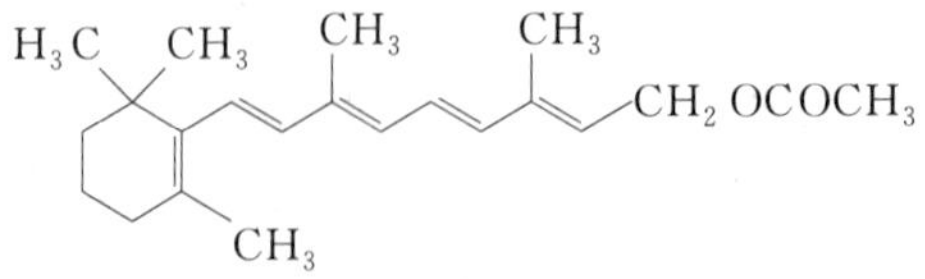

H_3C CH_3 CH_3 CH_3
CH_2OCOCH_3
CH_3

化学名为全反式-3,7-二甲基-9-(2,6,6-三甲基-1-环己烯基)-2,4,6,8-壬四烯-1-醇醋酸酯，又名视黄醇醋酸酯。

本品为淡黄色油状液体。不溶于水，易溶于乙醇、氯仿和乙醚，可溶于植物油。

本品为酯类化合物，稳定性强于维生素 A 醇。维生素 A 醇对紫外线不稳定，且易被空气中氧所氧化，生成环氧化物。在体内可被脱氢酶（或遇氧化剂）氧化，生成与维生素 A 活性相同的第一步代谢物视黄醛，接着还可被脱氢酶氧化生成视黄酸即维生素 A 酸，又称维甲酸。

5. 动画：维生素 AD 滴剂的贮藏

本品为酯类化合物，在酸或碱的催化作用下，易发生水解反应。

维生素 A 醇的无水氯仿液与三氯化锑的无水氯仿液作用显不稳定的蓝色，可用于鉴别。

本品用于防治维生素 A 缺乏症，如角膜软化症、眼干症、夜盲症、皮肤干燥及皮肤硬化症等。维生素 A 还具有预防和治疗癌症作用。维生素 A 一般无毒性，长期大剂量服用，可引起皮肤发痒、食欲不振、脱发、骨痛等病。

本品可用化学方法合成，从 β-紫罗兰酮（C_{13}）为起始原料，逐步增长碳链，最后得到 20 个碳的维生素 A。β-紫罗兰酮（C_{13}）可由柠檬醛合成，也可由其他原料合成。柠檬醛通常从柠檬草或山茶子油中提取而得。

【拓展提高】　维生素 A 立体异构及构效关系

维生素 A 的侧链上有 4 个双键，理论上应有 16 个顺反异构体，由于立体障碍的影响，只有少数障碍较小异构体较稳定，目前仅发现 6 个异构体。最稳定的维生素 A 为全反式结构。通过对维生素 A 构效关系研究发现其结构专属性强，增长或缩短脂肪链，增加环己烯的双键，均使生物活性降低；侧链上 4 个双键必须与环内双键共轭，否则失去活性；双键全部氢化或部分氢化也丧失活性。

二、维生素 D 类

维生素 D 种类很多，目前约有 10 余种，均系类固醇衍生物，其中以维生素 D_2 和维生素 D_3 较为重要。

维生素 D 主要来源于鱼肝油，并常与维生素 A 共存，在牛乳、奶油、蛋黄中含量也较高。

此类药物都是甾醇开环衍生物，含有一个醇羟基，有旋光性，右旋体有效，均含有不饱和键。

典型药物

维生素 D_2　Vitamin D_2

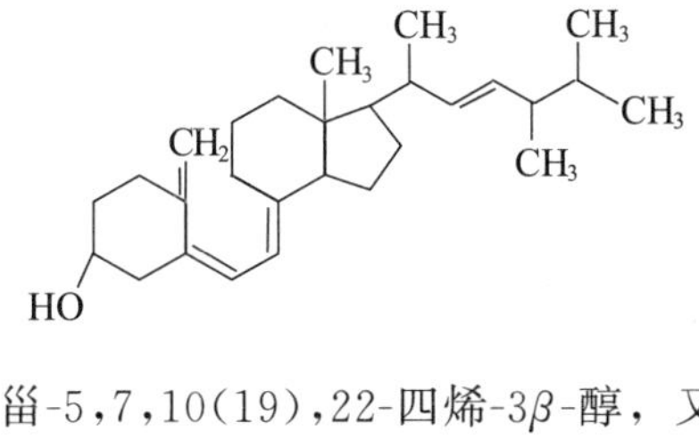

化学名为 9,10-开环麦角甾-5,7,10(19),22-四烯-3β-醇，又名骨化醇，麦角骨化醇。

本品纯品为无色针状结晶或白色结晶性粉末，不溶于水，略溶于植物油。本品分子因含有较多双键，遇光或空气均易氧化变质，使生物活性降低，毒性增加。需避光、密闭于阴冷处保存。

本品无水氯仿液与三氯化锑无水氯仿液作用显黄色，本品氯仿溶液遇乙酐硫酸试液，初显黄色，最终显绿色（为甾类化合物的共有性质），可用于鉴别。

本品遇酸不稳定，生成异变速甾醇，在光照下，异变速甾醇遇碘吡啶生成 5,6-反式麦角骨化醇。

本品与滑石粉和磷酸氢钙作用，可发生异构化，生成异骨化醇和 5,6-顺异骨化醇。

本品能促进钙、磷的代谢，临床用于防治佝偻病及骨质软化病。

维生素 D_3　Vitamin D_3

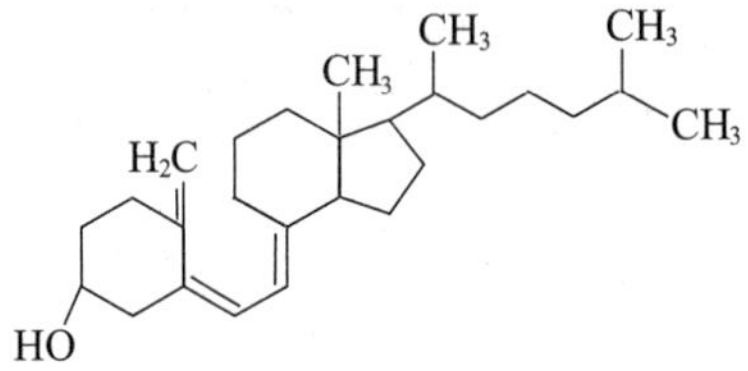

化学名为 9,10-开环胆甾-5,7,10(19)-三烯-3β-醇，又名胆骨化醇。

本品性状、稳定性与维生素 D_2 相似。但由于在结构上维生素 D_3 比维生素 D_2 少一个双键和甲基，所以化学稳定性高于维生素 D_2。

本品本身不具有生物活性，进入体内被肝、肾代谢形成 1α,25-二羟基维生素 D_3 即活性维生素 D，才能发挥作用。维生素 D_2 亦如此。

本品主要维持血钙、血磷平衡。临床主要用于抗佝偻病，常与钙制剂合用。

【课堂互动】 维生素 D 能促进钙的吸收，想一想生活中有哪些药品或食品是维生素与钙的合剂？

当维生素 D 缺乏时，儿童可导致佝偻病，老年人可致骨质疏松。维生素 D 常与维生素 A 共存于鱼肝油中，维生素 D 有许多种，其中临床最常用最有效的是维生素 D_2 和维生素 D_3。人体皮肤内含有维生素 D 元，经紫外线照射后，分别转换成维生素 D_2 和维生素 D_3，因此，在夏秋季节尤其是夏季，阳光充足、紫外线丰富，人们一般不会缺乏维生素 D。

专家指出，服用维生素 D 剂量不宜过大，时间不宜过长，否则可引起血钙过高、软组织异位钙化。出现疲劳、乏力、失眠、精神萎靡、皮肤干燥、烦躁不安、食欲不振、恶心、呕吐、身体消瘦、发热或持续性腹泻及阵发性腹痛等症状；严重者可出现幻视、半盲、抑郁、行动困难、肌张力减低、心肌及动脉壁钙化、肾浓缩功能减低及高血钾症等；并可出现多饮、多尿、蛋白尿、脱水、血中尿素增高、碱性磷酸酶增高、电解质失调、心电图异常等副作用。据报道，孕妇超量连续服用维生素 D 三周以上时，可致胎儿血钙增高及出生后智力障碍，肾、肺小动脉狭窄和高血压等不良反应。显然，使用维生素 D 剂量不宜过大，时间不宜过长，否则将危害身体健康。

三、维生素 E 类

20 世纪 20 年代，人们用当时知道的所有营养成分配制人工食品饲养小鼠，发现小鼠出现生育方面障碍；后在该食物中添加谷物、蔬菜等，就不出现类似疾病。1922 年人们发现有一类脂溶性物质具有抗不孕作用，命名为维生素 E，又称生育酚，是一类与动物生殖功能有关的维生素的总称。广泛存在于绿色蔬菜和植物油中，尤以小麦胚芽中含量最丰富，药用主要从小麦胚芽和大豆油中提取。

维生素 E 是一类有一个 16 碳侧链的苯并二氢吡喃衍生物，均含有一个酚羟基，由于苯并二氢吡喃环上取代基数目和位置不同，16 碳侧链上双键数目不同，维生素 E 被分为 α、β、γ、δ 等 8 种，其中 α-生育酚活性最强，天然的维生素 E 均为右旋体。《中国药典》收载的即为 α-生育酚的醋酸酯。

典型药物

维生素 E 醋酸酯　Vitamin E Acetate

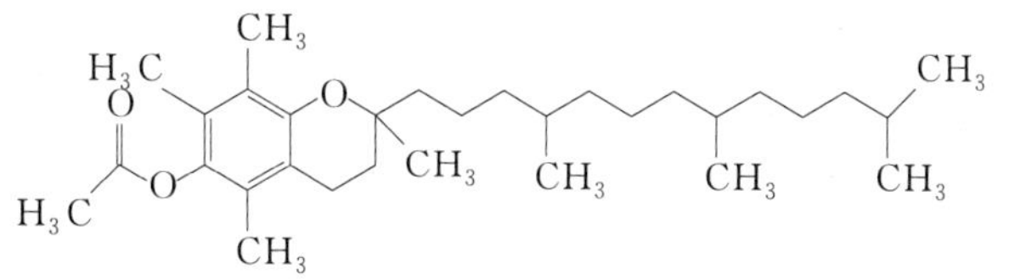

化学名为(±)-2,5,7,8-四甲基-2-(4′,8′,12′-三甲基-十三烷基)-6-苯并二氢吡喃醇醋酸酯，又名 α-生育酚乙酸酯。

本品为微黄色或黄色黏稠透明液体，几乎无臭。易溶于无水乙醇、丙酮、乙醚或石油醚，不溶于水。

本品游离体 α-生育酚遇光或空气易变质，需避光、密闭保存。遇强氧化剂如硝酸，微热可被氧化成生育红，其溶液呈现鲜红色，渐变为橙红色。

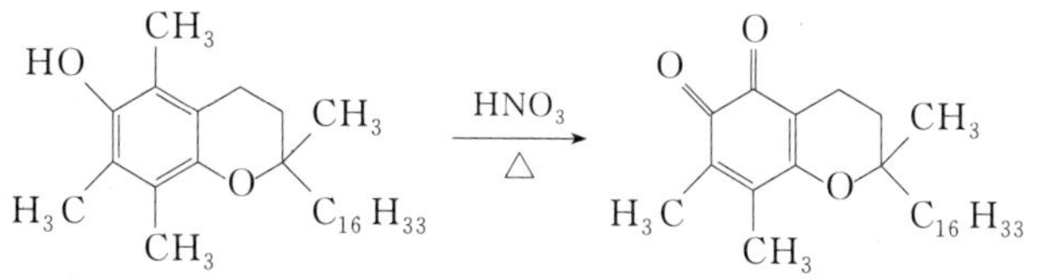

$\xrightarrow[\triangle]{HNO_3}$

α-生育酚与氯化铁反应，生成对生育醌和二价铁离子，后者与 2,2′-联吡啶作用生成血红色配离子，可用于鉴别本品。

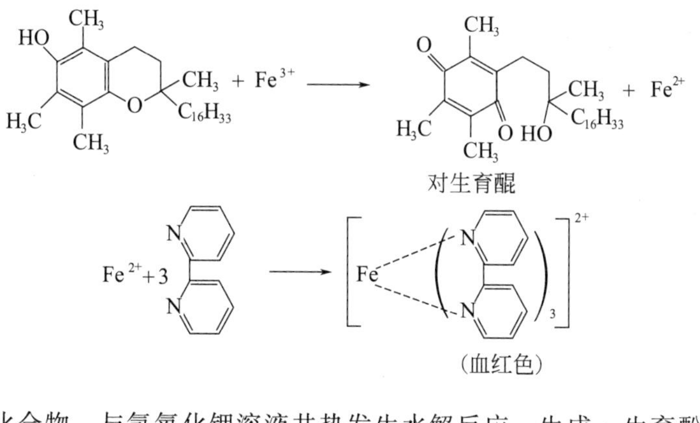

$+ Fe^{3+} \longrightarrow + Fe^{2+}$

对生育醌

$Fe^{2+} + 3 \longrightarrow$

(血红色)

本品为酯类化合物，与氢氧化钾溶液共热发生水解反应，生成 α-生育酚。

本品具有还原性，容易被氧化，可以作为脂溶性的抗氧化剂。

本品合成由三甲氢醌与消旋的植醇或异植醇在酸性条件下，进行 Friedel-Crafts 烷基化反应，关环得消旋的 α-生育酚，然后乙酰化成酯得本品。

本品临床主要用于习惯性流产、不育症、进行性肌营养不良，及动脉粥样硬化的防治等，对抗衰老亦有作用。长期过量使用可产生眩晕、视力模糊等毒副作用。

【课堂内外】 查一查，比一比天然维生素E与合成维生素E在安全性、生理活性、使用效果上的区别。

四、维生素K类

维生素K是一类含萘醌结构、具有凝血作用的化合物的总称。20世纪20年代，丹麦科学家Dam发现，一些食物可避免用特殊饮食喂养的鸡出现的出血症状。后来用化学方法分离鉴定出这些物质，因其具抗凝血作用（Koagulation，德文），命名为维生素K。

维生素K类的基本结构为2-甲基-1,4-萘醌，C3上带有不同的侧链。维生素K_1的侧链为含一个双键的植醇基，维生素K_2的侧链为数量不等的异戊二烯单位构成，依其侧链碳数量的多少，分别叫维生素K_2（20）、维生素K_2（30）、维生素K_2（35）。以后又发现无侧链的维生素K_3以及氢化后的维生素K_4也具有维生素K_1、维生素K_2的生物活性。

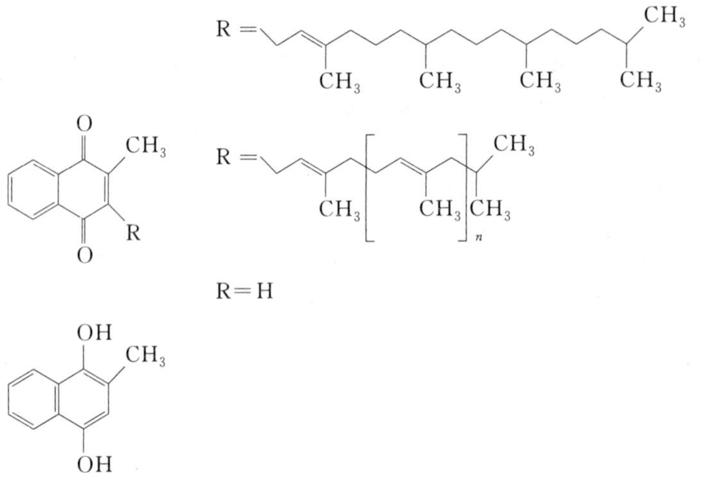

R= 维生素K_1

R= $n=2$ 维生素K_2(20)
$n=4$ 维生素K_2(30)
$n=5$ 维生素K_2(35)

R=H 维生素K_3

维生素K_4

维生素K在肝脏内参与合成凝血酶原，还促进血浆凝血因子Ⅷ、Ⅸ和Ⅹ的合成。当维生素K缺乏时，将导致凝血酶原和上述凝血因子减少而出血。

维生素K广泛存在于绿色植物界，多数微生物均能合成维生素K。维生素K_1、维生素K_2主要存在于绿色植物中，尤以苜蓿、菠菜中含量最为丰富。维生素K_2也可由人体肠道细菌产生，并被机体吸收利用，故长期服用抗菌药会使肠道细菌合成维生素K_2减少。新生儿的肠道无细菌，或长期使用广谱抗菌药导致肠内菌群失调时，需要补充维生素K。维生素K_3、维生素K_4为化学合成品，维生素K_3的生物活性最强，维生素K_1作用同维生素K_3，但作用迅速、持久。维生素K_4适于制成片剂供口服。

第二节 水溶性维生素

水溶性维生素包括维生素B类及维生素C等。水溶性维生素在体内代谢快、易排泄，过量摄取不易积蓄中毒，如营养不良则极易缺乏，产生多种疾病，故应给予相应补充。

一、维生素 B 类

维生素 B 类至少包括 10 余种维生素。其共同特点是：在自然界常共同存在，最丰富的来源是酵母和肝脏；从低等微生物到高等动物包括人类都需要它们作为营养要素；从化学结构看，除个别例外，大多含氮。

【案例分析】 脚气病治疗实例

患者，男，44 岁。患者主述 3 年前四肢远端对称性麻木疼痛，双手不能长时间端碗，双下肢肌肉酸疼有虫走样感觉，蹲踞困难，慢慢感觉出现双下肢水肿、心悸、记忆力减退，入院前曾多次治疗，临床诊断为"周期性麻痹""重症肌无力"，对症治疗一段时间没有明显效果，近 1 周不能行走入院，经诊断为脚气病。给予大剂量维生素 B_1 500mg/天静脉滴注，患者症状大幅减轻，双上肢肌力恢复达 5 级，双下肢肌力恢复达 4～5 级，语言清晰，病情好转带药出院继续治疗。

典型药物

维生素 B_1　Vitamin B_1

H_3C NH$_2$ S OH N N N$^+$ CH_3 $Cl^- \cdot HCl$

化学名为氯化 4-甲基-3-[(2-甲基-4-氨基-5-嘧啶基)甲基]-5-(2-羟基乙基)噻唑鎓盐酸盐，又名盐酸硫胺。

本品为白色细小结晶或结晶性粉末。有微弱的特臭。易溶于水，略溶于乙醇，不溶于乙醚。广泛存在于各种食物中，如谷物、蔬菜、牛乳、鸡蛋等。现以合成法制取。

本品遇光易变色。固体状态稳定，水溶液在碱性条件下很快分解，发生噻唑环的开环，生成硫醇型化合物，与空气长时间接触或遇氧化剂，可被氧化成为具有荧光的硫色素而失效。所以本品在临床上要避免与碱性药物配伍使用，本品不能用亚硫酸钠做抗氧剂。

本品的氢氧化钠溶液中加入铁氰化钾试液氧化生成硫色素，硫色素溶于正丁醇中显蓝绿色荧光，加酸呈酸性，荧光消失，再加碱，又显现荧光，此反应称为硫色素反应，可用于本品与其他药物的区别。

本品分子中含有嘧啶环和噻唑环，可与某些生物碱沉淀剂作用生成沉淀。如与碘化汞钾反应生成淡黄色沉淀；与碘反应生成红色沉淀；与三硝基苯酚作用生成扇形结晶。

H_3C N NH$_2$ OH^- S CH_2CH_2OH N N$^+$ CH_3 $\cdot Cl^-$ $\underset{}{\overset{NaOH}{\rightleftharpoons}}$ H_3C N NH$_2$ OH S CH_2CH_2OH N H N CH_3

[O] H_2O

H_3C N N S CH_2CH_2OH N N CH_3

硫色素

本品水溶液在 pH 为 5.0～6.0 时，与碳酸氢钠或亚硫酸氢钠可发生分解反应，故本品制剂不能用上述两种物质作稳定剂。

本品合成路线有两条，一是分别合成嘧啶环和噻唑环，再连接成维生素 B_1，二是先合成 4-氨基-5-氨甲基-2-甲基嘧啶后，在氨甲基的氨基上延伸形成噻唑环而成维生素 B_1。后一路线虽然较长，但每一步反应均可在室温或低温下进行，收率也高，我国现在主要采用此工艺路线。

【案例分析】 这样用药是否合理？

某患者患糖尿病多年，近来出现多发性神经炎并伴有酮酸中毒症。能否同时静脉点滴维生素 B_1 和 $NaHCO_3$ 治疗？

本品与糖代谢关系密切，具有维持神经传导和消化系统功能的作用，临床可用于治疗脚气病、多发性神经炎、消化不良等疾病。缺乏维生素 B_1 可导致神经系统、心血管系统生理紊乱。

【拓展提高】 现已研究开发出一些维生素 B_1 的前药，如丙舒硫胺（DTPT）和呋喃硫胺（TATD）等，但临床大量使用的仍是维生素 B_1。

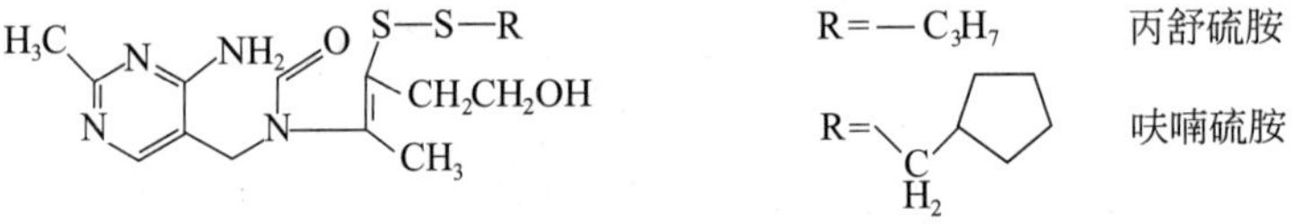

R=—C_3H_7 丙舒硫胺

呋喃硫胺

维生素 B_2 Vitamin B_2

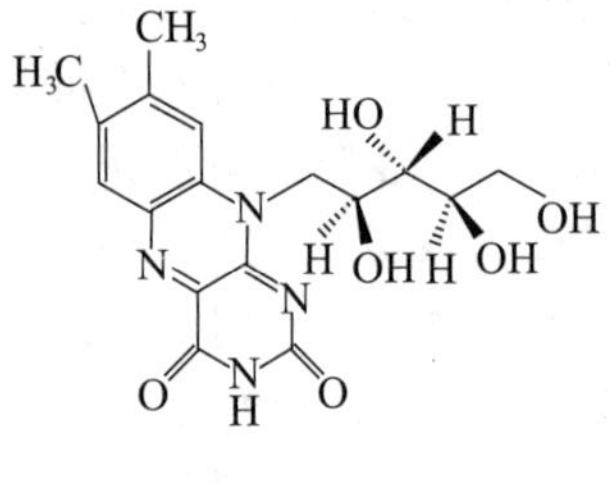

化学名为 7,8-二甲基-10[(2*S*,3*S*,4*R*)-2,3,4,5-四羟基戊基]-3,10-二氢苯并蝶啶-2,4-二酮。1933 年从蛋清提取物中得到本品结晶，称卵黄素。因分子中有核糖醇结构部分，又名核黄素。

维生素 B_2 广泛存在于动植物中，其中以酵母、绿色植物、谷物、动物肝脏、蛋黄、乳类中含量最为丰富。但药用维生素 B_2 多为人工合成品，常用制剂有维生素 B_2 片剂及注射液。为延长其作用时间，可将其酯化制成月桂酸酯。动物不能自身合成维生素 B_2，但昆虫体内及哺乳动物肠道内寄生的微生物能合成维生素 B_2，并被动物所吸收。

本品为橙黄色结晶粉末；微臭。易溶于稀氢氧化钠溶液，不溶于水、乙醇、氯仿或乙醚。本品水溶液呈黄绿色荧光，pH 6～7 时荧光最强，但加入酸或碱，荧光立即消失。

本品结构中含有酰亚胺和叔胺结构，因此维生素 B_2 为两性化合物，可溶于酸或碱，饱和溶液 pH 为 6。

本品干燥固体性质稳定，但对光极不稳定，其分解速度随温度升高和 pH 改变而加速。

在碱性溶液中分解为感光黄素；在酸性和中性溶液中分解为光化色素。故维生素 B_2 宜避光保存。

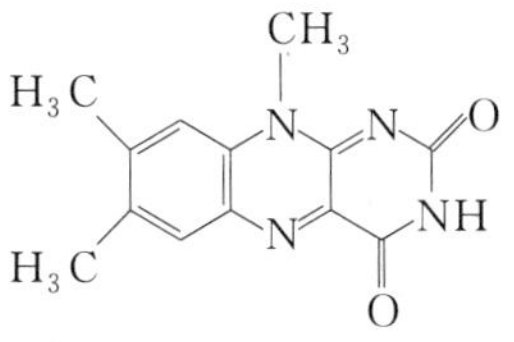

感光黄素化学结构 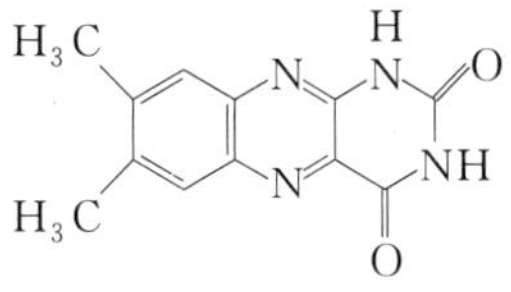　　　　光化色素化学结构

维生素 B_2 分子由 7,8-二甲基异咯嗪及核糖醇两部分组成。在异咯嗪 1 位和 5 位间形成双键共轭体系，易发生氧化还原反应，在体内氧化还原过程中起传递氢的作用。

维生素 B_2 在体内经磷酸化生成黄素单核苷酸和黄素腺嘌呤二核苷酸才有生物活性，其作为氧化还原酶的辅基，维持机体正常代谢。二者与维生素 B_2 一样以氧化型和还原型 2 种形式存在，有传递氢的作用。

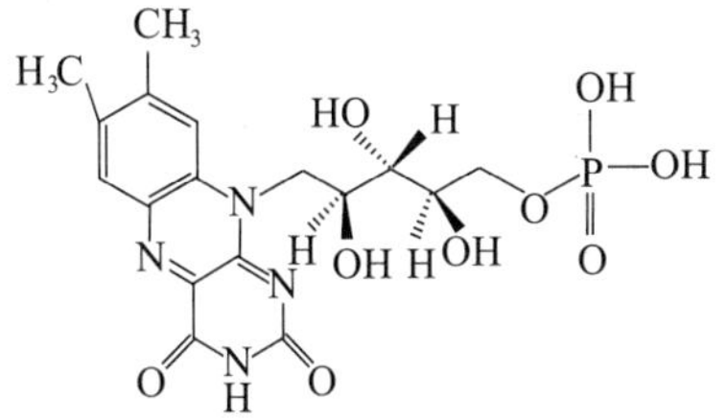

黄素单核苷酸 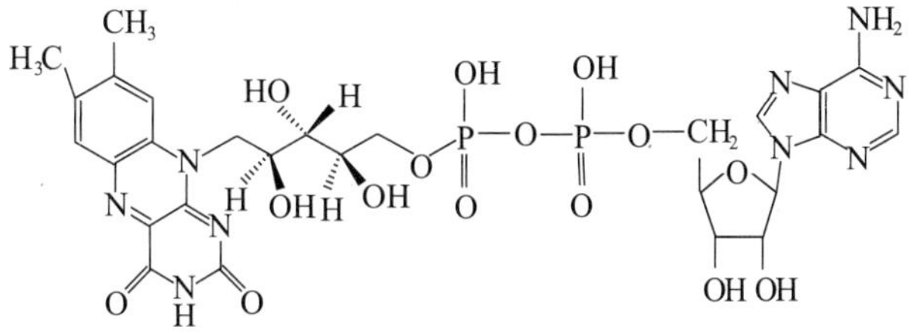　　　　黄素腺嘌呤二核苷酸

本品对一般氧化剂稳定，遇强氧化剂如铬酸和高锰酸钾则被氧化；遇还原剂如连二亚硫酸钠、维生素 C 等被还原成无荧光的二氢核黄素从水中析出。但在空气中二氢核黄素又可氧化成核黄素，又现荧光。

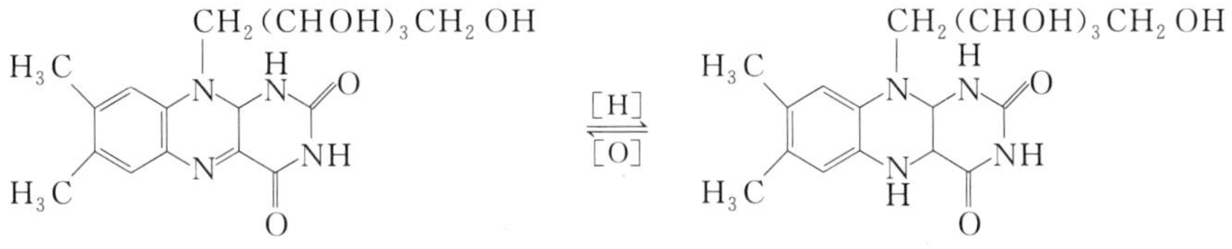

$$\underset{[O]}{\overset{[H]}{\rightleftharpoons}}$$

二氢核黄素

本品用于治疗维生素 B_2 缺乏引起的各种黏膜及皮肤炎症。如口角炎、唇炎、舌炎、眼结膜炎和阴囊炎等。

【课堂内外】 查一查，当发生口腔溃疡、冬天手脱皮时，服用维生素 B_2 即可缓解其症状的原理。若将维生素 B_2 与维生素 B_6、维生素 C 等联合使用，效果如何？

维生素 B_6　Vitamin B_6

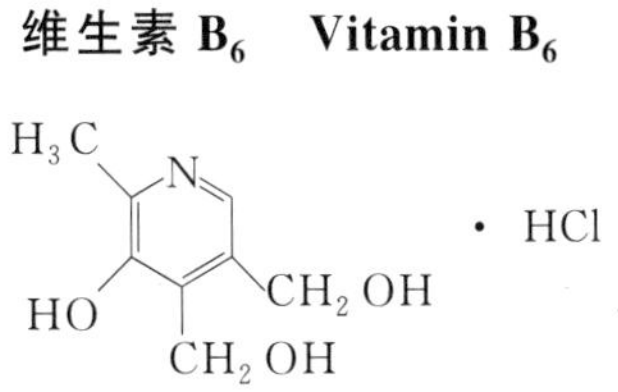

· HCl

化学名为6-甲基-5-羟基-3,4-吡啶二甲醇盐酸盐，又名吡多辛、吡多醇、抗皮炎维生素。

本品易溶于水，水溶液显酸性。加热能升华。

维生素 B_6 在动植物中分布很广，谷类外皮含量尤为丰富。缺乏维生素 B_6 可产生呕吐、中枢神经兴奋等症状。维生素 B_6 是3种结构类似化合物的总称，即吡多醇、吡多醛和吡多胺，三者可在体内相互转化。一般以吡多醇作为维生素 B_6 的代表。

本品干燥品对空气和光稳定；水溶液可被空气氧化变色，但其酸性溶液较稳定，在中性或碱性溶液中遇光分解，氧化加速。在中性溶液中加热发生聚合，颜色变黄而失效。

【课堂互动】 依据结构分析盐酸吡多醇水溶液可被空气氧化变色的原因？制备其注射液时能否用含微量铁盐的砂芯过滤？

本品与2,6-二氯对苯醌氯亚胺试液作用，生成蓝色化合物，几分钟后蓝色消失，变为红色。区别本品与吡多醛和吡多胺时可先加硼酸，后加2,6-二氯对苯醌氯亚胺试液，本品不变色，后二者仍变色的方法加以区别。

本品临床用于治疗妊娠呕吐、脂溢性皮炎、糙皮病等。

维生素 B_{12}　Vitamin B_{12}

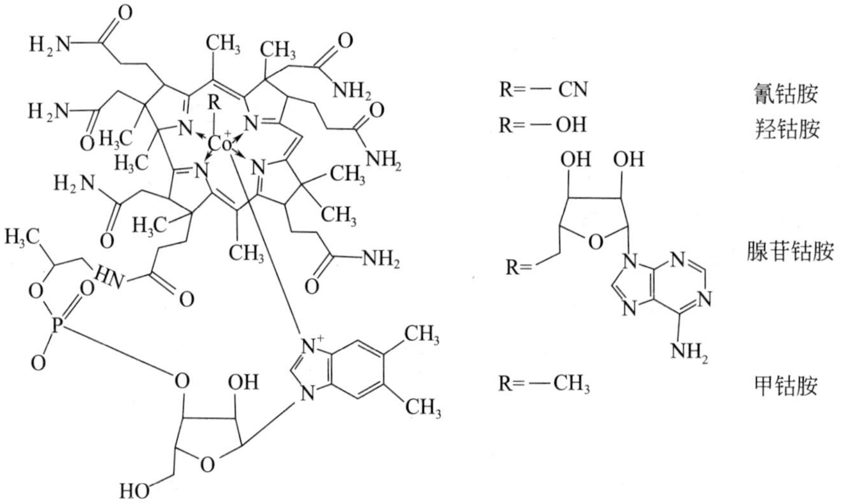

R=—CN　氰钴胺

R=—OH　羟钴胺

腺苷钴胺

R=—CH_3　甲钴胺

维生素 B_{12}（Vitamin B_{12}）是一类含钴的咕啉衍生物，又称钴胺素（Cobalamine）、抗恶性贫血维生素、动物蛋白因子和LLD因子等，是对人和动物有生物活性类咕啉（Corrinoid）同工维生素的总称，是维生素中结构最为复杂的环系化合物。

本品在中性或弱酸性条件下稳定，在强酸或强碱中易分解，日光和氧化剂可将其破坏，但耐热性较好。

本品与叶酸的作用相互关联，当机体缺乏维生素 B_{12} 时，由于核酸和蛋白质合成受阻，会导致恶性贫血（巨幼红细胞性贫血）、神经病变（精神障碍、痴呆）、幼儿和幼小动物生长发育迟缓、脂类代谢异常等。研究还发现维生素 B_{12} 能刺激某些微生物如乳酸乳杆菌（Lactobacil lus Lactis Dorner）生长、防治病毒感染、保护机体免受放射线伤害、止痛、治疗自身免疫病和某些皮肤病、调节睡眠节律等。临床上主要用于治疗恶性贫血。

【知识链接】　复合维生素

小儿多维生素滴剂是一种维生素类复方制剂，棕色或深棕色的澄清黏稠液体，有水果香气。主要成分包括维生素 B_1，维生素 B_2，维生素 B_6，维生素 B_{12}，维生素 C，叶酸，烟酰胺，维生素 A，维生素 D，维生素 E。

二、维生素 C

【知识链接】　维生素 C 的发现

15～16 世纪，因缺乏维生素 C 引起的坏血病波及整个欧洲。1593 年英国海军坏血病患者竟达 1 万多名。这些患者全身软弱无力，肌肉和关节疼痛难忍，牙龈肿胀出血。后来无意中发现每天服用一个柠檬可预防坏血病。1924 年，英国科学家从柠檬汁中提取得到一种白色晶体，它比浓缩柠檬汁抗坏血病的效力高出 300 倍，这种白色晶体就是维生素 C。

维生素 C　Vitamin C

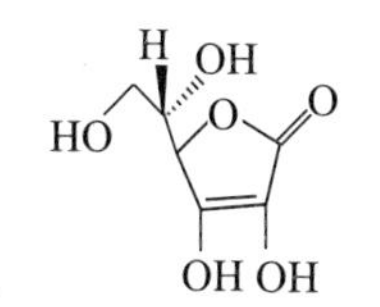

6. 动画：维生素 C 的结构

化学名为(*R*)-5-[(*S*)-1,2-二羟乙基]-3,4-二羟基-5*H*-呋喃-2-酮，又名抗坏血酸。

本品为白色结晶或结晶性粉末，无臭，味酸；久置色渐变微黄；水溶液显酸性反应。易溶于水，略溶于乙醇，不溶于氯仿或乙醚。固体干燥维生素 C 较稳定，遇光及少量水分，颜色渐变微黄。故本品应避光、密闭保存。

本品分子中有 2 个手性碳原子，有 4 个光学异构体，其中 L(+)-抗坏血酸效力最强。由于本品含有 2 个烯醇式羟基，显弱酸性。

1. 维生素 C 与碱的反应

C2 上的羟基可与 C1 上的羰基形成分子内氢键，故 C2 羟基的酸性较 C3 羟基的弱。因此，当维生素 C 与碱酸氢钠或稀氢氧化钠溶液反应时，可生成 C3 烯醇钠盐；与强碱反应时，则内酯环水解，生成酮酸钠盐。

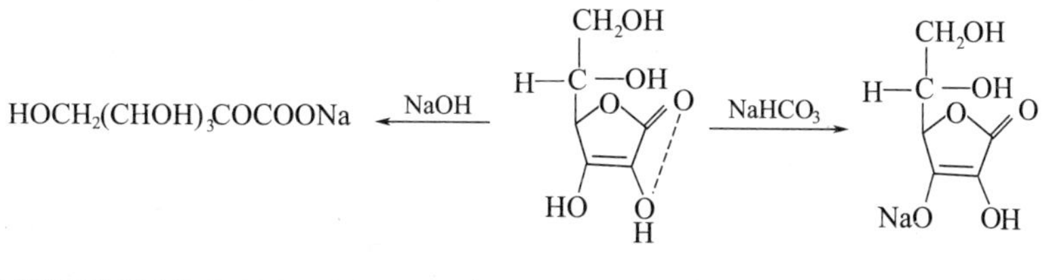

$HOCH_2(CHOH)_3COCOONa$ ←NaOH— [CH_2OH, H—C—OH, O, O, HO, O—H] —$NaHCO_3$→ [CH_2OH, H—C—OH, O, O, NaO, OH]

【课堂互动】　维生素 C 结构中 C2 羟基的酸性与 C3 羟基的酸性强弱是否相同，为什么？

2. 维生素 C 的氧化脱氢反应

连二烯醇结构，具有很强的还原性。在水溶液中易被空气中的氧、硝酸银、氯化铁、碘等弱氧化剂氧化，生成脱氢抗坏血酸（或称为去氢维生素 C）。脱氢抗坏血酸在氢碘酸、硫化氢等还原剂作用下，可被还原生成维生素 C。

脱氢抗坏血酸的稳定性较维生素 C 小，故易水解。且脱氢抗坏血酸分子的共轭系统被破坏，加之 C2 和 C3 上氧的吸电子作用，使 C1 的正电性增高，水解加速。脱氢抗坏血酸水解生成 2,3-二酮古罗糖酸，并可进一步氧化生成苏阿糖酸和草酸。

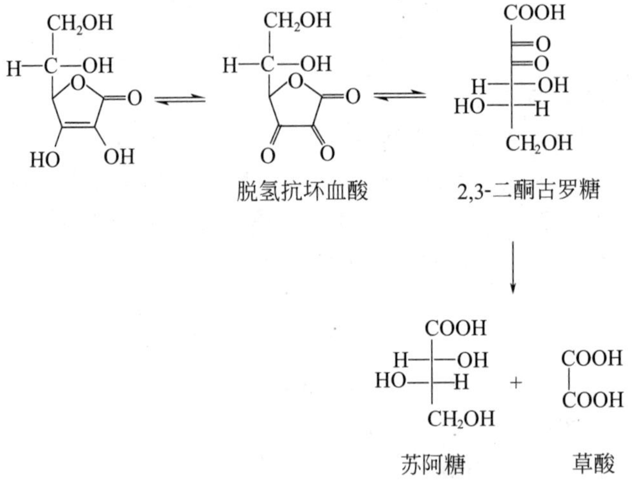

脱氢抗坏血酸　　2,3-二酮古罗糖

苏阿糖　　草酸

3. 水解反应

本品水溶液在 pH 为 5.0～6.0 时稳定。在空气、光和热的影响下，维生素 C 分子中的内酯环可水解，并可进一步脱羧而生成糠醛，以致氧化聚合而呈色，这也正是维生素 C 在贮存过程中变色的主要原因。

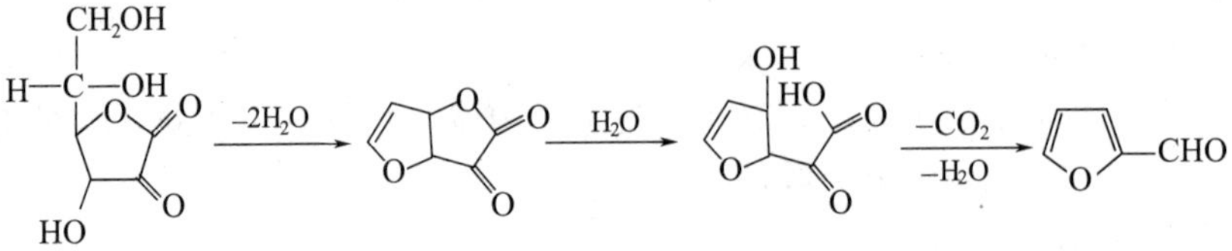

因此，除密闭避光贮存外，溶液应使用饱和二氧化碳的水，并将 pH 控制在 5.0～6.0，还可加入 EDTA、焦亚硫酸钠或半胱氨酸等稳定剂。

【课堂互动】 试从结构分析维生素 C 制剂变色的原因。想一想为何切开的苹果会变色？应如何避免？

本品水溶液加入硝酸银试液产生银的黑色沉淀；与 2,6-二氯靛酚试液作用，溶液颜色由红色变成无色；本品的氢氧化钠溶液与亚硝基铁氰化钠试液作用变成蓝色。

维生素 C 的合成路线有多种，我国创造的两步发酵法具有世界先进水平，国内众多厂家现采取此工艺路线。以 D-山梨醇为原料，经黑醋酸菌生物氧化，生成 L-山梨糖，经假单胞菌生物氧化，生成 2-氧-L-古洛糖酸，再经烯醇化及内酯化，即得维生素 C，将这种方法称为“莱氏法”。

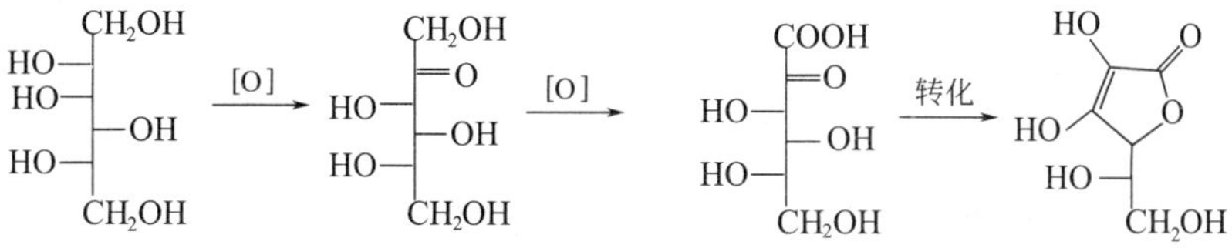

D-山梨醇　　L-山梨糖　　2-氧-L-古洛糖酸

维生素C具有广泛的生理作用。在体内能促进胶原蛋白和黏多糖的合成，使微血管致密，降低其通透性和脆性，帮助铁离子从血浆到贮存的运输，增强机体抵抗力，促进伤口和骨折愈合。还能作为一些疾病（如心血管疾病、性疾病等）的辅助治疗药物，缓解某些药物的毒性作用等。此外，维生素C还可作为一种副作用极小的营养保健药物，用于激活T细胞，增加机体干扰素合成，限制肿瘤发展。

本品临床用于防治坏血病，增加机体抵抗力，预防冠心病和感冒，大量静脉注射可用于治疗克山病。

本品不仅是世界卫生组织和联合国工业发展组织共同确定的人类26种基本药物之一，也是一种重要的食品添加剂。可补足某些食品维生素C的不足，还利用它的强还原性用作食品的抗氧化剂。

【拓展提高】　不宜与维生素C合用的药物

维生素C因其具有抗氧化的生理功能，故在临床上应用广泛，但由于其水溶性及酸性特征，与许多药物是不宜合用的。应引起注意。

磺胺类药：服用大量维生素C会使磺胺类药物以及其乙酰化物在酸性尿液中的溶解度大大降低，且在肾小管中析出结晶，引起血尿、尿闭等严重药源性疾病。

链霉素：用于治疗肺结核病时，可因维生素C造成的酸性环境，使链霉素抗菌作用减弱，而且维生素C易被氧化而降低药效。

维生素B_{12}：维生素C对维生素B_{12}有破坏作用，且能与食物中的锌、铜离子结合，阻碍其吸收，严重时能造成维生素B_{12}、铜、锌等缺乏。

阿司匹林：维生素C能减少阿司匹林在肠道内的吸收，尤其对阿司匹林肠溶片，维生素C能加速其排泄而降低疗效。

三、叶酸

叶酸　Folic Acid

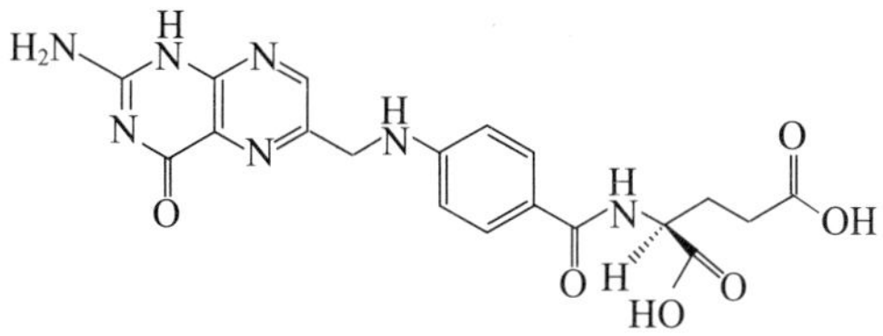

化学名为*N*-[4-[(2-氨基-4-氧代-1,4-二氢-6-蝶啶)甲氨基]苯甲酰基]-L-谷氨酸，又名维

生素 B_C，或维生素 M、蝶酰谷氨酸。

本品为黄色至橙黄色结晶性粉末，无臭，不溶于水、乙醇、丙酮、三氯甲烷或乙醚，易溶于氢氧化钠和10%碳酸钠中，为红细胞发育生长必需因子。广泛存在于绿叶、酵母、蘑菇以及动物肝脏中，最初从菠菜叶中分离提取，现用化学合成方法制备。

叶酸族维生素包括：6-羟基蝶呤、蝶酸，β-甲酰蝶酸等许多蝶啶衍生物，叶酸是骨髓红细胞成熟和分裂必需的物质。

临床用于治疗巨幼细胞性贫血、白血病，与维生素 B_{12} 合用治疗恶性贫血。叶酸与维生素 C 合用会减弱各自的作用。若因治疗贫血必须使用时，不得同时服用，应间隔至少 0.5h。叶酸最丰富的食物来源是动物肝脏、肾脏，其次是绿叶蔬菜、酵母等。同时，肠道细菌又能合成叶酸，故一般人类不易发生叶酸缺乏。但是，怀孕时由于对叶酸需求量增加，可能导致叶酸缺乏；肠道吸收不好，可导致继发性叶酸缺乏；几乎所有治疗癫痫病的抗惊厥剂都能使血清中叶酸浓度下降而导致叶酸缺乏。

【课后阅读】

1. 维生素 A 醋酸酯在体内代谢过程。
2. 维生素 D 与机体钙、磷代谢。
3. 维生素 B_6 在体内的相互转化及作用特点。
4. 叶酸的合成方法、分子构成及代谢。

本章小结

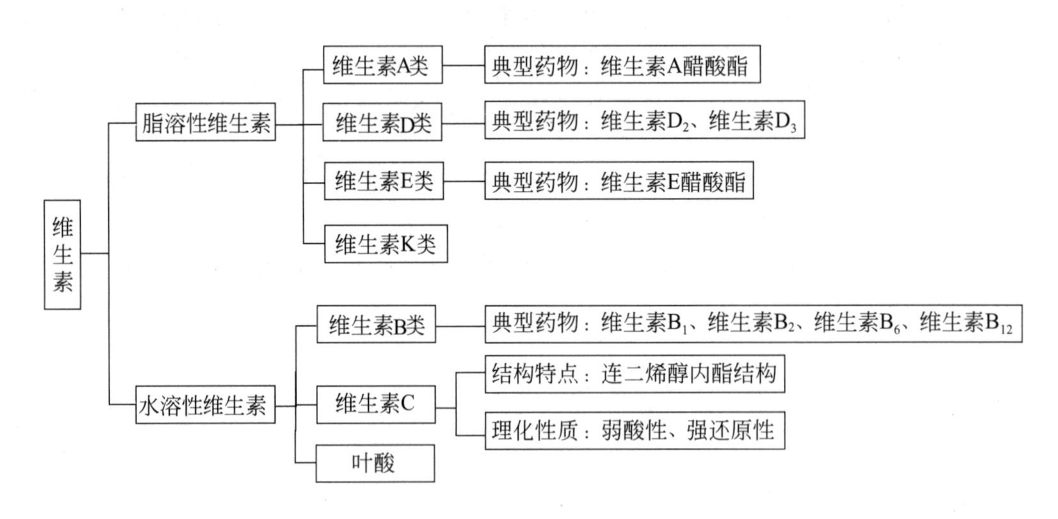

目标检测

一、单项选择题

1. 对老年人产生严重副作用，如静脉血栓形成、头痛及腹泻等是因为（　　）。

A. 维生素 A 过量　B. 维生素 C 过量　C. 维生素 E 过量　D. 微量元素锌补充过量

2. 能与三氯化锑的三氯甲烷溶液作用显蓝色后渐变为红色的维生素是（　　）。

A. 维生素 A　B. 维生素 B　C. 维生素 C　D. 维生素 D

3. 可用于抗佝偻病的维生素是（　）。

A. 维生素 A　B. 维生素 B　C. 维生素 C　D. 维生素 D

4. 下列关于维生素 A 叙述错误的是（　）。

A. 极易溶于三氯甲烷、乙醚

B. 含共轭多烯醇侧链易被氧化为环氧化物

C. 与维生素 E 共存时更易被氧化

D. 应装于铝制或其他适宜的容器内，充氮气密封，在凉暗处保存

5. 下列维生素又称抗坏血酸的是（　）。

A. 维生素 A　B. 维生素 B　C. 维生素 C　D. 维生素 D

6. 维生素 C 的酸碱性是显（　）。

A. 弱酸性　B. 中性　C. 酸碱两性　D. 强碱性

7. 维生素 C 遇光易被氧化变色是由于其结构中存在（　）。

A. 异咯嗪环　B. 烯醇式羟基　C. 酚羟基　D. 芳伯氨基

8. 下列药物中与 2,6-二氯对苯醌氯亚胺作用，生成蓝色后又变为红色的药物是（　）。

A. 维生素 B_6　B. 维生素 B_2　C. 维生素 A　D. 维生素 C

9. 可引起老年人中毒，表现为厌食、毛发脱落、易发怒激动等是因为（　）。

A. 维生素 A 过量　B. 维生素 C 过量　C. 维生素 E 过量　D. 微量元素锌补充过量

二、多项选择题

1. 以下叙述与维生素 D 类相符的是（　）。

A. 均是甾醇的衍生物　B. 主要包括维生素 D_2 与 D_3 约 10 余种

C. 是水溶性维生素　D. 临床主要用于抗佝偻病　E. 进入体内代谢活化

2. 下列描述与维生素 C 相符的是（　）。

A. 水溶液 pH 大约 8.2　B. 水溶液显弱酸性　C. 水溶液易被氧化

D. 临床用于防治坏血病、预防冠心病　E. 属于脂溶性维生素

3. 下列维生素中光照易被氧化的是（　）。

A. 维生素 A　B. 维生素 C　C. 维生素 E

D. 维生素 D_3　E. 维生素 D_2

4. 有关维生素 B_1 的描述正确的是（　）。

A. 两性化合物　B. 可与盐酸成盐　C. 具有嘧啶环和噻唑环

D. 具有核糖结构　E. 是水溶性维生素

5. 维生素 B_2 具有（　）。

A. 旋光性　B. 酸碱两性　C. 还原性

D. 水溶液显荧光性　E. 氧化性

6. 贮存时应遮光、密封的维生素是（　）。

A. 维生素 A　B. 维生素 D_3　C. 维生素 B_1

D. 维生素 C　E. 维生素 E

7. 下列维生素属于维生素 B 族的是（　）。

A. 维生素 B_1　B. 氰钴胺　C. 烟酸

D. 泛酸

8. 摄入过量可慢性中毒的有（　）。

A. 维生素 B_1　B. 维生素 C　C. 维生素 A

D. 维生素 AD　E. 维生素 B_2

9. 维生素 C 经氧化及水解后可生成的产物有（　）。

A. 脱氢抗坏血酸　B. 2,3-二酮古洛糖酸　C. 苏阿糖酸

D. 糠醛

10. 下列物质中具有与维生素 B_2 相似的作用的是（　　）。

A. 核黄素　　B. 黄素单核苷酸　　C. 黄素腺嘌呤二核苷酸

D. 二氢核黄素

三、配伍选择题

［1～2］

A. 维生素 B_1　　B. 维生素 D_2　　C. 维生素 K_3

D. 维生素 C　　E. 维生素 E

1. 与空气长期接触，可被氧化成为具有荧光的硫色素

2. 含甲萘醌结构，具有凝血作用

［3～5］

A. 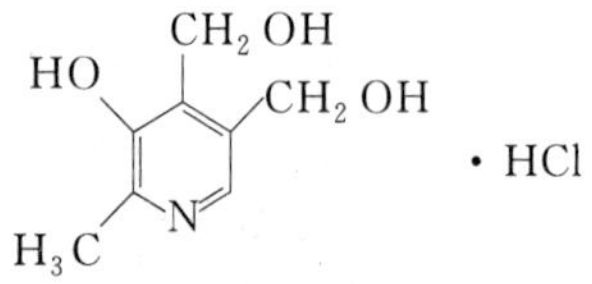 ·HCl　　B.

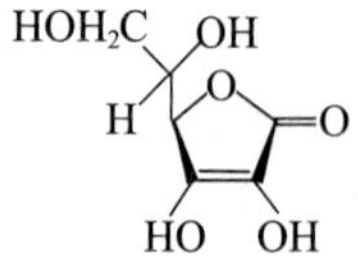

C. 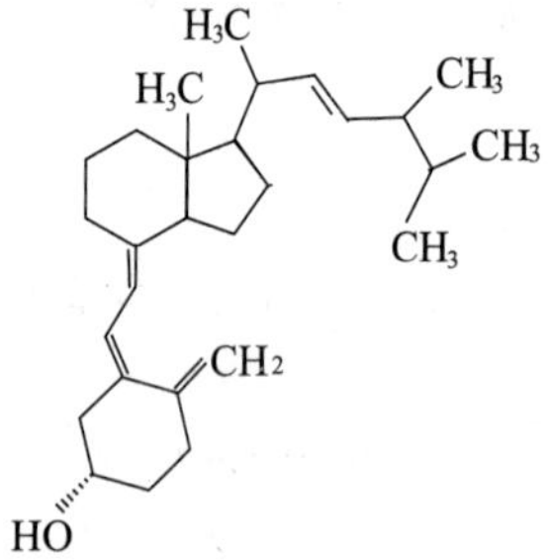　　D. 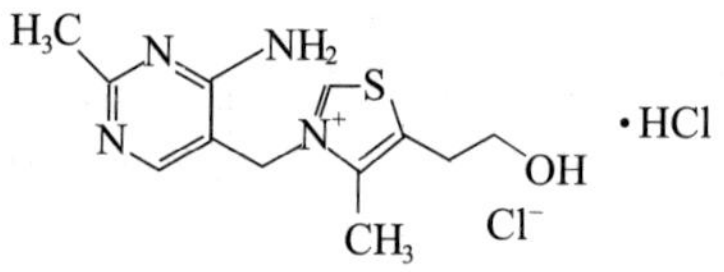 ·HCl

E.

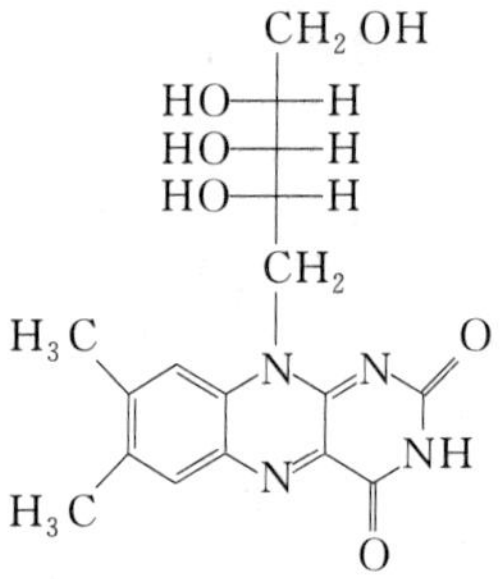

3. 维生素 B_1

4. 维生素 B_2

5. 维生素 D_2

四、简答题

1. 根据结构分析维生素 C 的化学稳定性如何？说明制备维生素 C 注射剂时应采取哪些增加稳定性的措施？

2. 为什么要将维生素 A 和维生素 E 均制成醋酸酯的形式？

3. 为什么脂溶性维生素摄入过多易引起积蓄中毒，而水溶性维生素需要经常补充？

4. 以你学过的有关维生素的知识解释，为什么有的人服用了维生素 B_2，但其口腔溃疡还是未见好转？

5. 许多化妆品中添加维生素 C 和维生素 E，声称可以抗衰老，原因何在？

五、案例分析

某患者心功能不全，呼吸循环轻度衰竭，医生开具了如下处方：

细胞色素 C 注射液	30mg	
维生素 B_6 注射液	100mg	
尼可刹米注射液	0.75 mg	i. v.
洛贝林注射液	6mg	
5%葡萄糖注射液	500mL	

试分析此处方是否合理并说明原因，如不合理应采取什么措施？

第三章 抗生素

学习目标

知识要求

☆ 掌握β-内酰胺抗生素的分类及基本结构，青霉素、阿莫西林、头孢氨苄的化学结构及其他各类抗生素典型药物的结构特点，各类抗生素的理化性质及临床应用。

☆ 熟悉半合成青霉素、头孢菌素和红霉素衍生物的一般结构修饰及合成方法。

☆ 了解β-内酰胺类抗生素的作用机制。

能力要求

☆ 能写出青霉素钠、氨苄西林、阿莫西林、头孢氨苄、氯霉素的化学结构。

☆ 能识别各类抗生素的基本结构与主要结构特征。

☆ 学会应用典型药物的理化性质解决药物的调剂、制剂、分析检验、贮存保管及临床应用问题。

【热点事件】 18名“千手观音”演员因药致聋

据报道：中国残疾人艺术团表演的舞蹈千手观音之所以带给人们震撼，不仅仅是因为舞蹈本身的华美，更在于参加这个舞蹈表演的全部都是聋哑演员。然而，令人震惊的是，总共21名演员中有18人因药物致聋。在这18位聋哑演员中，绝大部分又都是在两岁前后，因为发烧时使用抗生素导致的耳聋。

抗生素（Antibiotics）是临床常用的十分重要的一类抗菌药。抗生素是某些细菌、放线菌、真菌等微生物的次级代谢物，或用化学方法合成的与天然抗生素相同结构的化合物或结构修饰物，在低浓度下对各种病原菌性微生物有选择性杀灭、抑制作用而对宿主不产生严重毒性。

抗生素按化学结构可分为：β-内酰胺类、四环素类、氨基糖苷类、大环内酯类及其他类。

近年来，抗生素发展非常迅速，应用领域不断扩展，除用于抗细菌、螺旋体、立克次体、真菌、病毒、阿米巴原虫等引起的感染外，还用于抗肿瘤、免疫抑制和刺激植物生长等。本章主要讨论抗病原性微生物作用的抗生素，具有其他作用的抗生素在有关章节讨论。

第一节 β-内酰胺类抗生素

β-内酰胺类抗生素（β-Lactam Antibiotics）是目前临床上治疗感染性疾病的重要药物，具有抗菌活性强、毒性低、临床疗效好的优点。其结构中都含有具有抗菌活性的β-内酰胺环。根据结构及作用特点，β-内酰胺类抗生素分为以下类型：

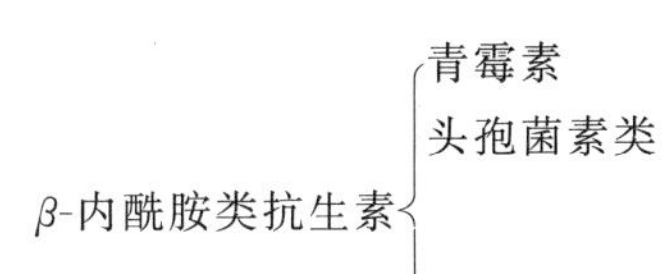

- β-内酰胺类抗生素
  - 青霉素
  - 头孢菌素类
  - 非典型的 β-内酰胺类抗生素
    - 碳青霉烯类
    - 青霉烯类
    - 青霉烷类
      - 氧青霉烷类
      - 青霉烷砜类
    - 单环 β-内酰胺

7. 动画：β-内酰胺的结构

β-内酰胺类抗生素的化学结构特点：

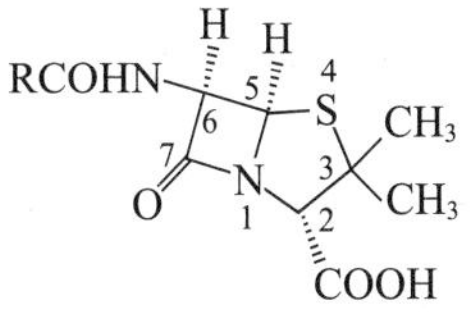

青霉素类 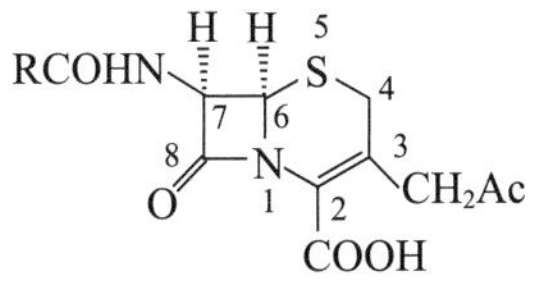　头孢菌素类 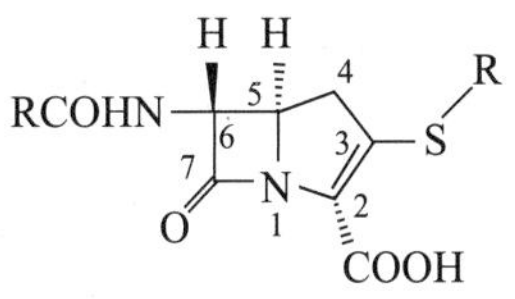　碳青霉烯类

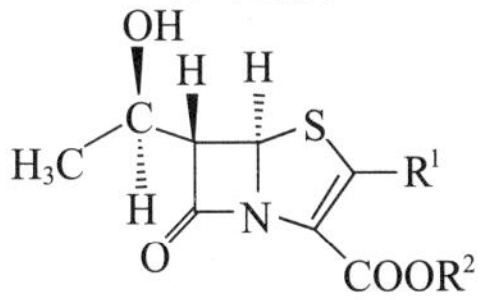

青霉烯类 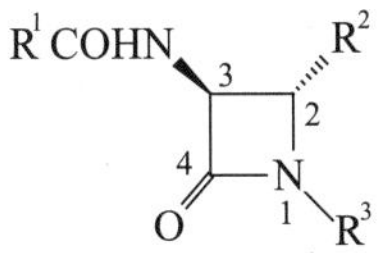　单环β-内酰胺类

（1）分子内都有一个四元的 β-内酰胺环，除了单环 β-内酰胺类外，该四元环均通过 N 原子和邻近的第三碳原子与另一个五元环或六元环相稠合。β-内酰胺环是平面结构，但两个稠合环不共平面，两环沿稠合边折叠。

（2）除单环 β-内酰胺外，与 β-内酰胺环稠合的环上都有一个羧基。

（3）β-内酰胺环羰基 α-碳都有一个酰氨基侧链。

（4）母核上有手性碳原子，抗菌活性与其旋光性密切相关。

【知识链接】 β-内酰胺类抗生素的作用机制

黏肽转肽酶（D-丙氨酰-D-丙氨酸转肽酶）是细菌细胞壁合成过程中的一种酶，β-内酰胺类抗生素的结构与黏肽酶的末端结构具有相似的空间构象，使酶识别困难，能竞争性地和酶活性中心共价结合，从而阻断细菌细胞壁黏肽合成（图 3-1），使细胞壁缺损，菌体膨胀，裂解死亡。此类抗生素对正在合成细胞壁的繁殖期细菌有强烈杀灭作用。

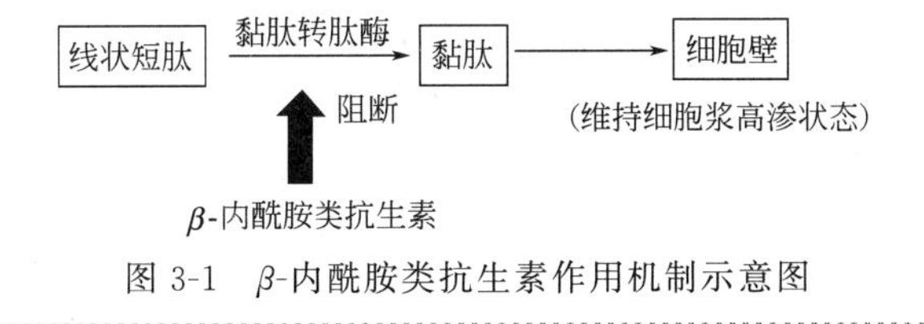

图 3-1　β-内酰胺类抗生素作用机制示意图

人体细胞没有细胞壁，因此 β-内酰胺类抗生素对人体细胞无影响，故毒性较小，作用有较高的选择性。

一、青霉素类抗生素

1. 天然青霉素

从青霉菌培养液和头孢菌素发酵液中得到的天然青霉素共有 7 种，包括青霉素 F、G、

K、X、V、N 及双氢青霉素。其中以青霉素 G 的活性最强，产量最高，青霉素 V 耐酸，可口服，两者均有临床应用价值。目前青霉素 G 虽然可以全合成，但成本高，所以还是以粮食发酵生产为主。

青霉素　Benzylpenicillin

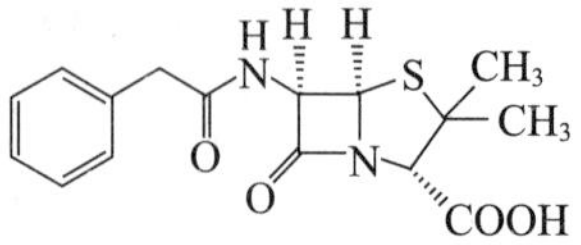

化学名为(2*S*,5*R*,6*R*)-3,3-二甲基-6-(2-苯乙酰氨基)-7-氧代-4-硫杂-1-氮杂双环[3.2.0]庚烷-2-甲酸。又名苄青霉素、青霉素 G，简称青霉素。

本品为白色结晶型粉末，极微溶于水，可溶于有机溶剂。为了增加水溶性，可将本品制成钠（钾）盐，因其钠盐的刺激性较钾盐小，故临床使用较多。

本品在干燥状态下较稳定，遇酸、碱或氧化剂迅速失效。

青霉素结构中的 β-内酰胺环是该化合物结构中最不稳定的部分，由于两个稠合环间张力较大，不共平面，导致 β-内酰胺环中羰基和氮原子的未共用电子对不能共轭，易受到亲核性试剂或亲电性试剂的进攻，造成 β-内酰胺环破裂。在酸、碱条件下或 β-内酰胺酶存在时，均易发生开环反应而失去抗菌活性。金属离子、高温和氧化剂可加速分解反应。

（1）不耐碱。在碱性条件（pH＞8）下青霉素水解产生青霉酸而失效，进一步裂解为 D-青霉胺和青霉醛。

（2）不耐酸。在不同的酸性条件下青霉素可经水解、重排反应，生成青霉二酸、D-青霉胺和青霉醛，导致青霉素钠失效。

（3）不耐酶。使用青霉素钠一段时间后，一些细菌可产生 β-内酰胺酶，这种酶能使 β-内酰胺环开环降解，使药物失去抗菌活性。酶分解药物的过程与碱性条件下的分解反应相似。

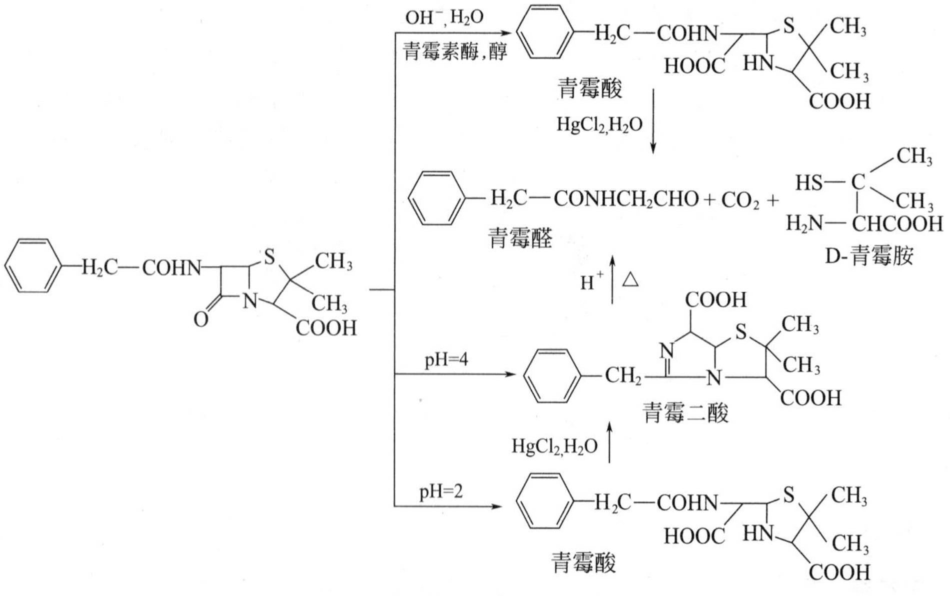

青霉素的分解反应

本品在酸性条件下加热，再加入盐酸羟胺和氯化铁溶液，溶液显紫红色。此反应为β-内酰胺环的共同鉴别反应。

8. 动画：注射用青霉素钠的使用

青霉素G具有抗菌作用强的特点，但抗菌谱窄，临床主要用于革兰阳性菌（如链球菌、葡萄球菌、肺炎球菌等）所引起的全身或严重局部感染，是治疗梅毒、淋病的特效药。

【课堂互动】 观察临床使用的青霉素粉针，试根据结构特点分析下列问题：

药品可以制成片剂吗？粉针可以用葡萄糖溶液做稀释剂吗？打开的针剂可以长时间存放吗？药品是否可以制备成水针供药用？药品需使用严封或者熔封的灭菌容器包装，并置于阴凉处贮存的原因是什么？

提示：胃酸会使青霉素钠的β-内酰胺环及酰胺侧链水解，故该药不能口服，需肌肉注射。

青霉素钠粉末一旦溶解即不断分解，其溶液放置的时间越长，分解也越多，且致敏物质也不断增加。因此要“现配现用”，不宜溶解后存放，以保证药效，减少致敏物质的产生。

2. 半合成青霉素

为了克服青霉素在临床应用过程中逐渐暴露出不耐酸、不耐酶、抗菌谱窄、过敏反应和耐药性等缺点，针对这些问题，利用从青霉素发酵液中得到的6-氨基青霉烷酸（6-Aminopenicillanic，6-APA），对其进行结构修饰，合成了一系列优良的半合成青霉素。

半合成青霉素按性能可分为：耐酸青霉素、耐酶青霉素、广谱青霉素及青霉素与β-内酰胺酶抑制剂的复合物。

（1）耐酸青霉素　在青霉素酰胺侧链的α-碳原子上引入吸电子基团，阻碍了青霉素在酸性条件下的电子转移重排，增加了对酸的稳定性。

（2）耐酶青霉素　在青霉素酰胺侧链的α-碳原子上引入空间位阻大的基团，可以阻止药物与酶活性中心作用，从而保护分子中的β-内酰胺环，增强了β-内酰胺环的稳定性。

（3）广谱青霉素　在青霉素酰胺侧链的α-碳原子上引入极性、亲水性基团，扩大了抗菌谱。常见半合成青霉素见表3-1。

表3-1　常见半合成青霉素

药物名称	药物结构	作用特点与用途
非奈西林（Pheneticillin）	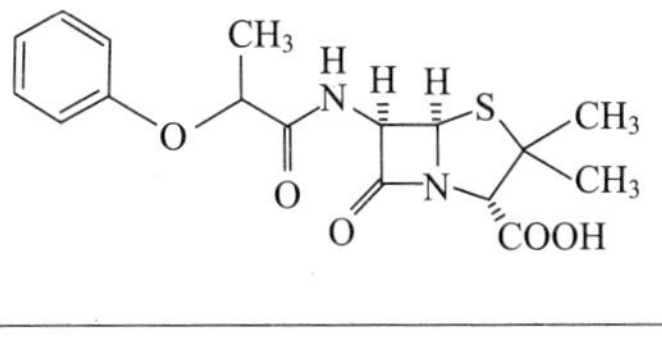	耐酸，口服吸收良好，主要用于治疗肺炎、咽炎、中耳炎等感染
奈夫西林（Nafcillin）	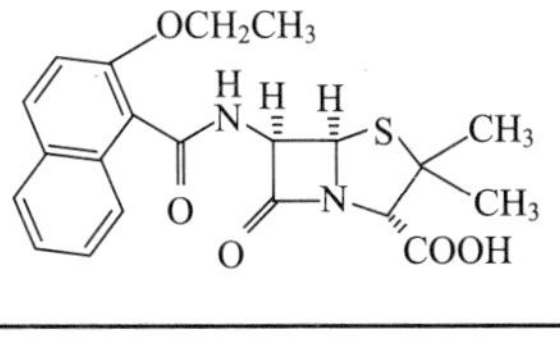	耐酸，主要用于治疗耐青霉素G的金黄葡萄球菌感染

续表

药物名称	药物结构	作用特点与用途
苯唑西林 (Oxacillin)	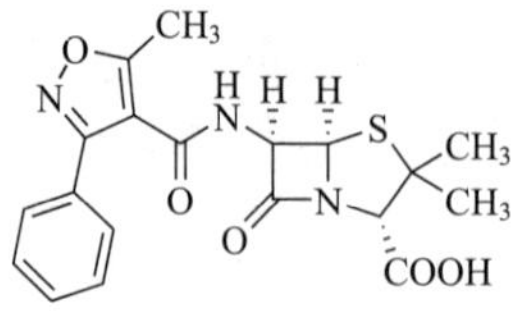	耐酶而且耐酸。抗菌作用较强，可口服或注射，但半衰期较短，主要用于治疗耐青霉素的葡萄球菌感染
氨苄西林 (Ampicillin)	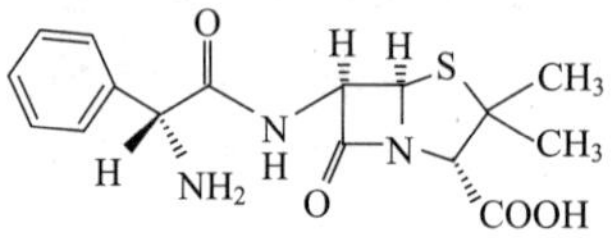	广谱青霉素，口服吸收效果差，主要用于治疗肠球菌、痢疾杆菌、伤寒杆菌、大肠埃希菌及流感杆菌等引起的感染
羧苄西林 (Carbenicillin)	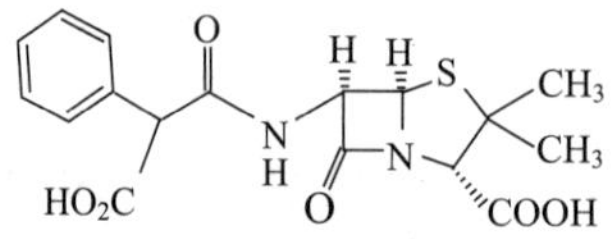	广谱青霉素，口服不易吸收，毒性较低，体内分布广，主要用于治疗铜绿假单胞菌、大肠埃希菌等引起的感染。对革兰阴性菌的抗菌谱比氨苄西林广
磺苄西林 (Sulbenicillin)	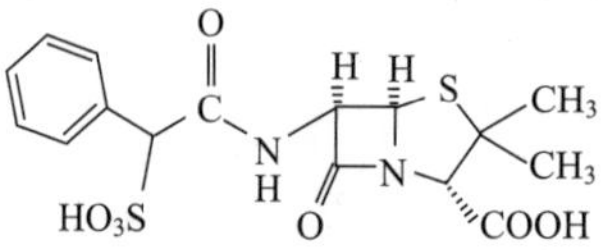	广谱青霉素，口服不吸收，抗菌活性与羧苄西林相似，主要用于铜绿假单胞菌引起的感染
哌拉西林 (Piperacillin)	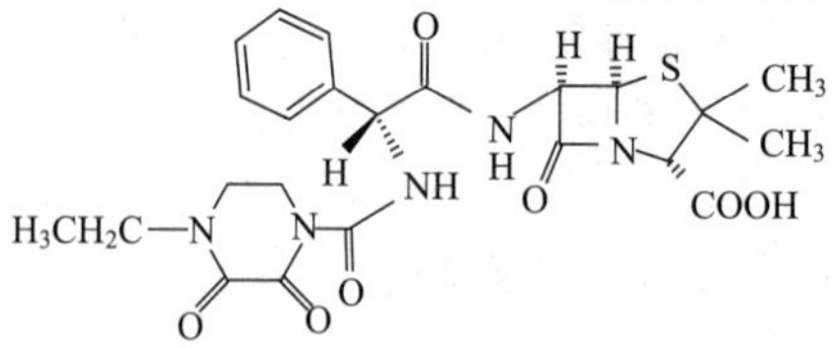	广谱青霉素，主要用于绿脓杆菌、变形杆菌、肺炎杆菌等引起的感染，作用强，耐酶

【课堂互动】 耐酸、耐酶及广谱青霉素类药物在结构和用途上有何不同？

3. 青霉素类药物的构效关系

(1) 四元β-内酰胺环和五元氢化噻唑环的骈合、三个手性中心（2*S*、5*R*、6*R*）是活性必需的；噻唑环上的两个甲基不是必需的。

(2) 3 位羧基是保持活性的必需基团，成盐或酯可得到长效制剂。

(3) 适当增大侧链，如引入噻吩、呋喃等杂环，不仅有广谱性质，对酸和β-内酰胺酶也较稳定。

(4) 6 位的基团主要决定其抗菌谱。改变其极性，使之易于透过细胞膜可扩大抗菌谱。例如，在α碳上引入—NH_2、—COOH 和—SO_3H 等亲水性基团，可扩大抗菌谱；基团的亲水性增强或酸性增加，有利于对革兰阴性菌的抑制作用，尤其对绿脓杆菌有效。

4. 半合成青霉素的方法

将 6-APA 与各种类型的侧链缩合可制得各种半合成青霉素。常用的缩合方法有四种：酰氯法、酸酐法、DCC 法和固化酶法。

酰氯法是较常用的方法，将侧链羧酸转变为酰氯，再以稀碱为缩合剂与 6-APA 缩合，反应在低温、中性或近中性（pH6.5～7.0）条件下进行；酸酐法是将侧链羧酸转变为酸酐或混合酸酐，再与 6-APA 缩合；DCC 法是将侧链与 6-APA 在有机溶剂中缩合，以 DCC

（N,N'-二环己碳亚胺）作为缩合剂；固化酶法即将具有催化活性的酶固定在一定的空间内，可直接催化侧链与6-APA缩合。此法可简化工艺，提高收率，但应注意保证固定化酶的催化活性。

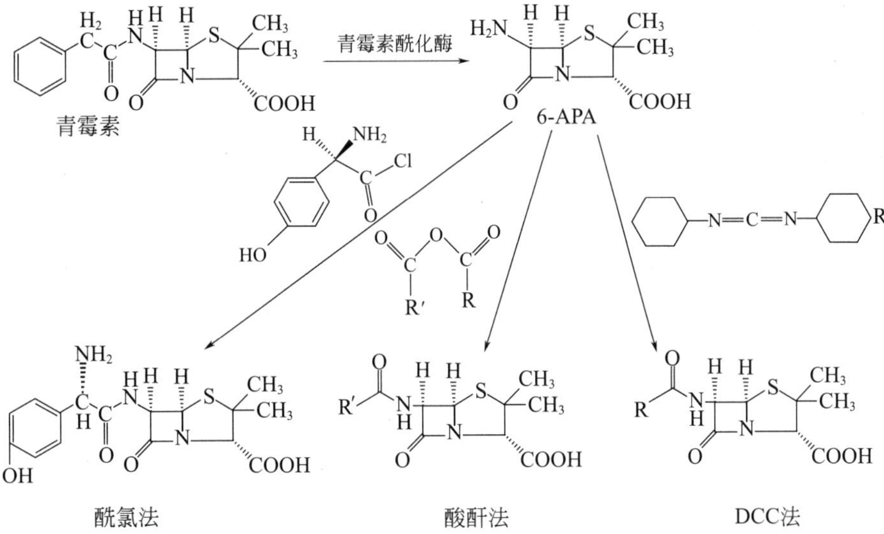

青霉素 —青霉素酰化酶→ 6-APA

酰氯法　　酸酐法　　DCC法

5. 青霉素类药物的过敏反应

青霉素类药物的过敏反应发生率较高，且易发生交叉过敏，用药前应询问是否有过敏史，并做皮肤过敏试验。现在认为青霉素本身并不是过敏原，引起患者过敏的过敏原分为两种。一种是内源性过敏原，可能是来自生产、贮存和使用过程中β-内酰胺环开环自身聚合产生的杂质青霉噻唑等高聚物，可通过控制生产过程中的成盐、干燥等环节，贮存过程中的温度、pH等条件降低聚合反应发生率；另一种是外源性过敏原，主要来自生物合成中带入的微量蛋白多肽类杂质。可通过纯化方法控制杂质含量。

典型药物

阿莫西林　Amoxicillin

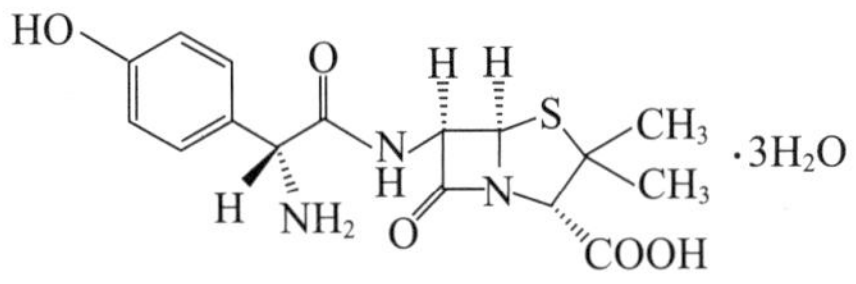

$\cdot 3H_2O$

化学名为(2S,5R,6R)-3,3-二甲基-6-[(R)-(－)-2-氨基-2-(4-羟基苯基)乙酰氨基]-7-氧代-4-硫杂-1-氮杂双环[3.2.0]庚烷-2-甲酸三水合物，又名为羟氨苄青霉素。

本品为白色或类白色结晶性粉末。微溶于水，不溶于乙醇。水溶液在pH为6.0时比较稳定。在水中（1mg/mL）比旋度为＋290°～＋310°，临床应用为R构型。

【课堂互动】 以D-(－)对羟基-α-氨基苯乙酸为原料，设计合成阿莫西林的方法。

本品含酚羟基，能与$FeCl_3$反应显色，且易氧化变质，应避光密封贮存。

本品为广谱半合成青霉素，对革兰阳性菌的抗菌作用与青霉素相同，对革兰阴性菌如淋球菌、流感杆菌、大肠杆菌等的作用较强，但易产生耐药性。临床上主要用于泌尿系统、呼吸系统等的感染，口服吸收良好。

【案例分析】 新工人王某，在制剂包装车间实习时发现一个现象，阿莫西林制剂包装过程中，阿莫西林分散片包装时一般需在其包装盒中放入一袋干燥剂，而其胶囊、颗粒剂的包装盒中不用放。你能解释一下这样做的原因吗？

提示：师傅告诉他，这样做的目的是为了防止其片剂变黄。

二、头孢菌素类

1. 头孢菌素 C

头孢菌素 C 是由与青霉菌近缘的头孢菌属真菌所产生的天然头孢菌素之一，其结构由 D-α-氨基己二酸与 7-氨基头孢烷酸（7-Amino-Cephalosporanic Acid，7-ACA）缩合而成。

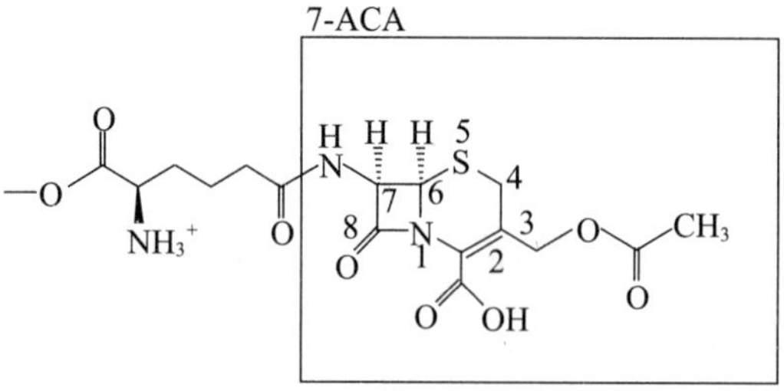

头孢菌素C

7-ACA 是抗菌活性的基本母核，由 β-内酰胺环与氢化噻嗪环骈合而成。与青霉素类不稳定的结构相比，由于氢化噻嗪环中的双键与 β-内酰胺环中的氮原子未共有电子对形成共轭，使 β-内酰胺环趋于稳定，而且由于青霉素是四元-五元环稠合系统，而头孢菌素是四元-六元环稠合系统，β-内酰胺环分子内张力较小，因此头孢菌素 C 对 β-内酰胺酶高度稳定，具有耐酸、耐酶、毒性小、很少或无交叉过敏等优点，但它抗菌活性小，所以在临床上几乎没有应用。

2. 半合成头孢菌素

半合成头孢菌素类抗生素具有抗菌谱广、活性强、毒副作用小的优点，是目前发展最快的一类抗生素，从 20 世纪 60 年代初首次用于临床以来，已有四代头孢菌素类抗生素问世。

临床上常用半合成头孢菌素见表 3-2。

表 3-2 常用半合成头孢菌素

分类	药物名称	药物结构	作用特点与用途
第一代头孢菌素	头孢唑啉（Cefazolin）	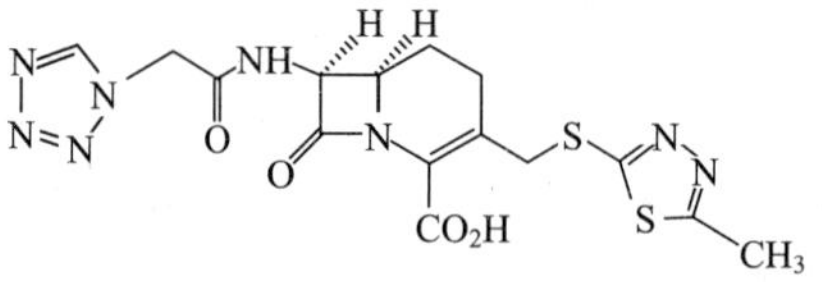	耐酸、耐酶，注射给药。对革兰阴性杆菌的作用较强，作用时间较长
	头孢拉啶（Cephradine）	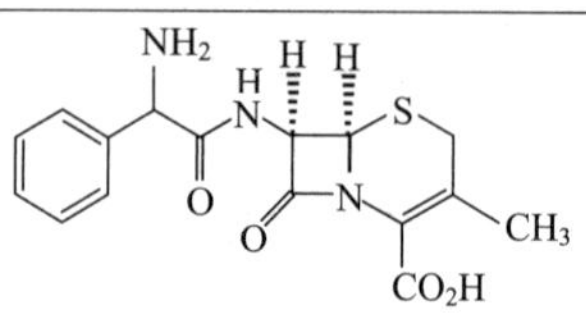	口服或注射给药。对耐药金黄葡萄菌和耐药杆菌均有效
	头孢羟氨苄（Cephadroxil）	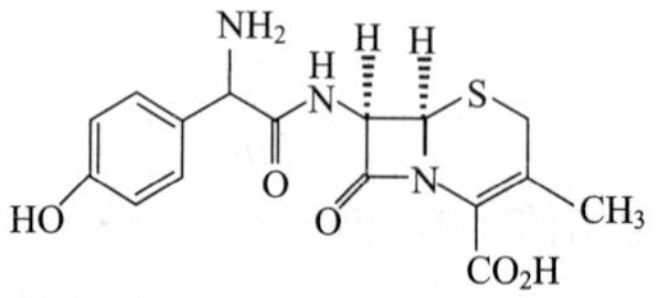	口服或注射给药，用钠盐。主要对革兰阴性菌有效，血浓度高而持久

续表

分类	药物名称	药物结构	作用特点与用途
第二代头孢菌素	头孢呋辛(Cefoxitin)	N—OCH_3 H H H N S O O NH$_2$ O N O CO_2H O	注射给药。对革兰阴性菌活性较强，对 β-内酰胺酶稳定
	头孢替坦(Cefotetan)	$CONH_2$ OCH_3 H H C N S COOH O O N S N N N N CO_2H CH_3	注射给药。对革兰阴性菌的作用较强。对产酶革兰阴性菌和厌氧菌有好作用
	头孢雷特(Ceforanide)	CH_2NH_2 H H H N S O O N S N N N N CO_2H CH_2COOH	注射给药。对 β-内酰胺酶具高度稳定性。适用于敏感菌引起的各种感染
第三代头孢菌素	头孢曲松(Ceftriaxone)	H_3CO—N H H H N S CH_3 N S N O N S N NH H_2N S O COOH N O O	注射给药。在消化道不吸收。对革兰阳性菌有中度的抗菌作用，对革兰阴性菌的作用强
	头孢他啶(Ceftazidime)	H_3C COOH C O CH_3 N H H H N S N H_2N S O O N N^+ COOH	注射给药。对于大多数 β-内酰胺酶高度稳定，对革兰阴性杆菌的作用较强，对革兰阴性杆菌中多重耐药菌株具有抗菌活性
	头孢克肟(Cefixime)	OCH_2COOH N H H H N S N H_2N S O O N C=CH_2 H COOH	口服给药。对革兰阳性菌和革兰阴性菌均有较广泛的抗菌作用，对 β-内酰胺酶稳定
第四代头孢菌素	头孢吡肟(Cefepime)	S O H H H_2N N N H S N O N N^+ OCH_3 COO^- CH_3	注射给药。高度耐受多数 β-内酰胺酶的水解，对多数耐氨基糖苷类或第三代头孢菌素菌株均有效
	头孢匹罗(Cefpirome)	S O H H H_2N N N H S N O N N^+ OCH_3 COO^-	注射给药。对好气菌和厌氧的革兰阳性和阴性菌具有广泛的抗菌作用。对 β-内酰胺酶稳定
	头孢唑兰(Cefozopran)	H_2N O N H H S N S N H N O N N^+ N N O OCH_3 COO^-	注射给药。对革兰阳性和阴性菌具有广泛的抗菌作用。它对 β-内酰胺酶具有高度的稳定性

3. 半合成头孢菌素的结构改造

半合成头孢菌素是以头孢菌素 C 水解得到的 7-ACA 或以青霉素 G 扩环得到 7-ADCA（7-氨基去乙酰氧基头孢烷酸三氯乙酯）为中间体，在 7 位或 3 位接上不同取代基得到。可进行结构改造的位置有四处：

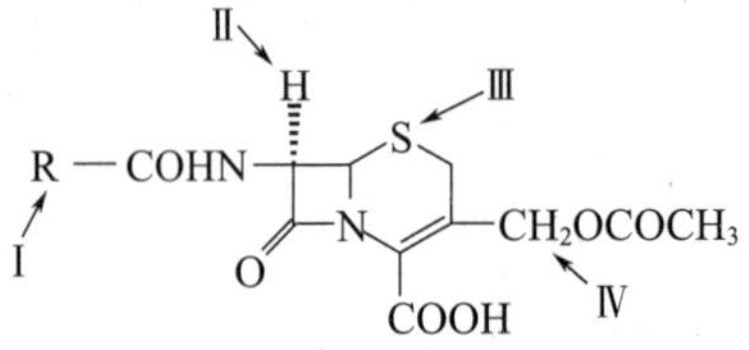

对Ⅰ的结构改造：7-酰胺基部分是抗菌谱的决定性基团。7 位侧链 α-位引入亲水性基团 $—SO_3H$，$—NH_2$，—COOH 时，可得到广谱头孢菌素。若同时结合 3 位的改造，可改进口服吸收。7 位侧链引入亲脂性杂环取代基时，则能增强抗菌效力。7 位侧链引入顺式肟时，则能增加耐酶性，同时扩大抗菌谱。

对Ⅱ的结构改造：7 位氢原子的改变会影响对 β-内酰胺酶的稳定性。7 位氢原子换成 α-甲氧基时，空间位阻作用会影响药物和酶活性中心的结合。

对Ⅲ的结构改造：硫原子被生物电子等排体氧原子取代可以得到氧头孢烯结构；用 $—CH_2$ 取代时，可以得到碳头孢烯类。

对Ⅳ的结构改造：3 位乙酰氧基的改变会影响药物动力学的性质和抗菌效力。用 $—CH_3$、—Cl、硫代杂环等基团取代时，结合 7 位的结构改造可以得到头孢噻啶和头孢唑啉等；若具有氨噻肟结构的半合成头孢菌素继续进行结构改造，如在 3 位引入季铵基团，则得到的药物耐酶且扩大了抗菌谱。

【课堂互动】 依据头孢菌素类药物结构特征上的差异，比较四代药物的抗菌活性和稳定性。

4. 半合成头孢菌素的一般合成方法

与半合成青霉素类似，半合成头孢菌素的合成是以 7-氨基头孢烷酸（7-ACA）、7-氨基去乙酰氧基头孢烷酸（7-ADCA）为原料，可用半合成青霉素相似的酰氯法、混合酸酐法、DCC 法和固定化酶法，通过在 3 位和 7 位接上相应的取代基，可以得到疗效较好的半合成头孢菌素。

7-ACA、7-ADCA 是抗菌活性的基本母核，它是以头孢菌素 C 为原料经过裂解而得，其方法有亚硝酰氯法、硅酯法和青霉素扩环法。

典型药物

头孢氨苄　Cefalexin

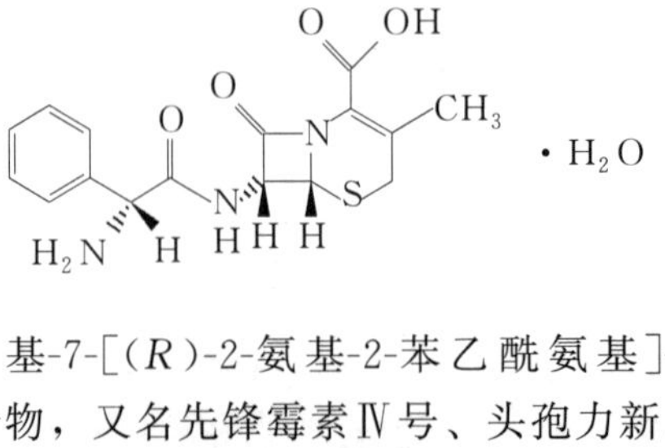

化学名为(6*R*,7*R*)-3-甲基-7-[(*R*)-2-氨基-2-苯乙酰氨基]-8-氧代-5-硫杂-1-氮杂双环[4.2.0]辛-2-烯-2-甲酸一水合物，又名先锋霉素Ⅳ号、头孢力新。

本品为白色或微黄色结晶性粉末；微臭。微溶于水，不溶于乙醇或乙醚，水溶液的 pH

为 3.5～5.5。

本品固态在干燥状态下较稳定，温度升高或湿度加大时易生成高聚物，从而引发过敏反应。水溶液在 pH8.5 以下较为稳定，pH9 以上则迅速被破坏。

强酸、强碱、遇热和光能促使本品降解。

本品具有 β-内酰胺环的共同鉴别反应。与茚三酮试液呈颜色反应。

本品可采用来源较广的青霉素钾为原料，用化学方法制得。

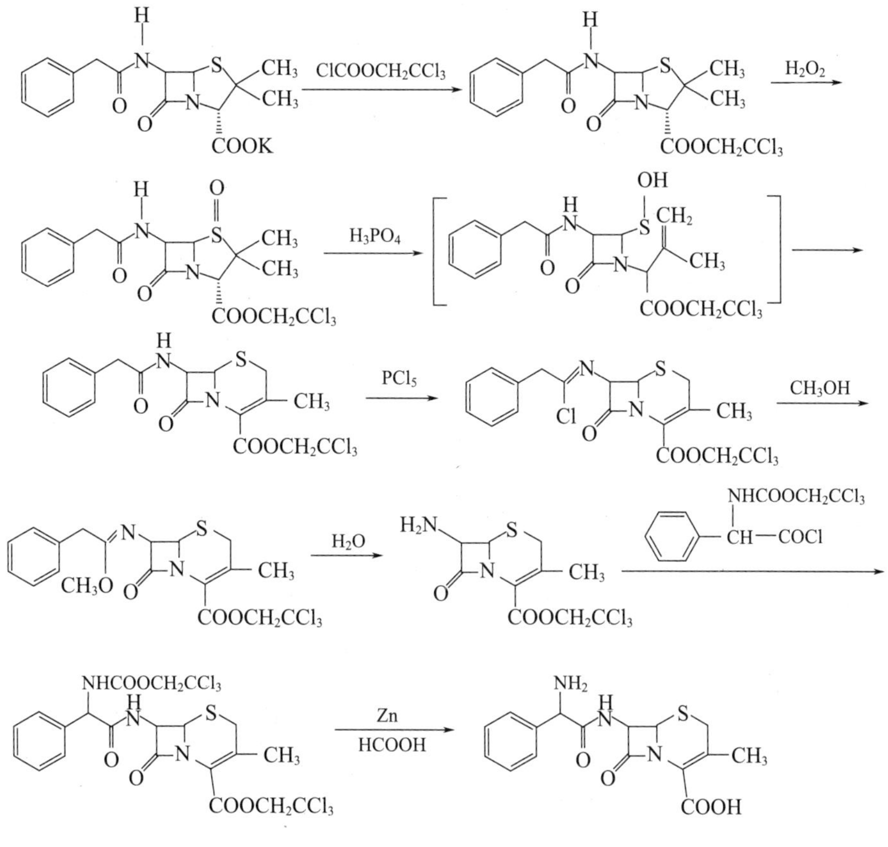

$ClCOOCH_2CCl_3$ → H_2O_2 → H_3PO_4 → PCl_5 → CH_3OH → H_2O → $C_6H_5CH(NHCOOCH_2CCl_3)COCl$ → Zn / HCOOH

本品为第一代半合成可口服的头孢菌素，对革兰阳性菌作用较好，对革兰阴性菌作用较差，主要用于呼吸道、扁桃体炎、咽喉炎、脓毒症的感染，对尿路感染有特效。

头孢噻肟钠　Cefotaxime Sodium

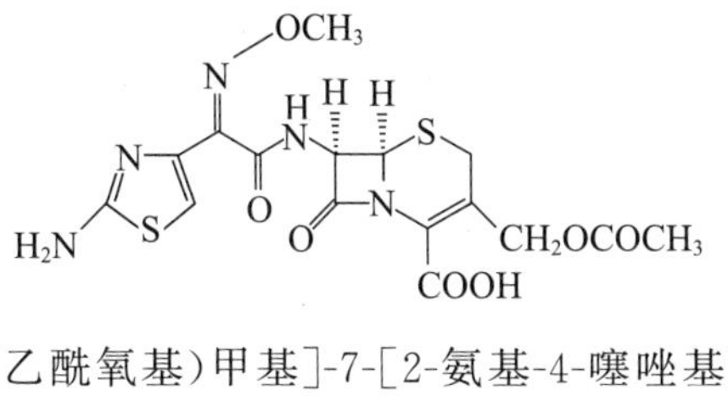

化学名为(6*R*,7*R*)-3-[(乙酰氧基)甲基]-7-[2-氨基-4-噻唑基]-(甲氧亚氨基)乙酰氨基]-8-氧代-5-硫杂-1-氮杂双环[4.2.0]辛-2-烯-2-甲酸钠盐。

本品为白色至微黄色结晶。易溶于水，微溶于乙醇。

本品 7 位的侧链上 α 位是甲氧肟基，由于空间位阻作用，阻碍酶分子接近 β-内酰胺环，保护其不易被酶破坏。β 位是 2-氨基噻唑基团，可以增强药物与细菌青霉素结合蛋白的亲和性。这两个基团的结合使该药物具有耐酶和广谱的特点。

【知识链接】 头孢噻肟钠保存与剂型选择

头孢噻肟钠结构中的甲氧肟基通常是顺式构型，顺式异构体的抗菌活性是反式异构体的40～100倍。在光照的情况下，顺式异构体会向反式异构体转化，使疗效降低。因此本品通常需避光保存，并制成粉针，临用前加灭菌注射用水溶解后立即使用。

本品为第三代头孢菌素的衍生物。对革兰阴性菌的抗菌活性高于第一代、第二代，尤其对大肠杆菌作用强。对大多数厌氧菌有强效抑制作用。用于治疗敏感细菌引起的败血症、呼吸道和泌尿道等感染。

三、非经典的*β*-内酰胺类抗生素及*β*-内酰胺酶抑制剂

非经典的β-内酰胺抗生素包括碳青霉烯类、青霉烯类、单环β-内酰胺类和氧青霉烷类。

1. 碳青霉烯类

药物结构与青霉素结构的差异为：噻唑环S原子被C原子取代；噻唑环内引入一双键。此类药物抗菌谱广，对革兰阳性菌和阴性菌、需氧菌、厌氧菌都有很强的抗菌活性，对β-内酰胺酶稳定，但在体内易受肾去氧肽酶水解失活，且半衰期短。常用药物有甲砜霉素、亚胺培南等。

2. 青霉烯类

与碳青霉烯类抗生素相似，抗菌谱广，抗菌活性强，但化学性质不如后者稳定，且在体内易代谢产生低分子硫化物，有恶臭故难以推向临床应用。

3. 单环*β*-内酰胺类

又称为单环菌素，目前发展较快，其优点为：对β-内酰胺酶稳定；与青霉素类和头孢菌素类都不发生交叉过敏；结构简单，易全合成。

氨曲南（Aztreonam）是第一个全合成的β-内酰胺类抗生素，被认为是抗生素发展史上的一个里程碑。

4. 氧青霉烷类（*β*-内酰胺酶抑制剂）

目前临床上应用最广泛的非经典β-内酰胺抗生素。β-内酰胺酶抑制剂是针对细菌对β-内酰胺抗生素产生耐药机制而研究发现的一类药物。其本身并没有或仅有较弱的抗菌活性，抗菌谱较窄，但能与β-内酰胺酶较紧密地结合，使该酶不能与β-内酰胺类抗生素作用，从而保持后者的抗菌活性。与β-内酰胺酶类抗生素合用后，还可扩大抗菌谱，增强抗菌作用，从而显示出独特的临床使用价值。

β-内酰胺酶抑制剂按化学结构分为两类：氧青霉烷类和青霉烷砜类。常用非经典β-内酰胺类抗生素和β-内酰胺酶抑制剂见表3-3。

表3-3 常用非经典*β*-内酰胺类抗生素和*β*-内酰胺酶抑制剂

分类	药物名称	药物结构	作用特点
碳青霉烯类	亚胺培南（Imipenem）	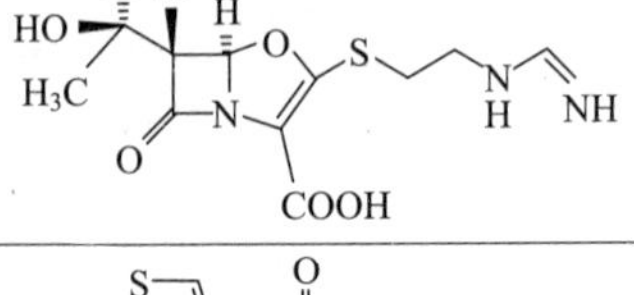 HO, H, H, H, H_3C, O, N, S, N, H, NH, COOH	具有抗菌活性高、抗菌谱广、耐酶等特点，但进入机体后80%被肾肽酶水解失效
单环β-内酰胺类	氨曲南（Aztreonam）	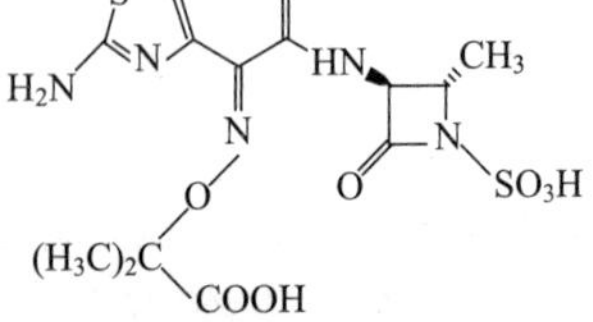 S, N, H_2N, O, HN, CH_3, N, O, N, O, SO_3H, $(H_3C)_2C$, COOH	对大多数需氧革兰阴性菌包括绿脓杆菌有较强抗菌作用，具有体内分布广，与青霉素类及头孢菌素类药物交叉过敏低的特点，能透过血脑屏障，副作用少

续表

分类	药物名称	药物结构	作用特点
β-内酰胺酶抑制剂	克拉维酸 (Clavulanic acid)	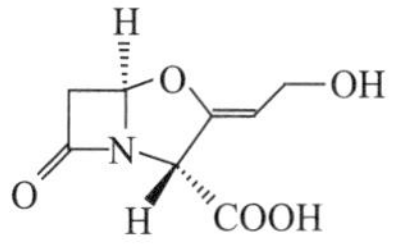	不可逆β-内酰胺酶抑制剂，临床用其钾盐，自身抗菌活性弱，本身抗菌作用弱，但与β-内酰胺类抗生素合用，能大大增强后者的抗菌效力和减少后者的用量
	舒巴坦 (Sulbactam)	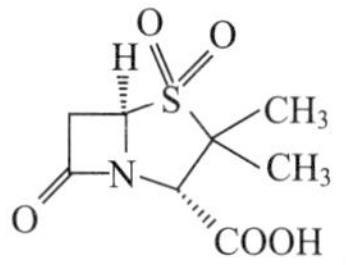	不可逆竞争性β-内酰胺酶抑制剂，抑酶活性比克拉维酸稍差，化学稳定性比克拉维酸大。对革兰阳性菌和革兰阴性菌都有作用，与阿莫西林合用时，能显著提高抗菌作用
	舒氨西林 (Sultamicillin)	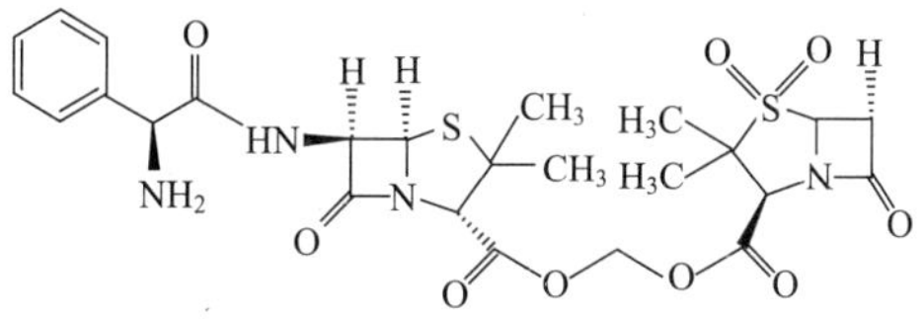	氨苄西林和舒巴坦相连形成的双酯结构的前体药物，口服后迅速吸收，在体内经酶解释放出氨苄西林和舒巴坦，具有抗菌和抑酶双重作用

【拓展提高】 β-内酰胺类抗生素与β-内酰胺酶抑制剂的复方制剂

β-内酰胺类抗生素与β-内酰胺酶抑制剂组成复方制剂，既抗菌又耐酶。此复方制剂已广泛应用于临床，取得优良效果。如奥格门汀为阿莫西林与克拉维酸钾2∶1的复方制剂，泰门汀为替卡西林与克拉维酸15∶1的复方制剂，舒氨西林为氨苄西林与舒巴坦钠2∶1的复方制剂，此外还有舒普深（头孢哌酮与舒巴坦钠组方）等。在临床上复方制剂抗菌作用明显增强，能杀灭多种革兰阳性和革兰阴性菌，特别是对产生β-内酰胺酶的耐药菌有特殊的疗效。

第二节 大环内酯类抗生素

大环内酯类抗生素是一类由链霉菌产生的弱碱性抗生素。基本结构特征为具有十四元、十五元或十六元的内酯环。通过内酯环上的羟基和去氧氨基糖或6-去氧糖缩合而形成碱性苷。按其内酯环含碳数目的不同，可把大环内酯类抗生素分为十四、十五和十六元环的大环内酯类抗生素。

属于十四元大环的抗生素，如红霉素（Erythromycin，EM）及其衍生物；属于十五元环的抗生素为阿奇霉素；属于十六元大环的抗生素，如麦迪霉素（Midecamycin）、交沙霉素（Josamycin）、螺旋霉素（Spiramycin）、乙酰螺旋霉素（Acetylspiramycin）等。

大环内酯类抗生素一般均为无色的碱性化合物，不溶于水，易溶于有机溶剂。可与酸成盐，其盐易溶于水，但化学性质不稳定，在酸性条件下易发生苷键的水解；在碱性条件下内酯环开环；在体内也易被酶分解丧失或降低抗菌活性。

这类抗生素对革兰阳性菌、某些革兰阴性菌、支原体等有较强抑制作用，且毒性很低，无严重不良反应。细菌对同类药物可产生耐药性。目前临床应用仅次于β-内酰胺类抗生素。

【案例分析】 大环内酯类药物是否可与酸性药物混合静脉滴注。若与pH低的葡萄糖注射液静脉滴注，应采取怎样的措施。

提示：本类药物与酸性药物混合静脉滴注，可降低其抗菌作用。若与pH低的葡萄糖注射液静脉滴注，应加入适量（1mL左右）碳酸氢钠注射液，将其pH调至6左右。

一、红霉素及其衍生物和类似物

1. 红霉素

红霉素是由红色链丝菌代谢产物中得到的一种口服抗生素，包括红霉素A、红霉素B、红霉素C 3种组分。其中红霉素A为抗菌活性主要成分，红霉素B不仅抗菌活性低且毒性大，红霉素C的抗菌活性较弱，通常药品生产和使用中所说的红霉素即红霉素A，而红霉素B和红霉素C在生产中被作为杂质处理，根据《中国药典》中的规定，要求对其进行限量检查。

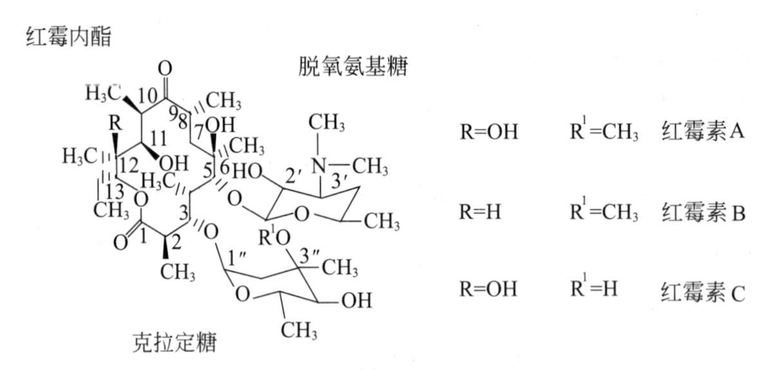

红霉素的抗菌谱窄，水溶性较小，只能口服，在酸性环境中易分解失活，且半衰期短（1～2h），为改良其性质，通过结构修饰研制出一批衍生物和类似物，并广泛应用于临床。

2. 红霉素的结构修饰

根据前药原理，为增加红霉素的水溶性合成了红霉素的乳糖醛酸盐；为增加红霉素的稳定性和水溶性，采用将去氧氨基糖的2′-羟基成酯的方法合成了一系列红霉素的酯类衍生物。临床常用红霉素的酯类和盐类前体药物见表3-4。

表 3-4　临床常用红霉素的酯类和盐类前体药物

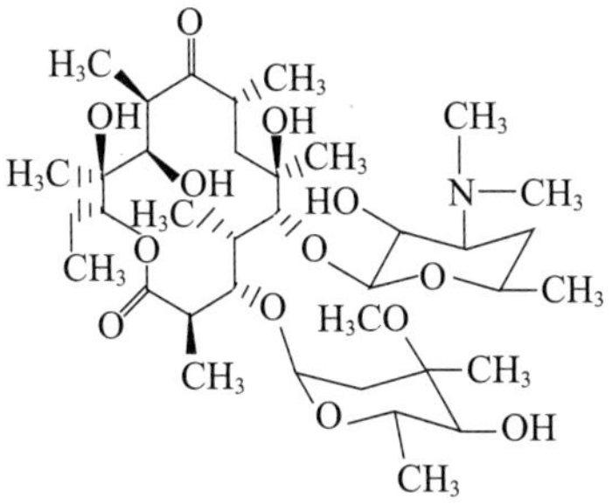

药品名称	R	作用特点
红霉素碳酸乙酯（Erythromycin Ethylcarbonate）	$COOCH_2CH_3$	混悬剂。白色结晶性粉末；无苦味。微溶于水，易溶于乙醇
红霉素硬脂酸酯（Erythromycin Stearate）	$CO(CH_2)_{16}CH_3$	片剂、颗粒剂、胶囊。白色结晶或微黄色结晶性粉末；味微苦。难溶于水。毒性低，在胃酸中较稳定，作用时间长。可供口服
琥乙红霉素（Erythromycin Ethylsuccinate）	$CO(CH_2)_2OCOCH_2CH_3$	片剂、胶囊。白色结晶性粉末，无苦味、无臭，难溶于水，易溶于乙醇。在胃酸中稳定
依托红霉素（Erythromycin Estolate）	$CO_2CH_2CH_3 \cdot C_{12}H_{25}SO_3H$	片剂、混悬剂。白色结晶性粉末；无味或几乎无味。难溶于水，易溶于乙醇或氯仿，在胃酸中较红霉素稳定
乳酸糖红霉素（Erythromycin Lactobionate）	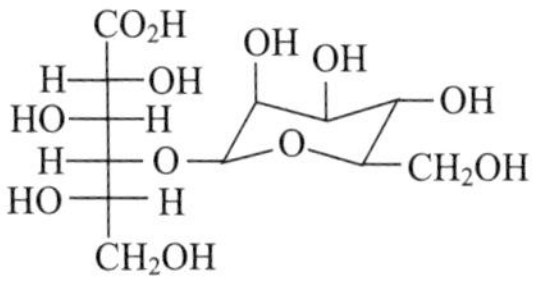	注射剂。白色或类白色结晶或粉末，无臭，味苦。易溶于水和乙醇

为了提高红霉素的稳定性和抗菌活性。对在酸性环境中发生降解反应的参与基团 C9 酮羰基、C6 羟基及 C8 氢部位进行了结构改造。

C9 位酮羰基与羟胺形成肟，可以阻止 C9 酮羰基和 C6 羟基的缩合，增加药物稳定性。但抗菌活性会有所降低，若在此基础上进一步进行结构改造，可以得到具有不同特性的红霉素类似物。

将肟的羟基取代形成红霉肟，可明显改变药物的口服生物利用度，口服给药时体内抗菌活性较好，毒性也较低。如罗红霉素（Roxithromycin）的抗菌作用比红霉素强 6 倍。

将形成的肟还原为氨基，可以增加口服吸收后的生物转运，在细胞中保持较高的长时间的药物浓度，如地红霉素（Dirithromycin）是长效红霉素衍生物。

经 Beckmann 重排得到一个新型含 N 十五元大环内酯结构红霉素类似物——阿奇霉（Azithromycin），其优点是比十四元环具有更为广泛的抗菌谱，对酸非常稳定，半衰期长，有较高生物利用度，组织浓度高。

克拉霉素（Clarithromycin）是C6位羟基甲基化的产物。耐酸，血药浓度高而持久。作用比红霉素强，毒性低，用量较红霉素小。

氟红霉素（Flurithromycin）是根据电子等排原理，在红霉素的C8位引入电负性较强的氟原子，导致羰基活泼性降低，同时也阻断了C8和C9位之间的脱水反应的发生。因而对酸稳定，半衰期长，对肝脏无毒性。

典型药物

红霉素 Erythromycin

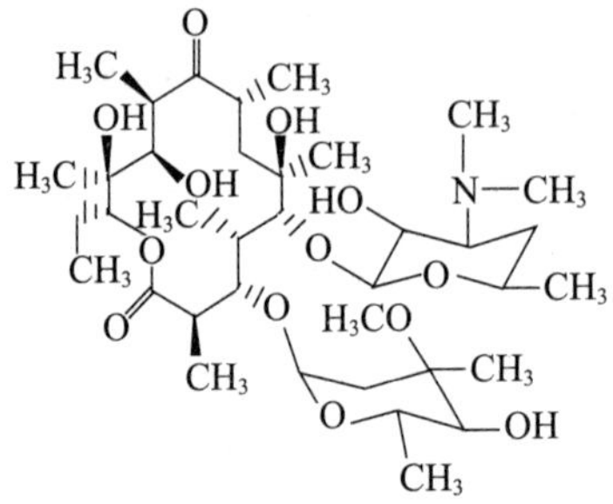

化学名称为3-[[(2,6-二脱氧-3-*C*-甲基-3-*O*-甲基-α-L-吡喃糖基)氧]-13-乙基-6,11,12-三羟基-2,4,6,8,10,12-六甲基-5-[3,4,6-三脱-3-(二甲氨基)-β-D-吡喃木糖基]氧]-1-氧杂环十四烷-1,9-二酯。

红霉素是由红霉内酯（Erythronolids）与脱氧氨基糖（Desosamine）和克拉定糖（又称红霉糖）（Cladinose）缩合形成的碱性糖苷。红霉内酯环的结构特征为14原子的大环，无双键。

本品为白色或类白色结晶性粉末；无臭；微吸湿性。易溶于甲醇、乙醇或丙酮，微溶于水。

本品在酸性条件下不稳定，易发生降解反应。在酸性条件下C6羟基和C9羰基脱水环合形成半缩酮羟基，再与C8上的氢消去一分子水，形成脱水物。并进一步降解生成红霉胺和克拉定糖，导致红霉素失去抗菌活性。

本品溶于丙酮后，加盐酸即显橙黄色，渐变为紫红色，转入氯仿中则显蓝色。

本品对各种革兰阳性菌和某些阴性菌、支原体等有很强的抗菌作用，为治疗耐药的金黄色葡萄球菌和溶血性链球菌引起的感染的首选药。

罗红霉素 Roxithromycin

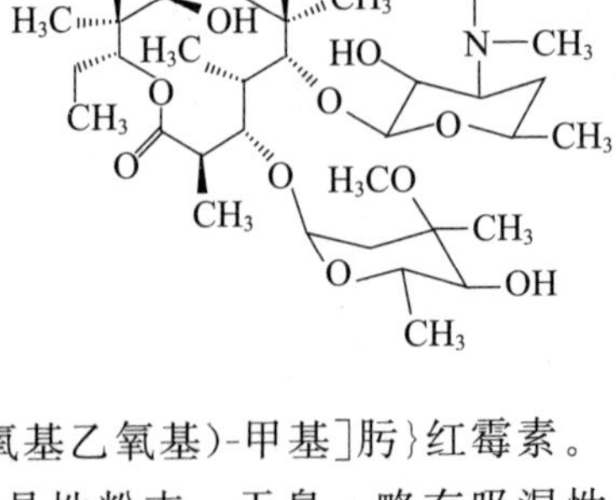

化学名称为9-{*O*-[(2-甲氧基乙氧基)-甲基]肟}红霉素。

本品为白色或类白色的结晶性粉末，无臭，略有吸湿性；易溶于乙醇或丙酮，溶于甲醇，不溶于水；在无水乙醇中比旋度为－82°～87°。

本品主要作用于革兰阳性菌、厌氧菌、衣原体和支原体等。

阿奇霉素 Azithromycin

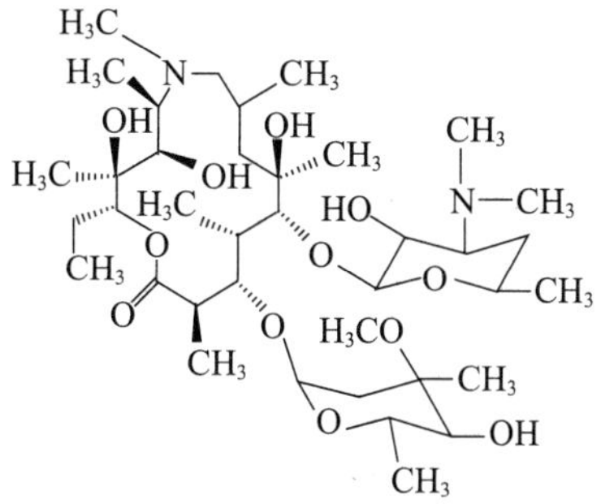

化学名称为(2*R*,3*S*,4*R*,5*R*,8*R*,10*R*,11*R*,12*S*,13*S*,14*R*)-13-[(2,6-二脱氧-3-*C*-甲基-3-*O*-甲基-α-L-吡喃核糖基)氧]-2-乙基-3,4,10-三羟基-3,5,6,8,10,12,14-七甲基-11-[[3,4,6-三脱氧-3-(二甲氨基)-β-D吡喃木糖基]氧]-1-氧杂-氮杂环十五烷-15-酮。

本品为白色或类白色结晶性粉末；无臭；微有引湿性；易溶于甲醇、丙酮、无水乙醇或稀盐酸溶液，几乎不溶于水。

本品对酸稳定，其游离碱可口服，乳酸盐用于注射。

本品是第一个环内含氮的十五元环内酯红霉素衍生物，它比红霉素具有更广泛的抗菌谱，对许多革兰阴性杆菌有很强的抑制作用，半衰期长。可用于多种病原微生物所致的感染。

二、螺旋霉素

螺旋霉素（Spiramycins）是由螺旋杆菌新种产生的含有双烯结构的十六元环大环内酯抗生素，在其内酯环的9位与去氧氨基糖缩合成碱性苷。主要有螺旋霉素Ⅰ、Ⅱ、Ⅲ三种成分。国产螺旋霉素以螺旋霉素Ⅱ、Ⅲ为主，进口螺旋霉素以螺旋霉素Ⅰ为主。

螺旋霉素为碱性的大环内酯抗生素，味苦，口服吸收不好，进入体内后，可部分水解导致活性降低。

乙酰螺旋霉素（Acetyl Spiramycins）是螺旋霉素的前药，为螺旋霉素的三种成分的乙酰化产物。它们对酸稳定，口服吸收比螺旋霉素好，在胃肠道吸收后转化为螺旋霉素后发挥作用，抗菌谱与螺旋霉素相似。

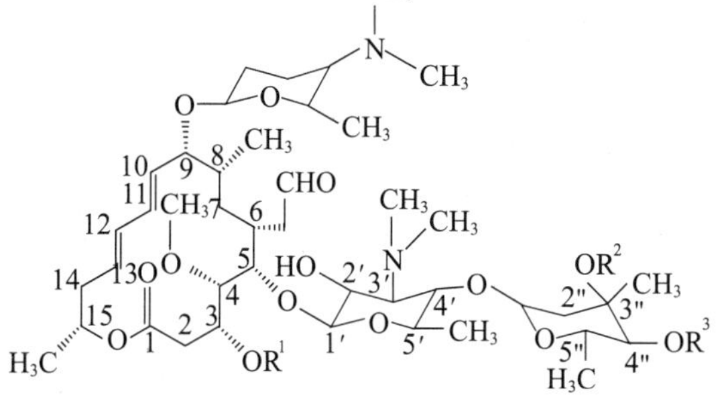

R^1	R^2	R^3	
H	H	H	螺旋霉素Ⅰ
$COCH_3$	H	H	螺旋霉素Ⅱ
COC_2H_5	H	H	螺旋霉素Ⅲ
H	H	$COCH_3$	乙酰螺旋霉素Ⅰ
$COCH_3$	H	$COCH_3$	乙酰螺旋霉素Ⅱ
COC_2H_5	$COCH_3$	$COCH_3$	乙酰螺旋霉素Ⅲ

【拓展提高】 配伍禁忌

β-内酰胺类抗生素不可与大环内酯类抗生素如红霉素、阿奇霉素等合用。因为红霉素等是快效抑菌剂，当服用红霉素等药物后，细菌生长受到抑制，使β-内酰胺类抗生素无法发挥杀菌作用，从而降低药效。

第三节 四环素类抗生素

四环素类抗生素（Tetracycline Antibiotics）是一类可口服的广谱抗生素，包括由放线菌产生的天然四环素类抗生素（金霉素、土霉素及四环素等）和一系列半合成四环素类抗生素。

四环素类抗生素的基本结构是十二氢化并四苯基本结构，该类药物由A、B、C、D四个环组成，结构中具有多个手性碳原子。

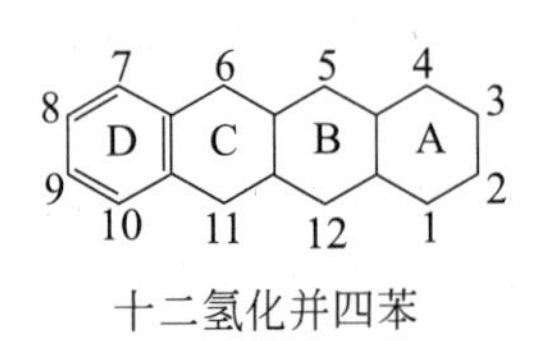

十二氢化并四苯

一、天然四环素类抗生素

天然四环素类药物主要有四环素（Tetracycline）、金霉素（Chlortetracycline）、土霉素（Oxytetracycline）等。其中金霉素因毒性大，只作外用，土霉素和四环素现在临床也已少用，主要用作兽药和饲料添加剂。

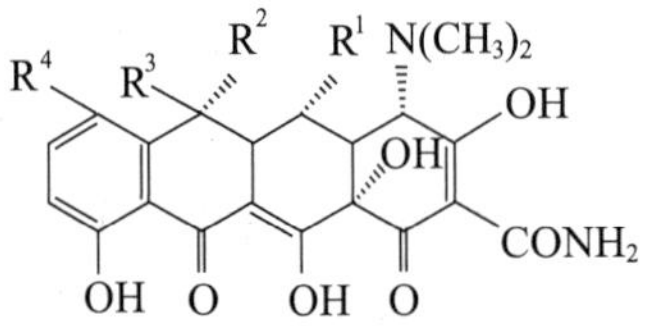

R^1	R^4	
—OH	—H	土霉素
—H	—Cl	金霉素
—H	—H	四环素

四环素类抗生素有相似的抗菌谱，而且理化性质也很相近。

均为黄色结晶性粉末，味苦，水中溶解度小，呈酸碱两性。

干燥状态下稳定，遇光变色，应避光保存。

在酸性、中性及碱性溶液中均不稳定。①在pH<2条件下，C6上的羟基和相邻碳上的氢脱水，生成橙黄色脱水物，使效力降低。②在pH2～6条件下，C4上的二甲氨基很易发生差向异构化，生成无抗菌活性的差向异构体。③在碱性条件下，C环破裂重排，生成具有内酯结构的异构体。

结构中含有酚羟基，可与氯化铁试液呈颜色反应；结构中含有酚羟基和烯醇基，能与金属离子形成不溶性的有色螯合物，如可与钙离子、铝离子形成黄色螯合物，与铁离子形成红色螯合物。

【课堂互动】　四环素牙

小儿服用四环素类抗生素药物会使牙齿发育不全并出现黄染现象，被称为“四环素牙”。这是因为该类药物能和钙离子结合生成黄色～灰色的螯合物——四环素钙，它在体内呈黄色并沉积在骨骼和牙齿上。

试分析孕妇可以服用该类药物吗？含金属离子的药物及富含钙、铁等金属离子的食物（如牛奶等）能和四环素类抗生素药物同服吗？

9. 视频：课堂互动解析

二、半合成四环素类抗生素

在临床应用中发现天然四环素类抗生素存在易产生耐药性，化学结构在酸、碱条件下不稳定等缺点，因此对其进行了结构修饰。半合成四环素类是对天然四环素结构的 5、6、7 位取代基进行改造而得到的一类广谱抗生素，主要有美他环素（Methacycline）、多西环素（Doxycycline）、米诺环素（Minocycline）等。

典型药物

盐酸多西环素　Doxycycline

CH_3　OH　$N(CH_3)_2$　OH　OH　H　H　OH　O　OH　O　$CONH_2$　$\cdot\frac{1}{2}HCl\cdot\frac{1}{2}H_2O\cdot CH_3CH_2OH$

化学名称为[4*S*-(4*α*,4*α*,5*α*,6*α*,12*α*)]-4-(二甲氨基)-1,4,4*α*,5,5*α*,6,11,12*α*-八氢-3,5,10,12,12*α*-五羟基-6-甲基-1,11-二氧代-2-并四苯甲酰胺盐酸盐半乙醇半水合物，又称为盐酸脱氧土霉素、盐酸强力霉素。

本品为淡黄色至黄色结晶性粉末，无臭。易溶于水和甲醇，微溶于乙醇和丙酮。室温下稳定，遇光变质。

本品固体在干燥条件下比较稳定，在酸、碱条件下酰胺键易发生水解反应。

本品抗菌谱广，对革兰阳性菌和阴性菌都有效。抗菌作用是四环素的 10 倍，对四环素耐药菌仍有效。主要用于呼吸道感染、肺炎和泌尿系统感染等。也可用于支原体肺炎。

第四节　氨基糖苷类抗生素

氨基糖苷类抗生素是由链霉菌、小单胞菌和细菌所产生的或经半合成制取的具有氨基糖苷结构的抗生素。临床应用较多的主要有链霉素（Streptomycin）、庆大霉素（Gentamicin）、阿米卡星（Amikacin）、奈替米星（Netilmicin）等。

一、结构特征与理化性质

氨基糖苷类抗生素是由 1,3-二氨基肌醇（如链霉胺、2-脱氧链霉胺、放线菌胺）为苷元与氨基糖（单糖或双糖）形成的苷。

本类抗生素的共同特点是：①结构中具有苷键，易发生水解反应；②氨基和胍基等碱性基团的存在，使药物显碱性，临床常用其硫酸盐；③糖结构中的多羟基使药物成为极性化合物，故亲水性强，脂溶性差，口服给药不易吸收，仅作为肠道感染用药，需注射给药；④除链霉素中链霉糖上醛基易被氧化外，本类药物的固体性质稳定。

二、毒性作用

本类抗生素有较大的毒性，主要是作用于第八对脑神经，可引起不可逆的听力损害，甚至耳聋，尤其对儿童毒性更大。本类药物的毒性反应与血药浓度密切相关，因此在用药过程中应注意进行药物检测；此外，本类药物与血清蛋白结合率低，绝大多数不经代谢以原药形式经肾脏排出，所以对肾脏也常有毒性。

【拓展提高】 氨基糖苷类抗生素的耳毒性

本类抗生素有较大的毒性，主要是作用于第八对脑神经，可引起不可逆的听力损害，甚至耳聋，特别是多种氨基糖苷类抗生素联合应用，使很多发育正常的儿童造成终身残疾。本类药物的毒性反应与血药浓度密切相关，因此在用药过程中应注意进行药物检测；此外，本类药物与血清蛋白结合率低，绝大多数不经代谢以原药形式经肾脏排出，所以对肾脏也常有毒性。

典型药物

硫酸链霉素 Streptomycin Sulfate

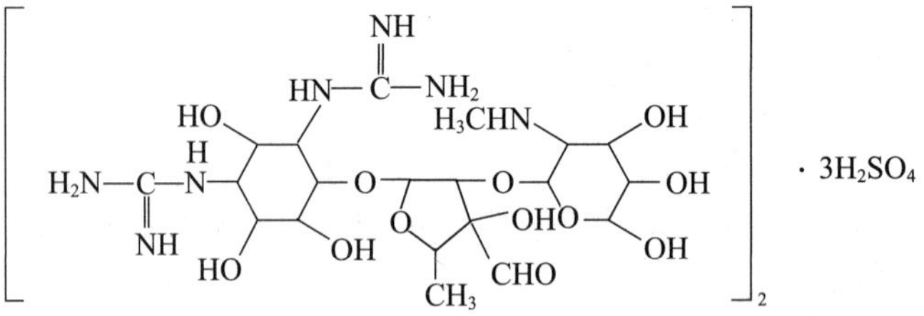

NH
HN—C—NH_2
HO
H_3CHN
OH
H
H_2N—C—N
O
O
OH
NH
O
OHO
OH
HO
OH
CHO
CH_3
$\cdot 3H_2SO_4$
2

本品为白色或类白色粉末，无臭或几乎无臭。易溶于水，不溶于乙醇。

本品分子结构中有三个碱性中心，可以和各种酸成盐，临床用其硫酸盐。

本品分子中的醛基受电子效应的影响，既有还原性又有氧化性。易被氧化成链霉素酸而失效，也可被还原性药物如维生素C等还原失效。在临床配伍使用时须注意。

本品含苷键，在酸性和碱性条件下容易水解失效。在碱性溶液中迅速完全水解。在酸性条件下分步水解；先水解生成链霉胍和链霉双糖胺，后者进一步水解生成链霉糖和*N*-甲基葡萄糖胺。

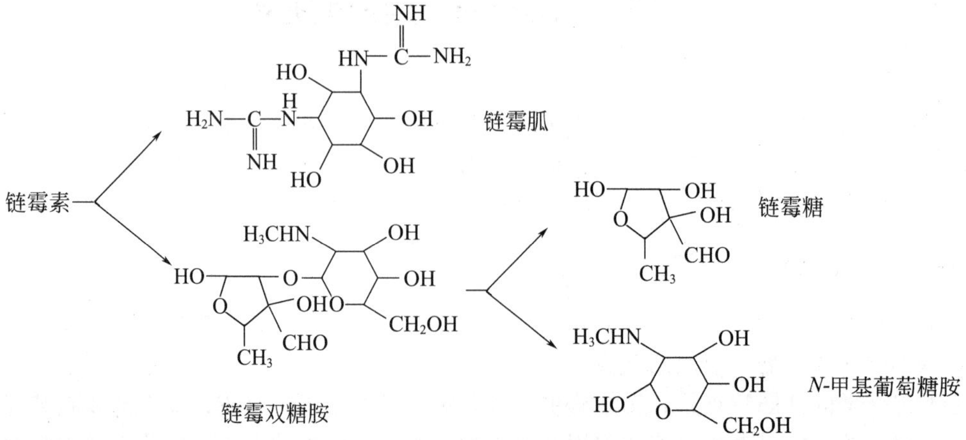

NH
HN—C—NH_2
HO
H
H_2N—C—N
OH
链霉胍
NH
HO
OH
链霉素
HO
OH
O
OH
链霉糖
CHO
CH_3
H_3CHN
OH
HO
O
OH
O
OHO
CH_2OH
CHO
CH_3
链霉双糖胺
H_3CHN
OH
OH
N-甲基葡萄糖胺
HO
O
CH_2OH

本品在碱性条件下水解生成的链霉糖经脱水重排，产生麦芽酚，麦芽酚在微酸性溶液中与铁离子形成紫红色螯合物。此为链霉素特有的反应，称麦芽酚反应，可用于药物的鉴别。

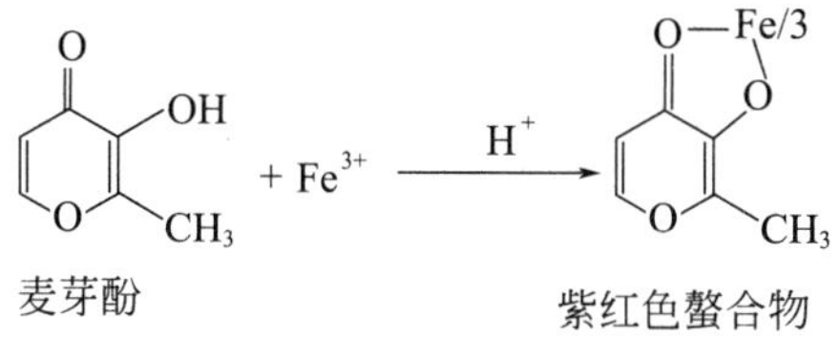

麦芽酚 $+ Fe^{3+} \xrightarrow{H^+}$ 紫红色螯合物

本品加氢氧化钠试液，水解生成的链霉胍与8-羟基喹啉乙醇液和次溴酸钠试液反应，显橙红色，可用于鉴别。

本品临床用作抗结核药，常与异烟肼等药物联用。缺点是易产生耐药性，对第八对脑神经有损害，可引起永久性耳聋，应予注意。

庆大霉素 Gentamycin

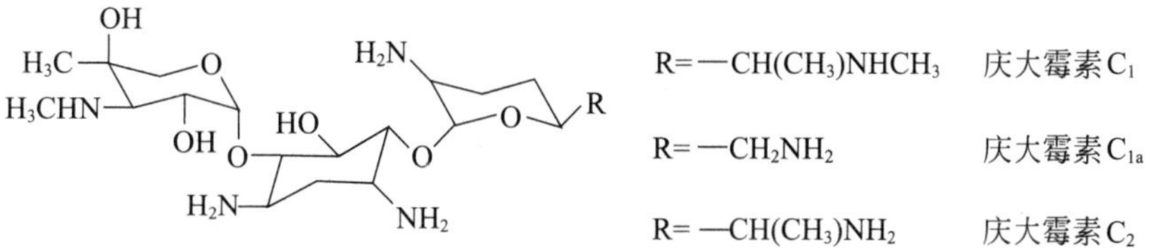

R= —$CH(CH_3)NHCH_3$ 庆大霉素C_1

R= —CH_2NH_2 庆大霉素C_{1a}

R= —$CH(CH_3)NH_2$ 庆大霉素C_2

庆大霉素由庆大霉素C_1、C_{1a}和C_2三种成分组成，三者抗菌活性和毒性基本一致。

本品因含多个氨基，显碱性，所以临床用其硫酸盐。硫酸庆大霉素为白色或类白色结晶性粉末，无臭，有引湿性。在水中易溶，在乙醇、乙醚、丙酮中不溶。

庆大霉素经常与其他抗生素一起使用，其兼容性较好。但由于β-内酰胺类抗生素的β-内酰胺环可与后者的氨基糖连接而致后者失活，所以两者不能混合使用；若两者均需使用时，必须在不同部位给药。一般可将β-内酰胺类抗生素采用静滴方法给药，氨基糖苷类抗生素采用肌注方法给药。

本品为广谱抗生素，对听觉和肾脏的毒性较小，临床主要用于绿脓杆菌或某些耐药革兰阴性菌引起的感染和败血症、尿路感染、脑膜炎及烧伤感染。

【案例分析】 下列处方合理吗?

某男，38岁，严重呼吸道感染，药敏试验对青霉素和庆大霉素敏感。医生拟用青霉素和庆大霉素联合静滴治疗。试分析这样用药是否合理?

提示：从药物的性质与配伍使用的关系选择给药途径。

第五节 氯霉素

氯霉素 Chloramphenicol

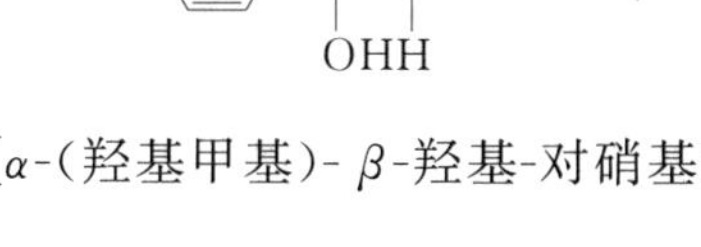

化学名为D-苏式-(—)-*N*-[α-(羟基甲基)-β-羟基-对硝基苯乙基]-2,2-二氯乙酰胺。

氯霉素为1947年由委内瑞拉链霉菌培养滤液中得到。由于结构较简单，第二年便能用化学方法全合成，并应用于临床，但活性低于天然氯霉素。

本品结构中含有两个手性碳原子，有四个旋光异构体。其中仅1*R*,2*R*(－)或-D(－)-苏阿糖型有抗菌活性，为临床使用的氯霉素。合霉素是氯霉素的苏阿糖型外消旋体，疗效为氯霉素的一半。

NO_2 HO C H ; H C $NHCOCHCl_2$; CH_2OH

1*R*,2*R*(−)

D-(−)-苏阿糖型

NO_2 H C OH ; $Cl_2HCOCHN$ C H ; CH_2OH

1*S*,2*S*(+)

L-(+)-苏阿糖型

NO_2 H C OH ; H C $NHCOCHCl_2$; CH_2OH

1*S*,2*R*(+)

D-(+)-赤藓糖

NO_2 HO C H ; $Cl_2HCOCHN$ C H ; CH_2OH

1*R*,2*S*(−)

L-(−)-赤藓糖

本品为白色或微带黄绿色的针状、长片状结晶或结晶性粉末，味苦，易溶于甲醇、乙醇、丙酮或丙二醇，微溶于水；在无水乙醇中比旋度为＋18.5°～＋21.5°，在醋酸乙酯中比旋度为－25.5°；熔点149～152℃。

本品虽含有酰胺键，但因为空间位阻，使其在一般条件下不易水解，性质较稳定，能耐热。在干燥状态下可保持抗菌活性5年以上，水溶液可冷藏几个月，煮沸5h对抗菌活性亦无影响。在中性、弱酸性（pH为4.5～7.5）条件下较稳定，但在强碱性（pH9以上）或强酸性（pH2以下）溶液中，加热均可引起水解。

$O_2N-C_6H_4-CH(OH)-CH(NHCOCHCl_2)-CH_2OH \xrightarrow{H^+} O_2N-C_6H_4-CH(OH)-CH(NH_2)-CH_2OH + HO-CO-CHCl_2$

$O_2N-C_6H_4-CH(OH)-CH(NHCOCHCl_2)-CH_2OH \xrightarrow{OH^-} O_2N-C_6H_4-CH(OH)-CH(NHCOCH(OH)_2)-CH_2OH + Cl^-$

本品分子中芳香硝基经氯化钙和锌粉还原，可产生羟胺衍生物，与苯甲酰氯进行苯甲酰化，生成物可与铁离子形成紫红色的配位化合物。

本品加醇制氢氧化钾试液，加热，溶液显氯化物的鉴别反应。

本品为广谱抗生素，对革兰阳性菌和阴性菌都有抑制作用。临床主要用于治疗伤寒、副伤寒、斑疹伤寒等。对百日咳、沙眼、细菌性痢疾及尿道感染等也有效。但若长期和多次应用可损害骨髓的造血功能，引起再生障碍性贫血。

【课堂内外】 查一查，临床常用的氯霉素药品的剂型。

【课外阅读】

1. 青霉素类药物的过敏反应。
2. 四代头孢菌素类药物的结构特征与临床应用。
3. 滥用抗生素的危害
4. 抗生素使用原则
5. 抗生素联合使用原则

本章小结

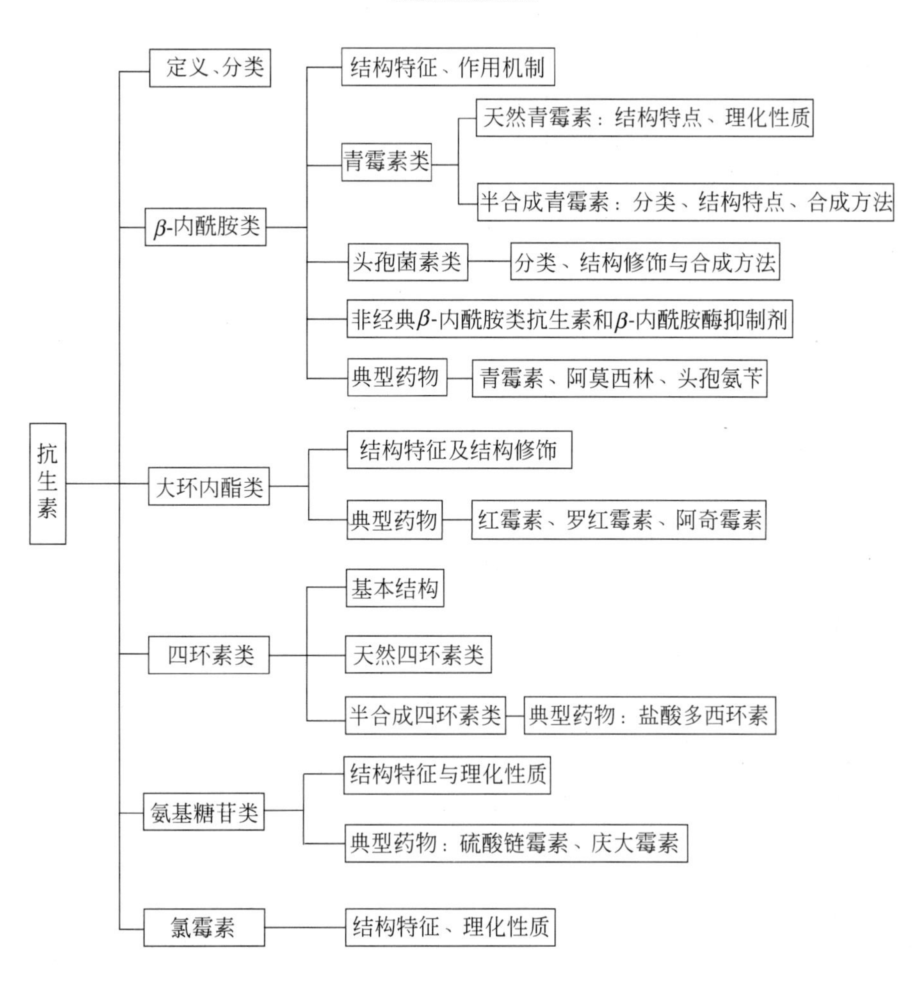

目标检测

一、单项选择题

1. 下列抗生素在胃酸中易被破坏的抗生素是（　　）。
   A. 罗红霉素　B. 阿奇霉素　C. 红霉素
   D. 克拉霉素　E. 琥乙酰红霉素
2. 青霉素G钠在室温、酸性条件下易发生的反应是（　　）。
   A. 分解成青霉醛和D-青霉胺　B. 6-氨基上酰基侧链水解　C. β-内酰胺环的水解开环
   D. 发生分子重排生成青霉二酸　E. 钠盐被酸中和成游离的羧酸

3. 下列药物中是β-内酰胺酶抑制剂的是（　　）。
A. 阿莫西林　　B. 阿米卡星　　C. 克拉维酸
D. 头孢羟氨苄　　E. 多西环素
4. 罗红霉素的化学结构与下列药物化学结构相类似的是（　　）。
A. 盐酸四环素　　B. 硫酸卡那霉素　　C. 红霉素
D. 阿米卡星　　E. 多西环素
5. 下列描述中与青霉素G的性质不符的是（　　）。
A. 易产生耐药性　　B. 易发生过敏反应　　C. 可以口服给药
D. 对革兰阳性菌效果好　　E. 为生物合成的抗生素
6. 下列描述中符合头孢羟氨苄特点的是（　　）。
A. 易溶于水　　B. 在体内代谢稳定　　C. 不能口服
D. 为口服的半合成头孢菌素　　E. 对耐药金黄色葡萄球菌无作用
7. 哌拉西林所属的抗生素类别是（　　）。
A. 大环内酯类　　B. 氨基糖苷类　　C. β-内酰胺类
D. 四环素类　　E. 其他类
8. 化学结构如下的药物是（　　）。

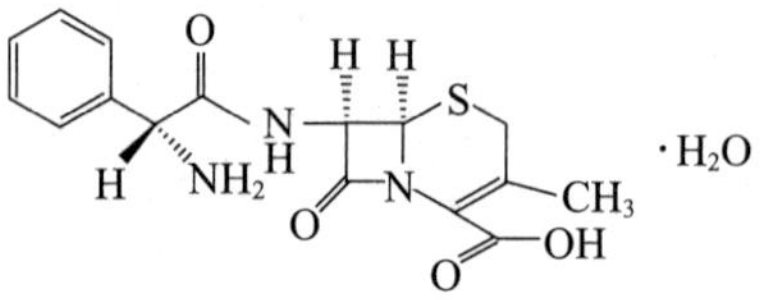

A. 头孢氨苄　　B. 头孢克洛　　C. 头孢噻肟
D. 头孢噻吩　　E. 青霉素G

二、多项选择题

1. 属于酸碱两性的药物是（　　）。
A. 布洛芬　　B. 硫酸链霉素　　C. 对乙酰氨基酚
D. 维生素C　　E. 氨苄西林
2. 以下符合对氨苄西林的描述是（　　）。
A. 不能和罗红霉素同时使用　　B. 不易产生耐药性　　C. 属于半合成青霉素类抗生素
D. 与茚三酮试液呈显色反应　　E. 有4个手性碳原子，临床使用右旋体
3. 以下说法合理的是（　　）。
A. 对头孢菌素的3位进行结构改造可明显改变药代动力学的性质
B. 头孢菌素环中的硫原子改为氧原子后，活性下降
C. β-内酰胺类抗生素不能和维生素C同时使用
D. 在青霉素的侧链引入吸电子基团，具有耐酸活性
E. 在青霉素的侧链引入极性大的基团，可得到广谱抗生素
4. 属于大环内酯类抗生素的是（　　）。
A. 硫酸庆大霉素　　B. 红霉素　　C. 克拉霉素
D. 罗红霉素　　E. 麦迪霉素
5. 青霉素易发生的反应是（　　）。
A. 在酸性条件下生成6-氨基青霉烷酸
B. 在酸性溶液中加热可生成青霉醛和D-青霉胺
C. 水溶液在室温下放置24h，可发生聚合反应
D. 与水合茚三酮试液作用溶液显紫色
E. 与碱性酒石酸铜试液反应溶液显紫色
6. 多西环素的特点是（　　）。
A. 为酸、碱两性药物，其药用制剂为盐酸盐
B. 抗菌谱范围很窄　　C. 为半合成的四环素类

D. 也可用于肺炎的治疗　　E. 因 6-位上除去羟基，所以在酸、碱性溶液中更不稳定

7. 红霉素的理化性质及临床应用特点是（　　）。

A. 为大环内酯类抗生素　　B. 为碱性化合物　　C. 对酸不稳定

D. 为广谱抗生素　　E. 味苦

8. 对于阿莫西林描述正确的是（　　）。

A. 有水合物和无水物两种形式　B. 为白色或类白色结晶性粉末

C. 结构中含有酸性的羧基，弱酸性的酚羟基和碱性的氨基

D. 具有 4 个手性碳原子，临床使用右旋体

E. 近中性条件下可与多种金属离子形成不溶性的螯合物

9. 下列说法中错误的是（　　）。

A．红霉素显红色　　B. 氯霉素显绿色　　C. 四环素显黄色

D. 青霉素钠显白色　　E. 罗红霉素显红色

三、配伍选择题

[1～4]

A. 哌拉西林　　B. 阿米卡星　　C. 红霉素

D. 多西环素　　E. 阿莫西林

1. 氨基糖苷类抗生素
2. 四环素类抗生素
3. 大环内酯类抗生素
4. β-内酰胺类抗生素

[5～7]

A. 哌拉西林　　B. 青霉素 G　　C. 亚胺培南

D. 阿莫西林　　E. 舒巴坦

5. 为氨苄西林侧链氨基取代的衍生物
6. 为 β-内酰胺酶抑制剂
7. 可以口服的广谱半合成青霉素

[8～10]

A. 红霉素　　B. 四环素　　C. 阿米卡星

D. 青霉素 G　　E. 头孢氨苄

8. 对听觉神经及肾脏有毒性
9. 具有过敏反应，不能耐酸，仅供注射给药
10. 为半合成的氨基糖苷类抗生素

四、简答题

1. 为什么青霉素不能口服？其钠盐应用于临床时为什么必须做成灭菌粉末？
2. 为什么要严格控制四环素的质量？

五、案例分析

1. 试分析青霉素钠不宜与葡萄糖注射液合用，而应溶于生理盐水中静滴的原因。
2. 根据头孢哌酮（Cefoperazone）的结构式，试分析其可能具有的理化性质及作用特点。

HO　H　C　CONH　S　N　O　NH　CH_2S　N　N　N　N　COOH　C_2H_5　N　N　CO　H_3C　O　O

第四章　合成抗菌药、抗真菌药和抗病毒药

学习目标

知识要求

☆ 掌握代表药物诺氟沙星、环丙沙星、异烟肼、甲氧苄啶、盐酸金刚烷胺、利巴韦林、阿苯达唑的化学名、化学结构、理化性质及临床用途。

☆ 熟悉喹诺酮类抗菌药、抗病毒药物、磺胺类药物及抗菌增效剂的结构类型、构效关系。

☆ 了解磺胺类药物、抗真菌药物和抗寄生虫病药物发展概况。

能力要求

☆ 学会应用典型药物的理化性质、构效关系解决该类药物的调剂、制剂、分析检验、贮存保管及临床应用问题。

☆ 学会从事氨基酰化反应等药物合成的简单操作。

☆ 能根据合成抗菌药物的结构特点，判断其化学稳定性，解决基本的临床应用问题。

治疗细菌感染的疾病，除抗生素类药物外，合成抗菌药也占有重要地位。合成抗菌药是一类能抑制或杀灭病原微生物的药物，属于化学治疗药。自磺胺类药物问世以来，抗菌药发展迅速，临床应用广泛。

第一节　喹诺酮类抗菌药

【案例分析】 患者小王发现，护士在为同病室患者小李输液时使用黑色避光输液器，而为他输液时使用普通输液器，很好奇，经询问得知小李使用的药品为依诺沙星，小王使用的药品为盐酸左氧氟沙星注射液，两者均是喹诺酮类药物。为什么两种药品使用的输液器不一样呢？

喹诺酮类（4-Quinolones），又称吡酮酸类或吡啶酮酸类，是一类较新的合成抗菌药。喹诺酮类是主要作用于革兰阴性菌的抗菌药物，对革兰阳性菌的作用较弱（某些品种对金黄色葡萄球菌有较好的抗菌作用）。

喹诺酮类抗菌药按发明先后及其抗菌性能的不同，分为四代。

喹诺酮类药是较新的合成抗菌药，特点是作用于细菌的 DNA；与其他抗微生物药之间无交叉耐药性；对多种耐药菌株有较强的敏感性；杀菌力强，吸收快，分布广，不良反应少。

一、喹诺酮类药物的分类

喹诺酮类药物按其母核的结构特征可以分为以下三类。

1. 萘啶羧酸类

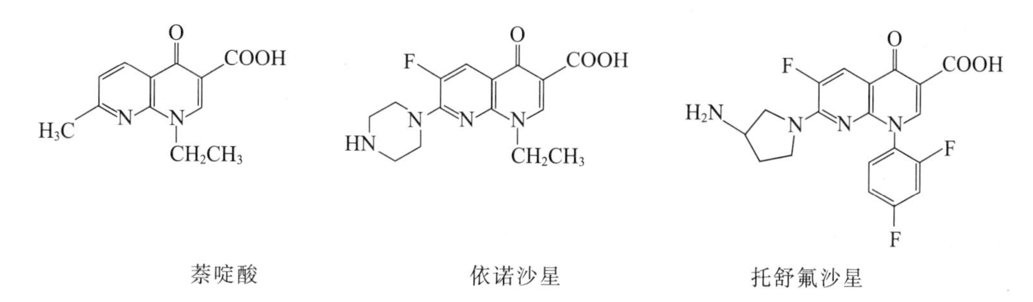

萘啶酸　　依诺沙星　　托舒氟沙星

2. 吡啶并嘧啶羧酸类

吡咯酸　　吡哌酸

3. 喹啉羧酸类

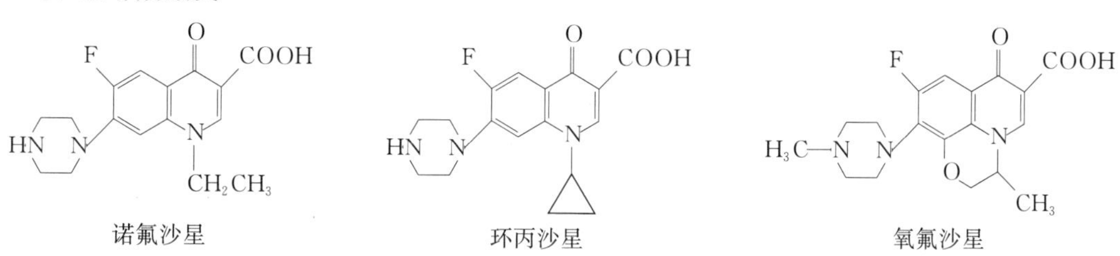

诺氟沙星　　环丙沙星　　氧氟沙星

二、喹诺酮类抗菌药的构效关系与理化性质

1. 喹诺酮类抗菌药的构效关系

（1）吡啶酮酸的 A 环是抗菌作用必需的基本药效基团，变化较小。

（2）B 环可作较大改变，可以是并合的苯环（X ═CH，Y ═CH），吡啶环（X ═N，Y ═CH）、嘧啶环（X ═N，Y ═N）等。

（3）1-位取代基应为脂肪烃基或芳烃基活性较佳，其中以乙基或与乙基体积相近的氟乙基或环丙基的取代活性较好。

（4）3-位羧基和 4-位酮基是抗菌活性不可缺少的药效基团。

（5）5-位被氨基取代可使抗菌活性显著增强。

（6）6-位取代基对药物抗菌活性影响很大，其大小顺序为：F＞Cl＞CN≥NH_2≥H；

（7）7-位侧链的引入可明显增强活性，其活性大小顺序为：哌嗪基二甲氨基，甲基＞卤素＞氢，以哌嗪基为最佳。

（8）8-位以氟、甲氧基取代或与 1 位成环，可使抗菌活性增加。

2. 理化性质

本类药物结构中 3、4 位为羧基和酮羰基，极易和金属离子如钙、镁、铁、锌等形成螯合物。在室温下相对稳定，但光照可分解。在酸性下回流可进行脱羧。7 位的含氮杂环在酸性条件下，水溶液光照可发生分解反应。

【课堂互动】 为什么喹诺酮类药物应在饭后服用？且不宜和牛奶等含钙、铁等食物同时服用？

临床常用的喹诺酮类药物见表 4-1。

表 4-1　临床常用的喹诺酮类药物

药物名称	化学结构	作用特点与用途
诺氟沙星 (Norfloxacin)	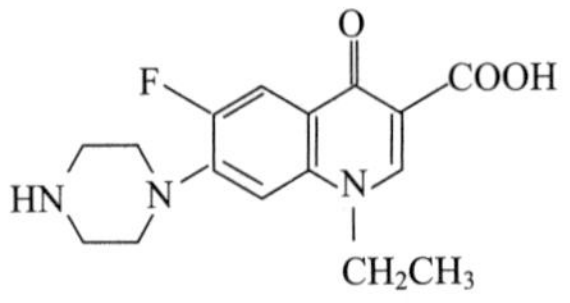	主要用于敏感菌所致的泌尿道、肠道及耳道感染，不易产生耐药性
环丙沙星 (Ciprofloxacin)	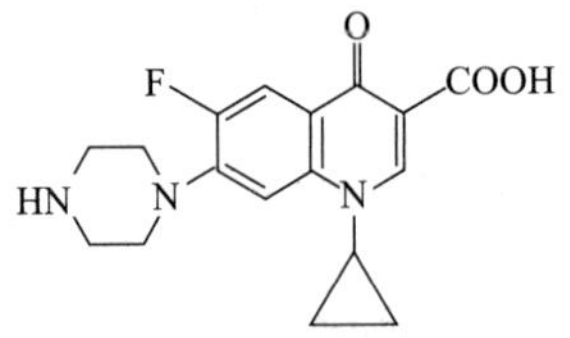	对金黄色葡萄球菌等所致的呼吸系统、消化系统、泌尿系统、皮肤、软组织、耳鼻喉等部位的感染均有效，可口服
氧氟沙星 (Ofloxacin)	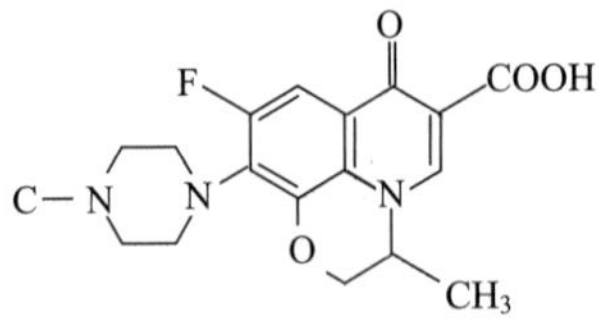	主要用于革兰阴性菌引起的呼吸系统、消化系统、泌尿系统、生殖系统的感染，也可用于免疫损伤的病人预防感染
洛美沙星 (Lomefloxacin)	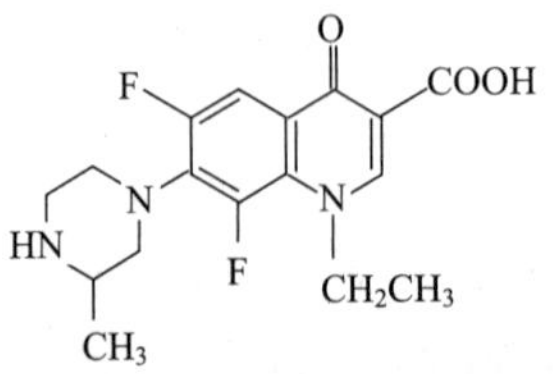	对革兰阴性菌、革兰阳性菌及部分厌氧菌均显示有强力的杀菌作用。对金黄色葡萄球菌、流感杆菌及大肠杆菌有较强作用

续表

药物名称	化学结构	作用特点与用途
依诺沙星 (Enoxacin)	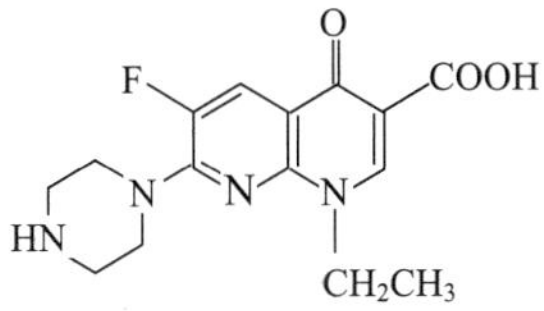	主要用于泌尿生殖系统感染、呼吸道感染、胃肠道感染、伤寒、骨关节感染、皮肤软组织感染、败血症等全身感染
加替沙星 (Gatifloxacin)	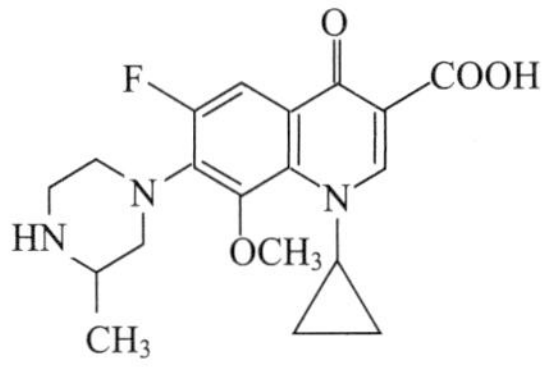	本品是社区获得性呼吸道感染及尿路感染的首选治疗药物之一，临床上还可用于治疗急性鼻窦炎、慢性支气管炎、急性细菌感染、皮肤组织感染、泌尿系统感染和无并发症的淋球菌感染等
吉米沙星 (Gemifioxacin)	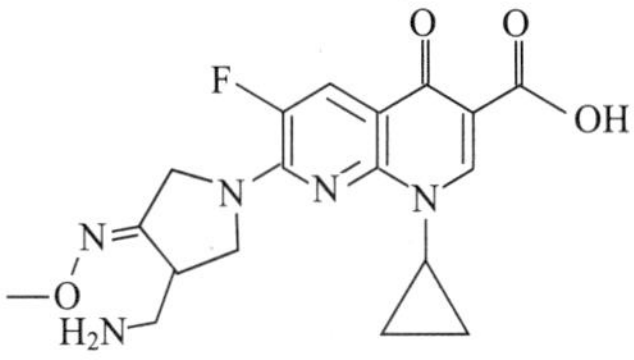	本品除了保持对革兰阴性菌的强大抗菌活性外，对包括多重耐药性肺炎链球菌在内的革兰阳性菌也具有良好的活性。是临床上治疗慢性支气管炎急性发作、社区获得性肺炎和急性鼻窦炎的良好药物

典型药物

诺氟沙星　Norfloxacin

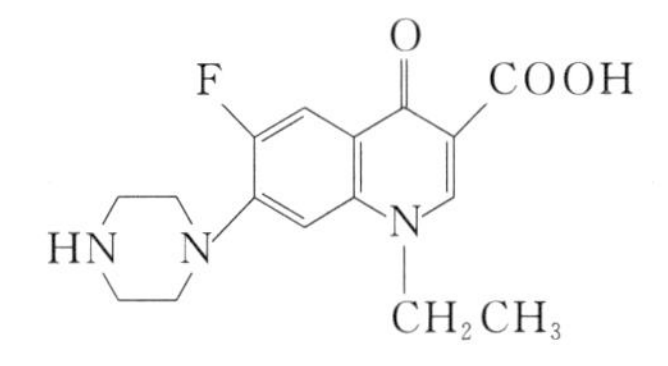

10. 动画：诺氟沙星的性质实验

化学名为1-乙基-6-氟-4-氧代-1,4-二氢-7-(1-哌嗪基)-3-喹啉羧酸，又名氟哌酸。

本品为淡黄色或类白色粉末。无臭。熔点220～228℃，在冰醋酸或氢氧化钠中易溶，在氯仿中微溶，难溶于乙醇，在水、甲醇中几乎不溶。

本品具有羧基结构，具有酸性，与碱液反应生成盐。

取本品少许于干燥的试管中，加入少许丙二酸与乙酐，在80～90℃水浴中保温5～10min后，显红棕色。

本品属于含氟化合物，可用氟化物鉴别反应鉴别本品。

合成路线：将氟氯苯胺（Ⅰ）与乙氧基次甲基丙二酸二乙酯（EMME）高温缩合、环合得6-氟-7-氯-1,4-二氢-4-氧-喹啉羧酸乙酯(Ⅱ)，用溴乙烷乙基化，然后水解得1-乙基-6-氟-7-氯-1,4-二氢-4-氧-喹啉-3-羧酸(Ⅲ)，与哌嗪缩合得氟哌酸，经过十几年的生产实践该路线已日趋成熟。

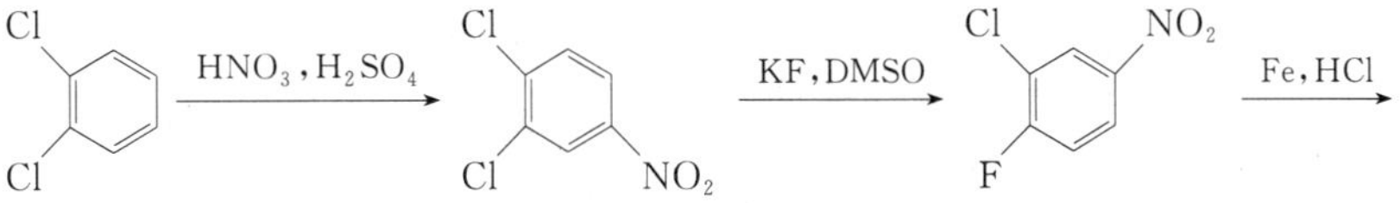

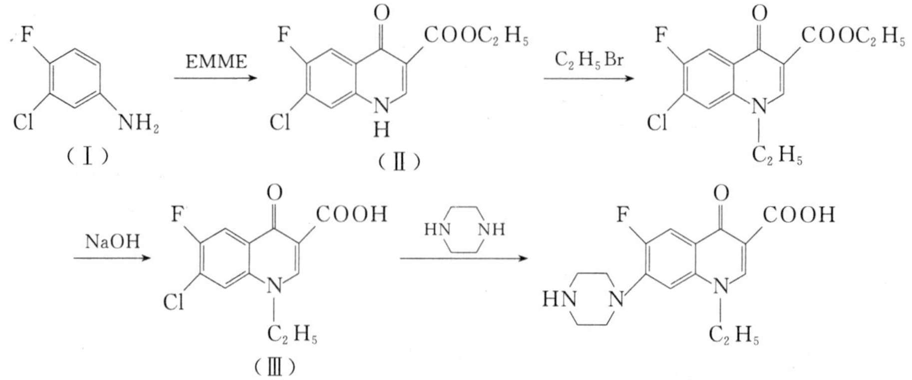

本品为临床最早应用的第三代喹诺酮类药物，抗菌谱广。主要用于敏感菌所致的泌尿道、肠道及耳道感染，不易产生耐药性。

环丙沙星 Ciprofloxacin

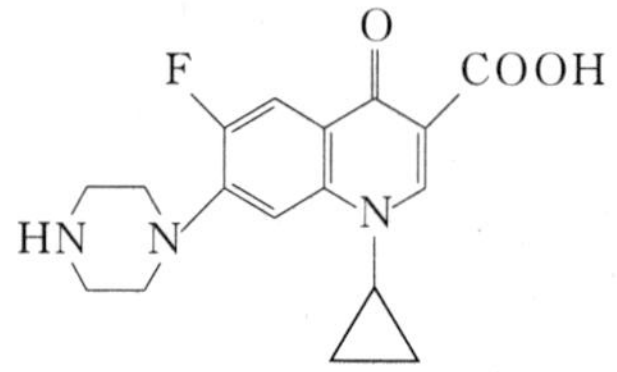

化学名为1-环丙基-6-氟-1,4-二氢-4-氧代-7-(1-哌嗪基)-3-喹啉羧酸，又名环丙氟哌酸。

本品为白色至微黄色结晶性粉末。

本品稳定性较好，但在酸性或光照条件下，仍可检出7位哌嗪的开环产物和3位脱羧产物。

本品对金黄色葡萄球菌等所致的呼吸系统、消化系统、泌尿系统、皮肤、软组织、耳鼻喉等部位的感染均有效，可口服。

左氧氟沙星 Ofloxacin

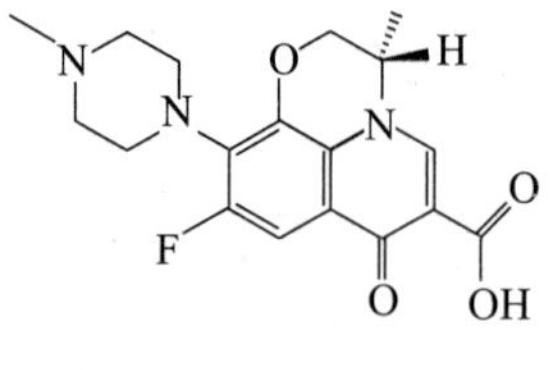

化学名为(－)-9-氟-2,3-二氢-3-甲基-10-(4-甲基-1-哌嗪基)-7-氧代-7*H*-吡啶并[1,2,3-*de*][1,4]苯并嗯嗪-6-羧酸。

本品为类白色至淡黄色结晶性粉末，无臭，微溶于水，极微溶于乙醇，易溶于冰醋酸中。

本品主要用于革兰阴性菌引起的呼吸系统、消化系统、泌尿系统、生殖系统的感染，可也用于免疫损伤的病人预防感染。

【拓展提高】 左氧氟沙星较氧氟沙星相比的优点为：活性是氧氟沙星的2倍；水溶性是氧氟沙星的8倍，更易制成注射剂；毒副作用小，为喹诺酮类抗菌药已上市中的最小者。该药的副反应发生率只有2.77%。

第二节　磺胺类药物及抗菌增效剂

磺胺药是一类具有对氨基苯磺酰胺及结构的药物，主要作用是抑制细菌繁殖，一般无杀菌作用，抗菌谱较广，对多种球菌如脑膜炎球菌、肺炎球菌及某些杆菌等有抑制作用。可用于治疗流行性脑炎、脊髓膜炎，上呼吸道、泌尿道、肠道及其他细菌性感染。

11. 微课：磺胺类药物的发现历程

一、磺胺类药物的基本结构通式与类型

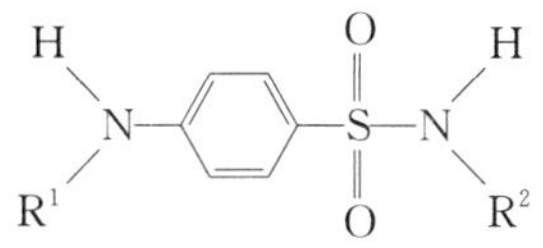

磺胺类药物系以对氨基苯磺酰胺为母体进行命名，磺酰氨基氮上取代物和芳胺氮上的取代物分别称为 N1 和 N4 取代物。当 N1 上有杂环时，一般以杂环为基础，并标明对氨基苯磺酰胺基在杂环上的取代位置，杂环的名称则按通常杂环的命名规则命名，如磺胺嘧啶命名为 2-（对氨基苯磺酰胺基）嘧啶。

根据临床用途，按作用时间长短可分为：长效磺胺如磺胺甲噁唑，中效磺胺如磺胺嘧啶，短效磺胺如磺胺；按作用部位可分为：肠道磺胺如磺胺脒，眼部磺胺如磺胺醋酰等。

二、磺胺类药物的理化性质

1. 芳伯氨基的性质

磺胺类药物多含芳伯氨基，呈弱碱性，可进行重氮化偶合反应，利用此性质可测定磺胺类药物的含量，重氮化反应后生成的重氮盐在碱性条件下与 β-萘酚偶合，生成橙红色的偶氮化合物，可用于鉴别。

此类药物遇光颜色可逐渐变深，应盛于遮光容器内密闭保存。钠盐注射液需要加硫代硫酸钠溶液作抗氧剂，安瓿内应充氮气。

2. 磺酰氨基的性质

磺胺类药物（pK_a 7～8）的钠盐水溶液，易吸收空气中的二氧化碳而析出沉淀。磺酰氨基上的氢原子，可被金属离子（银、铜、钴）取代，并生成不同颜色的难溶性的金属盐沉淀。

3. 其他官能团的性质

磺胺类药物分子中的苯环因受芳伯氨基的影响，在酸性条件下，可发生溴代反应，生成白色或淡黄色沉淀。N1 上的氢被含氮杂环取代的磺胺类药物，可与生物碱沉淀试剂反应，生成沉淀。

【课堂互动】 配制磺胺类药物钠盐注射液的注射用水能否在煮沸、放冷数天后，再用来溶解其钠盐原料配制注射液？

三、磺胺类药物的构效关系

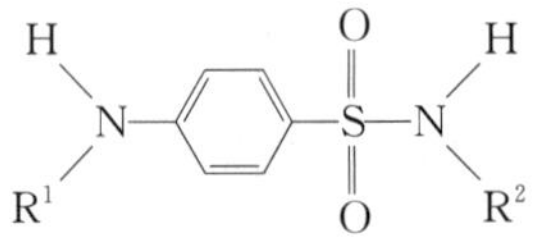

对氨基苯磺酰胺为必需结构，苯环改变或引入其他基团活性降低，N1 单取代活性增强，以杂环取代更明显；N4 氨基被取代时，体内可分解为游离氨基仍有活性。

【拓展提高】 磺胺类药物的作用机制

磺胺类药物作用的靶点为细菌的二氢叶酸合成酶。叶酸是细菌生长和繁殖的重要物质，在细菌内部由对氨基苯甲酸合成。磺胺药与对氨基苯甲酸在分子大小和电荷分布方面相似，在细菌体内与对氨基苯甲酸竞争二氢叶酸合成酶的反应位点，抑制叶酸的合成，进而抑制了细菌的生长繁殖。因此磺胺并没有杀死细菌，只起到抑制作用，还要靠人体免疫系统杀死细菌。人类不能合成而必须从食物中获取叶酸，因此磺胺类药物不会影响人体细胞的叶酸代谢。

典型药物

磺胺甲噁唑 Sulfamethoxazole

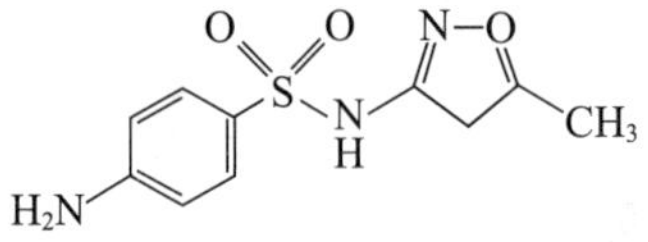

又名磺胺甲基异噁唑、新诺明，简称 SMZ。

本品为白色结晶性粉末；无臭，味微苦。不溶于水。

本品具有酸碱两性，易溶于稀盐酸、氢氧化钠试液中。

本品具有芳伯氨基和磺酰氨基鉴别反应。

本品抑制二氢叶酸合成酶。主要用于尿道感染、呼吸道感染、外伤及软组织感染等。半衰期长，抗菌作用较强，常与甲氧苄啶组成复方，名为复方新诺明。

磺胺醋酰钠 Sulfacetamide Sodium

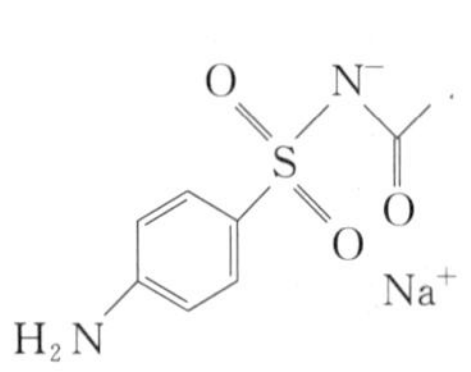

简称 SA-Na，本品为白色结晶性粉末，无臭，味微苦。

本品具重氮化偶合反应；铜盐反应呈蓝绿色沉淀。

本品主要用于敏感菌所致浅表性结膜炎、角膜炎、睑缘炎和沙眼的治疗，也可用于眼外伤、慢性泪囊炎、结膜、角膜及眼内手术的感染预防。一般配制本品 10%水溶液用作滴眼剂，控制其 pH 在 7.8～9.0 之间。

【知识链接】　磺胺甲噁唑的作用特点与合理用药

磺胺甲噁唑口服易吸收，常制成片剂口服，半衰期较长，一次给药可维持12h，为长效磺胺。但本品体内乙酰化率较高（约60%），乙酰化物溶解度小，易在肾小管中析出结晶，产生肾结石，造成尿路损伤，故应避免长期用药。假若需要长期服用时，应与$NaHCO_3$同服，以碱化尿液，提高乙酰化物在尿中的溶解度。服药同时应多饮水，定期检查尿常规。

四、抗菌增效剂

抗菌增效剂是指与抗菌药配伍使用后，能通过不同的作用机制增强抗菌药的抗菌活性。目前临床上使用的抗菌增效剂不多，按增效机制不同可分为三类：本身具有抗菌活性，与其他抗菌药合用可增强其他抗菌药的抗菌活性，如甲氧苄啶；本身不具有抗菌活性或抗菌活性很弱，与其他抗菌药合用可增强其他抗菌药的抗菌活性，如棒酸；本身不具有抗菌活性，与其他抗菌药合用时通过影响其代谢可增强其他抗菌药的抗菌活性，如丙磺舒。

甲氧苄啶　Trimethoprim

又名甲氧苄氨嘧啶，磺胺增效剂，广谱增效剂，简称TMP。

本品为白色或类白色结晶性粉末，无臭，味苦。

本品加稀硫酸溶解后，加入碘试液即生成棕褐色沉淀。

本品与磺胺类药物或其他抗生素合用能产生协同作用，增强抗菌力。

本品为广谱抗菌及抗菌增效药，抗菌谱和磺胺类药物相似，对多种革兰阳性和阴性细菌有效，半衰期长。很少单独使用，易产生耐药性。

第三节　抗结核病药

抗结核病药依据化学机构可分为两类：抗生素类抗结核病药和合成抗结核病药。结核病是由有特殊细胞壁的耐酸结核杆菌引起的慢性细菌感染性疾病，因其细胞上存在高度亲水性的类脂，因而对醇、酸、碱和某些消毒剂具有高度的稳定性。由于结核杆菌较一般的细菌生长周期长，所以用药周期长，因而抗结核药物易产生耐药性。

一、抗生素类抗结核病药

1. 硫酸链霉素

临床用于治疗各种结核病，对结核性脑膜炎和急性浸润性肺结核有很好的疗效，对泌尿道感染、败血症等也有效。缺点是易产生耐药性，主要副作用是对第八对脑神经有显著毒害，严重时尚可产生眩晕、耳聋等，对肾脏也有毒性。

2. 利福霉素类

利福平适用于耐药结核杆菌、耐药金黄色葡萄球菌、链球菌等引起的感染，用于肺结核、泌尿生殖系统感染、肺炎、淋巴结核、麻风病等。其与异烟肼、乙胺丁醇合用有协同作用，可延缓耐药性的产生。

【拓展提高】 利福定也是临床上应用的半合成利福霉素类抗生素。其抗结核病的药效为利福平的3倍以上，与乙胺丁醇、异烟肼、对氨基水杨酸、四环素类抗生素、磺胺类等均有协同作用而无交叉耐药性，但与利福平有交叉耐药作用。

二、合成抗结核病药

合成抗结核病药主要包括对氨基水杨酸钠、异烟肼等，临床常用药物见表4-2。

表4-2 临床常用的合成抗结核病药

药物名称	药物结构	理化性质	作用特点
异烟肼 (Isonicotinicacidhydrazide)	O, NH_2, N, H, N	本品分子中肼基具有还原性，与氨制硝酸银作用即放出氮气并有银镜生成。肼基可与芳醛缩合成腙，析出结晶；吡啶环的结构可与一些生物碱沉淀剂产生沉淀反应	本品临床用于抗结核药，疗效好，可口服给药，常与链霉素、卡那霉素和对氨基水杨酸钠合用，减少耐药性的产生
对氨基水杨酸钠 (Sodium Aminosalicylate)	O, ONa, OH, NH_2	本品在稀盐酸的酸性溶液中，与氯化铁生成紫红色的配位化合物；在酸性溶液中可与溴作用；分子中含有芳伯氨基，在酸性中经重氮化反应，再与碱性β-萘酚偶合，即生成红色的偶氮化合物	本品主要用于治疗结核病
盐酸乙胺丁醇 (Ethambutol Hydrochloride)	H, H, HCl, OH, N, N, H, H, HO, HCl	本品为白色结晶性粉末，略有引湿性。其水溶液加硫酸铜试液生成深蓝色配合物；与三硝基苯酚反应生成二硝基苯酚盐沉淀	抗结核药，宜与其他抗结核药合用，单独使用易产生耐药性

【知识链接】 正确使用对氨基水杨酸钠

本品水溶液不稳定，在日光中或受热易发生脱羧反应，脱羧后生成的间氨基苯酚易被氧化成醌，从而颜色逐渐变深，可显淡黄色、黄色或红棕色。故药典规定本品制成粉针剂，临用前配制，避光下使用。

异烟肼 Isonicotinicacidhydrazide

12. 动画：异烟肼的性质实验

O NH_2 N H N

又名雷米封，4-吡啶甲酰肼。

本品在酸或碱存在下可水解生成异烟酸和肼，后者使毒性增大。

本品分子中肼基具有还原性，在酸性下可与溴、碘、硝酸银、溴酸钾等反应，与氨制硝酸银作用即放出氮气并有银镜生成。肼基可与芳醛缩合成腙，析出结晶。

本品分子中含有吡啶环的结构，可与一些生物碱沉淀剂产生沉淀反应。

以 4-甲基吡啶为原料经氧化矾为催化剂，通过空气氧化生成异烟酸，再与水合肼缩合得本品。

本品临床用于抗结核药，疗效好，可口服给药，常与链霉素、卡那霉素和对氨基水杨酸钠合用，减少耐药性的产生。

第四节　抗真菌药

真菌感染疾病是危害人类健康的重要疾病之一，真菌感染可分为感染表皮、毛发和指甲等部位的浅表真菌感染和感染皮下组织和内脏的深部真菌感染。浅表性真菌感染为一种传染性强的常见病和多发病，占真菌患者的 90%。近年来由于临床上广谱抗生素的大量使用，破坏了细菌和真菌间的共生关系，加之药物的滥用、器官移植和艾滋病的传播等，使机体的免疫机能降低，导致深部真菌病的发病率明显增加。深部真菌病的危害性大，严重者可导致死亡。

目前，临床使用的抗真菌药物按结构可分类为抗真菌抗生素、唑类抗真菌药物和其他抗真菌药物。

一、抗真菌抗生素

抗生素类抗真菌药按结构可分为非多烯类和多烯类。非多烯类主要用于浅表真菌感染，主要药物包括灰黄霉素等。多烯类主要对深部真菌感染有效，主要有两性霉素 B。

二、唑类抗真菌药

唑类抗真菌药始于 20 世纪 60 年代末，第一个为克霉唑，由于有良好的抗真菌活性，引起对此类结构的关注，随后，大量唑类药物被开发，此类药物不仅可以治疗浅表性真菌感染，而且还可以口服治疗全身性真菌感染。目前是临床上主要的治疗真菌感染的药物。

唑类抗真菌药物主要有咪唑类和三氮唑两类结构。咪唑类抗真菌药物的代表药物为益康唑、酮康唑和噻康唑。三氮唑类代表药物有特康唑、氟康唑和伊曲康唑。常用唑类抗真菌药见表 4-3。

表 4-3　临床常用的抗真菌药

药物名称	药物结构	主要特点
氟康唑 (Fluconazole)	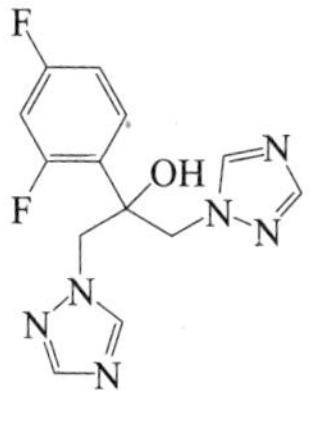	主要用于治疗念珠菌感染

续表

药物名称	药物结构	主要特点
酮康唑 (Ketoconazole)	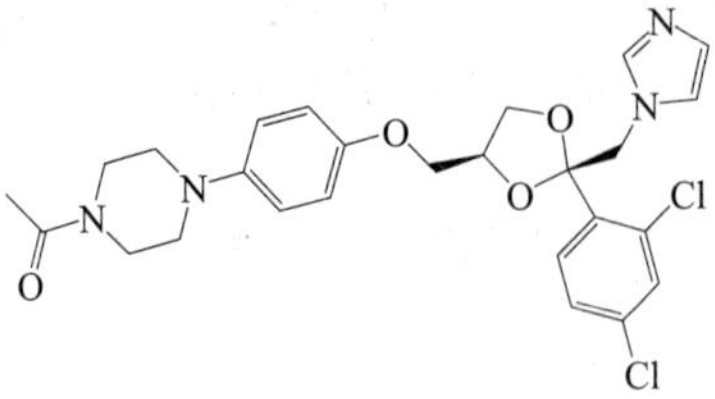	本品对深部感染真菌如念珠菌属、着色真菌属、球孢子菌属、组织浆胞菌属、孢子丝菌属等均具抗菌作用，对毛发癣菌等亦具抗菌活性
硝酸咪康唑 (Miconazole Nitrate)	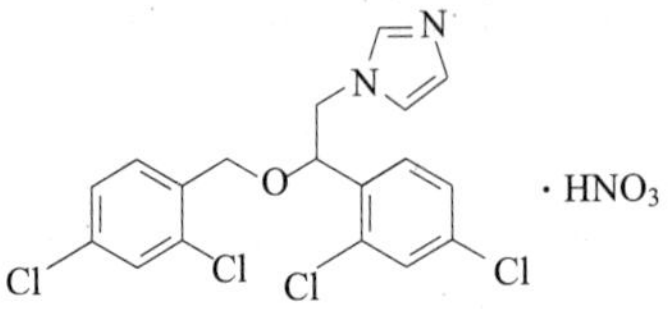 $\cdot HNO_3$	本品对深部真菌和一些表皮真菌有良好的抗菌作用。临床上主要用于治疗深部真菌感染，对五官、阴道、皮肤等部位的真菌感染有显效
伊曲康唑 (Itraconazole)	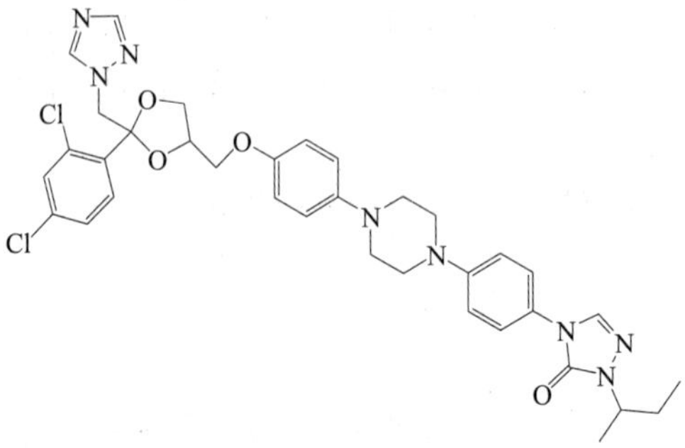	本品用于治疗表皮和深部真菌感染治疗。由于可降低血清睾酮水平，而用于前列腺癌的缓解治疗
益康唑 (Econazole Nitrate)	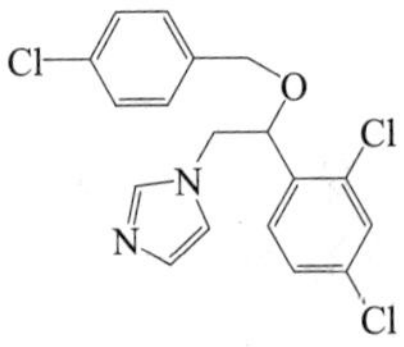	本品为广谱抗真菌药，疗效较好，不良反应小。主要用于治疗皮肤和黏膜真菌感染，如体癣、股癣、手足癣、花斑癣及念珠菌阴道炎等

三、其他抗真菌药

其他抗真菌药主要包括一些合成的非唑类结构抗真菌药，自 1981 年发现萘替芬具有较高广谱抗真菌活性后，通过对萘替芬进行结构改造和抗真菌活性的广泛研究，发现了抗真菌活性更高、毒性更低的特比萘芬。与萘替芬相比，其抗菌谱更广，抗菌活性更强，主要用于浅表真菌感染。不仅可以外用，还可以口服。

第五节 抗病毒药

病毒性感染疾病是严重危害人民生命健康的传染病，据不完全统计，在人类传染病中，病毒性疾病高达 60%～65%。最常见的由病毒引起的疾病有流行性感冒、麻疹、腮腺炎、水痘、小儿麻痹症、艾滋病、病毒性肝炎、脊髓灰质炎、狂犬病、流行性出血热和疱疹病毒引起的各种疾病。

抗病毒药物的作用主要通过影响病毒复制周期的某个环节而实现。理想的抗病毒药物应只干扰病毒的复制而不影响正常细胞的代谢途径。但是，由于病毒宿主间相互作用的复杂，因此大多数抗病毒药物在发挥治疗作用时，对人体产生毒性或抗病毒的作用较低。这也是抗病毒药物发展速度较慢的原因。

一、抗疱疹病毒药物

临床常用抗疱疹病毒药物见表 4-4。

表 4-4　临床常用的抗疱疹病毒药

药物名称	药物结构	临床应用
阿昔洛韦 （Acycloguanosine）	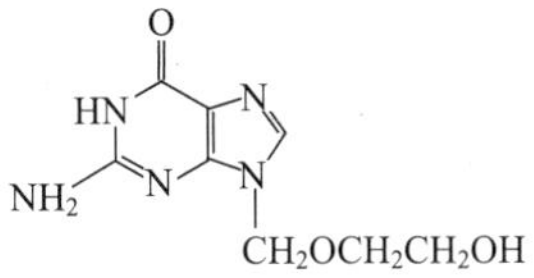	本品为抗疱疹病毒的首选药物。广泛用于疱疹性角膜炎、生殖器疱疹、全身性带状疱疹和疱疹性脑炎的治疗
碘苷 （Ldoxuridine）	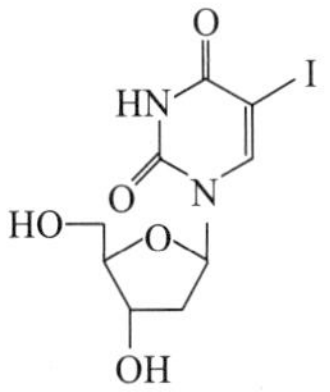	本品属于抗微生物感染药，用于疱疹性角膜炎及其他疱疹性眼病
阿糖腺苷 （Vidarabine）	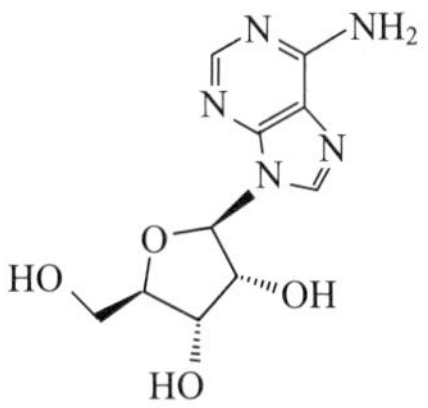	本品有抗单纯疱疹病毒 HSV1 和 HSV2 作用，用以治疗单纯疱疹病毒性脑炎，也用于治疗免疫抑制病人的带状疱疹和水痘感染。但对巨细胞病毒则无效。本品的单磷酸酯有抑制乙肝病毒复制的作用

二、抗人类免疫缺陷病毒药

齐多夫定　Zidovudine

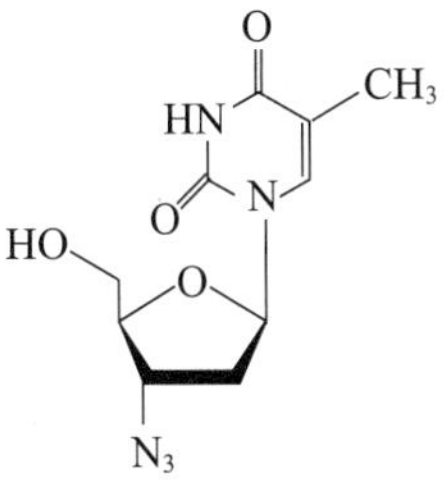

又名叠氮胸苷。

本品为白色或类白色结晶性粉末，无臭，对光、热敏感，应避光保存。

本品为抗病毒药，对病毒具有高度活性，被美国 FDA 批准的治疗艾滋病（AIDS）的药物。用于治疗由于 HIV（人类免疫缺陷性病毒）引起的感染。

三、抗肝炎病毒药

拉米夫定 Lamivudin

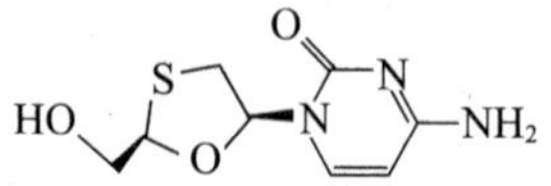

拉米夫定是核苷类抗病毒药，对体外及实验性感染动物体内的乙型肝炎病毒（HBV）有较强的抑制作用。

四、抗流感病毒药

目前的抗流感药物主要有盐酸金刚烷胺、金刚乙胺、干扰素、利巴韦林（病毒唑）、阿比多尔、奥赛米韦（达菲）、扎那米韦等几种化学药品。临床常用的抗流感病毒药见表 4-5。

表 4-5 临床常用的抗流感病毒药

药物名称	药物结构	临床应用
盐酸金刚烷胺 (Amantadine Hydrochloride)	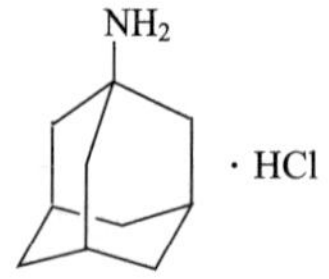	本品对 A 型流感病毒引起的上呼吸道疾病有预防和治疗作用
扎那米韦 (Zanamivir)	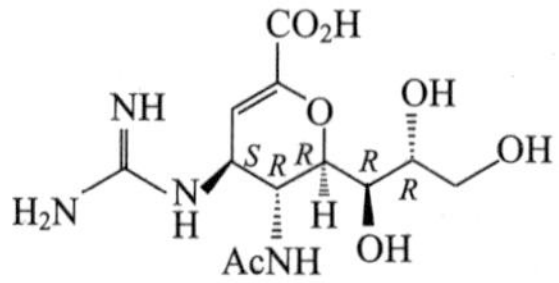	本品抑制流感病毒的复制。但由于分子本身的极性很大，口服给药的生物利用度低，只能以静脉注射、滴鼻或吸入给药
利巴韦林 (Ribavirin)	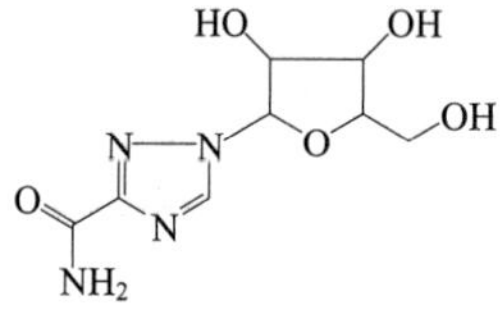	本品为广谱抗病毒药，可用于治疗麻疹、水痘、腮腺炎等，也可用喷雾、滴鼻治疗上呼吸道病毒感染及静脉注射治疗小儿腮腺炎、肺炎
奥司他韦 (Oseltamivir)	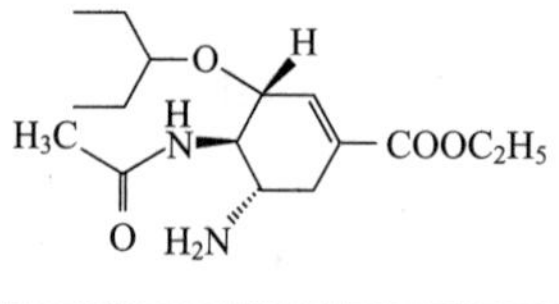	本品对于禽流感病毒具有一定的疗效

【知识链接】 临床常用药——磷酸奥司他韦

磷酸奥司他韦（oseltamivir）口服制剂，商品名：达菲；为白色或类白色结晶性粉末，可含有块状物；易溶于水和甲醇；需遮光，密封保存。

本品是一种抗病毒新药，其活性代谢产物是强效的选择性的流感病毒神经氨酸酶（NA）抑制剂，通过干扰流感病毒从被感染宿主的细胞表面的释放来减少流感病毒传播，临床上用于预防和治疗 A 型和 B 型流感病毒引起的流行性感冒的治疗；本品不易耐药，患者耐受性好，具有良好的临床应用前景。

典型药物

利巴韦林　Ribavirin

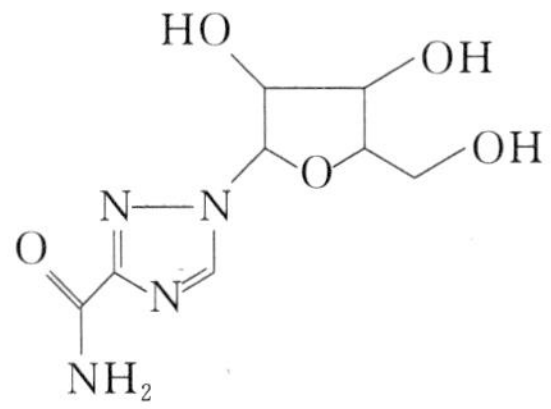

又名病毒唑。

本品为广谱抗病毒药，可用于治疗麻疹、水痘、腮腺炎等，也可用喷雾、滴鼻治疗上呼吸道病毒感染及静脉注射治疗小儿腮腺病毒性肺炎，均取得较好疗效。对流行性出血热能明显缩短退热时间，使尿蛋白转阴，血小板恢复正常。该药在体内磷酸化，并且能抑制病毒的聚合酶和 mRNA，也可以抑制免疫缺陷病毒感染者出现艾滋病前期症状。

第六节　抗寄生虫病药

抗寄生虫病药物是用于杀灭和驱除寄生于宿主体内各种寄生虫的药物。寄生虫病一般分为：原虫病类如疟疾、阿米巴痢疾、滴虫性阴道炎及黑热病等。蠕虫病类如蛔虫病、钩虫病、绦虫病；吸虫病类如血吸虫病等。我国中草药有效成分如青蒿素及其半合成衍生物用于治疗疟疾。

一、驱肠虫药

驱肠虫药按化学结构分为以下几类：哌嗪类、咪唑类、嘧啶类、三萜类及酚类。临床常用的抗寄生虫病药见表 4-6。

表 4-6　临床常用的抗寄生虫病药

药物名称	药物结构	理化性质	作用特点
左旋咪唑 (Levamisole Hydrochloride)	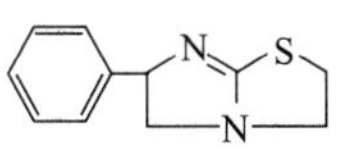	本品在碱性条件下，可与碱性硝普钠试液反应，生成红色配合物。具有含氮杂环结构，可与某些生物碱沉淀剂反应生成有色沉淀	本品为广谱驱虫药。临床上主要用于驱蛔虫，且对蛲虫和钩虫也有效。另外，本品还有免疫调节作用
甲硝唑 (2-Methyl-5-Nitroimidazole-1-Ethanol)	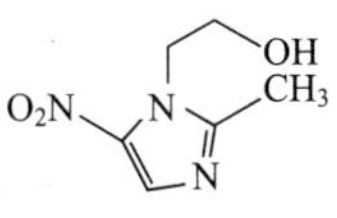	本品加锌粉和盐酸溶液，发生重氮化偶合反应而呈色，可用于鉴别。本品的硫酸溶液加三硝基苯酚试液，放置后即生成黄色沉淀	本品用于治疗肠道和肠外阿米巴病、阴道滴虫病等。目前还广泛用于厌氧菌感染的治疗
奎宁 (Quinine)	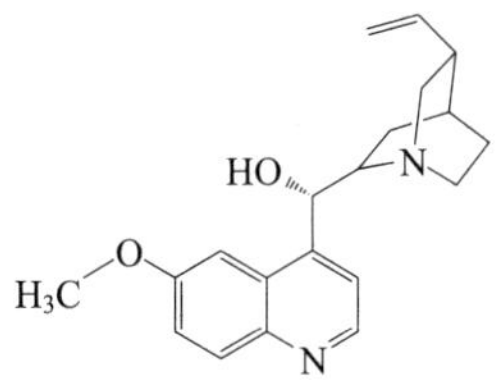	本品盐类的微酸性溶液，滴加溴水或氯水至微过量，再加入过量氨水，溶液呈翠绿。此反应为 6 位含氧喹啉衍生物共有的反应，亦称奎宁绿反应	本品抑制或杀灭良性疟（间日疟、三日疟）红内期，能控制疟疾症状，有解热、子宫收缩作用

续表

药物名称	药物结构	理化性质	作用特点
磷酸氯喹 Chloroquine Bis (phosphate)	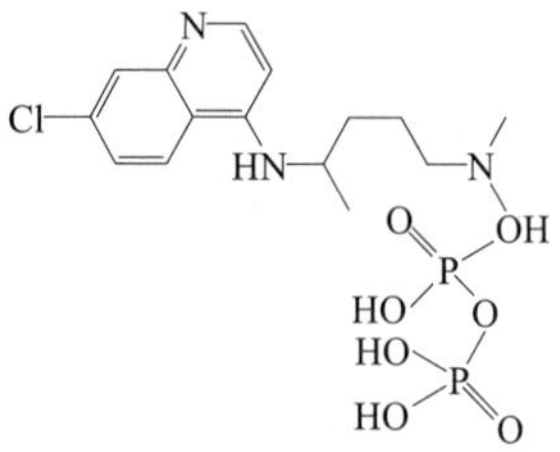	本品水溶液遇三硝基苯酚试液，生成氯喹三硝基苯酚盐黄色沉淀	本品用于控制疟疾症状，抗疟，还用于阿米巴、结缔组织疾病、光敏感性疾病（日晒红斑）
乙胺嘧啶 (Pyrimethamine)	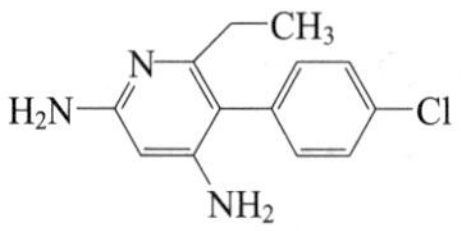	本品分子中含有有机氯原子，与无水碳酸钠烧灼破坏后，水溶液显无机氯离子反应	本品主要用于预防疟疾，作用持久，服药一次可维持 1 周以上
青蒿素 (Geniposide)	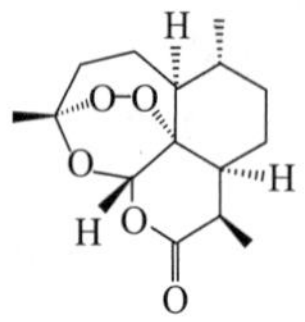	本品无水乙醇溶液，遇碘化钾试液，再加稀硫酸和淀粉指示液，溶液立即呈紫色。本品可被四氢硼钠还原成抗疟作用更强的双氢青蒿素。本品含内酯结构，具有异羟肟酸铁显色反应	本品有十分优良的抗虐作用，包括对氯喹有耐药性的恶性疟原虫感染有效

典型药物

阿苯达唑 Albendazole

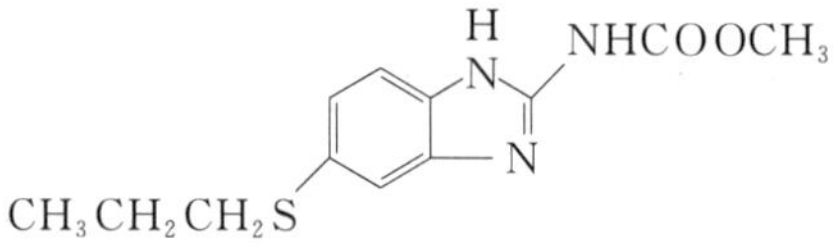

$NHCOOCH_3$
$CH_3CH_2CH_2S$

又名驱虫宁片。

本品灼烧后产生硫化氢气体，能与醋酸铅试纸反应生成硫化铅，使试纸变为黑色。

本品具有含氮杂环结构，在稀硫酸中加碘化铋钾试液，产生红棕色沉淀。

本品适用于治疗钩虫、蛔虫、鞭虫、蛲虫、施毛虫等线虫病，亦可用于治疗囊虫和包虫病。

二、抗疟药

疟疾是由疟原虫感染引起的一种传染病，是由按蚊传播的。疟原虫主要有：间日疟原虫、三日疟原虫及恶性疟原虫。临床常见的为间日疟及恶性疟。

【课外阅读】

1. 四代喹诺酮类药物简介
2. 合理使用喹诺酮类药物
3. 喹诺酮类药物的种类与副作用

本章小结

合成抗菌药、抗真菌药和抗病毒药
喹诺酮类抗菌药
分类、构效关系、理化性质
典型药物：诺氟沙星、环丙沙星
磺胺类药物
结构通式与类型、理化性质
典型药物：磺胺甲噁唑、磺胺醋酰钠
抗结核病药
结构类型：抗生素类、合成
典型药物：硫酸链霉素、利福平、异烟肼、对氨基水杨酸钠、盐酸乙胺丁醇
抗真菌药
类型：唑类抗真菌药
典型药物：硝酸咪康唑、益康唑
抗病毒药
类型：抗疱疹病毒药物、抗肝炎病毒药、抗人类免疫缺陷病毒药、抗流感病毒药
典型药物：阿昔洛韦、阿糖腺苷、齐多夫定、盐酸金刚烷胺、利巴韦林、奥司他韦
抗寄生虫病药
类型：驱肠虫药、抗滴虫病药、抗疟药、抗阿米巴原虫药
典型药物：左旋咪唑、阿苯达唑、奎宁、青蒿素、甲硝唑

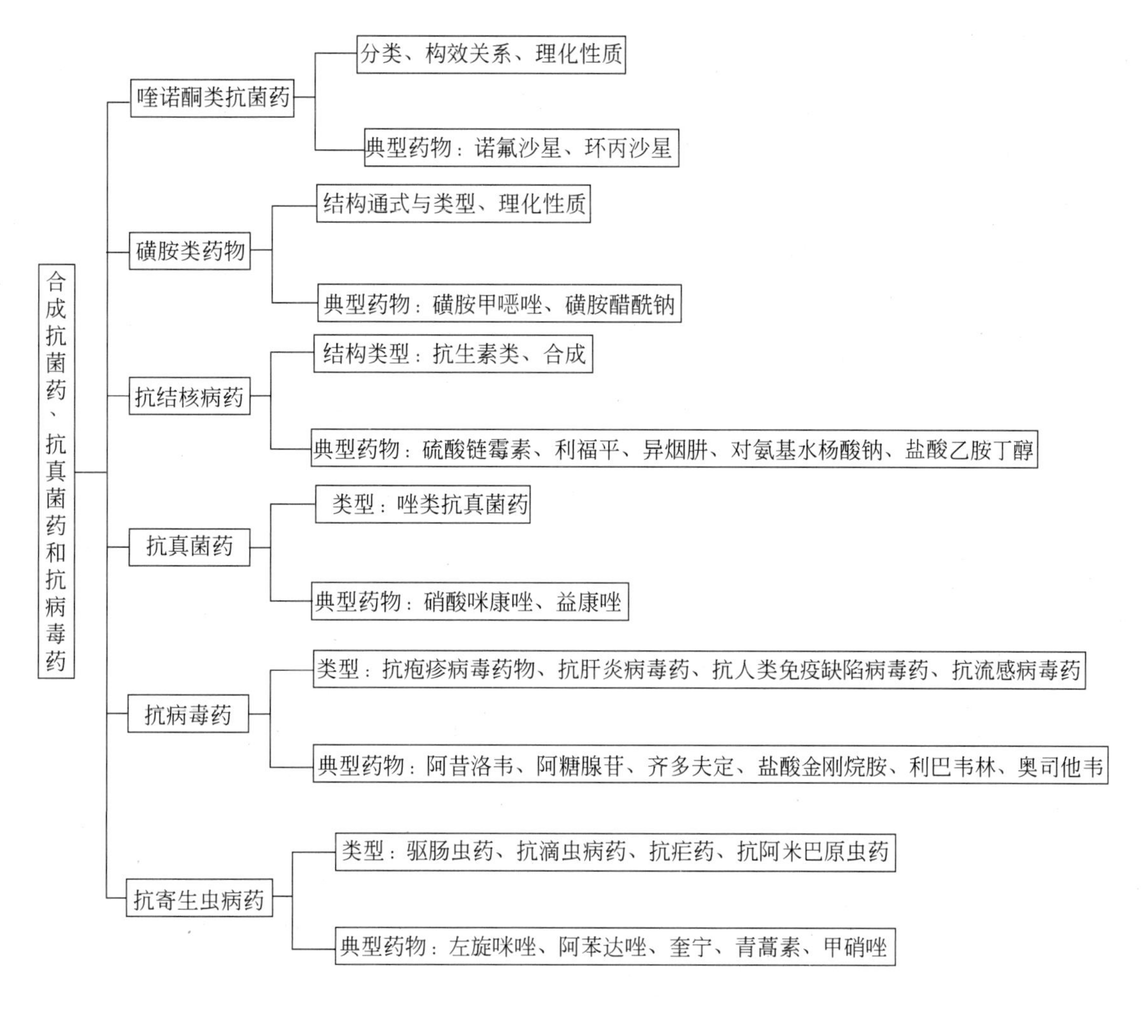

目标检测

一、单项选择题

1. 喹诺酮类抗菌药抑制（　　）。

A. 细菌二氢叶酸合成酶　B. 细菌二氢叶酸还原酶　C. 细菌 DNA 聚合酶
D. 细菌依赖于 DNA 的 RNA 多聚酶　E. 细菌 DNA 螺旋酶

2. 磺胺药抗菌机制是（　　）。

A. 抑制细胞壁合成　B. 抑制 DNA 螺旋酶　C. 抑制二氢叶酸合成酶
D. 抑制分枝菌酸合成　E. 改变膜通透性

3. 甲氧苄啶的抗菌机制是（　　）。

A. 抑制二氢叶酸合成酶　B. 抑制四氢叶酸合成酶　C. 抑制二氢叶酸还原酶
D. 抑制 DNA 螺旋酶　E. 抑制四氢叶酸还原酶

4. 喹诺酮类药物按其母核的结构特征可分为（　　）。

A. 二类　B. 三类　C. 四类
D. 五类　E. 六类

5. 吡啶并嘧啶羧酸类抗菌药的代表性药物是（　　）。

A. 吡哌酸　　B. 萘啶酸　　C. 哌嗪酸

D. 帕球沙星　　E. 利福平

6. 半合成抗生素类抗结核药物是（　　）。

A. 利福平　　B. 链霉素　　C. 异烟肼

D. 吡哌酸　　E. 甲氧苄啶

7. 下列属于抗结核病的药物是（　　）。

A. 吡哌酸　　B. 甲氧苄啶　　C. 利巴韦林

D. 对氨基水杨酸钠　　E. 硝酸咪康唑

8. 下列为抗菌增效剂的药物是（　　）。

A. 呋喃妥因　　B. 甲氧苄啶　　C. 利巴韦林

D. 诺氟沙星　　E. 氧氟沙星

9. 下列具有两个手性碳原子，却只有 3 个异构体的药物是（　　）。

A. 麻黄碱　　B. 乙胺丁醇　　C. 维生素 C

D. 氯霉素　　E. 氨苄西林

二、多项选择题

1. 含有喹啉羧酸的药物是（　　）。

A. 氧氟沙星　　B. 诺氟沙星　　C. 伊诺沙星

D. 加替沙星　　E. 吡哌酸

2. 有关喹诺酮类药物的构效关系，叙述正确的是（　　）。

A. 吡啶酮酸的 A 环是抗菌作用必需的基本药效基团，变化较小

B. 3-位羧基和 4-位羰基是抗菌活性不可缺少的药效基团

C. 5-位被氨基取代可使抗菌活性显著增强

D. 6-位取代基对活性影响很重要，其大小顺序为：F＞Cl＞CN≥NH_2≥H

E. 8-位以氟、甲氧基取代或与 1 位成环，可使活性增加

3. 合成抗菌药包括（　　）。

A. 喹诺酮类抗菌药　　B. 磺胺类抗菌药　　C. 抗菌增效剂

D. 抗结核病药　　E. 其他抗真菌药和抗菌药

4. 下列药物中，具有抗结核杆菌作用的是（　　）。

A. 克霉唑　　B. 盐酸乙胺丁醇　　C. 链霉素

D. 异烟肼　　E. 利福平

5. 下列具有抗菌作用的药物是（　　）。

A. 硝酸咪康唑　　B. 双氯芬酸钠　　C. 酮康唑

D. 克霉唑　　E. 氟康唑

6. 下列属于第三代喹诺酮类药物的是（　　）。

A. 异烟肼　　B. 氧氟沙星　　C. 诺氟沙星

D. 萘啶酸　　E. 利福平

7. 抗病毒药物可分为（　　）。

A. 核苷类　　B. 抗生素类　　C. 开环核苷类

D. 蛋白酶抑制剂　　E. 非核苷类

三、配伍选择题

[1～5]

A. 半合成抗结核药　　B. 异喹啉类抗菌药　　C. 鲨烯环氧化酶抑制剂

D. 二氢叶酸合成酶抑制剂　　E. 二氢叶酸还原酶抑制剂

1. 利福平

2. 甲氧苄啶
3. 特比萘芬
4. 黄连素
5. 磺胺甲噁唑

[6～9]

A. 阿昔洛韦　　B. 齐多夫定　　C. 奈韦拉平
D. 茚地那韦　　E. 奥司他韦

6. 属于非开环核苷类抗病毒药
7. 属于开环核苷类抗病毒药
8. 属于非核苷类抗病毒药
9. 属于蛋白酶抑制剂

四、简答题

1. 磺胺类药物的酸性来自何种基团？如何应用此性质进行鉴别？
2. 写出合成抗菌药的结构通式和分类，列出其代表药品。
3. 磺胺类药物的鉴别实验有哪些？

第五章 麻醉药

学习目标

知识要求

☆ 掌握麻醉药的分类，局部麻醉药的化学结构类型。

☆ 熟悉盐酸氯胺酮、盐酸普鲁卡因、盐酸利多卡因等典型药物的化学名、结构特点、理化性质及临床应用。

☆ 熟悉局部麻醉药结构改造和修饰的目的及构效关系。

☆ 了解麻醉药的发展和现状。

能力要求

☆ 学会应用典型药物的结构特点、理化性质解决该类药物的调剂、制剂、贮存保管及临床应用等问题。

☆ 会用局部麻醉药的理化性质进行药物的分析检验。

☆ 学会分析局部麻醉药结构特点和药效之间的关系。

麻醉药是能使机体或机体的一部分暂时失去对外界刺激反应的物质，主要可分为全身麻醉药（General Anesthetics）和局部麻醉药（Local Anesthetics）两大类。全身麻醉药作用于中枢神经，局部麻醉药作用于神经末梢及神经干，两类药物的作用机制虽然不同，但均能使痛觉暂时消失，为外科手术创造了有利条件，极大地促进了现代外科的发展。

第一节 全身麻醉药

全身麻醉药是一类作用于中枢神经系统，使其受到可逆性抑制，从而导致意识、敏感和反射暂时消失，特别是痛觉消失，骨骼肌松弛或部分松弛，以利于外科手术进行的药物。全身麻醉药根据给药途径不同又可分为吸入麻醉药（Inhalation Anesthetics）和静脉麻醉药（Intravenous Anesthetics）。

【知识链接】 理想的全身麻醉药应具备的条件

①起效快、停药后清除迅速。②对身体无害，尤其对心、肝、肾等无毒。③易于控制麻醉的深度和时间。④性质稳定，不易燃烧。⑤贮存、运输、使用方便。

一、吸入麻醉药

吸入麻醉药是一类化学性质不活泼的气体或易挥发的液体。其化学结构类型主要有烃类、卤烃类、醚类及无机化合物等。由于目前临床使用的吸入全身麻醉药仍然有一定缺陷，因此尚需要寻求更理想的新药。临床常用的吸入麻醉药及作用特点见表 5-1。

表 5-1　临床常用的吸入麻醉药

药物名称	药物结构	作用特点及用途
麻醉乙醚 (Anesthetic Ether)	$CH_3CH_2—O—CH_2CH_3$	麻醉乙醚作用较强、毒性较小，但对呼吸道刺激较大、现已少用
一氧化二氮 (Nitrous Oxide)	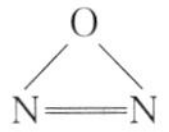 O / N═N（三元环）	是一种具有温室效应的气体，因全麻效果差，常与氟烷、甲氧氟烷、乙醚或静脉全麻药合用，现已少用
氟烷 (Halothane)	$F_3CCHBrCl$	麻醉作用为麻醉乙醚的 2～4 倍，对呼吸道黏膜无刺激，但安全性不及麻醉乙醚，可引起肝肾损害及心律失常，常用于浅表麻醉
甲氧氟烷 (Methoxyflurane)	$Cl_2CHCF_2OCH_3$	麻醉作用与镇痛作用都比氟烷强，但诱导期较长，苏醒较慢，对心、肝、肾有一定的毒性
恩氟烷 (Enflurane)	CHF_2OCF_2CHFCl	新型高效的吸入麻醉药，作用强，起效快，使用剂量小，仅需数毫升，但镇痛作用不理想，可引起心律不齐
异氟烷 (Isoflurane)	$F_2CHOCHClCF_3$	麻醉诱导和复苏均较快，可引起血压下降和呼吸抑制
七氟烷 (Sevoflurane)	$(CF_3)_2CHOCH_2F$	呼吸抑制作用较氟烷小，对心血管系统的影响比异氟烷小，诱导时间比恩氟烷、氟烷短，苏醒时间三者无大差异。麻醉期间的镇痛、肌松效应与恩氟烷和氟烷相同
地氟烷 (Desflurane)	$CF_3CHFOCHF_2$	对循环系统的影响比其他吸入麻醉药小，对肝肾功能无损害。麻醉效力亦较其他者低

二、静脉麻醉药

静脉麻醉药指静脉注射后能产生全身麻醉作用的药物，其优点是作用迅速，不刺激呼吸道，不良反应少，使用方便，在临床上占有很重要的地位。

早期应用的静脉麻醉药为超短时作用的巴比妥类药物，如硫喷妥钠（Thiopental Sodium）、丙烯炔巴比妥钠（Hexobarbital Sodium）等。硫代巴比妥钠类药物脂溶性大，极易透过血脑脊液屏障到达脑组织，因此起效快，由于药物可迅速由脑组织向其他组织分布，因此麻醉持续时间短，仅能维系数分钟。近年来非巴比妥类静脉麻醉药发展较快，已有多个品种，如盐酸氯胺酮（Ketamine Hydrochioride）、羟丁酸钠（Sodium Hydroxybutyrate）、依托咪酯（Etomidate）等。

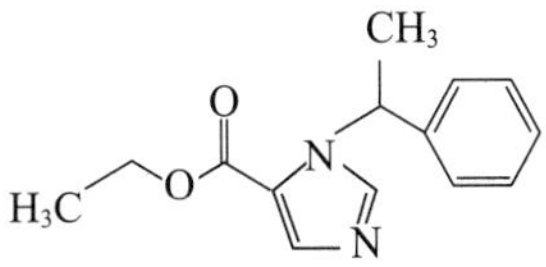

CH_3 O N N H_3C O

依托咪酯

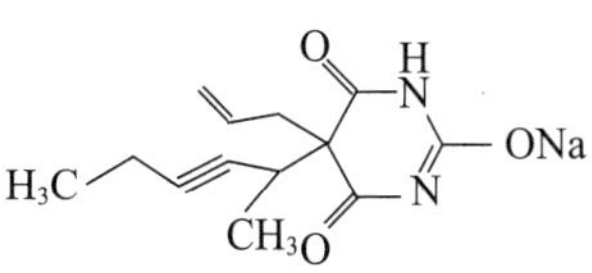

O H N ONa H_3C N CH_3 O

丙烯炔巴比妥钠

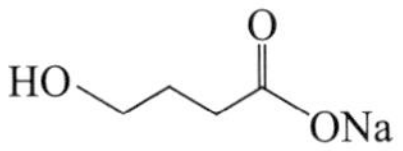

HO O ONa

羟丁酸钠

典型药物

盐酸氯胺酮　Ketamine Hydrochioride

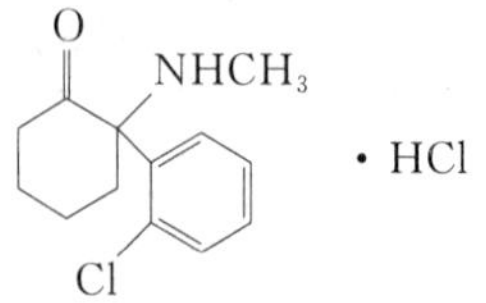

化学名为 2-(2-氯苯基)-2-甲氨基环己酮盐酸盐。

本品为白色结晶性粉末，无臭。在水中易溶，10%水溶液的 pH 为 3.5，可溶于热乙醇，微溶于氯仿，不溶于乙醚或苯，熔点 259～263℃（分解），水溶液显氯化物的鉴别反应。

本品分子中有一手性碳原子，因此有两个光学异构体。其右旋体的止痛和安眠作用强于左旋体，副作用也少于左旋体，药用品为外消旋体。

本品水溶液在低温加入碳酸钠溶液可游离析出氯胺酮，熔点 91～94℃。

本品水溶液加入硫酸后能与碘化铋钾试液生成红棕色沉淀。

本品麻醉作用快，时间短，镇痛程度深，副作用较小，常用于小手术、诊断检查操作、麻醉诱导及辅助麻醉等。

第二节　局部麻醉药

局部麻醉药是一类能在用药局部可逆性地阻断感觉神经冲动的发生和传导的药物。应用局部麻醉药后，可使病人在意识完全清醒而局部无痛觉的情况下进行手术。

最早的局麻药是 1859 年从南美古柯树叶中分离出的一种生物碱，称为可卡因（Cocaine，古柯碱）。由于其水溶液不稳定、毒性较强，有成瘾性等缺点，使应用受到限制，因此开始改造其结构，以寻找更好的局部麻醉药。

经过对可卡因结构的剖析和逐步简化，发现去除 *N* 甲基、甲氧羰基以及打开四氢吡咯环，仍保留局部麻醉作用。由此说明苯甲酸酯在可卡因的局部麻醉作用中占重要地位。于是开始集中研究苯甲酸酯类衍生物。1890 年合成了局麻药苯佐卡因，但其溶解度小，不能制成注射剂，而制成盐酸盐则酸性太强，也不宜注射应用。引入脂胺基并成盐，终于在 1904 年合成了盐酸普鲁卡因，其作用优良，无可卡因的不良反应，临床应用至今。

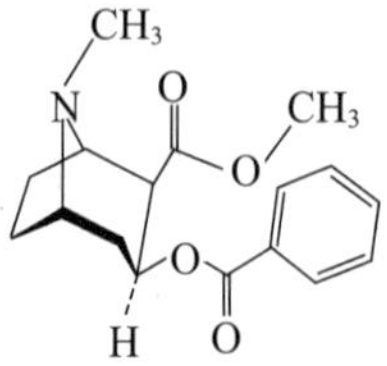

可卡因 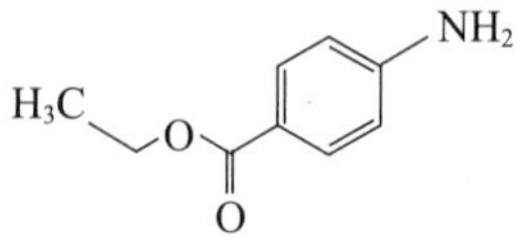　　　　苯佐卡因

普鲁卡因的发现，开创了简化天然活性成分结构是寻找新药的一条途径。对苯甲酸酯结构的研究中，发展了其他类局部麻醉药。根据化学结构类型，可将局部麻醉药分为对氨基苯甲酸酯类、酰胺类、氨基醚类、氨基酮类及氨基甲酸酯等。

【知识链接】 可卡因的毒性及危害

可卡因是一种无味、白色薄片状的结晶固体，是最强的天然中枢兴奋剂，对中枢神经系统有高度毒性，可刺激大脑皮层，产生兴奋感及视、听、触等幻觉；服用后极短时间即可成瘾，并伴以失眠、食欲不振、恶心及消化系统紊乱等症状；精神逐渐衰退，可导致偏执呼吸衰竭而死亡。据测试，一剂 70mg 的纯可卡因，可以使体重 70kg 的人当场丧命，其毒性作用不愧为“毒品之王”的称呼。1914 年，可卡因与吗啡、海洛因一起作为毒品受到管制。

一、对氨基苯甲酸酯类

普鲁卡因的酯基不稳定，易被血清胆碱酯酶催化水解而失效，导致麻醉持续时间短。为了克服这一缺点，提高稳定性，以普鲁卡因作为先导物，对苯环、氨基侧链、碳链、羧酸酯进行变化，获得了一系列对氨基苯甲酸酯类局麻药，见表 5-2。

表 5-2 临床常见的对氨基苯甲酸酯类局部麻醉药

药物名称	药物结构	作用特点及用途
氯普鲁卡因 (Chloroprocaine)	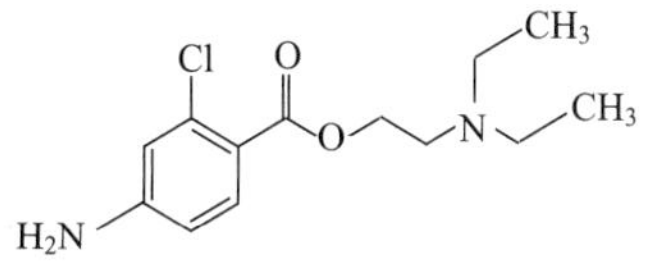 Cl, O, O, N, CH_3, CH_3, H_2N	局部麻醉作用比普鲁卡因强 2 倍，毒性小，作用迅速持久，临床上用于各种手术麻醉
丁卡因 (Tetracaine)	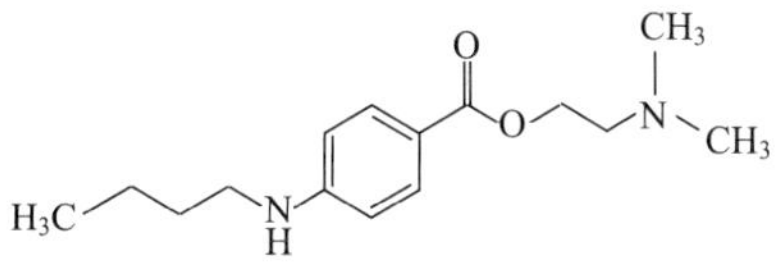 O, O, CH_3, N, CH_3, H_3C, N, H	局麻作用比普鲁卡因强 5～10 倍，穿透力强，但毒性也大，作用迅速。临床主要用于黏膜麻醉
布他卡因 (Butacaine)	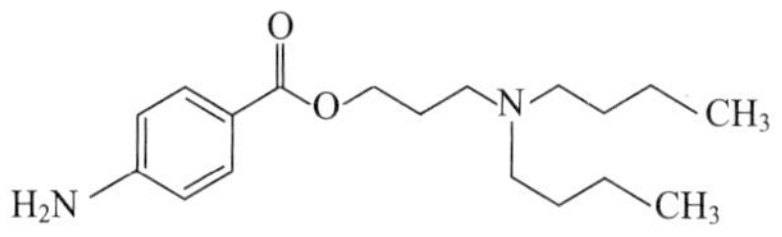 O, O, N, CH_3, H_2N, CH_3	麻醉作用比普鲁卡因强 3 倍，可用于浸润麻醉和表面麻醉
二甲卡因 (Dimethocaine)	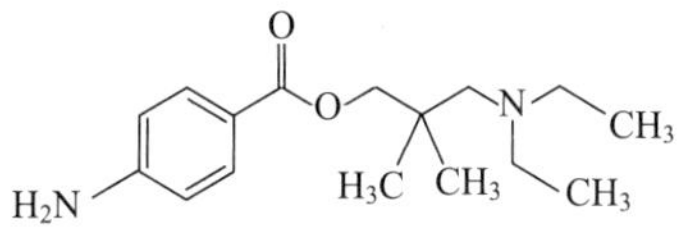 O, O, N, CH_3, H_2N, H_3C, CH_3, CH_3	麻醉作用比普鲁卡因强，作用时间长
硫卡因 (Thiocaine)	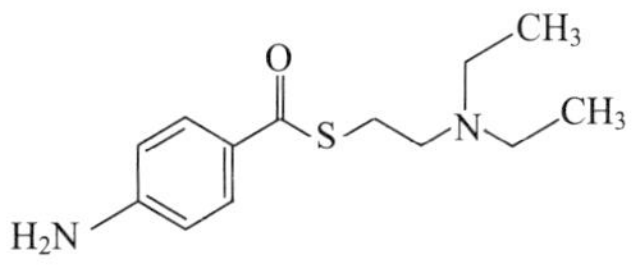 O, S, N, CH_3, CH_3, H_2N	局麻作用较普鲁卡因强，毒性也比普鲁卡因大，可用于浸润麻醉及表面麻醉

二、酰胺类

由于普鲁卡因的酯基易水解而失效，用较不易水解的酰胺基取代酯基，局部麻醉药持续时间一般较长，于 1946 年发现了 酰胺类局部麻醉药利多卡因 (Lidocaine)，因其邻位两甲基使胺键受空间位阻的保护而不易水解。其作用较普鲁卡因强而持久。改造利多卡因的结构，获得了一系列酰胺类局部麻醉药见表 5-3。

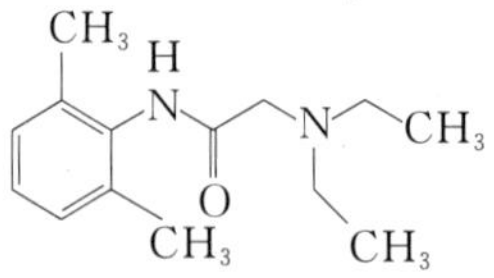

利多卡因

表 5-3 临床常用的酰胺类局部麻醉药

药物名称	药物结构	作用特点及用途
丙胺卡因 (Prilocaine)	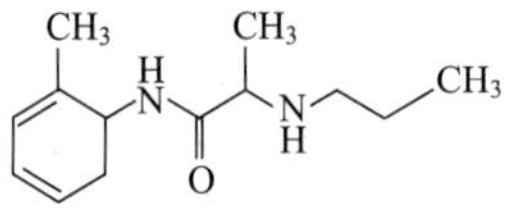	局部麻醉作用与利多卡因相似，但作用时间延长较长，毒性较小。用于硬膜外麻醉、阻滞麻醉及浸润麻醉
布比卡因 (Bupivacaine)	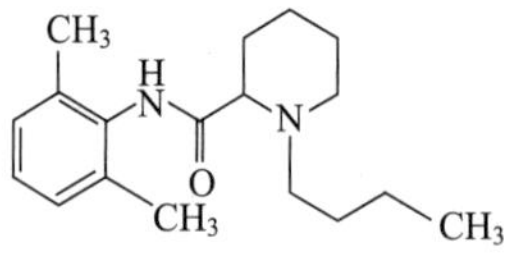	为长效局麻药，麻醉作用比利多卡因强 4～5 倍，作用持续时间长，较安全。临床用于局部浸润麻醉、外周神经阻滞麻醉及椎管内阻滞麻醉
罗哌卡因 (Ropivacaine)	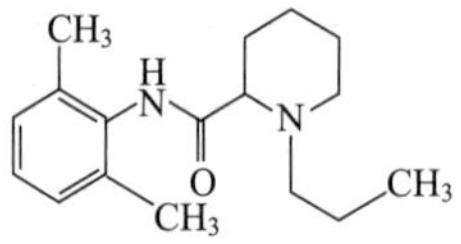	麻醉效果与布比卡因相似，而毒性反应明显弱于布比卡因，皮肤镇痛时间较布比卡因长，而局部浸润麻醉作用时间较同浓度布比卡因长 2～3 倍
依替卡因 (Etidocaine)	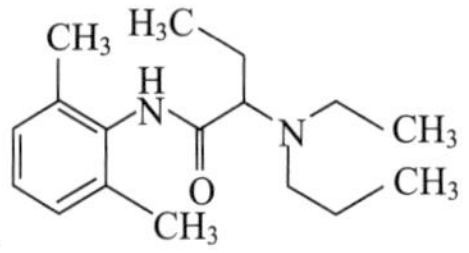	局麻作用与布比卡因相似，起效迅速，持续时间长，主要用于浸润麻醉、神经阻滞麻醉及硬膜外麻醉

三、氨基醚类、氨基酮类及氨基甲酸酯类

氨基醚类是用醚键代替局部麻醉药结构中的酯或酰胺基，使其稳定性增加，麻醉作用强而持久。如奎尼卡因（Quinisocaine）、普莫卡因（Pramocaine），均用作表面麻醉，其中奎尼卡因的表面麻醉比可卡因强约 1000 倍，而毒性仅为可卡因的两倍。

氨基酮类在临床上有应用价值的有达克罗宁（Dyclonine）、法立卡因（Falicaine）。氨基甲酸酯类为地哌冬（Diperodon）。

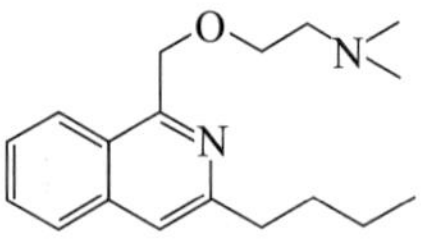

奎尼卡因

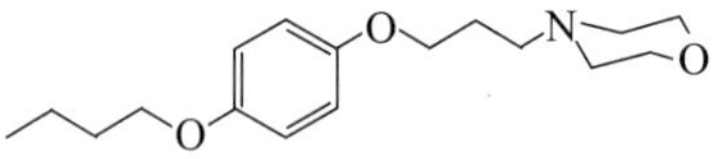

普莫卡因

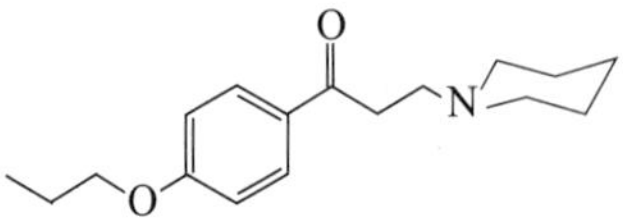

法立卡因

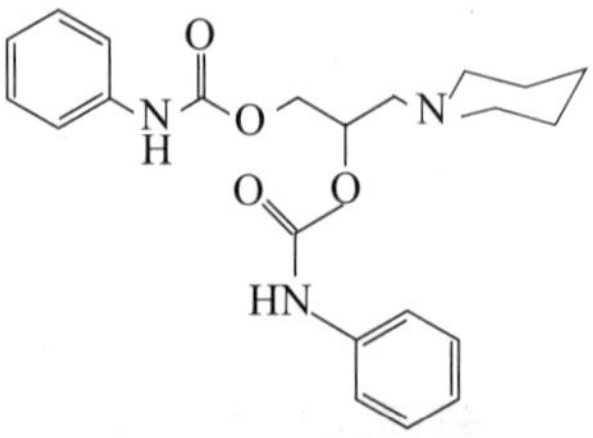

地哌冬

典型药物

盐酸普鲁卡因　Procaine Hydrochloride

$H_2N-C_6H_4-COOCH_2CH_2N(CH_3CH_2)_2 \cdot HCl$

化学名为4-氨基苯甲酸-2-(二乙氨基)乙酯盐酸盐，又名奴佛卡因。

合成路线：以对硝基甲苯为原料，经重铬酸或空气氧化为对硝基苯甲酸，再与β-二乙氨基乙醇酯化，用二甲苯共沸脱水制得硝基卡因，以铁粉及酸性条件下还原制得普鲁卡因，成盐后即得。

$$O_2N-C_6H_4-CH_3 \xrightarrow{Na_2Cr_2O_7+H_2SO_4\ 或\ O_2} O_2N-C_6H_4-COOH \xrightarrow[二甲苯]{HOCH_2CH_2N(C_2H_5)_2}$$

$$O_2N-C_6H_4-COOCH_2CH_2N(C_2H_5)_2 \xrightarrow{Fe,HCl} H_2N-C_6H_4-COOCH_2CH_2N(C_2H_5)_2$$

$$\xrightarrow{HCl} H_2N-C_6H_4-COOCH_2CH_2N(C_2H_5)_2 \cdot HCl$$

本品为白色细微针状结晶或结晶性粉末，无臭，味微苦而有麻痹感。熔点154～157℃。易溶于水，略溶于乙醇，微溶于三氯甲烷，几乎不溶于乙醚。其水溶液呈酸性，2%水溶液pH为5.0～6.5。

本品在干燥时比较稳定，在水溶液中不稳定，易水解，pH对水解的影响较大，水解随OH^-浓度的增加而加速。在pH3～3.5时最稳定，在碱性、中性及强酸性条件下易水解。

本品水溶液加氢氧化钠试液后析出普鲁卡因白色沉淀，加热使酯键水解，并产生二乙胺基乙醇的蒸气，可使润湿的石蕊试纸变蓝，进而生成对氨基苯甲酸钠。加盐酸酸化后，析出不溶性对氨基苯甲酸。再加过量酸，白色沉淀又溶解，溶液变澄清。

$$H_2N-C_6H_4-COOCH_2CH_2N(C_2H_5)_2 \cdot HCl \xrightarrow{NaOH} H_2N-C_6H_4-COOCH_2CH_2N(C_2H_5)_2\downarrow \xrightarrow[\triangle]{NaOH}$$

$$H_2N-C_6H_4-COONa + HOCH_2CH_2N(C_2H_5)_2\uparrow$$

$$\xrightarrow{HCl} H_2N-C_6H_4-COOH\downarrow \xrightarrow{HCl} HOOC-C_6H_4-NH_2 \cdot HCl$$

本品结构中具有芳伯氨基，容易氧化变色，在碱性溶液中较易氧化，当pH大于6.5时，温度升高，加热时间延长则氧化变色越显著。紫外光、空气、重金属离子均可加速本品的氧化变色，故配制盐酸普鲁卡因注射剂时，一般需要调节pH为3.5～5.5之间，并严格控制灭菌温度和时间，以100℃流通蒸气灭菌30min为宜。

本品结构中的芳伯氨基，能发生重氮化-偶合反应，在稀盐酸中与亚硝酸钠反应生成重氮盐，再加碱性β-萘酚试液生成猩红色偶氮染料。

$$H_2N-C_6H_4-COOCH_2CH_2N(C_2H_5)_2 \xrightarrow{NaNO_2,HCl} Cl^-\,N^+{\equiv}N-C_6H_4-COOCH_2CH_2N(C_2H_5)_2 \xrightarrow[NaOH]{\beta\text{-萘酚}}$$

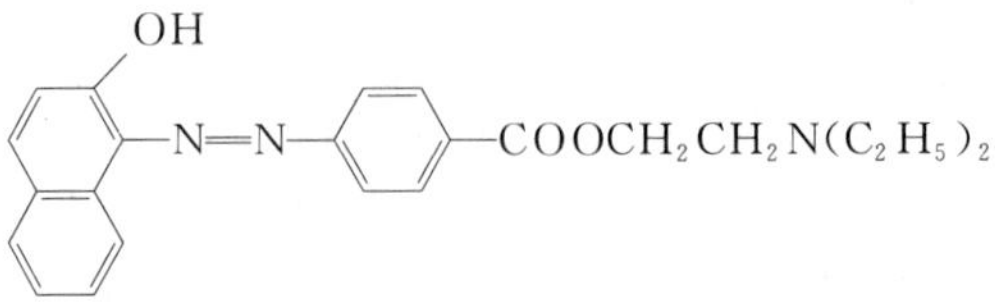

本品具叔胺的结构，其水溶液能与一些生物碱沉淀剂，如氯化金试剂、碘-碘化钾试剂、碘化汞钾试剂和苦味酸试剂等反应生成沉淀。

本品在盐酸条件下能与对二甲氨基苯甲醛缩合，生成希夫碱而显黄色。

本品为常用的局部麻醉药，作用强，毒性小且无成瘾性，临床上广泛用于浸润麻醉、传导麻醉、腰麻、硬膜外麻醉等。

【课堂互动】 根据你所学的知识总结一下还有哪些药物能发生重氮化-偶合反应？

盐酸利多卡因 Lidocaine Hydrochloride

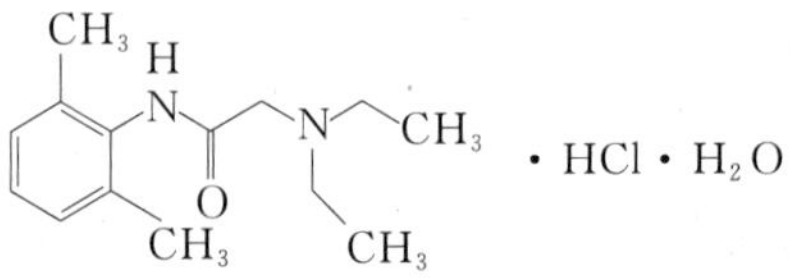

$\cdot HCl \cdot H_2O$

化学名为2-(二乙氨基)-*N*-(2,6-二甲基苯基)乙酰胺盐酸盐一水合物

本品为白色结晶性粉末；无臭。易溶于水和乙醇中，溶于氯仿，不溶于乙醚。0.5%水溶液pH为4.0～5.5。

本品在空气中稳定，对酸或碱均较稳定，不易水解。

本品因具叔胺结构，其水溶液加三硝基苯酚试液，即产生沉淀。该沉淀为利多卡因苦味酸盐，经水洗、干燥后测定，熔点228～232℃。

本品水溶液加硫酸铜试液和碳酸钠试液，即显蓝紫色，加氯仿振摇后放置，氯仿层显黄色。本品乙醇溶液与氯化亚钴试液振摇2min即显绿色，放置后，生成蓝绿色沉淀。这可能是酰胺基与金属离子络合所致。

本品局麻作用强于普鲁卡因两倍，且穿透力强。利多卡因也用于治疗心律不齐。

【课堂互动】 查阅资料，看看除了上述合成麻醉药品外，还有哪些药品和制剂属于麻醉药品的范围？

四、局部麻醉药的构效关系

局部麻醉药结构类型较多，可概括为以下基本结构：

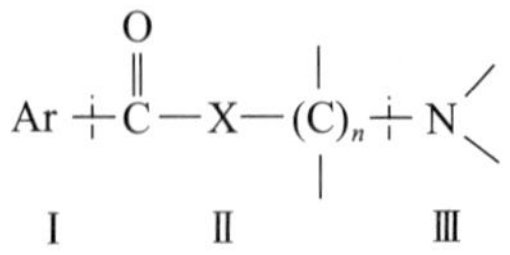

$$\underset{\text{I}}{Ar} + \underset{\text{II}}{\overset{O}{\overset{\|}{C}} - X - (C)_n} + \underset{\text{III}}{N\langle}$$

Ⅰ为亲脂性部分，可为芳烃或芳杂环，而以苯环作用最强。苯环上引入给电子基团例如氨基等可使活性增强。Ⅱ为中间连接部分，X可为O、NH、CH_2等，n=2、3时局麻作用

好，碳链增长，药效延长，但毒性增加。Ⅲ为亲水性部分，以叔胺为好，仲胺次之，伯胺刺激性较大。好的局麻药，分子的亲脂性与亲水性间应有适当的平衡，即应有一定的脂水分配系数。

本章小结

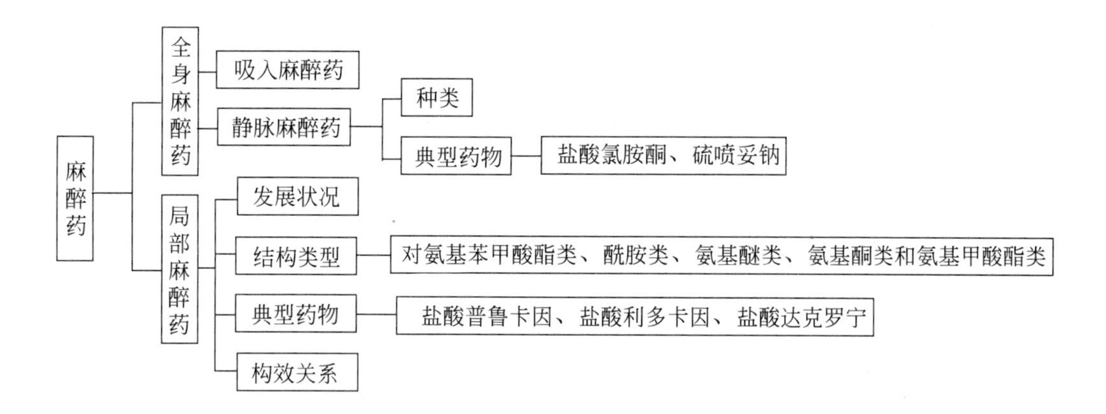

目标检测

一、单项选择题

1. 下列药物为吸入麻醉剂的是（　　）。

A. 恩氟烷　　B. 盐酸普鲁卡因　　C. 盐酸氯胺酮
D. 盐酸利多卡因　　E. 盐酸丁卡因

2. 盐酸普鲁卡因与 $NaNO_2$ 液反应后，再与碱性 β-萘酚偶合成红色沉淀，其依据为（　　）。

A. 苯环上的亚硝化　　B. 叔胺的氧化　　C. 酯基的水解
D. 有芳伯氨基存在　　E. 苯环上有亚硝化反应

3. 盐酸普鲁卡因注射液加热变黄的主要原因是（　　）。

A. 发生缩合反应　　B. 芳伯氨基被氧化　　C. 酯键水解
D. 形成了聚合物　　E. 发生了重氮化偶合反应

4. 为长效的局部麻醉药的是（　　）。

A. 盐酸布比卡因　　B. 依托咪酯　　C. 盐酸普鲁卡因
D. 盐酸丁卡因　　E. 盐酸利多卡因

5. 盐酸氯胺酮为（　　）。

A. 吸入麻醉药　　B. 抗心律失常药　　C. 静脉麻醉药
D. 酰胺类局麻药　　E. 苯甲酸酯类局麻药

6. 化学结构如下的药物为（　　）。

CH_3, H, N, O, N, CH_3, CH_3, CH_3 $\cdot HCl \cdot H_2O$

A. 盐酸普鲁卡因　　B. 盐酸布比卡因　　C. 盐酸丁卡因
D. 盐酸氯普鲁卡因　　E. 盐酸利多卡因

7. 下列药物中可以发生重氮化-偶合反应的是（　　）。

A. 盐酸氯胺酮　　B. 盐酸布比卡因　　C. 盐酸普鲁卡因
D. 盐酸丁卡因　　E. 盐酸利多卡因

8. 下列叙述中与盐酸利多卡因不相符的是（　　）。
A. 酰胺类局麻药　　B. 易发生水解反应　　C. 分子结构中含有 2,6-二甲苯基
D. 具有抗心律失常作用　　E. 局麻作用强于普鲁卡因，作用时间亦长

9. 属于局部麻醉药的有（　　）。
A. 依托咪酯　　B. 羟丁酸钠　　C. 盐酸氯胺酮
D. 布比卡因　　E. 氟烷

10. 有关局部麻醉药的构效关系叙述不正确的是（　　）。
A. 麻醉作用与药物的脂溶性关系不大
B. 苯环的对位有供电子基团取代时，可增强局麻作用
C. 苯环可被其他杂环取代，但作用强度降低
D. 当碳链上有支链时，立体位阻增加，作用时间延长，局麻作用也增强
E. 局麻作用越强，越容易引起惊厥

二、多项选择题

1. 下列药物中不是静脉麻醉药的是（　　）。
A. 盐酸氯胺酮　　B. 恩氟烷　　C. 盐酸利多卡因
D. 依托咪酯　　E. 硫喷妥钠

2. 盐酸普鲁卡因含有芳伯氨基，故可以（　　）。
A. 用重氮化偶合法鉴别　　B. 水解失效　　C. 与醛缩合
D. 与氯化铁试液显色　　E. 与生物碱沉淀试剂产生沉淀

3. 下列试剂可用于区别盐酸普鲁卡因和盐酸利多卡因的是（　　）。
A. 硝酸银试液　　B. 硫酸铜试液及碳酸钠试液　　C. 三硝基苯酚
D. 亚硝酸钠、盐酸、碱性苯酚　　E. 氯化铁试液

4. 下列药物属于全身麻醉药中的静脉麻醉药的有（　　）。
A. 硫喷妥钠　　B. 羟丁酸钠　　C. 乙醚
D. 盐酸利多卡因　　E. 盐酸氯胺酮

5. 以下性质与盐酸普鲁卡因相符的有（　　）。
A. 本品对酸碱较稳定　　B. 体内迅速被酯酶水解而失活　　C. 本品显芳伯氨的特征反应
D. 对光敏感，宜避光保存　　E. 本品水溶液不易被氧化变色

三、配伍选择题

[1～5]
A. 盐酸氯胺酮　　B. 盐酸普鲁卡因　　C. 盐酸利多卡因
D. 麻醉乙醚　　E. 硫喷妥钠

1. 对氨基苯甲酸类局麻药
2. 酰胺类局麻药
3. 脂溶性大的全麻药
4. 分子结构中有一个手性碳原子
5. 呼吸道刺激较大

四、简答题

1. 说出盐酸普鲁卡因的结构特点与其稳定性的关系。
2. 试从化学结构上分析盐酸利多卡因比盐酸普鲁卡因作用强、时间长的原因？

第六章
镇静催眠药、抗癫痫药和抗精神失常药

学习目标

知识要求

☆ 掌握镇静催眠药、抗癫痫药和抗精神失常药的类型与基本结构，典型药物的化学结构、理化性质及临床用途。

☆ 理解苯并二氮䓬类药物的构效关系、结构改造目的和途径。

☆ 了解巴比妥类药物合成的方法，了解国家特殊管理精神药品的结构特点。

☆ 了解吩噻嗪类药物的构效关系及抗精神病药的发展和现状。

能力要求

☆ 能应用巴比妥类、苯并二氮䓬类、乙内酰脲类及吩噻嗪类药物的理化性质解决该类药物的制剂调配、贮存保管及临床应用问题。

☆ 学会用苯巴比妥类、苯并二氮䓬类、乙内酰脲类及吩噻嗪类药物的理化性质进行药物的分析检验。

☆ 会分析镇静催眠药结构特点与化学稳定性和毒副作用之间的关系。

镇静催眠药、抗癫痫药和抗精神失常药均作用于中枢神经系统并产生广泛的抑制作用。它们之间没有明确的界限，既有区别，又有内在的联系。

第一节 镇静催眠药

镇静催眠药（Sedative Hypnotics）是一类对中枢神经系统产生抑制作用的药物。镇静和催眠作用并无严格区别。小剂量时产生镇静，可以使紧张、焦虑和兴奋不安的患者安静下来，中等剂量时对中枢神经系统进一步抑制，产生催眠作用，可使患者进入睡眠状态。大剂量时可引起呼吸、循环等功能衰竭，严重者可导致死亡。

按照化学结构不同，可以把目前临床常用的镇静催眠药分为巴比妥类、苯二氮䓬类、咪唑并吡唑类。

一、巴比妥类

巴比妥类药物为丙二酰脲（巴比妥酸，Barbituric Acid）的衍生物。巴比妥酸无活性，当5位亚甲基上的两个氢原子被烃基取代时才呈现活性。

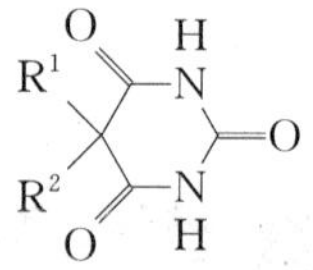

巴比妥类药物基本结构

巴比妥类药物通常按作用时间分为四种类型：长效类，持续6～8h，如巴比妥和苯巴比妥；中效类，持续4～6h，如异戊巴比妥、戊巴比妥、环己烯巴比妥；短效类，持续2～3h，如司可巴比妥；超短效类，持续1h左右，如海索比妥、硫喷妥钠。临床常用巴比妥类镇静催眠药见表6-1。

表6-1 常用的巴比妥类镇静催眠药

药物名称	药物结构	药物名称	药物结构
异戊巴比妥(Amobarbital)	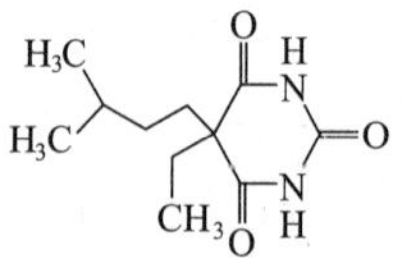	戊巴比妥(Pentobarbital)	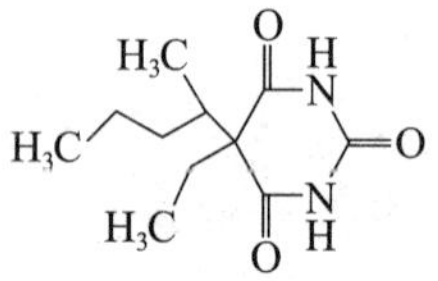
环己烯巴比妥(Cyclobarbital)	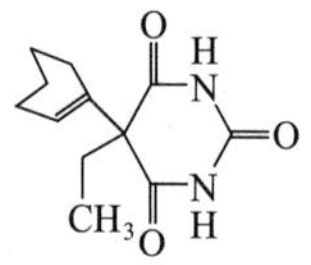	海索比妥(Hexobarbital)	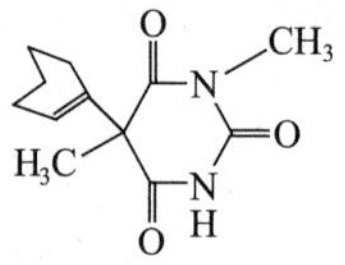
司可巴比妥(Secobarbital)	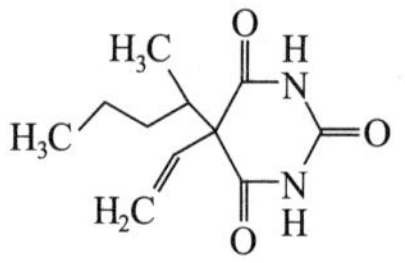	硫喷妥钠(Thiopental Sodium)	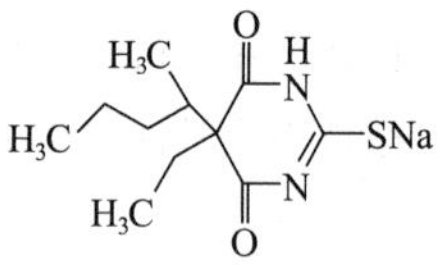

【知识链接】 巴比妥类药物的缺点

巴比妥类自1903年问世以来，在解除千千万万人疾苦的同时，也造成了不少人间悲剧（自杀）。对失眠患者来说，只要口服苯巴比妥0.03～0.06mg就能达到催眠作用；如果一次吞服6～10g便可发生严重中毒，病人出现昏迷、呼吸困难、血压下降，以致休克甚至死亡。用常规剂量的巴比妥催眠，服药者次日醒来之后，会出现头痛头晕、精神不振与瞌睡等现象，这是体内残留的药物仍在发挥作用。如长时间地使用，因其缩短快波睡眠时间，停药后则引起快波睡眠的反跳而出现噩梦多梦现象。久用易产生耐受性和成瘾性，使患者较难停药，这是它的致命缺点。此外，长期服用巴比妥类药物还会出现慢性中毒，主要表现为：步态不稳，吐字不清，动作笨拙，理解迟钝，思维困难，记忆力差，情绪不稳等。

典型药物

苯巴比妥　Phenobarbital

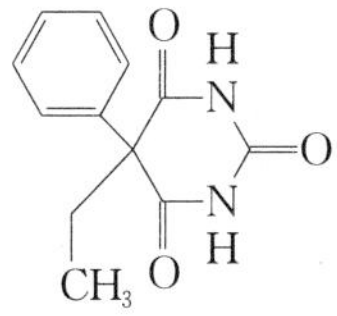

化学名5-乙基-5-苯基-2,4,6-(1*H*,3*H*,5*H*)嘧啶三酮，又名鲁米那。

本品为白色有光泽的结晶性粉末，无臭；溶解于乙醇或乙醚中，略溶于三氯甲烷，极微溶于水，在氢氧化钠或碳酸钠中溶解，熔点174.5～178℃。

巴比妥类药物为环酰脲类，可发生内酰胺（酮式）-内酰亚胺（烯醇式）互变异构，形成的烯醇式结构显弱酸性。本品能溶解于氢氧化钠和碳酸钠溶液中生成钠盐，但不溶于碳酸氢钠。此类钠盐不稳定，易因吸收空气中的二氧化碳而析出苯巴比妥沉淀。

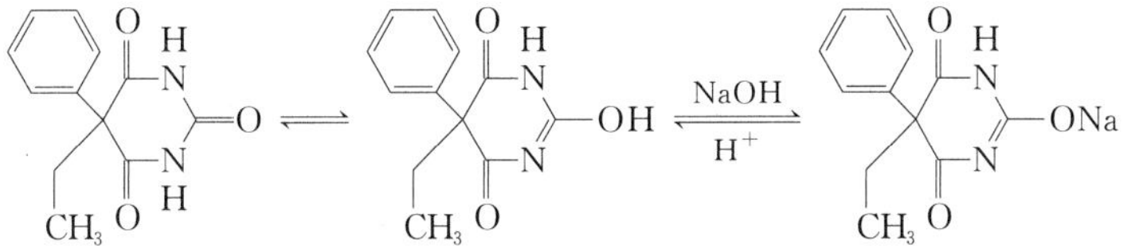

NaOH / H^+

巴比妥类药物分子中都具有酰胺结构，其钠盐水溶液在室温放置时不稳定，易被水解而失去活性，受热可进一步水解。水解反应速率及产物与pH及温度有关，因此注射用巴比妥类药物钠盐须制成粉针剂，临用时配制。

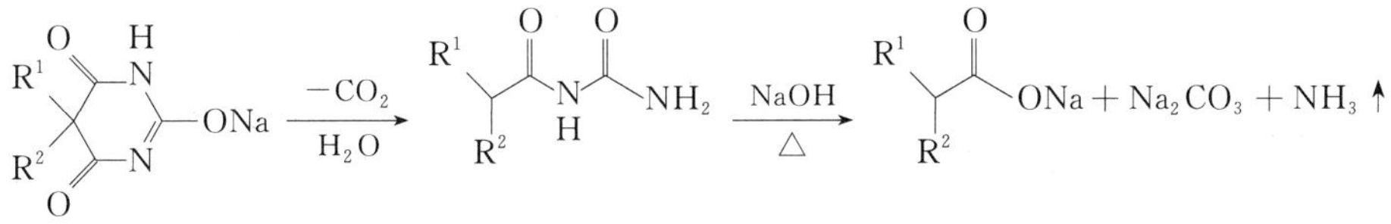

$-CO_2$ / H_2O　NaOH / △　$ONa + Na_2CO_3 + NH_3\uparrow$

本品具有丙二酰脲结构，能与金属离子成盐，显丙二酰脲类的鉴别反应

(1) 巴比妥类药物与吡啶-硫酸铜试液反应，显紫色。含硫巴比妥反应后显绿色。此因分子结构中含有—CONHCONHCO—结构，与铜盐反应产生类似双缩脲的反应。

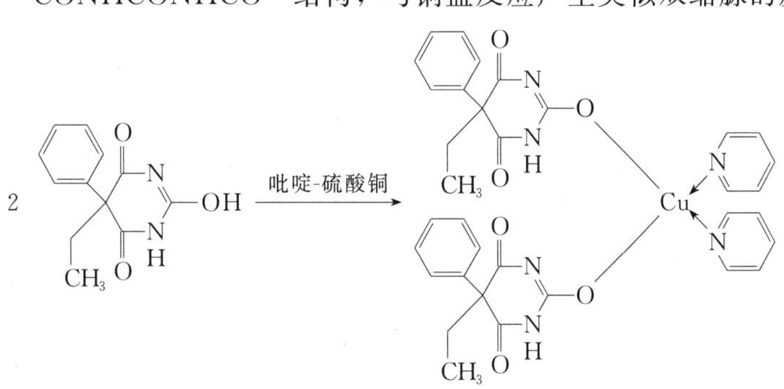

吡啶-硫酸铜

(2) 巴比妥类药物溶于碳酸钠试液，与硝酸银试液反应，先生成瞬即溶解的一银盐，继续与硝酸银试液反应，生成不溶于水的二银盐白色沉淀。此反应也可用于含量测定。

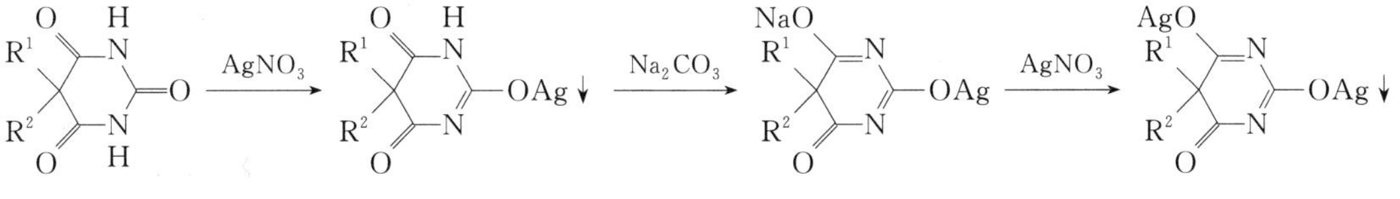

$AgNO_3$　Na_2CO_3　$AgNO_3$

本品分子中含有苯环，与甲醛-硫酸试液作用，界面显玫瑰红色。与亚硝酸钠-硫酸试液作用，立即显橙黄色，随后转为橙红色。

本品为镇静催眠药、抗惊厥药。用于失眠、惊厥和癫痫大发作。

【课堂内外】 查阅资料了解巴比妥类药物的合成方法。

二、苯二氮䓬类

苯二氮䓬类（Benzodiazepines）是 20 世纪 60 年代发展的一类药物，具有镇静催眠、抗焦虑、中枢性肌肉松弛、抗惊厥等作用。已取代巴比妥类成为镇静催眠、抗焦虑的首选药物，其中一些也用作抗癫痫药。苯二氮䓬类药物具有以下基本结构：

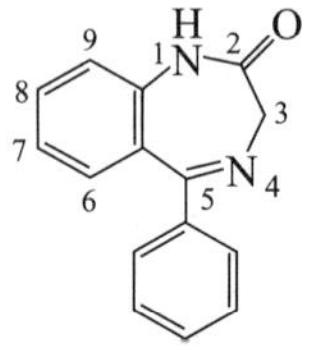

苯并二氮杂䓬类是 20 世纪 50 年代后期发展起来的一类镇静催眠药，其中 1,4-苯并二氮杂䓬类化合物生理活性最强，由于这类药物毒副作用较巴比妥类小，在临床上已成为镇静、催眠、抗焦虑的首选药物。

首先用于临床的是氯氮䓬（Chlordiazepoxide，利眠宁 Librium）。在对氯氮䓬结构改造中发现，氯氮䓬分子中的脒结构及氮上的氧，并不是产生生理活性所必需的部分，于是制得同类型的、活性较强的地西泮（Diazepam），对其构效关系研究，合成了许多好的安定药，临床常用氯氮䓬及同型药物见表 6-2。

表 6-2 临床常用的氯氮䓬及同型药物

药物名称	药物结构	药物名称	药物结构
氯氮䓬（Chlordiazepoxide）	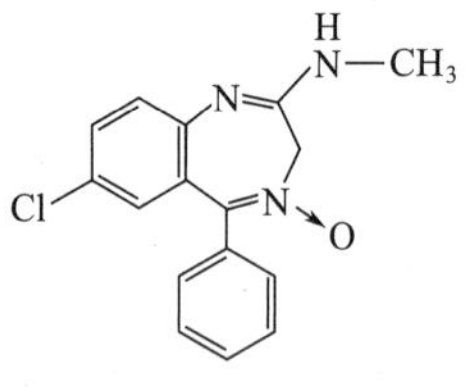	地西泮（Diazepam）	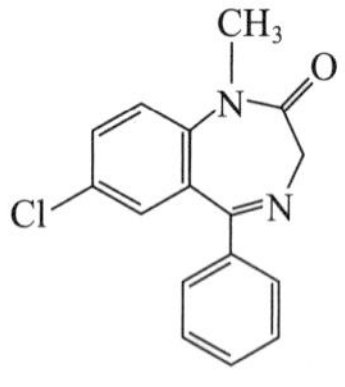
氟西泮（Flurazepam）	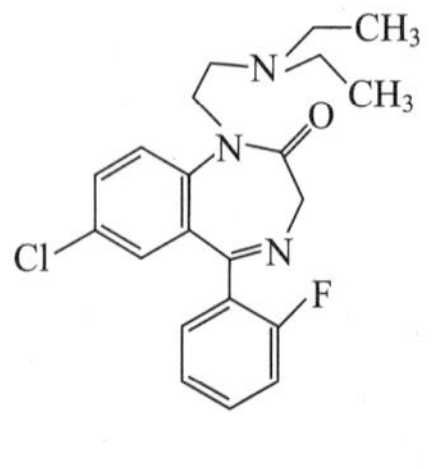	氟地西泮（Fludiazepam）	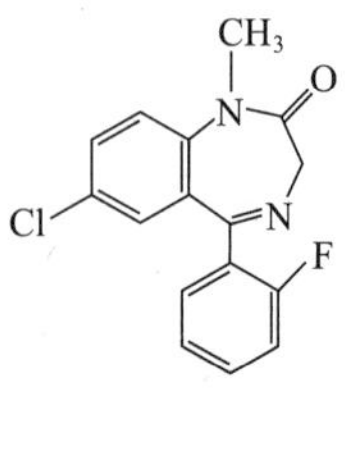

续表

药物名称	药物结构	药物名称	药物结构
硝西泮 （Nitrazepam）	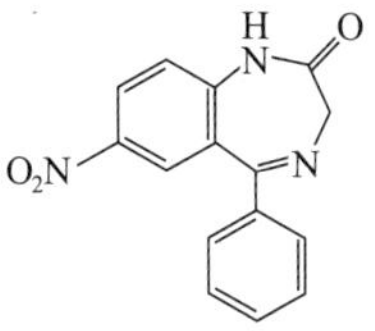 H N O O_2N N	氯硝西泮 （Clonazepam）	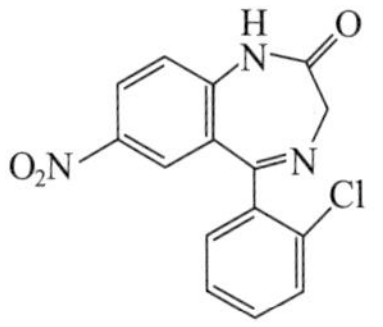 H N O O_2N N Cl

地西泮在体内的活性代谢物不仅催眠作用较强，且毒副作用较小，已开发成药物用于临床的有奥沙西泮（Oxazepam，去甲羟安定）、替马西泮（Temazepam，羟安定）、劳拉西泮（Lorazepam，去甲氯羟安定）。

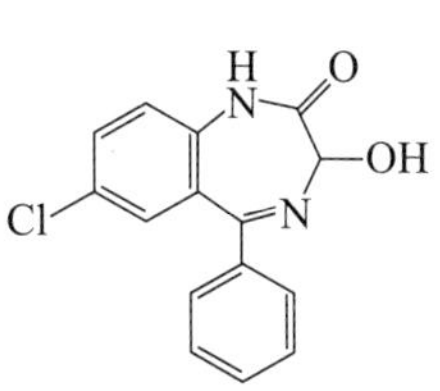

奥沙西泮 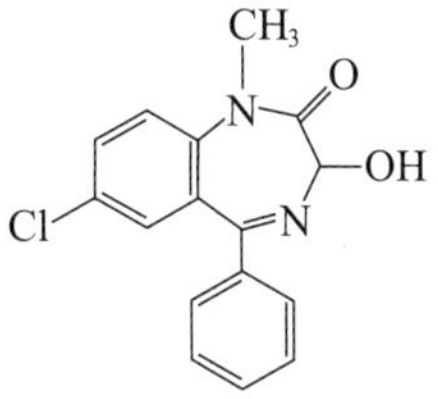　替马西泮 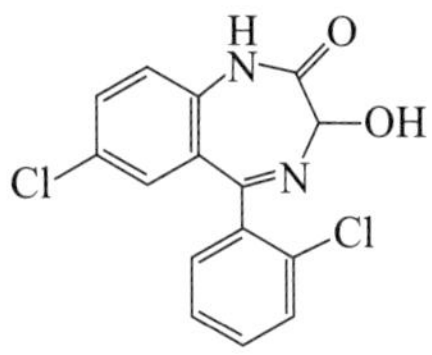　劳拉西泮

在苯二氮䓬环1,2位上并合三唑环，增加了这类药物代谢的稳定性和对受体的亲和力，生物活性明显提高。如艾司唑仑（Estazolam）、阿普唑仑（Alprazolam）、三唑仑（Triazolam）等，三者是临床广泛应用的镇静催眠及抗焦虑药，而阿普唑仑的镇静作用为地西泮的25～30倍，催眠作用为地西泮的3倍以上。

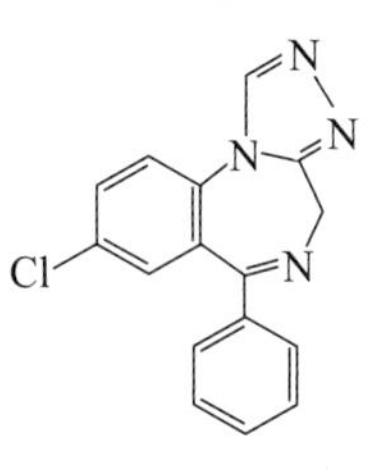

艾司唑仑 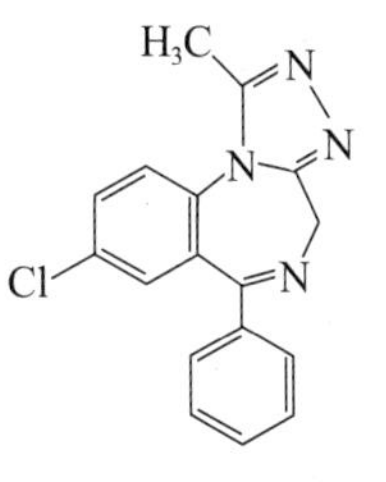　阿普唑仑 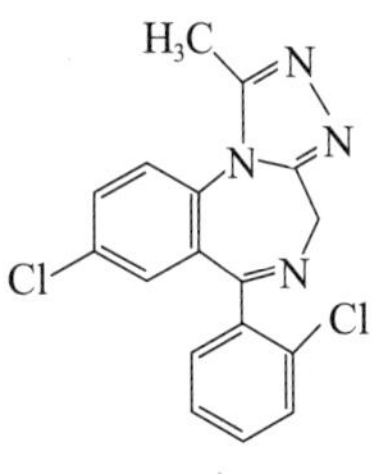　三唑仑

【知识链接】 三唑仑，又称海乐神、酣乐欣，淡蓝色片剂。是常用的有效催眠药之一，也是一种强烈的麻醉药品，口服后可以迅速使人昏迷晕倒（0.75mg的三唑仑，能让人在10min快速昏迷，昏迷时间可达4～6h），故俗称迷药、蒙汗药、迷魂药。三唑仑没有任何味道，见效迅速，药效比普通安定强45～100倍。可溶于水及各种饮料中，也可以伴随酒精类共同服用。由于三唑仑社会危害大，国家已将三唑仑由二类精神药品升为一类，其生产与销售都受严格控制。

典型药物

地西泮 Diazepam

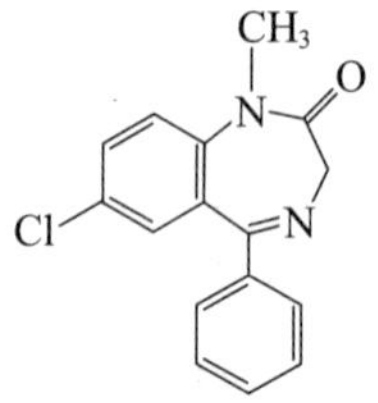

化学名为1-甲基-5-苯基-7-氯-1,3-二氢-2*H*-1,4-苯并二氮䓬-2-酮，又名安定。

本品为白色或类白色结晶性粉末，无臭；易溶于丙酮或三氯甲烷中，在乙醇中溶解，在水中几乎不溶。

本品遇酸（或碱液）受热易被水解生成2-甲氨基-5-氯二苯甲酮和甘氨酸。

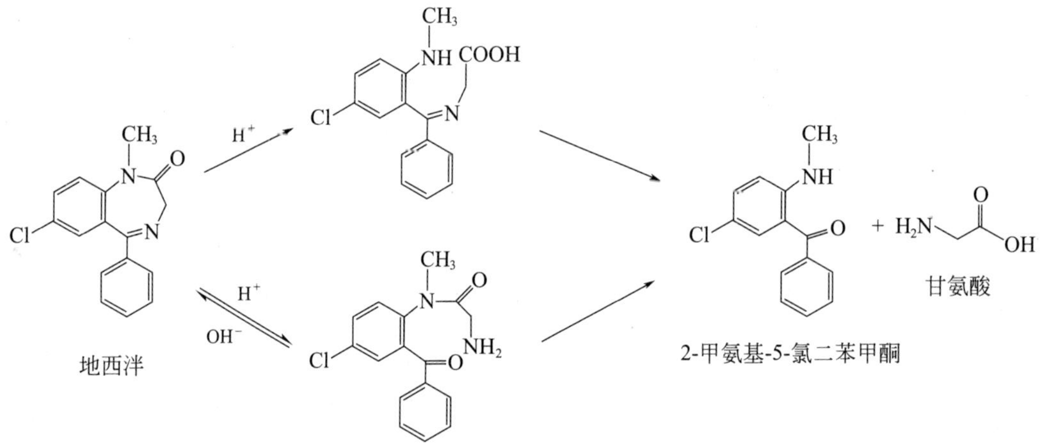

水解时在1,2位、4,5位间开环，两过程平行进行。4,5位开环为可逆性水解，当pH提高到中性时又重新环合。当7位和1、2位有强吸电子基团（氯原子、硝基、三唑环等）存在时，例如地西泮、硝西泮、艾司唑仑等，口服后药物在胃酸作用下，水解反应几乎都在4、5位上进行，当开环化合物进入肠道，因pH升高，又闭环成原药，因此对生物利用度无影响。

本品溶于硫酸后，在紫外光灯（365mm）下显黄绿色荧光。本品与碘化铋钾在酸性条件下反应生成橙红色复盐沉淀，放置后颜色加深。

本品用作抗焦虑药、也用于抗癫痫和抗惊厥。

艾司唑仑 Estazolam

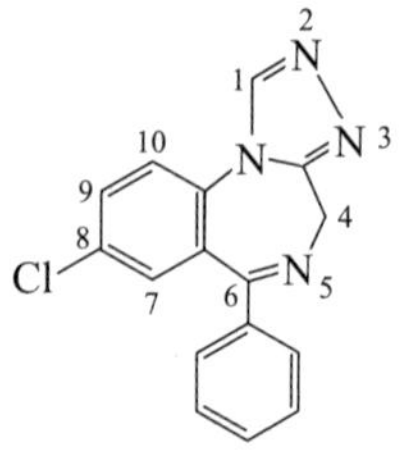

化学名为6-苯基-8-氯-4*H*-[1,2,4]-三氮唑并[4,3-*a*][1,4]苯并二氮杂䓬，又名舒乐安定。

本品为白色或类白色结晶性粉末，无臭，几乎不溶于水，略溶于乙醇或乙酸乙酯，溶于甲醇，易溶于乙酸酐或氯仿。熔点229～232℃。

本品加盐酸煮沸，放冷后显重氮化-偶合反应（芳香第一胺鉴别反应）。

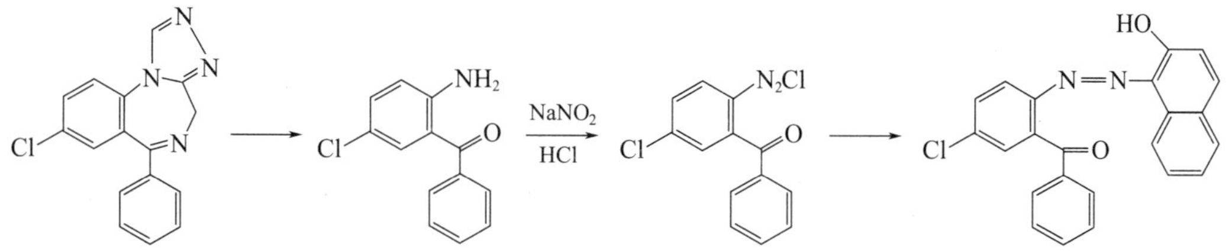

$\xrightarrow[HCl]{NaNO_2}$

艾司唑仑　　　　(橙红色)

本品作用强，用量小，毒副作用小，治疗安全范围大。用于失眠、紧张、焦虑及癫痫大发作、小发作和术前镇静。

三、咪唑并吡唑类

唑吡坦（Zolpidem）为咪唑并吡唑镇静催眠药，是20世纪80年代上市的药物，具有较强的镇静催眠作用，在发挥催眠作用时，不影响人的正常睡眠结构，其抗惊厥、抗焦虑和肌肉松弛作用较弱，可改善睡眠质量，无明显镇静作用和精神运动障碍，能显著改善病人的睡眠潜伏期和睡眠效率，主要用于失眠。其作用时间短，起效快，是目前欧美国家最常用的镇静催眠药之一。

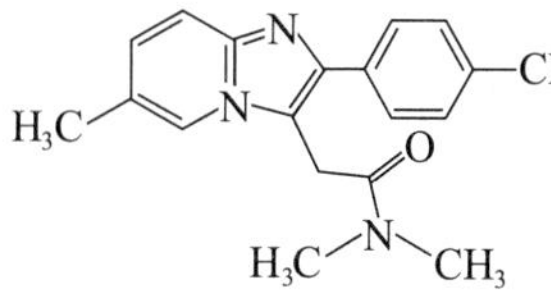

唑吡坦

第二节　抗癫痫药

癫痫是一组由大脑神经元异常放电所引起的暂时的大脑功能失调综合征，具有突然发生、反复发作的特点。抗癫痫药主要用于防止和控制癫痫的发作。按化学结构不同可将用于临床的抗癫痫药分为巴比妥类、乙内酰脲类、苯并二氮䓬类、二苯并氮杂䓬类、脂肪羧酸类。

【知识链接】 苯二氮䓬类药物均具有抗惊厥作用，临床上用作抗癫痫药有地西泮、硝西泮、劳拉西泮等。

一、抗癫痫药物分类

1. 巴比妥类

用于临床治疗癫痫的巴比妥类药物有苯巴比妥、甲芬巴比妥（Mephobarbital）和扑米酮（Primidone）。

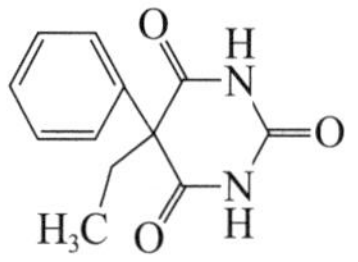

苯巴比妥 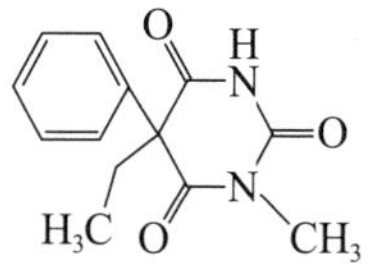　　甲芬巴比妥 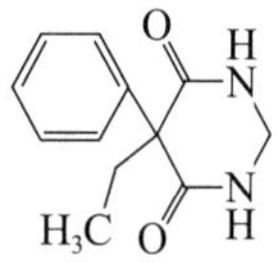　　扑米酮

2. 乙内酰脲类

将苯巴比妥分子中的羰基去掉一个，得乙内酰脲类化合物，如苯妥英，1938 年发现其有抗惊厥作用，同年用于抗癫痫大发作获得成功，目前仍是抗癫痫的常用药物，临床常用其钠盐。

3. 二苯并氮杂䓬类

卡马西平（Carbamazepine，又名酰胺咪嗪）在干燥状态和室温下较稳定，长时间光照可发生氧化和聚合反应，颜色变橙黄色，故应避光保存。临床上主要用于治疗癫痫大发作、复杂部分性发作。奥卡西平（Oxcarbazepine）是卡马西平的 10-酮基衍生物，临床用途同卡马西平，优点是不良反应较少。

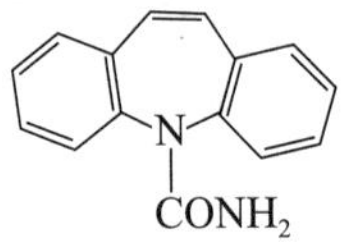

卡马西平 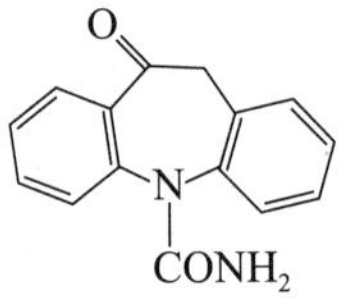　　奥卡西平

【知识链接】 临床常用药——卡马西平

本品为白色结晶粉末；几乎无臭；略溶于乙醇，几乎不溶于水。

本品在干燥状态及室温下较稳定。片剂在潮湿的环境中可生成二水合物使片剂表面硬化，溶解和吸收困难，药效下降至原来的 1/3。本品长时间光照，会因发生聚合反应和氧化反应而使固体表面由白色变橙色，故应避光保存。

本品水溶性差，口服吸收缓慢且不规则，因人而异。生物利用度在 58%～85%之间。

4. 脂肪羧酸类

丙戊酸钠（Sodium Valproate）和丙戊酰胺（Valpromide）为广谱抗癫痫药。丙戊酸钠为白色结晶性粉末或颗粒，有强引湿性，易溶于水，溶于乙醇，临床主要用于治疗各种类型的癫痫病。丙戊酰胺是白色针状结晶，溶于乙醇，临床用于多种类型癫痫均有较好的疗效，作用强，见效快而毒性较低。

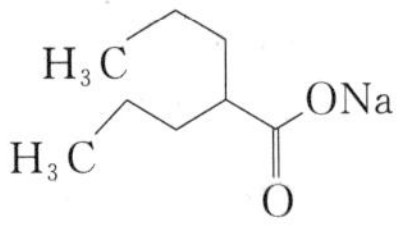

丙戊酸钠 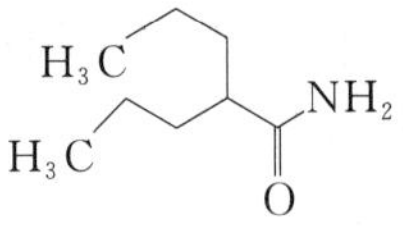　　丙戊酰胺

二、典型药物

苯妥英钠 Phenytoin Sodium

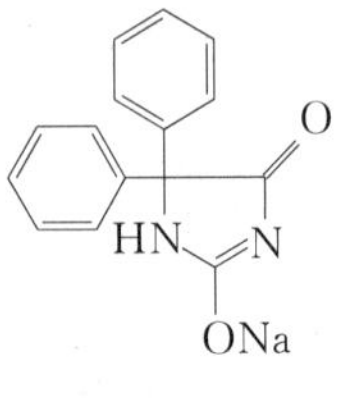

化学名为 5,5-二苯基-2,4-咪唑烷二酮钠盐，又名大伦丁钠。

本品为白色粉末，无臭，微有引湿性。易溶于水，溶于乙醇，几乎不溶于三氯甲烷或乙醚。

本品水溶液呈碱性，因苯妥英酸性弱于碳酸，露置时吸收空气中的二氧化碳而析出游离的苯妥英，呈现浑浊。

【课堂互动】 临床所用的苯妥英钠注射剂为什么要制备成粉针剂？

本品分子中具有内酰脲结构，在碱性溶液中受热易水解，可生成二苯基脲基乙酸，最后生成二苯基氨基乙酸，并释放出氨。

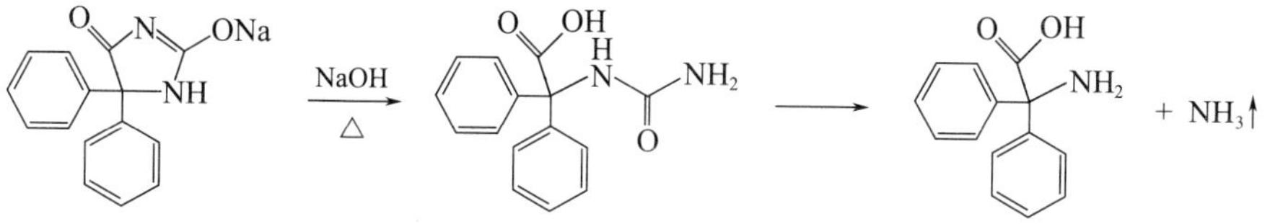

O　N　ONa　NH　$\xrightarrow[\triangle]{NaOH}$　O　OH　H　N　NH_2　O　→　O　OH　NH_2　+ $NH_3\uparrow$

本品水溶液与硝酸银或硝酸汞试液反应，均生成白色沉淀，此沉淀不溶于氨试液中。与吡啶硫酸铜试液反应显蓝色（巴比妥类显紫色），这些反应可用来鉴别苯妥英钠与巴比妥类药物。

本品临床用于抗癫痫。由于它具有疗效高、无催眠作用等优点，常为癫痫大发作首选药物；对精神运动性发作的疗效次之；对小发作无效，甚至增加发作频率，故应禁用。

第三节　抗精神失常药

抗精神失常药（Drugs for Psychiatric Disorders）指用于治疗各种精神疾病的一类药物。根据其作用特点和临床应用可分为抗精神病药、抗焦虑药、抗抑郁药和抗躁狂药。这些药对精神活动具有选择性抑制作用，可在不影响病人意识清醒的情况下，能消除躁狂不安、忧郁、焦虑、精神错乱等症状。

一、抗精神病药

抗精神病药对神经活动具有较强的选择性抑制，可在不影响意识清醒的条件下，消除病人的兴奋、躁动、妄想和幻觉等症状，使病人恢复正常理智。抗精神病药主要治疗精神分裂症，精神分裂症可能与脑内多巴胺功能增强有关。抗精神病药按化学结构可分为吩噻嗪类、丁酰苯类、噻吨类（硫杂蒽类）和其他类。

1. 吩噻嗪类

氯丙嗪（Chlorpromazine）是第一个用于治疗精神病的吩噻嗪类药物，20 世纪 40 年代在研究吩噻嗪类抗组胺药异丙嗪（Promethazine）的构效关系时发现了氯丙嗪的抗精神病作用。氯丙嗪虽然具有较好的疗效，但其毒性和副作用也大，为了寻找毒副作用小、疗效好的新药，对氯丙嗪进行了构效关系研究和结构改造得到一系列吩噻嗪类抗精神病药，临床常用吩噻嗪类抗精神病药见表 6-3。

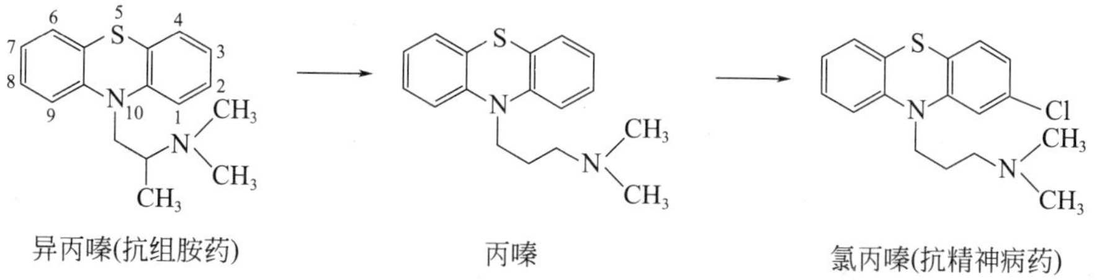

S 5　4　3　2　1　N 10　9　8　7　6　CH_3　N　CH_3　CH_3　→　S　N　CH_3　N　CH_3　→　S　N　Cl　CH_3　N　CH_3

异丙嗪(抗组胺药)　　丙嗪　　氯丙嗪(抗精神病药)

表 6-3　临床常用的吩噻嗪类抗精神病药

药物名称	药物结构	作用特点
三氟丙嗪 (Triflupromazine)	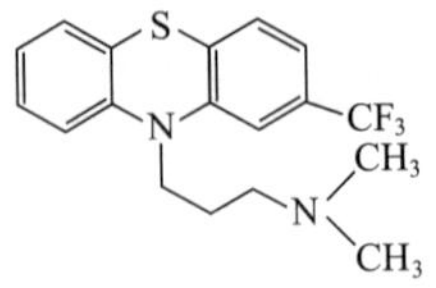	作用与氯丙嗪相似，抗精神病作用较氯丙嗪强 3～5 倍
奋乃静 (Perphenazine)	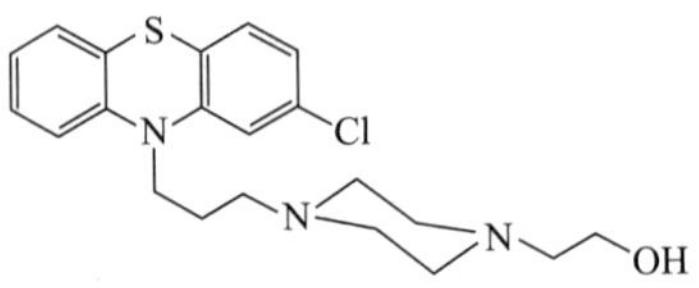	作用与氯丙嗪相似，镇吐作用较强，镇静作用较弱，毒性较低
氟奋乃静 (Fluphenazine)	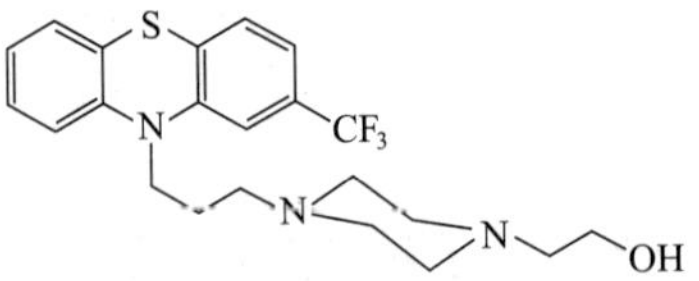	抗精神病作用比奋乃静强，且更持久，其镇静、镇吐作用微弱
三氟拉嗪 (Trifluoperazine)	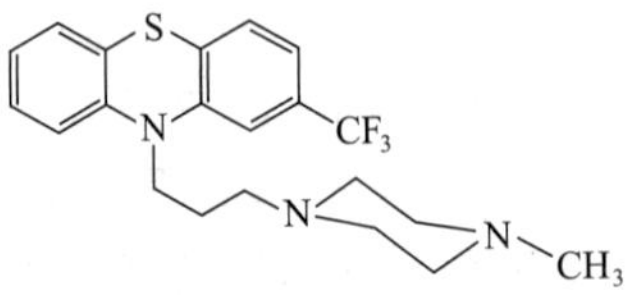	抗精神病作用和镇吐作用比氯丙嗪强，作用快而持久
氟奋乃静庚酸酯 (Fluphenazine Enanthate)	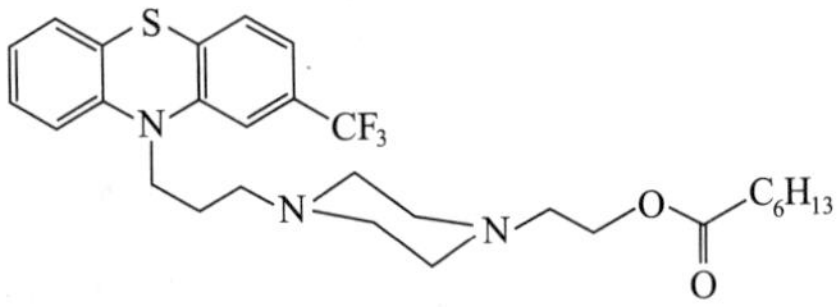	为长效抗精神病药，作用强且持续时间长，可 2～4 周给药一次

吩噻嗪类抗精神病药构效关系如下。

① 吩噻嗪环 2 位引入吸电子基团，使作用增强。活性顺序为：

$$-CF_3 > -Cl > -COCH_3$$

② 2 位引入吸电子基团，例如氯丙嗪 2 位有氯原子取代，使分子有不对称性，10 位侧链向含氯原子的苯环方向倾斜是这类抗精神病药的重要结构特征。

③ 吩噻嗪母核上 10 位氮原子与侧链碱性氨基之间相隔 3 个碳原子时，抗精神病作用强，间隔 2 个碳原子，例如异丙嗪缺乏抗精神病活性。

④ 吩噻嗪环 10 位侧链末端的碱性基团，可为脂肪叔氨基，也可为哌啶基或哌嗪基。以哌嗪侧链作用最强。

2. 噻吨类（硫杂蒽类）

将吩噻嗪环上的氮原子换成碳原子，并通过双键与侧链相连，形成噻吨类，亦称硫杂蒽类。由于硫杂蒽衍生物的母核与侧链以双键相连，故有几何异构体存在，此类化合物的抗精神病作用的活性一般是顺式大于反式。临床常用噻吨类抗精神病药见表 6-4。

表 6-4　临床常用噻吨类抗精神病药

药物名称	药物结构	作用特点
氯普噻吨 (Chlorprothixene)	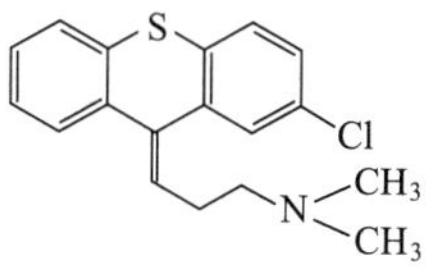	药理作用及机制类似氯丙嗪，抗精神病作用比氯丙嗪弱，镇静作用较强，具有一定的抗焦虑和抗抑郁作用
氟哌噻吨 (Flupenthixol)	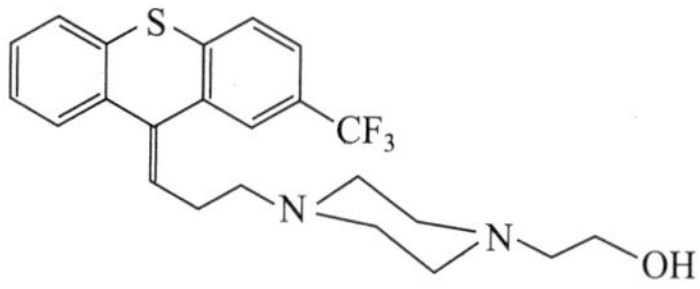	用于治疗精神分裂症，小剂量对各种原因引起的抑郁和焦虑症状有效
珠氯噻醇 (Zuclopenthixol)	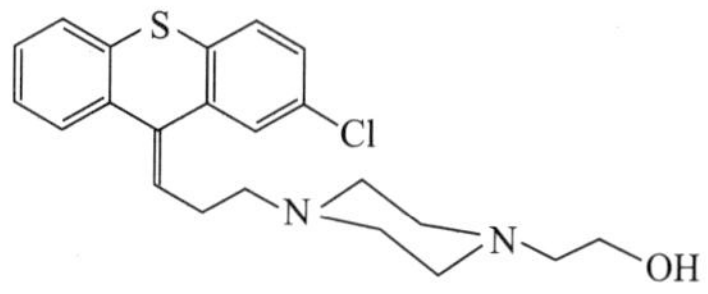	抗精神病作用与氯丙嗪相似，镇静作用较强

3. 丁酰苯类

在研究镇痛药哌替啶的衍生物的过程中，发现丁酰苯类似物具有氯丙嗪样作用。氟哌啶醇是最早用于临床的丁酰苯类药物，对抑郁症和躁狂症都有效，无吩噻嗪类药物的毒性反应，对氟哌啶醇进行结构改造，得到丁酰苯类抗精神病药。临床常用丁酰苯类抗精神病药见表 6-5。

表 6-5　临床常用的丁酰苯类抗精神病药

药物名称	药物结构	作用特点
氟哌啶醇 (Haloperidol)	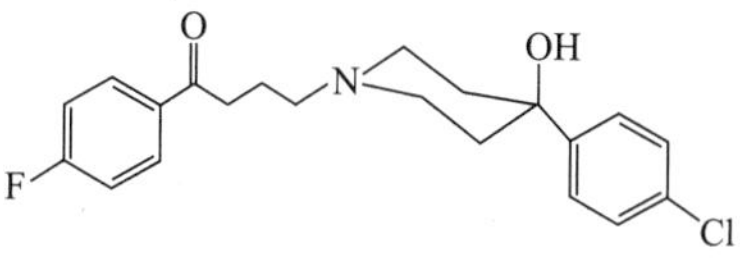	药理作用及机制类似氯丙嗪，抗精神病作用比氯丙嗪强，无吩噻嗪类药物的毒性反应，副作用主要是锥体外系反应
三氟哌多 (Trifluperidol)	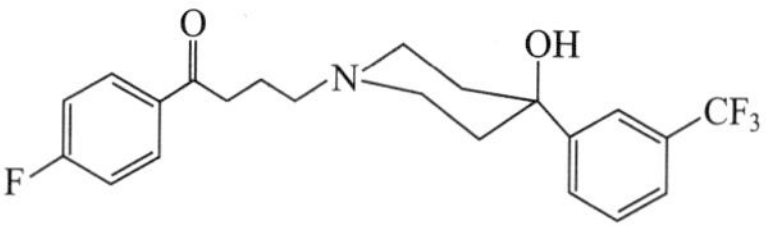	药理作用同氟哌啶醇，但作用快而强
氟哌利多 (Droperidol)	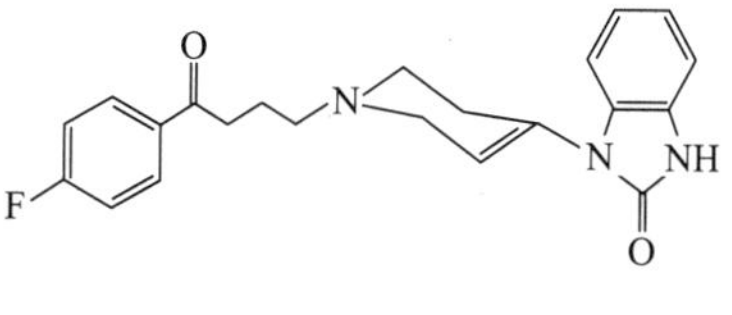	药理作用同氟哌啶醇，但体内代谢快，作用维持时间短

4. 其他类

除了吩噻嗪类、丁酰苯类和噻吨类抗精神病药，临床常用的其他类型抗精神病药见表6-6。

表 6-6　临床常用的其他类型抗精神病药

结构类型	药物名称	药物结构	作用特点
二苯丁基哌啶类	五氟利多(Penfluridol)	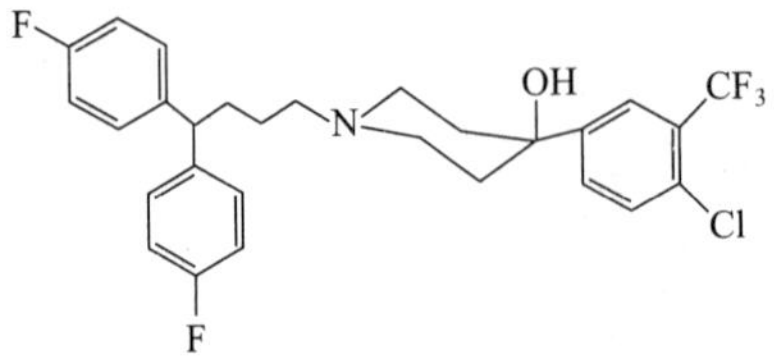	为长效抗精神病药，药理作用类似氟哌啶醇，抗精神病作用起效慢，持续时间长
	匹莫齐特(Pimozide)	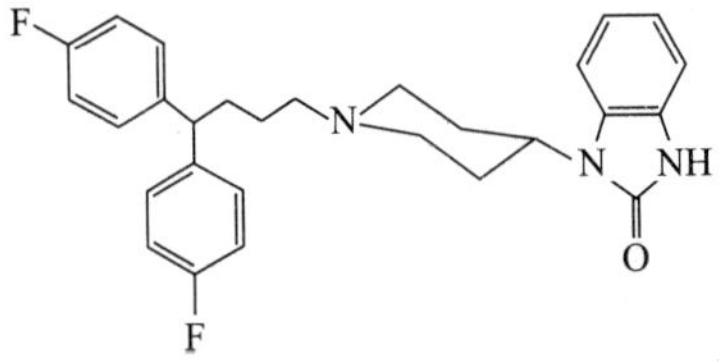	为长效抗精神病药，用于治疗急、慢性精神分裂症
	氟司必林(Fluspirilene)	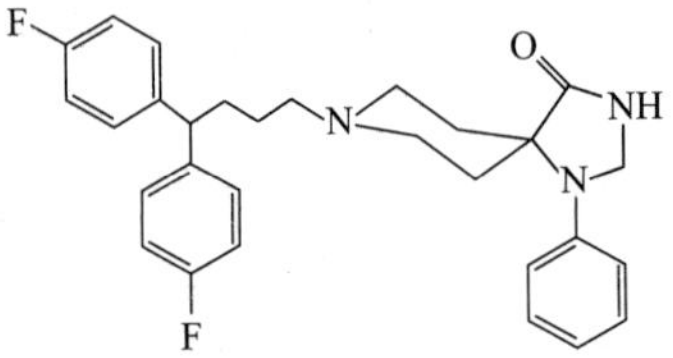	为长效抗精神病药，作用与氟哌啶醇相似，具有较强的抗精神病作用。主要用于精神分裂症的治疗，维持治疗和预防复发
苯甲酰胺类	舒必利(Sulpiride)	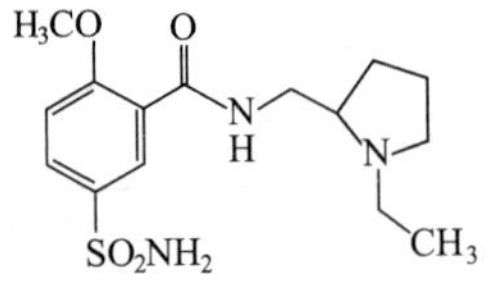	具有抗精神病和中枢止吐作用，无镇静作用，副作用小
	硫必利(Tiapride)	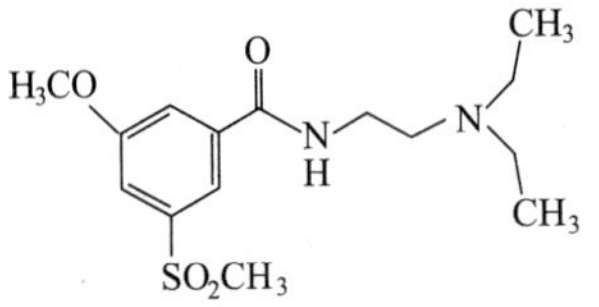	对感觉运动方面神经系统疾病及精神运动行为障碍具有良效。此外尚有镇痛、镇吐作用
非典型的抗精神病药物	氯氮平(Clozapine)	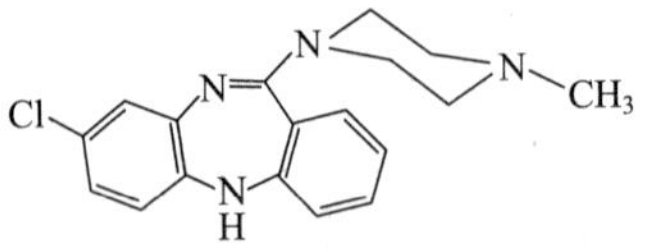	作用机制与经典的抗精神病药不同，锥体外系反应及迟发性运动障碍等毒副作用较轻
	奥氮平(Olanzapine)	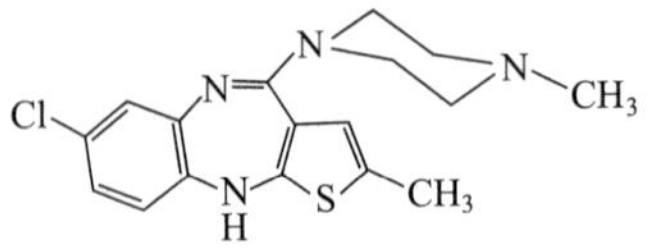	为新型抗精神病药，锥体外系反应及迟发性运动障碍等毒副作用较少
	利培酮(Risperdone)	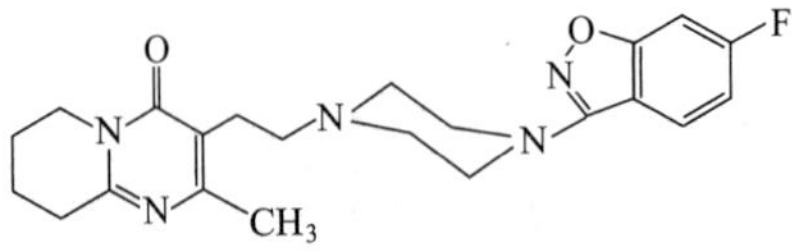	

典型药物

盐酸氯丙嗪　Chlorpromazine Hydrochloride

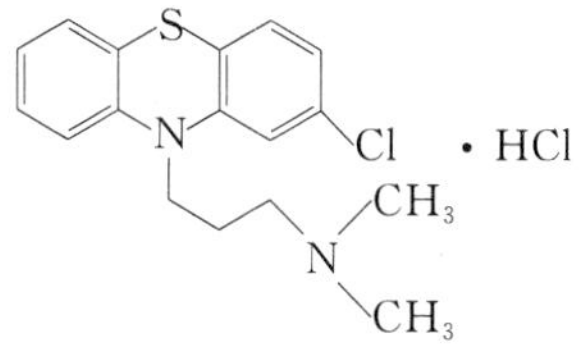

化学名为 *N*,*N*-二甲基-2-氯-10*H*-吩噻嗪-10-丙胺盐酸盐，又名冬眠灵。

本品为白色或乳白色结晶性粉末，有微臭，有引湿性。易溶于水、乙醇或氯仿，不溶于苯或乙醚，熔点 194～198℃。

本品结构中含二甲氨基具碱性，可与酸成盐。其盐酸盐水溶液显酸性。

本品结构中具有吩噻嗪环，易被氧化。在空气中放置，吩噻嗪环易氧化成醌式结构渐变为红色，日光及重金属离子有催化作用。为防止变色，其注射液在生产中加入连二亚硫酸钠、亚硫酸氢钠或维生素 C 等抗氧剂。

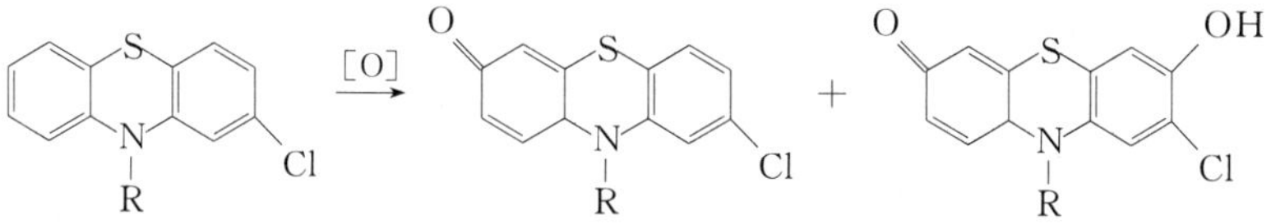

【知识链接】 盐酸氯丙嗪注射液在日光作用下引起氧化变质反应，使注射液 pH 降低。口服或注射给药，部分病人在日光强烈照射下发生严重的光化毒反应。

本品水溶液遇氧化剂时会变色，与硝酸显红色，渐变为淡黄色。与氯化铁试液反应，显稳定的红色。

本品为抗精神病药。用于治疗精神分裂症、躁狂症等，大剂量时可用于镇吐、低温麻醉、人工冬眠等。

典型药物

氯氮平　Clozapine

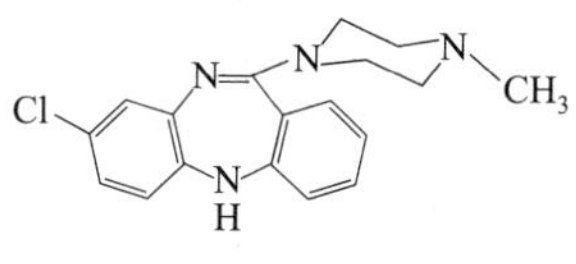

化学式为 8-氯-11-(4-甲基-1-哌嗪基)-5*H*-二苯并[b,e][1,4] 二氮杂䓬，又名氯扎平。

本品为淡黄色结晶性粉末；无臭。本品在三氯甲烷中易溶，在乙醇中溶解，在水中几乎不溶。熔点 181～185℃。

本品分子结构中具有二苯并二氮杂䓬结构，含哌嗪环。

本品加等量的碳酸钠灼烧，可以使用 1% 的 1,2-萘醌-4-磺酸钠溶液湿润试纸，显紫蓝色。

本品具有阻断多巴胺受体的作用，对精神分裂症的阳性与阴性症状有较好的疗效，适用于难治疗的精神分裂症。本品的代谢物具有一定的毒性，其典型副作用是粒细胞缺乏症，使用本品过程中应监测粒细胞的数量。

典型药物

氟哌啶醇　Haloperidol

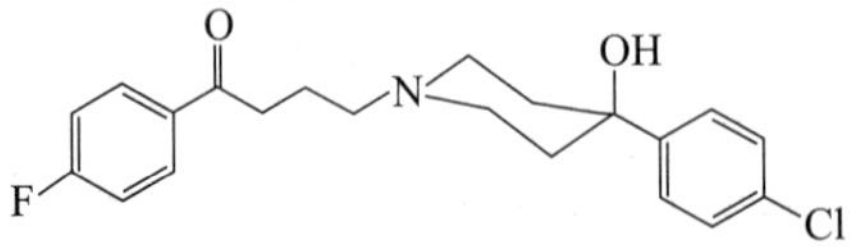

化学名为1-(4-氟苯基)-4-[4-(4-氯苯基)-4-羟基-1-哌啶基]-1-丁酮。

本品为白色或类白色结晶性粉末；无臭；溶于三氯甲烷，略溶于乙醇，微溶于乙醚，几乎不溶于水；熔点149～153℃。

本品在室温避光条件下稳定，可贮存五年，受光照射，颜色加深。因此本品制剂应在避光条件下贮存，含量测定应避光操作。

本品在105℃干燥时，发生部分降解。

本品的稳定性与片剂处方有关，处方中如有乳糖，氟哌啶醇可与乳糖中的杂质5-羟甲基-2-糠醛加成。

本品为含氟有机化合物，遇强氧化剂如三氧化铬的饱和硫酸溶液，微热，即产生氟化氢，能腐蚀玻璃表面，造成硫酸溶液流动不滑畅而类似油垢，不能再均匀涂于管壁，可作为本品的鉴别反应。

本品临床用于治疗精神分裂症、躁狂症。

二、抗焦虑药

苯二氮䓬类药物为首选抗焦虑药，例如地西泮、奥沙西泮、劳拉西泮、三唑仑等。丁螺环酮（Buspirone）具有苯二氮䓬类药物的抗焦虑作用，但较少引起镇静、昏睡及抑郁等副作用，为较新和较好的抗焦虑药。

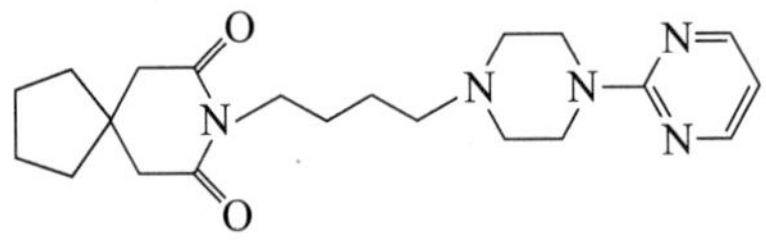

丁螺环酮

三、抗抑郁药

抑郁症以情绪异常低落为临床主要表现的精神疾病，常有强烈的自杀倾向。按作用机理可分为去甲肾上腺素重摄取抑制剂、5-羟色胺再摄取抑制剂和单胺氧化酶抑制剂。

1. 去甲肾上腺素重摄取抑制剂（三环类抗抑郁药）

丙米嗪是最早用于治疗抑郁症的三环类药物，通过对丙米嗪结构改造，得到氯丙嗪等其他的三环类抗抑郁药，临床常用三环类抗抑郁药见表6-7。

表 6-7　临床常用的三环类抗抑郁药

药物名称	药物结构	药物名称	药物结构
丙米嗪 (Imipramine)	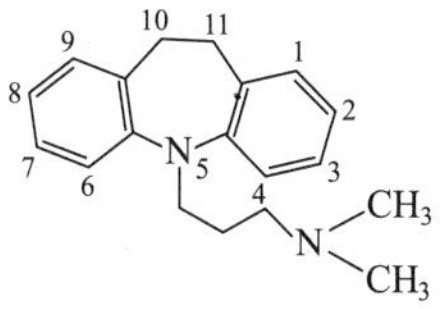	曲米帕明 (Trimipramine)	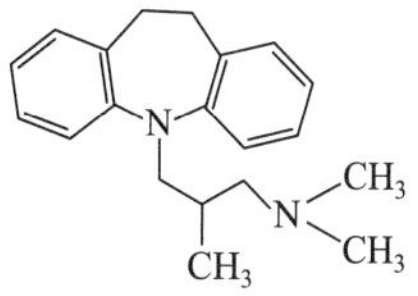
地昔帕明 (Desipramine)	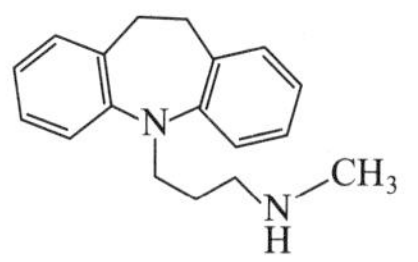	阿米替林 (Amitriptyline)	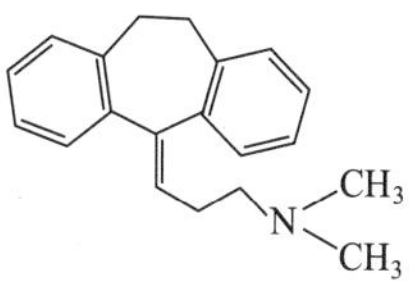
氯米帕明 (Clomipramine)	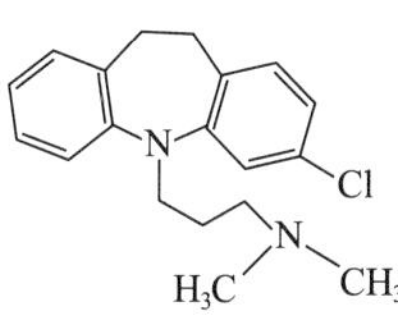	多塞平 (Doxepin)	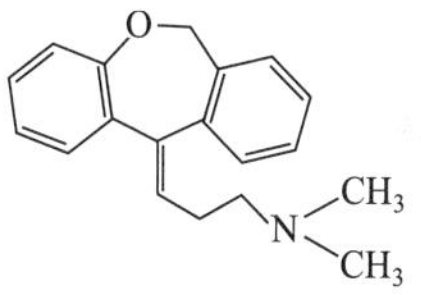

2. 5-羟色胺再摄取抑制剂

此类药物选择性强，副作用明显小于三环类药物。常用5-羟色胺再摄取抑制剂抗抑郁药见表6-8。

表 6-8　常用 5-羟色胺再摄取抑制剂抗抑郁药

药物名称	药物结构	药物名称	药物结构
氟西汀 (Fluoxetine)	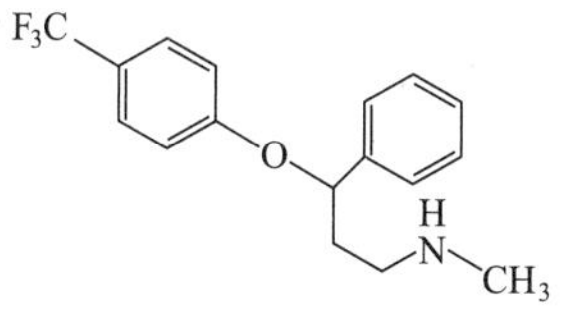	氯伏沙明 (Clovoxamine)	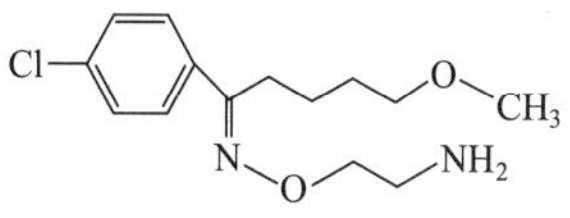
舍曲林 (Sertraline)	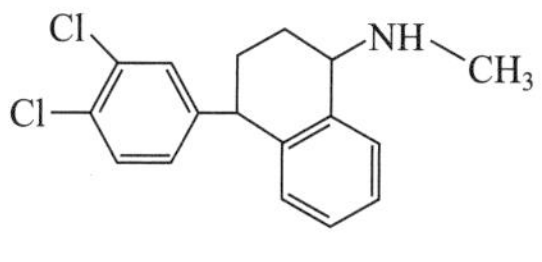	氟伏沙明 (Fluvoxamine)	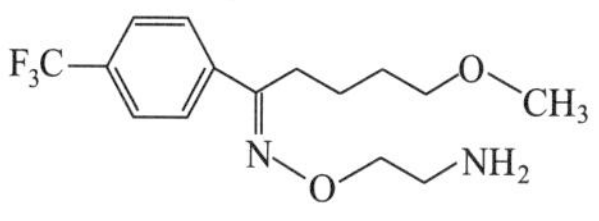

3. 单胺氧化酶抑制剂

在治疗肺结核的过程中，发现异烟肼（Isoniazid）有提高情绪的作用，这是由于其强烈抑制单胺氧化酶所致，在此基础上发展了单胺氧化酶抑制剂抗抑郁药，常用单胺氧化酶抑制剂抗抑郁药见表6-9。

表 6-9 常用单胺氧化酶抑制剂抗抑郁药

药物名称	药物结构	药物名称	药物结构
异烟肼 (Isoniazid)	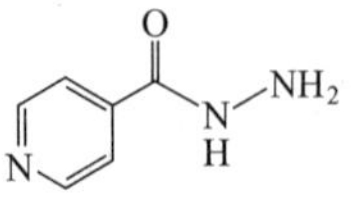	异卡波肼 (Isocarboxazid)	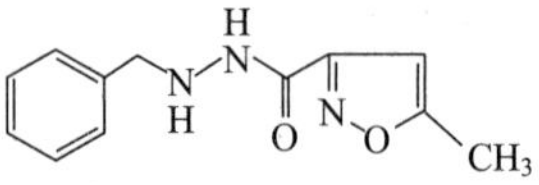
苯乙肼 (Phenelzine)	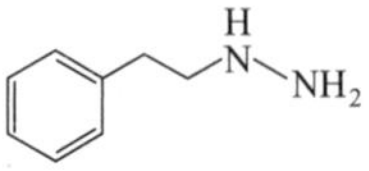	吗氯贝胺 (Moclobemide)	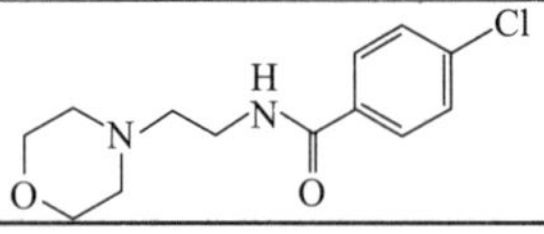

典型药物

盐酸阿米替林 Amitriptyline Hydrochloride

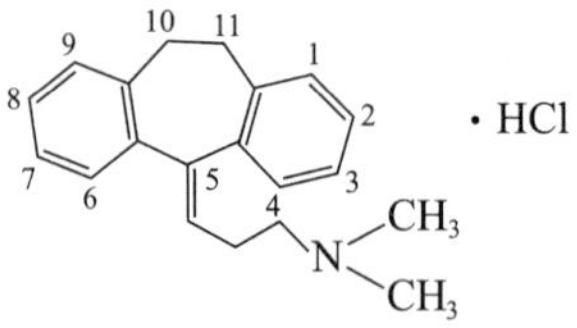

化学名为 *N*,*N*-二甲基-3-[10,11-二氢-5*H*-二苯并[*a*,*d*]-环庚三烯-5-亚基]-1-丙胺盐酸盐。

本品为无色结晶或白色、类白色粉末；无臭或几乎无臭，极易溶于水、甲醇、乙醇或三氯甲烷中，几乎不溶于乙醚中。熔点 195～199℃。

本品具有双苯并稠环共轭体系并且侧链含有脂肪第三胺结构。对日光较敏感，易被氧化，故需避光保存。

本品为临床最常用的抗抑郁药，能选择性地抑制中枢突触部位对去甲肾上腺素的再摄取，适用于治疗各型抑郁症，疗效优于丙米嗪。

【知识链接】 抗抑郁药"五朵金花"

目前，临床上常用的 5 只第二代抗抑郁药被业界称为"五朵金花"。其中第一朵氟西汀，商品名百忧解；第二朵帕罗西汀，商品名赛乐特；第三朵氟伏沙明，商品名兰释；第四朵舍曲林，商品名郁乐复；第五朵西酞普兰，商品名西普妙。它们均属于选择性 5-羟色胺再摄取抑制剂（SSRIs）类药物。

盐酸氟西汀 Fluoxetine Hydrochloride

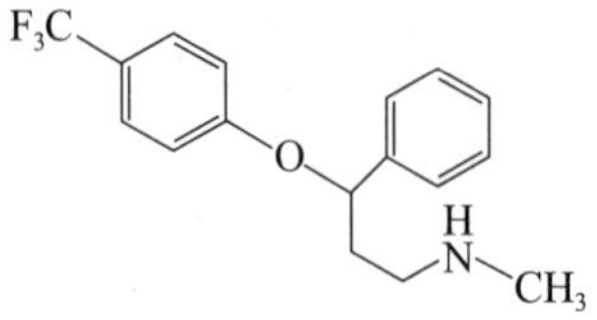

化学名为(±)*N*-甲基-3-苯基-3-(4-三氟甲基苯氧基)丙胺盐酸盐，又名百忧解。

本品为白色或类白色粉末；溶于甲醇，微溶于水。

本品结构中有一个手性碳原子，其 *S* 构型的活性比 *R* 构型强，临床使用外消旋体。

本品半衰期长，为 2～3 天。经肝脏代谢后，可生成去甲氟西汀，此代谢产物也有抗抑郁作用，半衰期长达 7～9 天。

本品通过选择性抑制中枢神经对5-羟色胺的再摄取发挥抗抑郁药作用。临床用于治疗各类抑郁症、强迫症等。

本章小结

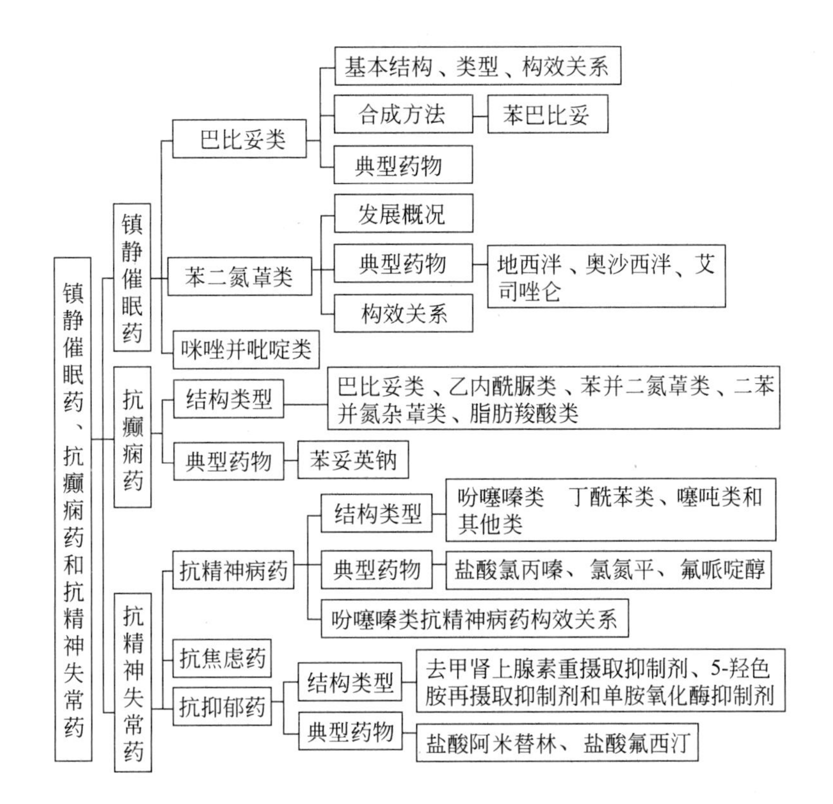

目标检测

一、单项选择题

1. 巴比妥类药物具有弱酸性的主要原因是（　　）。

A. 分子中含有羰基　　B. 分子中含有氨基　　C. 分子中含有双键

D. 分子中含有酚羟基

E. 分子中含有内酰胺结构，可发生内酰胺-内酰亚胺互变异构形成烯醇式而显弱酸性

2. 异戊巴比妥可与吡啶和硫酸铜溶液作用，生成（　　）。

A. 绿色配合物　　B. 紫色配合物　　C. 白色胶状沉淀

D. 氨气　　E. 红色溶液

3. 苯巴比妥可与吡啶和硫酸铜溶液作用，生成（　　）。

A. 绿色配合物　　B. 蓝色配合物　　C. 紫堇色配合物

D. 氨气　　E. 白色胶状沉淀

4. 硫喷妥钠属镇静催眠药中的（　　）。

A. 超长效类　　B. 长效类　　C. 中效类

D. 短效类　　E. 超短效类

5. 下面与苯巴比妥的性质不相符的是（　　）。

A. 具有互变异构形成烯醇式而显弱酸性

B. 难溶于水但可溶于氢氧化钠或碳酸钠溶液中
C. 与甲醛-硫酸试液作用，界面显玫瑰红色
D. 与吡啶和硫酸铜溶液作用生成绿色配合物
E. 在碱性条件下与硝酸银试液反应生成白色沉淀，振荡沉淀溶解，继续与硝酸银试液反应，生成不溶于水的白色沉淀

6. 商品名是安定的药物是（　　）。
A. 苯巴比妥　　B. 甲丙氨酯　　C. 地西泮
D. 盐酸氯丙嗪　　E. 苯妥英钠

7. 不属于苯并二氮䓬的药物是（　　）。
A. 氯氮䓬　　B. 地西泮　　C. 艾司唑仑
D. 奥沙西泮　　E. 唑吡坦

8. 化学结构如下的药物是（　　）。

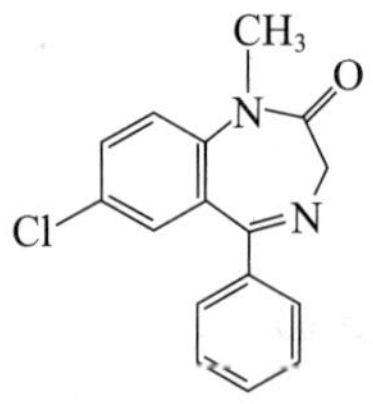

A. 地西泮　　B. 奥沙西泮　　C. 艾司唑仑
D. 阿普唑仑　　E. 三唑仑

9. 下面不属于镇静催眠药的药物是（　　）。
A. 地西泮　　B. 奥沙西泮　　C. 艾司唑仑
D. 多沙普仑　　E. 阿普唑仑

10. 苯妥英钠的性质与下列不符的是（　　）。
A. 为白色结晶性粉末，几乎不溶于三氯甲烷
B. 苯妥英钠水溶液呈碱性，因苯妥英酸性弱于碳酸，露置时吸收空气中的二氧化碳而析出游离的苯妥英，呈现浑浊
C. 在碱性溶液中受热易水解酸，最后会释放出氨气
D. 水溶液与硝酸银反应生成白色沉淀，此沉淀可溶于氨试液
E. 与吡啶硫酸铜试液反应显蓝色

二、多项选择题

1. 苯巴比妥具有的性质有（　　）。
A. 具有互变异构现象，呈弱酸性　B. 溶于乙醚、乙醇
C. 与吡啶硫酸铜试液反应生成绿色配合物
D. 钠盐溶液易水解　　E. 加入过量的硝酸银试液，可生成不溶性的白色沉淀

2. 盐酸氯丙嗪具备的性质有（　　）。
A. 溶于水、乙醇或氯仿　　B. 含有易氧化的吩噻嗪母环
C. 遇硝酸后显红色，渐变为淡黄色　D. 与氯化铁试液作用，显蓝紫色
E. 在强烈日光照射下，发生严重的光化毒反应

3. 属于5-羟色胺重摄取抑制剂的药物有（　　）。
A. 阿米替林　　B. 氟伏沙明　　C. 氟西汀
D. 多塞平　　E. 舍曲林

4. 氟哌啶醇具有的性质有（　　）。
A. 为白色或类白色结晶性粉末　　B. 可溶于水
C. 受光照射，颜色加深，含量测定应避光操作

D. 贮存过程中可分解产生氰化氢　E. 在 105℃干燥时，发生部分降解

5. 具三环结构的抗精神失常药有（　　）。

A. 氯丙嗪　B. 奋乃静　C. 氯普噻吨

D. 舒必利　E. 丙咪嗪

6. 镇静催眠药的结构类型有（　　）。

A. 巴比妥类　B. 吩噻嗪类　C. 苯并二氮䓬类

D. 咪唑并吡啶类　E. 酰胺类

三、配伍选择题

[1～5]

A. 异戊巴比妥　B. 地西泮　C. 两者都是　D. 两者都不是

1. 镇静催眠药
2. 具有苯并氮杂䓬结构
3. 可作成钠盐
4. 易水解
5. 与甲醛-硫酸试液作用，界面显玫瑰红色

[6～10]

A. 苯巴比妥　B. 地西泮　C. 两者都是　D. 两者都不是

6. 显酸性
7. 可发生互变异构形成烯醇式结构
8. 与吡啶和硫酸铜作用生成紫色配合物
9. 加碘化铋钾生成橙红色沉淀，放置颜色加深
10. 催眠镇静药

四、用化学方法区别下列各组药物

1. 苯巴比妥与异戊巴比妥
2. 地西泮与奥沙西泮

五、简答题

1. 巴比妥药物具有哪些共同的化学性质？
2. 为什么苯巴比妥显弱酸性，可与碱成盐。
3. 苯妥英钠及其水溶液为什么都应密闭保存或新鲜配制？
4. 盐酸氯丙嗪、奋乃静为什么易被氧化变色？

第七章　镇痛药和镇咳祛痰药

学习目标

知识要求

☆ 掌握吗啡、合成镇痛药、镇咳药的结构特点和结构修饰方法。

☆ 熟悉盐酸吗啡、盐酸哌替啶、磷酸可待因的理化性质及作用特点。

☆ 了解合成镇痛药的结构类型。

能力要求

☆ 能认识盐酸吗啡、磷酸可待因、盐酸纳洛酮、喷他佐辛、枸橼酸芬太尼、盐酸美沙酮、氢溴酸右美沙芬的结构式，能写出其主要结构特点。

☆ 学会应用典型药物的理化性质解决药物的调剂、制剂、分析检验、贮存保管及临床应用问题。

镇痛药（Analgesics）是一类主要作用于中枢神经系统，选择性抑制痛觉中枢的药物。由于存在麻醉性副作用，又称麻醉性镇痛药。一般用于严重创伤或烧伤等锐痛，在治疗剂量下，它不影响意识和其他感觉（如触觉、听觉、视觉等），不合理使用或滥用会产生生理依赖性和精神依赖性，所以其应用受到限制，联合国国际麻醉药品管理局将其列为管制药物。

镇痛药按结构和来源可分为吗啡及其衍生物、合成镇痛药和内源性多肽类物质。

第一节　吗啡及其衍生物

一、吗啡的来源

吗啡（Morphine）具有悠久的药用历史，它存在于阿片中，1805 年德国药师 Sertürner 首次从阿片中提取得到吗啡纯品，并仿希腊睡梦之神 Morpheus 而名之；1927 年 Gulland 等阐明了吗啡的化学结构；1952 年 Gates 等全合成吗啡成功；1968 年其绝对构型被进一步证实。由于吗啡全合成成本太高，现一般仍从植物中提取获得。

二、结构特点及结构修饰

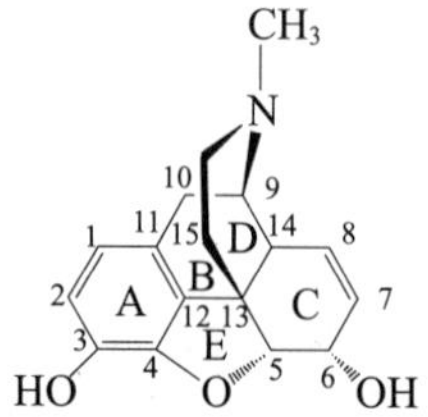

吗啡由五环稠合而成，是含有部分氢化菲环的刚性分子。其中 C5、C6、C9、C13、C14 为五个手性碳原子，天然存在的吗啡为左旋体，立体构象呈 T 形。吗啡的镇痛作用与分子立体结构有密切关系，当构型改变时不仅导致镇痛作用的降低或消失，甚至产生不同的作用。

吗啡具有优良的镇痛、镇咳作用，但同时也具有成瘾性、呼吸抑制以及产生欣快幻觉等副作用，且结构复杂、全合成困难，通过结构修饰，得到了许多吗啡的半合成衍生物。除典型药物外，其他常用的吗啡类半合成衍生物见表 7-1。

表 7-1　常用吗啡类半合成衍生物

基本结构	药物名称	R^1	R^2	R^3	作用特点
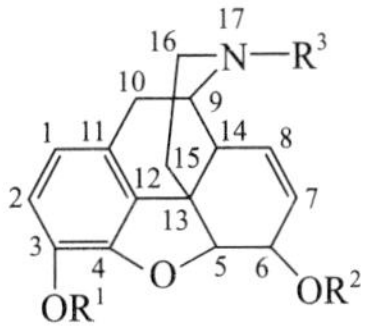 3 位、6 位和17 位结构改造	可待因（Codeine）	$-CH_3$	—H	$-CH_3$	麻醉和镇痛作用都小于吗啡，镇咳作用较好，有轻度成瘾性，为中枢镇咳药
	海洛因（Heroin）	$-COCH_3$	$-COCH_3$	$-CH_3$	镇痛活性和成瘾均较吗啡增加，为禁用毒品
	烯丙吗啡（Nalorphine）	—H	—H	$-CH_2CH{=}CH_2$	镇痛和成瘾活性均较吗啡大大降低，并有较强拮抗作用，几乎无成瘾性，为吗啡类镇痛药中毒的解救药
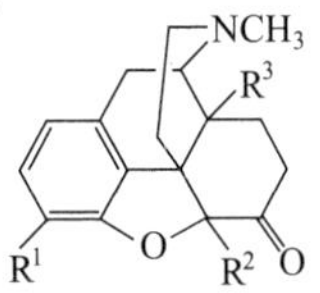 6 位氧化成酮，7、8 位双键还原；5、14 位取代	双氢吗啡酮（Hydreomorphone）	—OH	—H	—H	镇痛作用较吗啡强，副作用和成瘾性较小，可用作吗啡的代用品
	羟考酮（Xycodone）	$-CH_3$	—H	—OH	镇痛活性下降，曾用作镇痛药
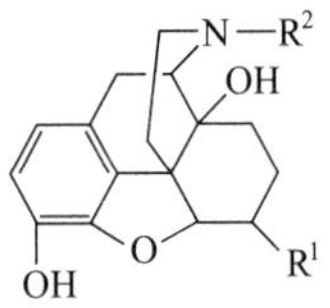	纳洛酮（Naloxone）	=O	$-CH_2CH{=}CH_2$		阿片受体安全拮抗剂，可作为吗啡类镇痛药中毒的解救药
	纳曲酮（Naltrexone）	=O	$-CH_2-$环丙基		阿片受体安全拮抗剂，可作为阿片类依赖者脱毒后预防复吸的辅助药

典型药物

13. 动画：盐酸吗啡的结构

盐酸吗啡　Morphine Hydrochloride

$\cdot HCl \cdot 3H_2O$

化学名为17-甲基-3-羟基-4,5α-环氧-7,8-二脱氢吗啡喃-6α-醇盐酸盐三水合物。

本品为白色、有丝光的针状结晶或结晶性粉末；无臭，遇光易变质。能溶于水，略溶于乙醇，不溶于三氯甲烷或乙醚。

吗啡具有酸碱两性，其17位的叔氮基团能与无机酸生成稳定的盐，临床常用其盐酸盐。

吗啡及其盐类含有酚羟基，在光照下能被空气氧化，生成毒性较大的双吗啡（又称伪吗啡）、*N*-氧化吗啡和微量甲胺等。故本品应避光、密闭保存。

本品水溶液在酸性条件下稳定，在中性或碱性下易被氧化，pH4时最稳定。因此配制吗啡注射液时，用酸调整pH3～4，使用中性玻璃，并充氮气，常加入亚硫酸氢钠等抗氧剂作稳定剂。

本品在酸性溶液中加热可脱水并发生分子重排反应，生成阿扑吗啡。阿扑吗啡为多巴胺受体激动剂，对呕吐中枢有显著兴奋作用，临床用作催吐剂。

本品水溶液与中性$FeCl_3$试液反应呈蓝色，与甲醛硫酸试液反应呈蓝紫色（Marquis反应），与钼硫酸试液反应呈紫色，继变为蓝色，最后变为绿色。

本品为阿片μ受体激动剂。具有镇痛、镇咳、镇静作用，但有便秘等不良反应。临床主要用于抑制剧烈疼痛或麻醉前给药。连续使用有成瘾性，并对呼吸抑制，应严格按照国家有关法令进行管理。

第二节　合成镇痛药

吗啡半合成衍生物保留了吗啡的基本母环，由于结构复杂，全合成困难，天然原料的来源受限制，同时很难解决毒性大、易成瘾等问题，因此对吗啡骨架做适当改变，依次打开E、C、B、D环，发现吗啡烃类、苯吗喃类、苯基哌啶类、氨基酮类等全合成镇痛药。

一、吗啡烃类

去除吗啡分子结构中的E环即得吗啡烃（又称吗啡喃）母核，其立体构型与吗啡相似，保留了吗啡类药物的镇痛作用和副作用，常见的吗啡烃类药物有布托啡诺、左啡诺等。

吗啡烃 Morphinane　　左啡诺 Levorphanol　　布托啡诺 Butorphanol

典型药物

酒石酸布托啡诺 Butorphanol Tartrate

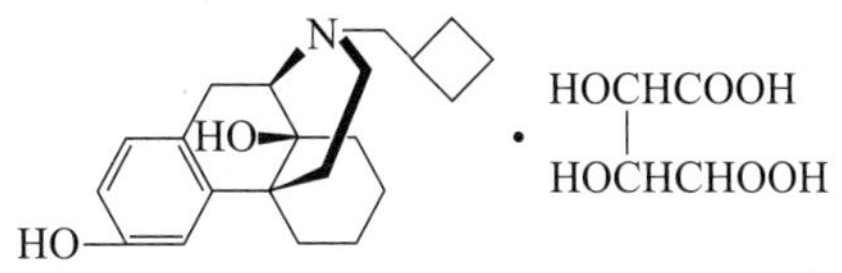

化学名为左旋-3-羟基-*N*-甲基吗啡烃酒石酸盐

本品为白色粉末，易溶于水和稀酸中；需密封、避光保存。

本品既是阿片 μ 受体拮抗剂，又是 κ 受体激动剂，有双重作用，称为部分激动剂或拮抗性镇痛药。

镇痛作用强于吗啡，成瘾性小，使用安全，主要用于中、重度疼痛止痛和辅助麻醉。但长期使用也产生依赖性。有首过效应，不能口服。

二、苯吗喃类

将吗啡烃母环再去除C环，并在断裂处残留小的烃基（甲基）得到立体构型与吗啡相似的苯吗喃类衍生物，是一类镇痛作用比吗啡的更强，且大都具有拮抗性的药物，属双重作用药。喷他佐辛（Pentazocine）是第一个非麻醉性镇痛药，成瘾性很小。类似物有氟镇痛新等，其镇痛作用比喷他佐辛强，兼有安定和肌松作用。

典型药物

喷他佐辛 Pentazocine

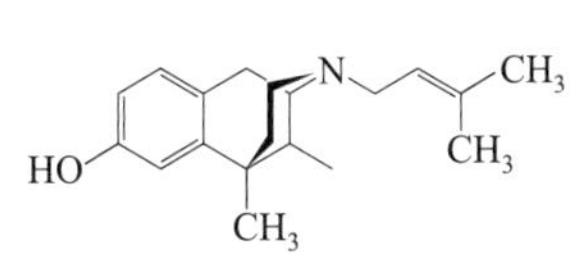

化学名为(2α,6α,11*R*)-1,2,3,4,5,6-六氢-6,11-二甲基-3-(3-甲基-2-丁烯基)-2,6-亚甲基-3-氮杂苯并辛因-8-醇，又名镇痛新。

本品为白色或微褐色粉末，无臭；易溶于氯仿，可溶于乙醇和乙醚，微溶于苯和乙酸乙酯，不溶于水。分子中存在叔氮原子可与酸成盐，临床常用其盐酸盐。

本品含有三个手性碳原子，具有旋光性，左旋体的镇痛活性比右旋体强20倍，临床常用外消旋体。

本品含酚羟基，其稀硫酸液加 $FeCl_3$ 试液显黄色；含双键，其盐酸溶液能使高锰酸钾溶液褪色。

本品为阿片 κ 受体强激动剂，但对 μ 受体有微弱拮抗作用，也称部分激动剂。镇痛作用为吗啡的1/3；不良反应少，成瘾性小。本品口服制剂一般用其盐酸盐，皮下肌注或静脉滴注给药制剂常用其乳酸盐。

三、苯基哌啶类

此类药物结构中只保留吗啡的A环和D环，常用药物有哌替啶、芬太尼、舒芬他尼等，为强效镇痛药，起效快、维持时间短，临床一般用于手术的麻醉或辅助麻醉。

典型药物

盐酸哌替啶　Pethidine Hydrochloride

N—CH_3
· HCl
COC_2H_5
O

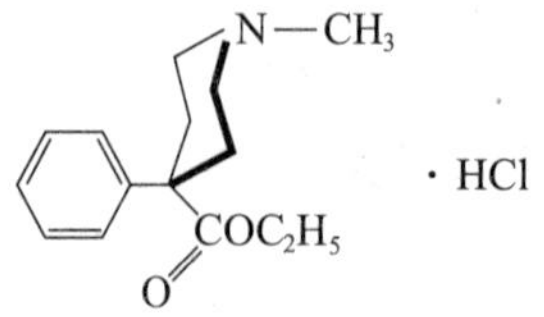

化学名为1-甲基-4-苯基-4-哌啶甲酸乙酯盐酸盐，又名度冷丁。

本品为白色结晶性粉末，无臭或几无臭；易溶于水和乙醇，溶于氯仿，几乎不溶于乙醚。易吸潮，见光易变质，应密闭、避光保存。

本品虽含酯键，但因邻位苯基和哌啶基的空间位阻影响，使其不易水解。其水溶液在pH 4时最稳定，短时间煮沸消毒不致分解，在酸催化下易水解。

本品水溶液加碳酸钠试剂，即析出油滴状的哌替啶，干燥后凝成黄色或淡黄色固体。

本品遇甲醛、硫酸试液显橙红色。

本品为典型的阿片 μ 受体激动剂，镇痛作用为吗啡的1/10，具有阿托品样的解痉作用，成瘾性较吗啡弱，不良反应较少，起效快，作用时间短。常用于各种创伤性疼痛及平滑肌痉挛引起的内脏剧痛。口服有首过效应，应注射给药。

枸橼酸芬太尼　Fentanyl Citrate

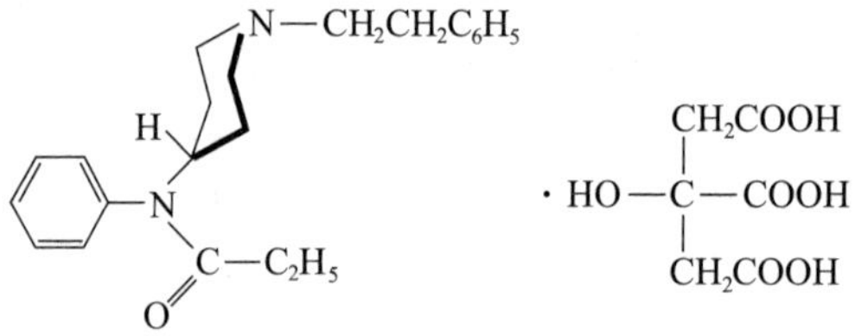

N—$CH_2CH_2C_6H_5$
H
N
C—C_2H_5
O
CH_2COOH
· HO—C—COOH
CH_2COOH

化学名为 *N*-[1-(2-苯乙基)-4-哌啶基]-*N*-苯基-丙酰胺枸橼酸盐。

本品为白色结晶性粉末，易溶于热异丙醇中，可溶于水和甲醇，微溶于氯仿和乙醚。

本品为阿片 μ 受体激动剂，为强效麻醉性镇痛药，镇痛作用为吗啡的80倍。具有速效、高亲脂性和持效时间短的特点，常用于外科手术前后镇痛或辅助麻醉；也可做成经皮给药制剂用于癌症剧痛的止痛。但成瘾性较强。

四、氨基酮类

本类药物可看成是在苯基哌啶类的基础上，将哌啶环（D环）打开的类似物，也称双苯基丙胺类。临床使用的药物有盐酸美沙酮、盐酸右丙氧芬和酒石酸右吗拉胺等。

典型药物

盐酸美沙酮　Methadone Hydrochloride

COC_2H_5
C
CH_3 · HCl
CH_2CHN
CH_3
CH_3

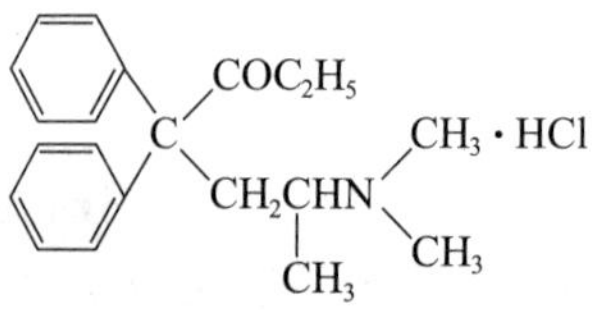

化学名为(±)4,4-二苯基-6-二甲氨基-3-庚酮盐酸盐，又名芬那酮。

本品为无色结晶或白色结晶性粉末，无臭；易溶于乙醇和氯仿，可溶于水，不溶于乙醚。

本品有一个手性碳原子，具旋光性，左旋体的镇痛作用比右旋体强20倍。药用品为外消旋体。

本品水溶液见光分解，变成棕色；其旋光度亦会随pH改变而降低。

本品水溶液与常见生物碱试剂反应生成沉淀，如与甲基橙试液作用，生成黄色复盐沉淀；加入氢氧化钠试液，析出游离碱。

本品镇痛作用较强，并有显著镇咳作用；临床常用于创伤、癌症剧痛和手术后止痛。还可用于戒毒治疗（脱瘾疗法），但长期使用也有成瘾性，本品的毒性较大，有效剂量与中毒剂量接近，安全性小。

五、其他合成镇痛药

合成镇痛药除上面讨论的四种结构类型的典型药物以外，临床上还有许多常用的其他结构的药物如曲马朵（Tramadol）、地佐辛等。

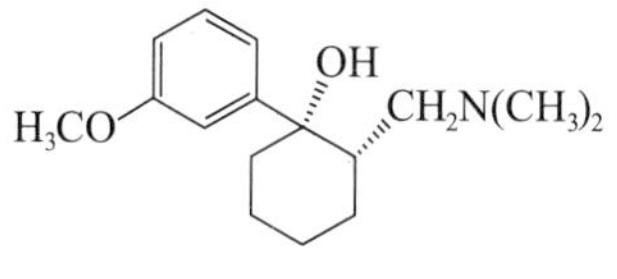

H_3CO　OH　$CH_2N(CH_3)_2$

曲马朵

【案例分析】 选择哪一种镇痛药最好？

有一严重车祸患者已连续应用吗啡镇痛数日，因担心继续使用会导致药物的依赖性，医生拟更换镇痛药。若向你咨询，请你在可待因、哌替啶、美沙酮和喷他佐辛中选一个最佳的药物，并给患者加以分析。

分析：可待因、哌替啶和美沙酮与吗啡相同，都是μ受体激动剂，有一定的成瘾性；其中可待因主要用于镇咳，美沙酮主要用于戒毒治疗。喷他佐辛是阿片κ受体强激动剂，是非麻醉性镇痛药，几无成瘾性，不良反应少，所以建议更换为喷他佐辛最好。

第三节 镇咳祛痰药

咳嗽、咳痰和气喘为呼吸系统疾病最常见的三大症状，若长期不愈，将进一步发展成为肺气肿、肺源性心脏病等，严重危害患者的健康。对此，临床上在针对病因积极进行治疗的同时，还须及时应用镇咳药、祛痰药或平喘药。

一、镇咳药

镇咳药（Antitussives）能抑制咳嗽的反射活动，其作用部位主要在延髓咳嗽中枢，也有少数在感觉神经末梢（如局麻作用）。轻度咳嗽不需用镇咳药，但是剧烈的咳嗽，除影响患者的睡眠、增加患者的痛苦以外，还能引起肺气肿及其他多种并发症，需使用镇咳药使之缓解。

镇咳药按照作用部位可分为中枢性镇咳药和外周性镇咳药两大类。中枢性镇咳药指能选择性地抑制延髓咳嗽中枢而产生镇咳作用的一类药。此类药多为吗啡类生物碱或通过结构修饰而得的衍生物，如可待因（Codeine）、右美沙芬（Dextromethorphan）、二甲啡烷（Dimemorfan）等。外周性镇咳药对呼吸道黏膜有局部麻醉作用从而抑制咳嗽反射。如苯佐那酯（Benzonatate）是局麻药丁卡因的衍生物。

可待因　右美沙芬　二甲啡烷　苯佐那酯

典型药物

磷酸可待因　Codeine Phosphate

$\cdot H_3PO_4 \cdot \frac{3}{2} H_2O$

化学名为7,8-去氧-4,5-桥氧-3-甲氧基-6-羟基-*N*-甲基吗啡烷磷酸盐。

本品为白色细微针状结晶或白色结晶性粉末；无臭；易溶于水，微溶于乙醇，极微溶于乙醚、三氯甲烷。

本品17位叔氮呈弱碱性，饱和水溶液pH9.8，可与酸成盐。临床上常用其磷酸盐。

本品在空气中较吗啡稳定，但露置空气中易风化，遇光易变质。需避光保存。

14. 视频：课堂互动解析

本品与吗啡有一些相似的呈色反应，如与甲醛硫酸试液作用呈红紫色（Marquis反应）。也有一些与吗啡不同的反应，可用于与吗啡区别，如与氯化铁试液反应不显色；在酸性溶液中不与亚硝酸钠作用，可用于检查本品中微量的吗啡杂质。

本品为中枢麻醉性镇咳药，适用于各种干咳；有轻度成瘾性；口服或肌内注射吸收良好。

【课堂互动】 怎样用化学方法将磷酸可待因与吗啡区分开？怎样检验磷酸可待因中是否含有杂质吗啡？

典型药物

右美沙芬 Dextromethorphan Hydrobromide

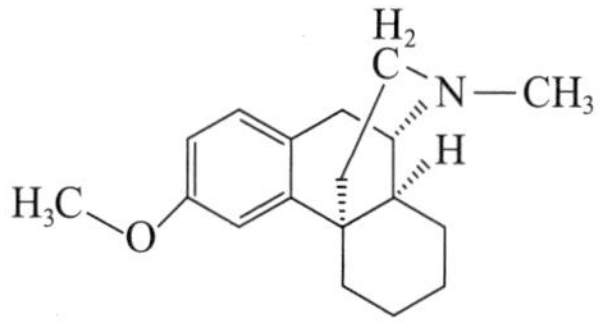

右美沙芬为合成镇痛药吗啡烃衍生物那洛啡尔的右旋体的甲醚衍生物，有与可待因相似或稍强的镇咳作用。无明显的镇痛作用及镇静作用，属于非麻醉性镇咳药。长期服用未发现耐受性及成瘾性。

本品为白色或类白色结晶性粉末，无臭。略溶于水；易溶于乙醇。

本品口服起效快，作用时间较长。适用于感冒、急慢性支气管炎等上呼吸道感染引起的少痰咳嗽。

二、祛痰药

祛痰药又称黏液促动药（Mucokinetic Drugs），是指能使痰液变稀，黏稠度降低，并能加速呼吸道黏膜纤毛运动，使痰液转运功能改善的药物。祛痰药可分为两类：恶心性祛痰药，如桉叶油、愈创木酚等；黏痰溶解药，如溴己新、乙酰半胱氨酸、羧甲司坦等。

典型药物

盐酸氨溴索 Ambroxol Hydrochiorde

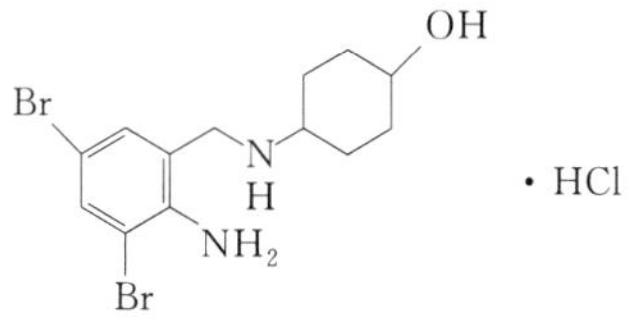

化学名为反式-4-[(2-氨基-3,5-二溴苄基) 氨基] 环己醇盐酸盐。

本品具有芳香伯胺结构，溴取代，环己烷羟基化。

本品为白色至微黄色结晶性粉末；几乎无臭。溶于甲醇，微溶于乙醇，在水中略溶。

本品口服吸收迅速，祛痰作用比溴己新强，还具有一定的镇咳作用，镇咳作用为可待因的 1/2，临床用于痰液黏稠不易咳出者。

羧甲司坦 Carbocisteine

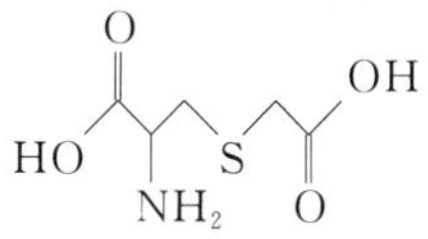

化学名为 S-(羧甲基)-L-半胱氨酸，曾用名羧甲半胱氨酸。

本品为白色结晶性粉末，无臭，不溶于冷水及乙醇、丙酮，易溶于酸性和碱性水溶液。呈酸性。宜置阴凉干燥处密闭保存。

本品起效较快，并且有促进受损支气管黏膜修复的作用。临床期糖浆剂常用于婴幼儿支气管哮喘及支气管炎的治疗。

本章小结

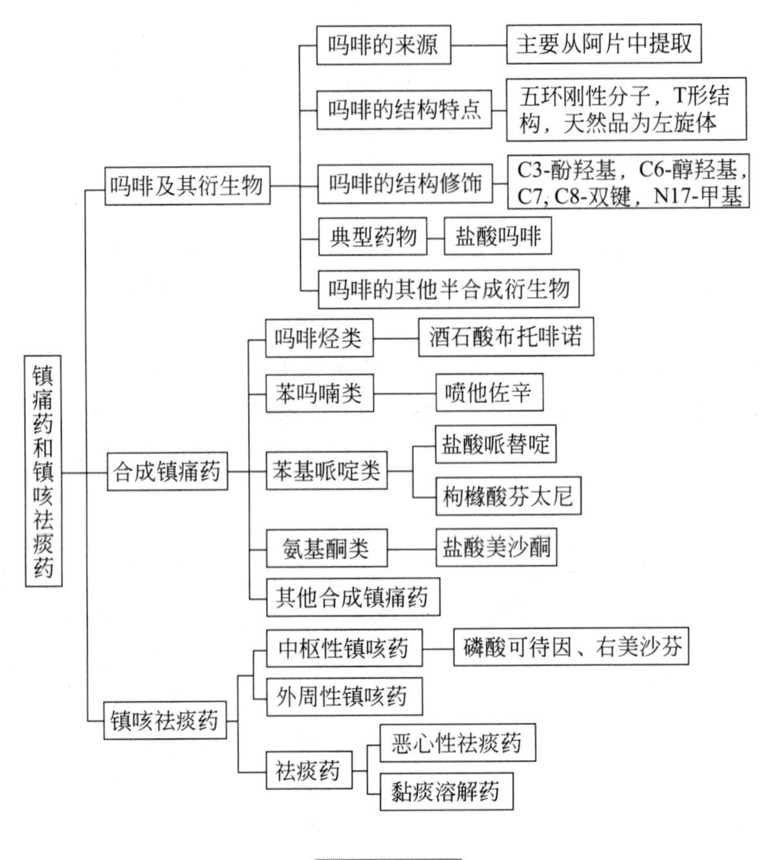

目标检测

一、单项选择题

1. 以下对哌替啶的描述错误的是（　　）。

A. 易吸潮，遇光易发生变质　B. 又名度冷丁　C. 需注射给药

D. 分子中有酯键，易被水解失效　E. 成瘾性较吗啡大

2. 盐酸吗啡注射液放置过久，颜色变深的原因是（　　）。

A. 水解反应　B. 还原反应　C. 加成反应

D. 氧化反应　E. 聚合反应

3. 吗啡易被氧化变色是由于分子结构中含有（　　）。

A. 醇羟基　B. 双键　C. 醚键

D. 哌啶环　E. 酚羟基

4. 下列药物中属于氨基酮类合成镇痛药的是（　　）。

A. 纳曲酮　B. 美沙酮　C. 氢吗啡酮

D. 纳洛酮　E. 羟吗啡酮

5. 酒石酸布托啡诺的化学结构类型属于（　　）。

A. 吗啡烃类　B. 氨基酮类　C. 哌啶类

D. 苯吗喃类　E. 吗啡喃类

6. 吗啡及合成镇痛药均具有镇痛活性，是因为（　　）。

A. 具有相似的疏水性　B. 具有相似的化学结构　C. 具有相似的构型

D. 具有相同的药效构象　　E. 具有相似的电性性质

二、多项选择题

1. 以下条件中对吗啡氧化有促进作用的是（　　）。

A. 日光　　B. 重金属离子　　C. 碱性条件

D. 中性条件　　E. 空气中的氧

2. 美沙酮化学结构中含有的基团有（　　）。

A. 苯基　　B. 酮基　　C. 二甲氨基

D. 芳香氨基　　E. 酚羟基

3. 下列药物中属于哌啶类合成镇痛药的是（　　）。

A. 布托啡诺　　B. 哌替啶　　C. 美沙酮

D. 芬太尼　　E. 喷他佐辛

4. 下列描述中与吗啡性质相符的是（　　）。

A. 在盐酸或磷酸存在下加热后，再加稀硝酸呈红色　　B. 遇光易发生变质

C. 有芳伯胺的特征反应　　D. 与钼硫酸试液反应呈紫色，继变为蓝色

E. 与甲醛硫酸试液反应呈蓝紫色

5. 按化学结构分类合成镇痛药包括（　　）。

A. 哌啶类　　B. 氨基酮类　　C. 苯基酰胺类

D. 吗啡喃类　　E. 苯吗喃类

6. 下列描述中符合盐酸哌替啶性质的是（　　）。

A. 易吸潮，常温下较稳定　　B. 镇痛作用比吗啡强　　C. 连续应用可成瘾

D. 含有酯键但不易水解　　E. 与甲醛硫酸试液反应呈橙红色

7. 对化学结构如下的药物描述正确的是（　　）。

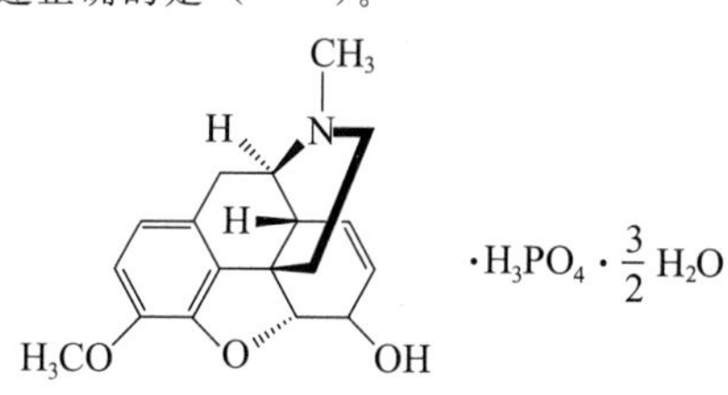

A. 是中枢性镇咳药　　B. 应按麻醉药品管理　　C. 与甲醛硫酸试液反应呈红紫色

D. 是中枢性祛痰药　　E. 有成瘾性

三、配伍选择题

[1～4]

A. 吗啡　　B. 哌替啶　　C. 美沙酮　　D. 芬太尼

1. 为合成镇痛药，化学结构属哌啶类，镇痛作用弱于吗啡，有成瘾性
2. 为合成镇痛药，化学结构属哌啶类，镇痛作用强于吗啡，作用时间短暂，临床用于辅助麻醉
3. 为天然生物碱，镇痛作用强，成瘾性大，临床用作镇痛药，属麻醉性药物，须按国家法令管理
4. 为合成镇痛药，镇痛效果较好，可用于戒毒治疗

[5～8]

A. 镇痛作用强于吗啡，成瘾性小　　B. 属于非麻醉性镇咳药

C. 具有芳伯氨基的鉴别反应　　D. 使用应按麻醉药品管理

5. 磷酸可待因
6. 盐酸溴己新
7. 酒石酸布托啡诺
8. 吗啡

四、案例分析

盐酸吗啡注射液在配制、贮存及使用时应采取哪些措施？

第八章　肾上腺素能药物

学习目标

知识要求

☆ 掌握肾上腺素能药物的分类，掌握肾上腺素能激动剂的结构类型及肾上腺素、酒石酸去甲肾上腺素、沙丁醇胺、盐酸麻黄碱的结构特点、理化性质及临床应用。

☆ 熟悉肾上腺素能受体激动剂、β受体阻断剂的构效关系。

☆ 了解肾上腺素能受体拮抗剂的分类、α受体阻断剂和β受体阻断剂的典型药物及在临床中的应用。

☆ 了解肾上腺素能受体激动剂和肾上腺素能受体拮抗剂的发展和现状。

能力要求

☆ 学会应用典型药物的结构特点、理化性质解决该类药物的调剂、制剂、分析检验、贮存保管及临床应用等问题。

☆ 学会分析结构特点与化学稳定性和毒副作用之间的关系。

【热点事件】　兴奋剂麻黄碱

1988年汉城奥运会上，美国著名田径运动员卡尔·刘易斯被查出服用了麻黄碱；1994年世界杯足球赛上，球王马拉多纳被查出服用了麻黄碱，除此之外，还有多名运动员在重大比赛中被查出服用了麻黄碱，他们均被禁赛或取消奖牌。

麻黄碱是《联合国禁止非法贩运麻醉药品和精神药物公约》附表管制品种。它是一种兴奋剂，也是“冰毒”（甲基苯丙胺）的生产原料。

肾上腺素能药物（Adrenergic Drugs）作用于人体的肾上腺素受体而产生生理效应，主要包括肾上腺素能受体激动剂和肾上腺素能受体拮抗剂。根据生理效应的不同，肾上腺素能受体可分为α受体和β受体两大类，α受体又可分为α_1和α_2亚型，β受体又可分为β_1和β_2亚型，不同亚型受体在体内分布部位不同，从而产生不同的生理效应。

兴奋α_1受体：平滑肌收缩、皮肤、黏膜、内脏血管收缩、血压升高等。

兴奋α_2受体：心率减慢，血管平滑肌松弛，血压下降等。

兴奋β_1受体：心率加快，心肌收缩力加强。

第一节　肾上腺素能受体激动剂

一、肾上腺素能受体激动剂的类型

肾上腺素能激动剂（Adrenergic Receptor Agonists）是一类使肾上腺素能受体兴奋，产生肾上腺素样作用的药物。也称为拟肾上腺素药。按化学结构分类可分为苯乙胺类和苯异丙胺类。部分药物在化学结构中都含有3,4-苯二酚和一个氨基的结构（儿茶酚胺结构），因此亦称为儿茶酚胺类。

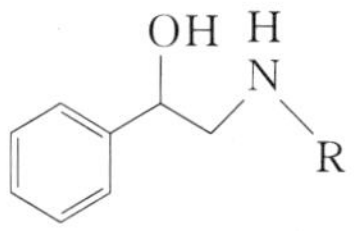

苯乙胺类 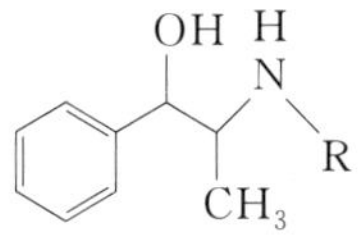　　苯异丙胺类 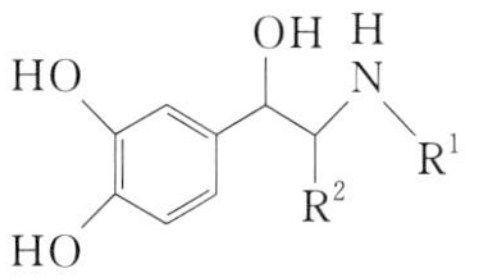　　儿茶酚胺类

根据对肾上腺素受体的选择性不同，肾上腺素受体激动剂可分为：①α受体激动剂，如去甲肾上腺素（Norepinephrine）、去氧肾上腺素（Phenylephrine）、间羟胺（Metaraminol）；②α和β受体激动剂，如肾上腺素（Adrenaline）、麻黄碱（Ephedrine）、多巴胺（Dopamine）；③β受体激动剂，如异丙肾上腺素（Isoprenaline）、多巴酚丁胺（Dobutamine）、沙丁胺醇（Salbutamol）、克仑特罗（Clenbuterol）、沙美特罗（Salmeterol）。

二、苯乙胺类肾上腺素能激动剂

肾上腺素是肾上腺髓质分泌的主要神经递质，为最早发现的肾上腺素能激动剂。进一步研究发现，交感神经兴奋时，神经末梢和髓质释放的主要递质是去甲肾上腺素。去甲肾上腺素在酶的作用下，转变为肾上腺素。以后又发现了多巴胺，多巴胺是体内生物合成去甲肾上腺素和肾上腺素的前体。三者都是内源性物质，对传出神经系统的功能起着重要的作用。

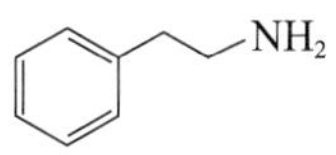

苯乙胺 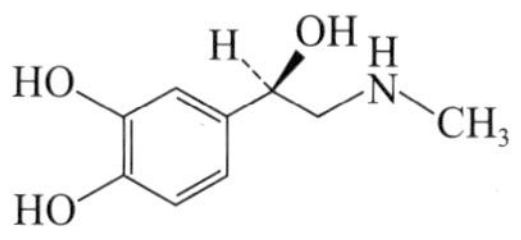　　肾上腺素 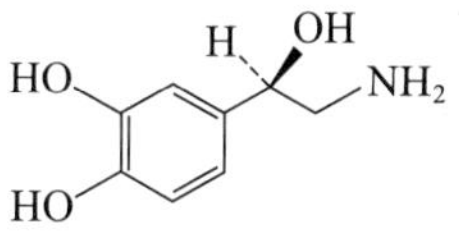　　去甲肾上腺素 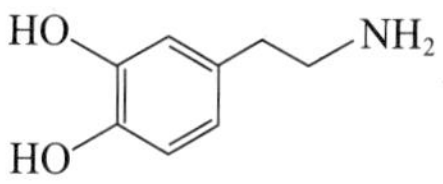　　多巴胺

对其构效关系的研究，认识到苯乙胺结构是本类药物的基本结构。通过对苯环上取代基、侧链氨基上取代基的改变，发展了多种用于临床的肾上腺素能受体激动剂，见表8-1。

表8-1 临床常用其他肾上腺素能受体激动剂

药物名称	药物结构	作用特点及用途
去氧肾上腺素（Phenylephrine）	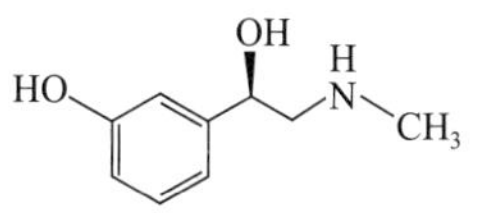	α受体激动剂，作用弱于肾上腺素，主要用于升高血压，治疗休克
异丙肾上腺素（Isoprenaline）	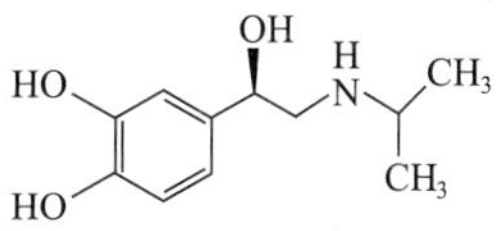	β肾上腺素能受体激动剂。有舒张支气管作用和增强心肌收缩力，临床用于支气管哮喘和抗休克等
克仑特罗（Clenbuterol）	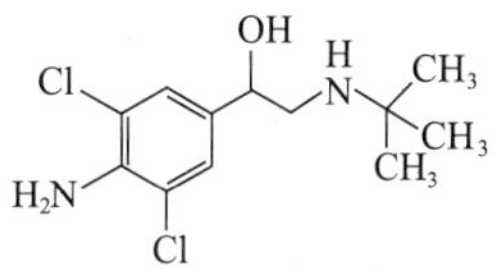	$β_2$受体激动剂，主要用于支气管哮喘

续表

药物名称	药物结构	作用特点及用途
多巴酚丁胺 (Dobutamine)		$β_1$ 肾上腺素受体激动药，有轻微的 α 受体作用，能增强心肌收缩力，增加心血排出量，较少引起心动过速，对血压的影响小
氯丙那林 (Clorprenaline)		$β_2$ 受体激动剂，主要用于支气管哮喘
特布他林 (Terbutaline)		$β_2$ 受体激动剂，主要用于支气管哮喘

15. 动画：肾上腺素的光学结构

典型药物

肾上腺素 Adrenaline

化学名为(*R*)-4-[2-(甲氨基)-1-羟基乙基]-1,2-苯二酚，又名副肾碱。

本品为白色或类白色结晶性粉末；无臭。本品极微溶于水，不溶于乙醇、乙醚、三氯甲烷、脂肪油或挥发油，易溶于无机酸或氢氧化钠溶液，不溶于氨溶液或碳酸氢钠溶液。熔点为 206～212℃，熔融时同时分解。比旋度$[\alpha]_D^{20}$ 为$-50°\sim-53.5°$。

本品结构中有一个手性碳原子，为 *R* 构型，具左旋光性。*R*(－)-异构体的作用强于 *S*(＋)-异构体。肾上腺素水溶液在室温放置或加热后，易发生消旋化反应，使活性降低。pH＜4 消旋化反应速率较快。

本品分子结构中具有儿茶酚（邻苯二酚）结构，有较强的还原性，接触空气或受日光照射，极易被氧化变质，生成红色的肾上腺素红，进一步聚合成棕色多聚物。碱性条件下加速氧化，中性及酸性条件下，也易发生氧化，但相对碱性下较稳定。在相同条件下，温度越高，氧化速率越快。日光和微量的金属离子也可加快上述反应。去甲肾上腺素、异丙肾上腺素、多巴胺等分子结构中也具有儿茶酚结构，也易被氧化变质。

肾上腺素 →[O]→ → $-H_2$ → 肾上腺素红 → 棕色多聚物

本品溶于稀盐酸后，加过氧化氢试液，煮沸，即显血红色；与氯化铁试液反应，即显翠绿色（酚羟基与铁离子络合呈色）；再加氨试液后变为紫色，最后变为紫红色。

本品在 pH3～3.5 时与碘试液反应，再加硫代硫酸钠试液使过量碘的颜色消退，溶液呈红色。

肾上腺素对 α 受体和 β 受体均有较强的激动作用，主要用于治疗过敏性休克、心脏骤停的急救、支气管哮喘等。肾上腺素口服无效，常用剂型为盐酸肾上腺素注射液。

【知识链接】　延缓和防止盐酸肾上腺素注射液氧化变质可采取的主要措施

由于日光、温度和微量的金属离子均可加快肾上腺素发生氧化反应，为了延缓和防止本品氧化变质，药典规定本品注射液pH2.5～5.0，生产单位一般控制pH3.6～4.0；加入金属离子配合剂乙二胺四乙酸钠，加抗氧剂焦亚硫酸钠；注射用水经二氧化碳或氮气饱和除去溶解氧，安瓿内同时充入上述气体；100℃流通蒸汽灭菌15min；并且遮光，减压严封，置阴凉处贮存。

酒石酸去甲肾上腺素　Noradrenaline Bitartrate

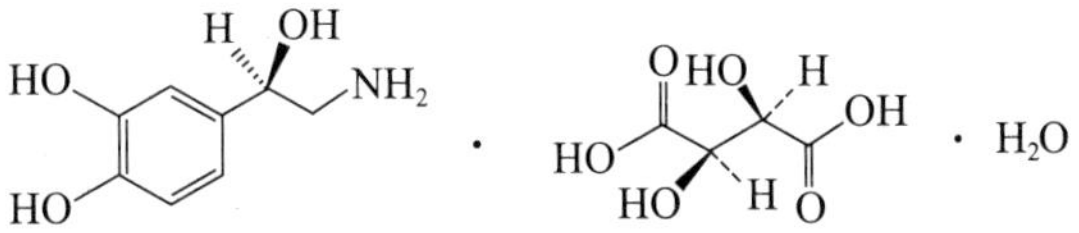

化学名为(*R*)-4-(2-氨基-1-羟基乙基)-1,2-苯二酚重酒石酸盐一水合物，又名重酒石酸正肾上腺素。

本品为白色或几乎白色的结晶性粉末；无臭。本品易溶于水，微溶于乙醇，不溶于三氯甲烷或乙醚，熔点为100～106℃，熔融时同时分解。比旋度$[\alpha]_D^{20}$为－10°～－12.0°。

本品分子中氨基的β位碳原子为不对称碳原子，有一对旋光异构体，临床上所使用的去甲肾上腺素是其*R*-构型左旋异构体，左旋体活性比右旋体大约27倍。去甲肾上腺素水溶液在室温放置或加热后，易发生消旋化反应，使活性降低。

本品分子结构中具有儿茶酚（邻苯二酚）结构，与肾上腺素类似，性质不稳定，接触空气或受日光照射，极易被氧化变质，生成红色的去甲肾上腺素红，进一步聚合成棕色多聚物。制备注射剂时应加抗氧剂，避免与空气接触并避光保存。

去甲肾上腺素在酒石酸氢钾饱和溶液中（pH3～3.5），比肾上腺素稳定，几乎不被碘氧化，与碘试液反应后，再加硫代硫酸钠试液使过量碘的颜色消退，溶液为无色或仅显微红色或淡紫色（与肾上腺素、异丙肾上腺素相区别）。

本品分子结构中具有酚羟基，与氯化铁试液反应，即显翠绿色；再加入碳酸钠试液即显蓝色，最后变成红色。

本品含有酒石酸，加10%氯化钾溶液析出酒石酸氢钾结晶性沉淀。

本品主要激动α受体，有很强的收缩血管作用，临床主要用于治疗各种休克。

【课程内外】　查阅资料，分析去甲肾上腺素、去氧肾上腺素、异丙肾上腺素与肾上腺素相比，在化学结构和性质上有何异同点？

沙丁胺醇　Salbutamol

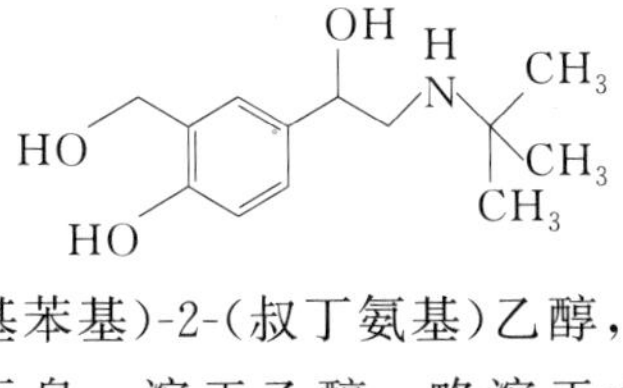

化学名为1-(4-羟基-3-羟甲基苯基)-2-(叔丁氨基)乙醇，又名舒喘灵。

本品为白色结晶性粉末；无臭。溶于乙醇，略溶于水，不溶于乙醚。熔点为154～158℃，熔融时同时分解。

本品分子结构中具有酚羟基，与氯化铁试液反应显紫色；再加碳酸钠试液，溶液转为橙红色。

本品沙丁胺醇溶在弱碱性的硼砂溶液中，可被铁氰化钾氧化，氧化产物与4-氨基安替比林生成橙红色缩合物，加三氯甲烷振荡，放置使分层，三氯甲烷层显橙红色。

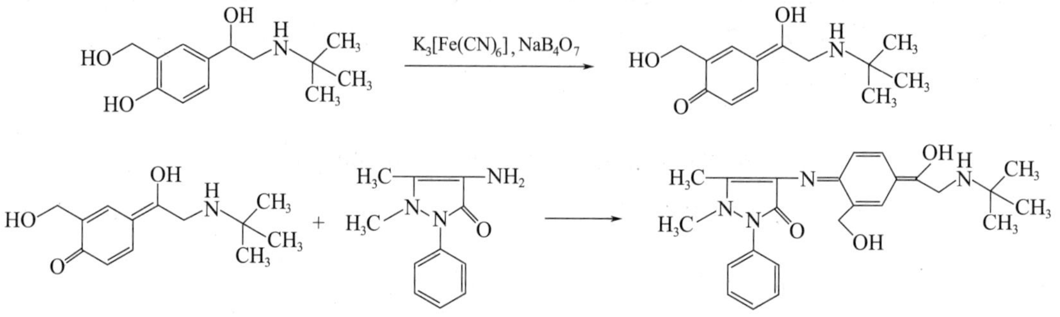

$K_3[Fe(CN)_6]$, NaB_4O_7

本品为β_2受体激动剂，有较强的支气管扩张作用，不易被代谢失活，因而口服有效，作用时间长。主要用于支气管哮喘。

【知识链接】 临床常用药——沙美特罗

本品为白色结晶粉末，易溶于甲醇，微溶于乙醇，难溶于水。

本品是一种长效β受体激动剂，作用时间长达12小时。其结构中苯环部分的取代基与沙丁胺醇相同，在侧链氮上亲脂取代基使药物与β_2受体的结合增强，作用时间延长。

本品是目前治疗哮喘夜间发作和哮喘维持治疗的理想药物，可与皮质激素类药物配伍使用。

三、苯异丙胺类肾上腺素能受体激动剂

临床常用的药物有麻黄碱（Ephedrine）、伪麻黄碱（Pseudoephedrine）、间羟胺（Metaraminol）、甲氧明（Methoxamine）等。间羟胺为α受体激动剂。临床用于低血压和休克等，甲氧明为α受体激动剂，有收缩血管、升高血压作用，临床用于低血压的急救等。

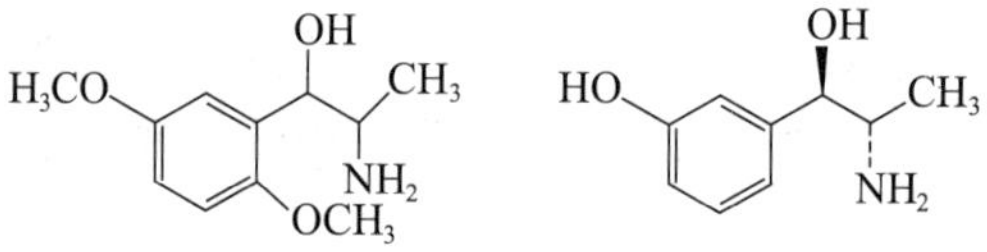

甲氧明　　间羟胺

盐酸麻黄碱 Ephedrine Hydrochloride

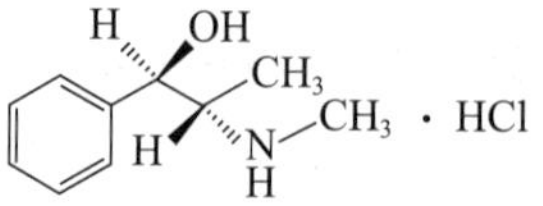

· HCl

化学名为(1*R*,2*S*)-2-甲氨基-苯丙烷-1-醇盐酸盐。麻黄碱是从草麻黄等植物中分离出的一种生物碱。

麻黄碱分子结构中有两个手性碳原子，有四个光学异构体，手性碳原子的构型分别为(1*R*,2*S*)、(1*R*,2*R*)、(1*S*,2*R*)、(1*S*,2*S*)。四个光学异构体中只有(－)-麻黄碱(1*R*,2*S*)有显著活性。(＋)-伪麻黄碱(1*S*,2*S*)的作用比麻黄碱弱，常用于复方感冒药中用于减轻鼻黏膜充血等。

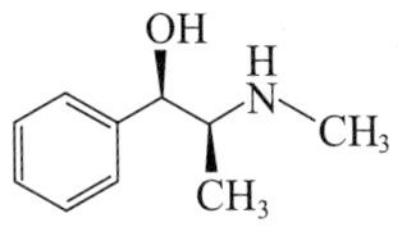

(－)-麻黄碱　(－)-伪麻黄碱　(＋)-麻黄碱　(＋)-伪麻黄碱

(1*R*,2*S*)　(1*R*,2*R*)　(1*S*,2*R*)　(1*S*,2*S*)

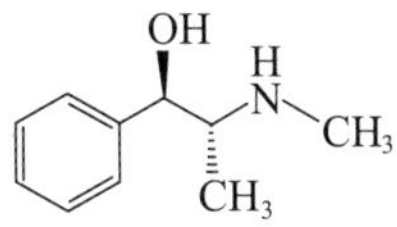

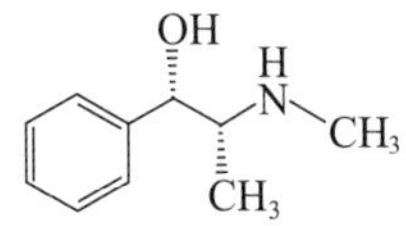

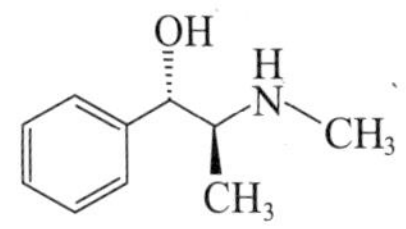

本品为白色针状结晶或结晶性粉末；无臭。本品易溶于水，溶于乙醇，不溶于三氯甲烷、乙醚，熔点为217～220℃。比旋度$[\alpha]_D^{20}$为－33°～－33.5°(5%的水溶液)。

麻黄碱与一般生物碱的不同处为氮原子在侧链上，结构属芳烃胺类。与一般生物碱的性质不完全相同。碱性较强；与多种生物碱试剂不能生成沉淀。

本品分子中不含儿茶酚结构，性质较稳定。

本品在碱性溶液中与硫酸铜试液反应，生成蓝紫色的配位化合物，加乙醚振摇，醚层显紫红色，水层呈蓝色。

麻黄碱对α受体和β受体都有激动作用，具有松弛支气管平滑肌，收缩血管、兴奋心脏等作用。临床主要用于支气管哮喘、过敏性反应、低血压等。

四、肾上腺素能激动剂的构效关系

肾上腺素能激动剂通过与肾上腺素受体结合形成药物-受体复合物发挥药效，药物的化学结构必须与受体的活性部位相适应。此类药物的构效关系简述如下。

(1) 对苯乙胺基本结构，任何碳链的延长和缩短都会使活性降低。

(2) 苯乙胺类侧链氨基的*β*位有羟基取代，有一个手性碳原子（多巴胺除外），存在旋光异构体，以*R*-构型异构体具有较大的活性。例如去甲肾上腺素*R*-构型左旋异构体活性比*S*-构型右旋体强约27倍。

(3) 苯环3,4-二羟基（儿茶酚结构）的存在可显著增强α受体、β受体活性，但是此类药物口服后易失活，因此肾上腺素、去甲肾上腺素不能口服。如改变为3,5-二羟基（例如特布他林），或将3-羟基用氯取代（例如克仑特罗）口服均有效。

(4) 侧链氨基上的烷基大小与此类药物的受体选择性有密切关系。在一定范围内，*N*-取代基越大，例如为异丙基或叔丁基时，对β受体的亲和力越强。例如异丙肾上腺素、克仑特罗等，临床主要用于支气管哮喘。

(5) 侧链氨基α位碳原子上引入甲基，为苯异丙胺类，由于甲基的位阻效应可阻碍单胺氧化酶（MAO）脱氨氧化的失活作用，使药物作用时间延长。

第二节　肾上腺素能受体拮抗剂

肾上腺素能受体拮抗剂（Adrenoceptor Antagonists）能通过阻断肾上腺素能神经递质或外源性肾上腺素受体激动剂与肾上腺素受体的相互作用，产生与肾上腺素能神经递质作用相反的生物活性。根据肾上腺素能拮抗剂对α和β受体选择性的不同，可分为α肾上腺素能拮抗剂（α受体阻断剂）和β肾上腺素能拮抗剂（β受体阻断剂）。

一、α受体拮抗剂

α受体拮抗剂又可分为两类：短效的竞争性α受体拮抗剂和长效的非竞争性α受体拮抗

剂。短效类主要有酚妥拉明（Phentolamine）和妥拉唑啉（Tolazoline），而长效类主要有酚苄明（Phenoxybenzamine）。在临床上这类药物主要用于改善微循环，治疗外周血管痉挛性疾病及血栓闭塞性脉管炎等。

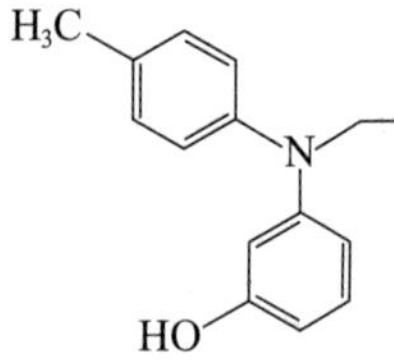

酚妥拉明 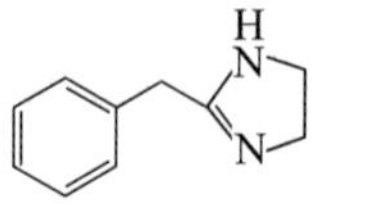　妥拉唑啉 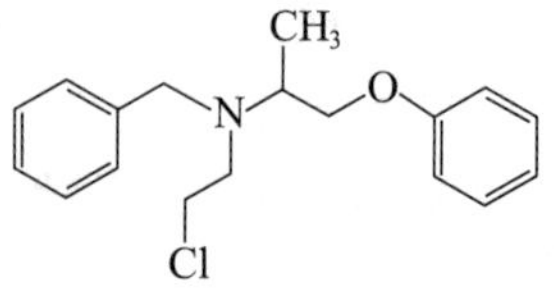　酚苄明

二、β受体拮抗剂

β受体拮抗剂临床上广泛用于治疗心绞痛、心肌梗死、高血压、心律失常等。根据β受体拮抗剂对不同亚型受体的亲和力不同，可分为非选择性β受体拮抗剂、β_1 受体拮抗剂和具有 α_1 受体拮抗活性的β受体拮抗剂。β受体拮抗剂按化学结构可分为苯乙醇胺类和芳氧丙醇胺类两种类型。

1. 苯乙醇胺类

苯乙醇胺类主要有索他洛尔（Sotalol）、拉贝洛尔（Labetalol）。其中拉贝洛尔临床上多用于治疗重症高血压。是具有 α_1 受体拮抗活性的β受体阻断剂。比单纯的β受体拮抗剂更优越，因为它的α受体阻断作用有效地产生血管舒张作用；它的β受体阻断作用有效地阻止血管舒张伴随的心搏过速。索他洛尔是异丙肾上腺素苯环4位被甲基磺酰氨基取代的类似物，可作为 K^+ 通道阻滞剂，具抗心律失常作用。

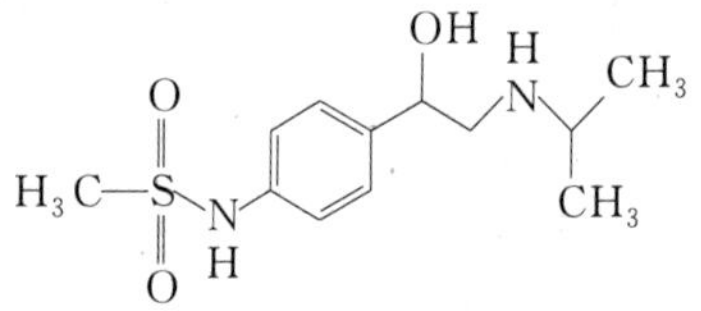

索他洛尔 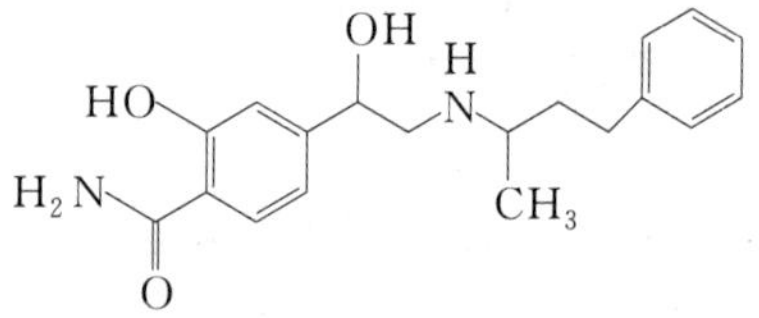　拉贝洛尔

2. 芳氧丙醇胺类

临床常用的属于芳氧丙醇胺类的β受体拮抗剂有：普萘洛尔（Propranolol）、美托洛尔（Metoprolol）、阿替洛尔（Atenolol）、比索洛尔（Bisoprolol）等。β受体阻断剂是在对异丙肾上腺素进行结构改造时发现的，芳氧丙醇胺类β受体阻断剂结构上的特点为在芳环与侧链碳原子之间插入—OCH_2—。β受体阻断作用强于苯乙醇胺类。

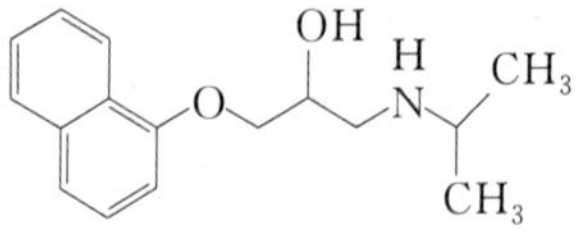

普萘洛尔 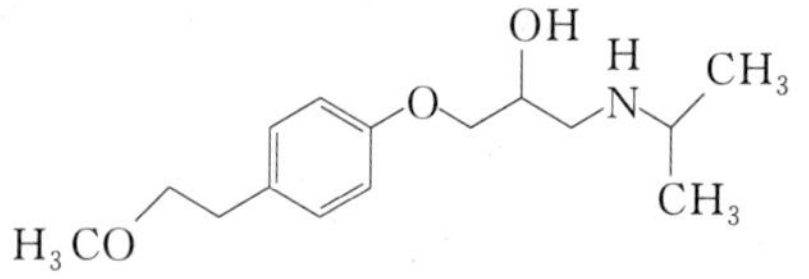　美托洛尔

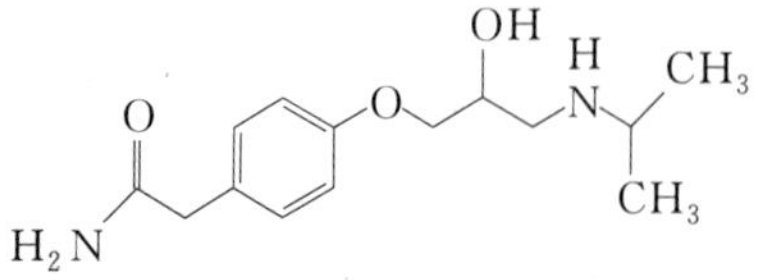

阿替洛尔 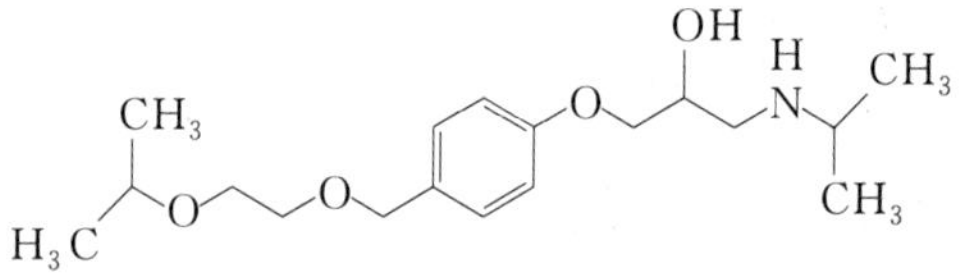　比索洛尔

本章小结

- 肾上腺素能药物
  - 肾上腺素能受体激动剂
    - 肾上腺素能受体的类型 — α受体、β受体
    - 化学类型
      - 苯二胺类 — 典型药物 — 肾上腺素、酒石酸去甲肾上腺素、沙丁胺醇
      - 苯异丙胺类 — 典型药物 — 盐酸麻黄碱
  - 肾上腺素能受体拮抗剂
    - α受体拮抗剂
    - β受体拮抗剂
      - 类　型 — 苯乙醇胺类、芳氧丙醇胺类
      - 构效关系

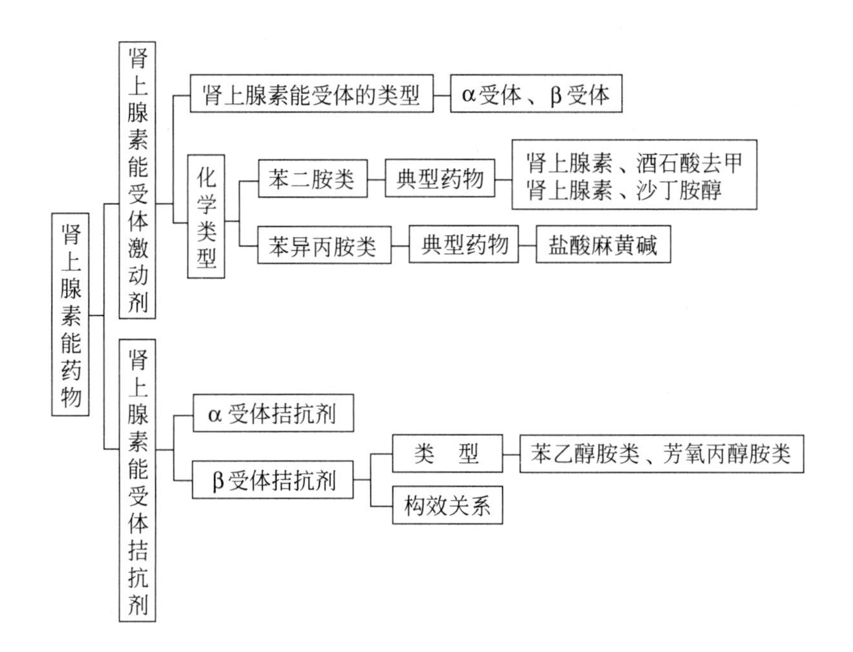

目标检测

一、单项选择题

1. 临床药用(—)-麻黄碱的结构是（　　）。

A.
(1*S*,2*R*)

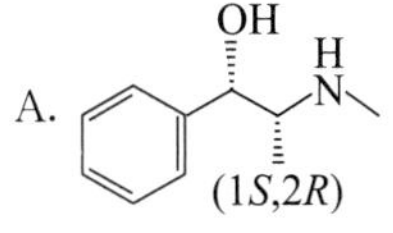

B.
(1*S*,2*S*)

C.
(1*R*,2*S*)

D.
(1*R*,2*R*)

E. 上述四种的混合物

2. 下列药物结构中含有氯原子的是（　　）。
A. 克仑特罗　B. 间羟胺　C. 甲氧那明
D. 麻黄碱　E. 去氧肾上腺素

3. 关于麻黄碱的叙述不正确的是（　　）。
A. 具有与肾上腺素相似的升压作用　B. 不能口服　C. 平喘作用缓慢而温和
D. 性质较稳定　E. 平喘作用持续时间较长

4. 肾上腺素不具有的性质有（　　）。
A. 水溶液久置可发生消旋化　B. 具有光学活性　C. 酸碱两性
D. 易氧化性　E、可与生物碱沉淀试剂反应（　　）。

5. 下列药物中可与碱性硫酸铜试液反应，生成物的二水合物溶于乙醚呈紫红色的是（　　）。
A. 肾上腺素　B. 异丙肾上腺素　C. 沙丁胺醇
D. 麻黄碱　E. 多巴胺

6. 别名是舒喘灵的药物是（　　）。
A. 克仑特罗　B. 沙丁胺醇　C. 特布他林
D. 去甲肾上腺素　E. 普萘洛尔

7. 通常不易被氧化的药物是（　　）。

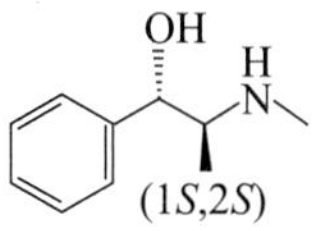

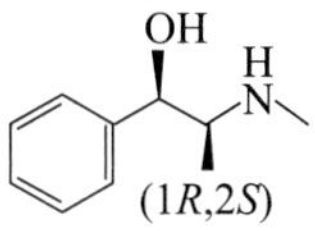

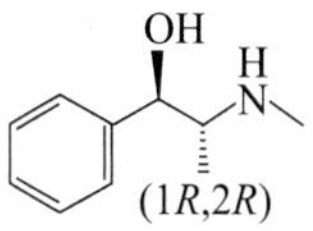

A. 去甲肾上腺素　B. 多巴胺　C. 沙丁胺醇

D. 异丙肾上腺素　E. 麻黄碱

8. 下列药物中不能与氯化铁试液反应呈色的是（　　）。

A. 肾上腺素　B. 麻黄碱　C. 异丙肾上腺素

D. 多巴胺　E. 去甲肾上腺素

9. 下列为体内生物合成肾上腺素的前药的药物是（　　）。

A. 去甲肾上腺素　B. 沙美特罗　C. 异丙肾上腺素

D. 多巴胺　E. 沙丁胺醇

10. 下列药物中可与碱性铁氰化钾反应，生成的产物之一可使红色石蕊试纸变蓝的是（　　）。

A. 肾上腺素　B. 去甲肾上腺素　C. 麻黄碱

D. 异丙肾上腺素　E. 沙丁胺醇

二、多项选择题

1. 下列具有儿茶酚结构的药物有（　　）。

A. 肾上腺素　B. 异丙肾上腺素　C. 去甲肾上腺素

D. 多巴胺　E. 特布他林

2. 下列药物中能与 H_2O_2 发生氧化反应而使药物变色的有（　　）。

A. 肾上腺素　B. 去甲肾上腺素　C. 异丙肾上腺素

D. 去氧肾上腺素　E. 多巴胺

3. 临床上主要用于平喘的药物有（　　）。

A. 沙丁胺醇　B. 去甲肾上腺素　C. 麻黄碱

D. 多巴胺　E. 克仑特罗

三、配伍选择题

[1～5]

A. 肾上腺素　B. 麻黄碱　C. 两者皆有　D. 两者皆无

1. 分子中含有手性碳原子

2. 分子中含有儿茶酚结构

3. 在一定条件下可与碱性硫酸铜反应生成紫色配合物

4. 在一定条件下可与氯化铁试液反应显色

5. 在一定条件下可与二硫化碳反应生成荒酸衍生物

[6～10]

A. 多巴胺　B. 沙丁胺醇　C. 两者皆是　D. 两者皆不是

6. 分子中 β-碳原子上含有醇羟基

7. 分子中含有儿茶酚结构

8. 分子中含有脂伯胺结构

9. 在一定条件下可与氯化铁试液反应显色

10. 在碱性条件下被铁氰化钾氧化，生成物再与 4-氨基安替比林缩合，生成的缩合物在氯仿层显橙红色

四、简答题

1. 影响药物自动氧化反应的外因有哪些？

2. 试简述延缓和防止盐酸肾上腺素注射液氧化变质可采取的主要措施。

第九章 心血管系统药物

学习目标

知识要求

☆ 掌握氯贝丁酯、辛伐他汀、硝酸甘油、硝酸异山梨酯、硝苯地平、卡托普利、利舍平等的结构特点，主要理化性质及临床用途。

☆ 熟悉降血脂药、抗心绞痛药、降高血压药、抗心律失常药的化学结构与稳定性及毒副作用间的关系。

☆ 了解抗心律失常药物、抗高血压药物、抗心绞痛药物、降血脂药物的分类及发展。

能力要求

☆ 熟练应用典型药物的理化性质解决该类药物的调剂、制剂、分析检验、贮存保管及临床应用问题。

☆ 能判断抗高血压、抗血栓药结构特点与化学稳定性和毒副作用之间的关系。

心血管疾病是一类常见病、多发病，已成为世界人口死亡的重要因素之一，因此，心血管系统药物（Lardiovascular Drugs）在临床上的应用十分广泛，其新药研究也备受重视，尤其是20世纪70年代末期，不断地有新药问世。本章根据药物的临床用途分为降血脂药、抗心绞痛药、抗高血压药及抗心律失常药等。

第一节 降血脂药

【案例分析】 学生王某，在模拟药房实习期间发现药房里的降血脂药均为酸类或酯类药物，他很疑惑，你能帮他解答这个问题吗？

降血脂药物（Hypolipidemic Drugs）又叫抗动脉粥样硬化药物。血脂长期升高，与人体的脂质代谢紊乱有关，血脂及分解产物沉积在血管内膜，使内膜的纤维组织增生，形成斑块，使血管局部增厚，弹性减小，阻塞血管，导致产生动脉粥样硬化和冠心病。

血浆胆固醇高于230mg/100mL，甘油三酯高于140mg/100mL，β-脂蛋白超过390mg/100mL统称为高脂血症。人体血浆中的脂质主要有胆固醇（TC）、甘油三酯（TG）和磷脂（PL），通常它们与蛋白质结合，以脂蛋白形式存在。血浆中的脂蛋白有乳糜微粒（CM）、极低密度脂蛋白（VLDL）、中密度脂蛋白（IDL）、低密度脂蛋白（LDL）及高密度脂蛋白（HDL）五种。其中极低密度脂蛋白和低密度脂蛋白是造成动脉粥样硬化的主要原因。

降血脂药是降低血中胆固醇和甘油三酯，缓解动脉粥样硬化症状的药物。临床上使用的降血脂药主要有苯氧乙酸类、羟甲戊二酰辅酶 A 还原酶抑制剂、烟酸类等。

一、苯氧乙酸类

1962 年，发现苯氧乙酸类化合物可降低胆固醇和总血脂，胆固醇的合成以乙酸为起始原料，利用乙酸衍生物干扰胆固醇的合成，以降低胆固醇。

为了寻找阻断胆固醇合成的药物，因此合成了大量的乙酸衍生物。目前有 20 多种化合物在临床上使用。氯贝丁酯（Clofibrate）是第一个应用到临床上的降血脂药物，在此基础上，对该结构进行改造，可以改变药效活性和作用时间长短，得到一系列的降血脂药物。临床常用苯氧乙酸类降血脂药见表 9-1。

表 9-1　临床常用苯氧乙酸类降血脂药

药物名称	药物结构	作用特点与用途
双贝特 (Diclofibrate)	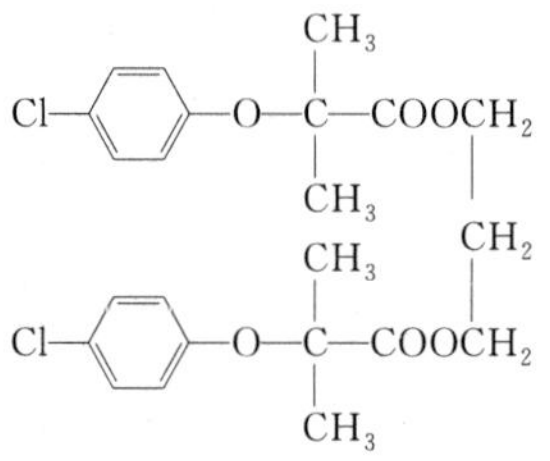 Cl, O, C, CH_3, CH_3, $COOCH_2$, CH_2, Cl, O, C, CH_3, CH_3, $COOCH_2$	作用时间和强度都比氯贝丁酯的效果好
非诺贝特 (Fenofibrate)	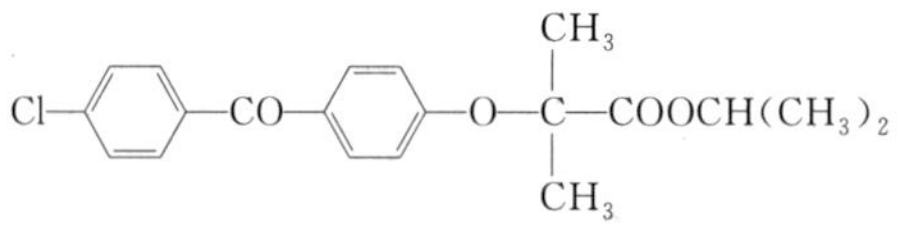 Cl, CO, O, C, CH_3, CH_3, $COOCH(CH_3)_2$	显著降低胆固醇，使 VLDL 和 LDL 降低，并且使 HDL 升高
苄氯贝特 (Beclobrate)	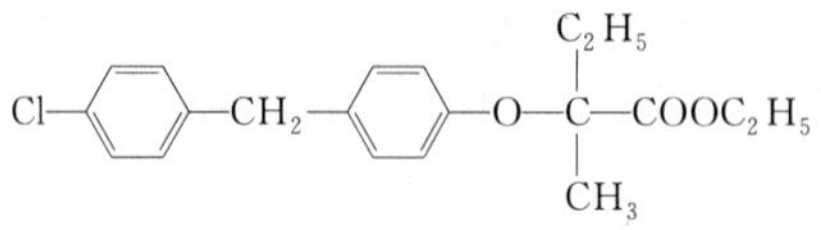 Cl, CH_2, O, C, C_2H_5, CH_3, $COOC_2H_5$	显著降低胆固醇，使 VLDL 和 LDL 降低，并且使 HDL 升高
环丙贝特 (Ciprofibrate)	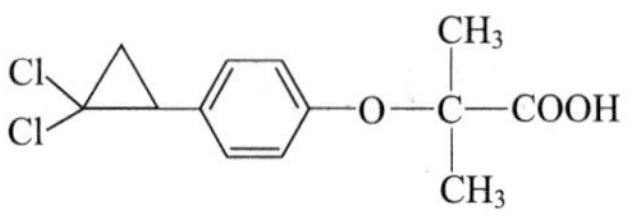 Cl, Cl, O, C, CH_3, CH_3, COOH	比氯贝丁酯的作用稍强。可降低 LDL 及 VLDL，升高 HDL。此外，尚有抗血小板聚集和溶解纤维蛋白的作用，口服后吸收良好
吉非贝奇 (Gemfibrozil)	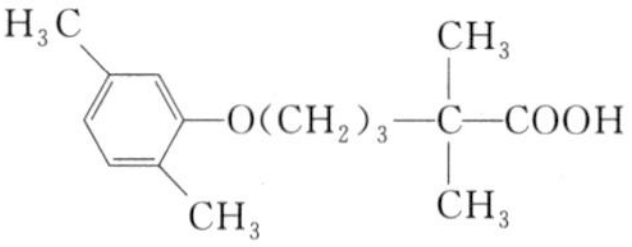 H_3C, $O(CH_2)_3$, C, CH_3, CH_3, COOH, CH_3	新型药物，降低甘油三酯，使 VLDL 和 LDL 降低，并且使 HDL 升高
苯扎贝特 (Bezafibrate)	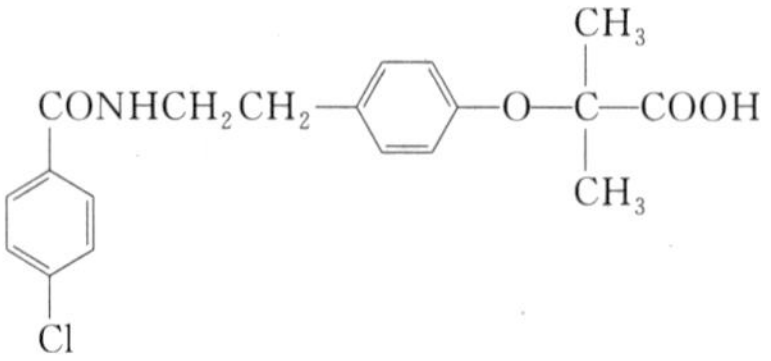 $CONHCH_2CH_2$, O, C, CH_3, CH_3, COOH, Cl	新药，降低甘油三酯和胆固醇。降低低密度脂蛋白，使高密度脂蛋白升高
普罗布考 (Probucol)	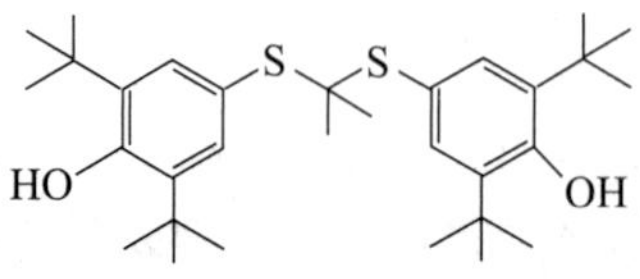 S, S, HO, OH	有阻止动脉粥样硬化病变的发展，也有使病变消退的效应，主要降低胆固醇

典型药物

氯贝丁酯　Clofibrate

$$Cl-C_6H_4-O-C(CH_3)_2-COOC_2H_5$$

化学名为2-(4-氯苯氧基)-2-甲基丙酸乙酯，又名安妥明、冠心平。

本品为无色至黄色的澄清油状液体，有特臭；遇光色渐变深。在乙醇、丙酮、乙醚或石油醚中易溶，在水中几乎不溶。本品的相对密度为1.138～1.144，沸点148～150℃。

本品水解后生成对氯苯氧异丁酸和乙醇，前者为白色沉淀，通过此反应可判断药物是否变质。

本品有酯的结构，在碱性条件下与羟胺反应生成异羟肟酸钾，再经酸化后，加氯化铁水溶液生成异羟肟酸铁，显紫色，可用于鉴定。

芳基的对位上有Cl取代，作用是防止和减慢羟基化，而延长作用时间；如果以烷基、氧基、三氟甲基置换，基本上不影响药物的降脂活性。具体药物见表9-1。

光照会使颜色加深，故需避光保存。

本品的合成是以对氯苯酚为原料，与丙酮、氯仿在碱性条件下缩合、酸化，生成酸，再发生酯化后即得。

$$Cl-C_6H_4-OH \xrightarrow{CH_3COCH_3,\ CHCl_3,\ NaOH} Cl-C_6H_4-O-C(CH_3)_2-COONa \xrightarrow{HCl}$$

$$Cl-C_6H_4-O-C(CH_3)_2-COONa \xrightarrow[\triangle]{C_2H_5OH,\ H_2SO_4} Cl-C_6H_4-O-C(CH_3)_2-COOC_2H_5$$

本品在体内转化为氯贝丁酸而产生作用，其降甘油三酯作用较降胆固醇作用明显，主要降低极低密度脂蛋白（VLDL），还具有降低腺苷环化酶的活性和抑制乙酰辅酶A的作用。主要用于高甘油三酯血症、高胆固醇血症和混合型高脂血症。

【课堂互动】 氯贝丁酯的常用剂型为胶囊剂，它可以制成片剂、水针等剂型吗？

二、羟甲戊二酰辅酶A还原酶抑制剂

羟甲戊二酰辅酶A还原酶（HMG-CoA还原酶）是体内肝脏中胆固醇生物合成的限速酶，通过竞争性地抑制该酶的作用，可达到有效地降低胆固醇水平的目的。羟甲戊二酰辅酶A还原酶抑制剂（HMG-CoA）又称他汀类药物，此类药物可有效阻止内源性胆固醇的合成，能显著降低血中胆固醇的水平，是目前临床上用于预防、治疗高脂血症及冠心病的优良药物。

常用的药物有洛伐他汀（Lovastatin）、辛伐他汀（Simvastatin）、氟伐他汀（Fluvastatin）、普伐他汀（Pravastatin Sodium）、阿托伐他汀（Atorvastatin）等。临床常用他汀类药物见表9-2。

表 9-2 临床常用他汀类药物

药物名称	药物结构	作用特点
洛伐他汀 (Lovastatin)	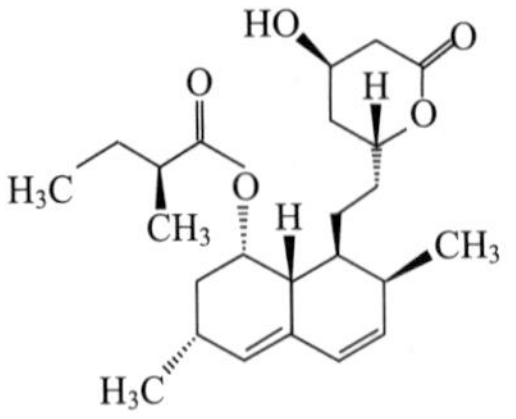	前药，在体内水解转化为 β-羟基酸后显效，适于治疗高胆固醇血症，尤其伴有 LDL 增高的患者
辛伐他汀 (Simvastatin)	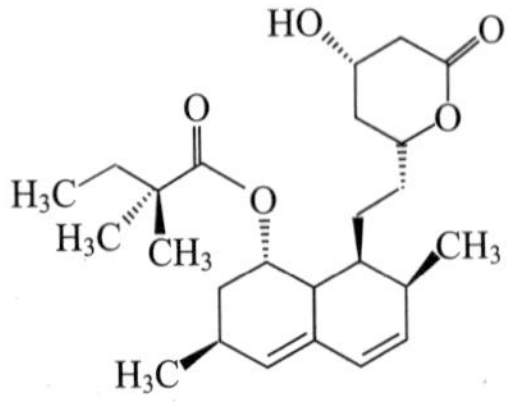	前药，结构较洛伐他汀多一个甲基，具有长效、强效的特点
普伐他汀 (Pravastatin)	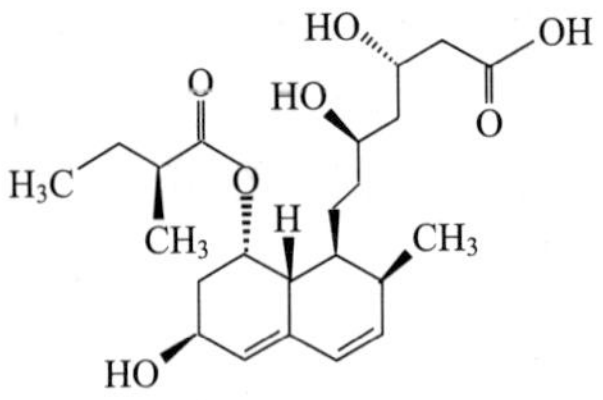	HMG-CoA 还原酶抑制剂，主要用于经饮食限制仍不能控制的原发性高胆固醇血症，耐受性好，不良反应少
氟伐他汀 (Fluvastatin)	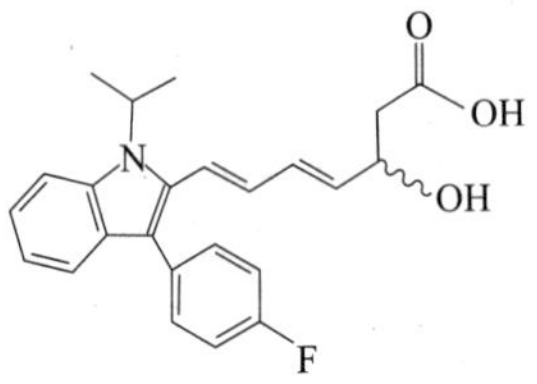	为人工合成 HMG-CoA 还原酶抑制剂，有明显的降低血清总胆固醇、LDL 和血清 TG 的作用，口服后吸收迅速而完全
阿托伐他汀 (Atorvastatin)	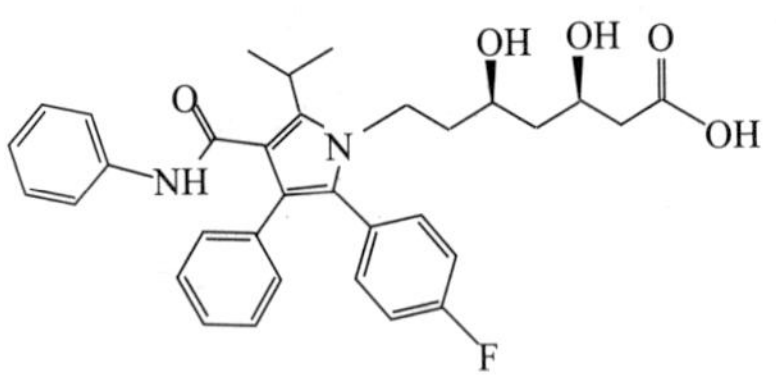	是一种新合成的他汀类药物，降脂疗效显著优于同等剂量的同类产品，毒性很低，安全性和其他他汀类相当

典型药物

辛伐他汀 Simvastatin

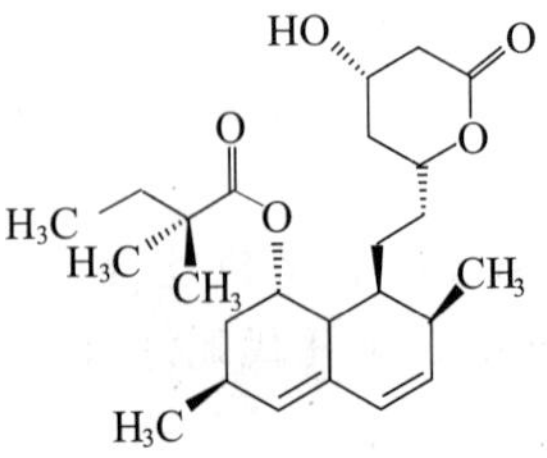

化学名为2,2-二甲基丁酸-1,2,3,7,8,8*a*-六氢-3,7-二甲基-8-[2-(四氢-4-羟基-6-氧-2*H*-吡喃基-2)-乙基]-1-萘酚酯。

本品为白色结晶性粉末，熔点135～138℃。微溶于水，易溶于乙醇和甲醇。

本品为前体药物，2位比洛伐他汀多一个甲基，故疗效比洛伐他汀强，并具有长效的特点，副作用较小。体外无生物活性，口服吸收后在肝脏代谢生成β-羟基酸而产生活性，用于原发性高胆固醇血症及冠心病合并高胆固醇血症。

【课堂内外】 查一查辛伐他汀降甘油三酯的原因。

三、烟酸类简介

Altschul等人在20世纪50年代发现大剂量的烟酸可降低人体胆固醇的水平，因此，很多烟酸的类似物被合成和研究。

烟酸类药物既可抑制脂肪组织的脂解，也能直接抑制肝脏中VLDL和胆固醇的生物合成，故具有降血脂的作用。

由于烟酸具有扩张血管的作用，服用该类药物时会导致面色潮红、皮肤瘙痒等副作用。烟酸有较大的刺激作用，通常将其制成酯的前药使用，烟酸酯进入体内逐渐水解释放出烟酸后发挥药理作用。临床常用的有烟酸肌醇酯（Inositol Nicotinate）及烟酸季戊四醇酯（Niceritol）。

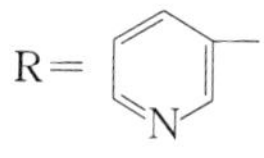

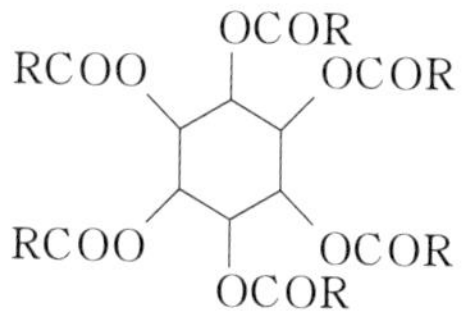

烟酸肌醇酯 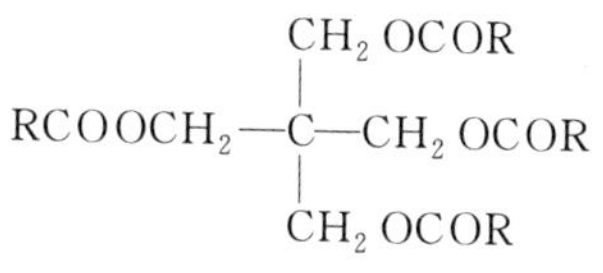　　烟酸季戊四醇酯

【课堂互动】 烟酸类药物常见的副作用有哪些？在服用时应注意什么？

第二节　抗心律失常药

抗心律失常药（Antiarrhythmic Drugs）是一类用于治疗心脏节律紊乱的药物。心律失常主要分为心动过速型和心动过缓型两种。心动过缓可使用阿托品或异丙肾上腺素。临床上常用的抗心律失常药物可分为四类。

Ⅰ类：钠通道阻滞剂；

Ⅱ类：β-受体阻滞剂；

Ⅲ类：延长动作电位时程药（钾通道阻滞剂）；

Ⅳ类：钙通道阻滞剂。

本节介绍钠通道阻滞剂、延长动作电位时程药和钙通道阻滞剂。

一、钠通道阻滞剂

钠通道阻滞剂又可分为Ⅰa、Ⅰb、Ⅰc三个亚类。其中Ⅰa亚类适度阻滞 Na^+ 通道，主要影响传导速率；Ⅰb亚类药物轻度而迅速地阻滞 Na^+ 通道，影响动作电位4相 Na^+ 内流而降低自律性；Ⅰc亚类药物的特点是阻滞 Na^+ 通道作用明显，对心肌自律性和传导性有较强的抑制作用。临床常用的钠通道阻滞剂见表9-3。

表 9-3 临床常用的钠通道阻滞剂

分类	常见药物	药物结构	作用特点与用途
Ⅰa	普鲁卡因胺 (Procainamide)	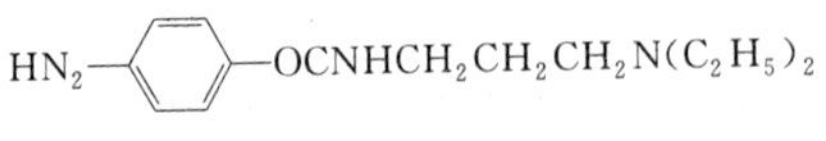 HN_2—C₆H₄—$OCNHCH_2CH_2CH_2N(C_2H_5)_2$	主要用于防治室上性心动过速的反复发作,安全性好,可口服和注射给药
Ⅰb	利多卡因 (Lidocaine)	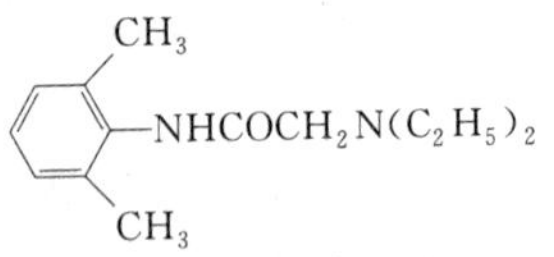 2,6-二甲基苯基—$NHCOCH_2N(C_2H_5)_2$	具有局麻药的作用,可用于各种室性心律失常,是一个安全有效的药物
	美西律 (Mexiletine)	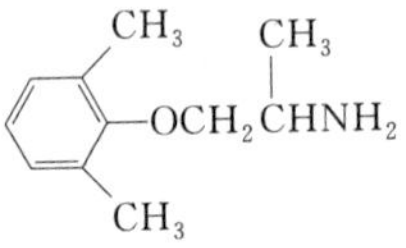 2,6-二甲基苯基—$OCH_2CH(CH_3)NH_2$	与利多卡因的作用类似,适用于各种原因引起的室性心律失常。特别是适用于急性心肌梗死和洋地黄引起心律失常
Ⅰc	普罗帕酮 (Propafenone)	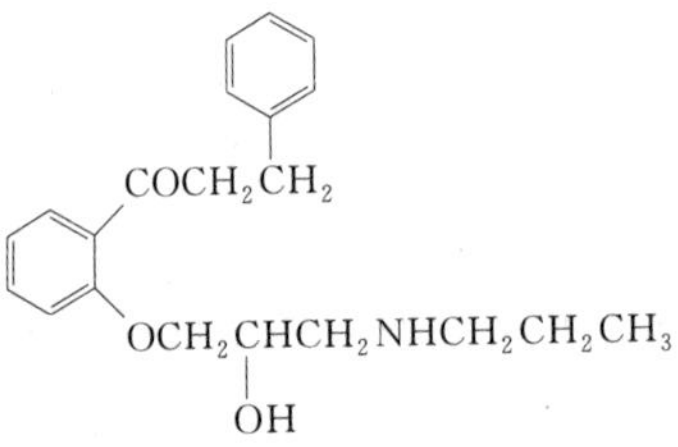 苯基—CH_2CH_2CO—C₆H₄—$OCH_2CH(OH)CH_2NHCH_2CH_2CH_3$	主要用于治疗室性和室上性心动过速,室性和室上性异位搏动,还有一定的β阻滞活性和钙拮抗活性
	氟卡尼 (Flecainide)	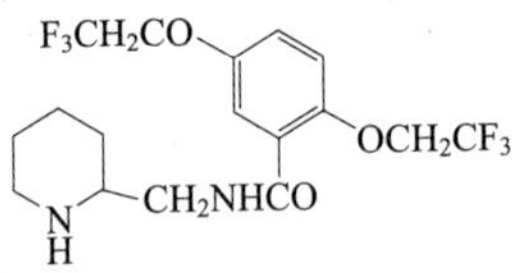 F_3CH_2CO—, OCH_2CF_3 取代苯基—$CONHCH_2$—哌啶基 (N—H)	用于治疗早搏和室上性心动过速,具有良好的疗效和耐受性

典型药物

盐酸美西律 Mexiletine Hydrochloride

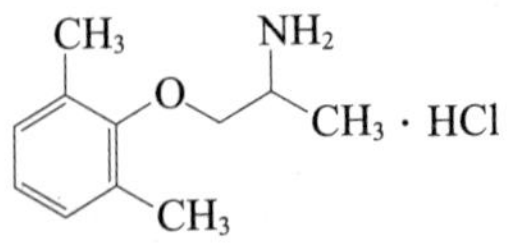

$$2,6-(CH_3)_2C_6H_3-O-CH_2-CH(NH_2)-CH_3 \cdot HCl$$

化学名为1-(2,6-二甲基苯氧基)-2-丙胺盐酸盐，又名慢心律、脉律定。

本品为白色或类白色结晶粉末，几乎无臭。熔点 200～204℃，易溶于水或乙醇，几乎不溶于乙醚。药用品为外消旋体。

本品具烃胺结构，与碘试液反应生成棕红色复盐沉淀。可与四苯硼钠反应生成白色沉淀。

本品主要用于治疗室性心律失常，如室性早搏、室性心动过速。

二、延长动作电位时程药

Ⅲ类延长动作电位时程药又称钾通道阻滞剂。作用于心肌细胞的电压敏感性钾通道，使 K^+ 外流速率减慢，具有抗心律失常作用。常见的药物有胺碘酮（Amiodarone）、索他洛尔（Sotalol）和 *N*-乙酰普鲁卡因胺（*N*-Acetyl Proeainamide）。

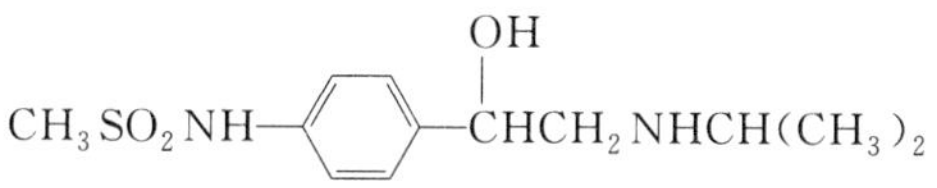

OH

CH_3SO_2NH—⟨苯环⟩—$CHCH_2NHCH(CH_3)_2$

索他洛尔

H_3COCHN—⟨苯环⟩—$CONH(CH_2)_2N(C_2H_5)_2$

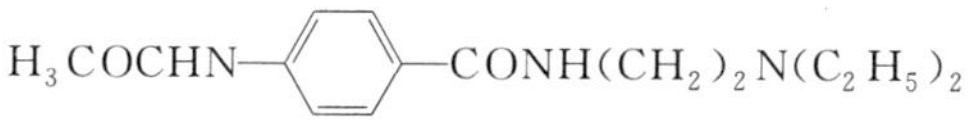

N-乙酰普鲁卡因胺

典型药物

盐酸胺碘酮　Amiodarone Hydrochloride

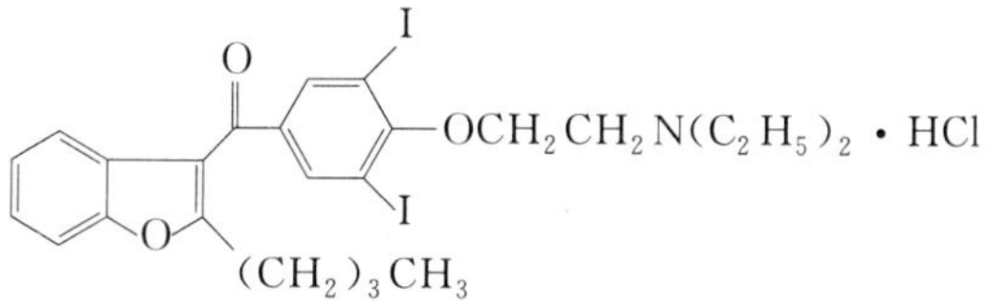

I　O　$OCH_2CH_2N(C_2H_5)_2 \cdot HCl$　I　O　$(CH_2)_3CH_3$

化学名为(2-丁基-3-苯并呋喃基)[4-[2-(二乙氨基)乙氧基]-3,5-二碘苯基]甲酮盐酸盐。又名乙胺碘呋酮、胺碘达隆。

本品为白色或类白色结晶粉末，熔点 156～158℃，pK_a 为 6.56（25℃）。易溶于氯仿，微溶于丙酮、四氯化碳、乙醚，几乎不溶于水。

本品分子中有羰基结构，与 2,4-二硝基苯肼反应，生成黄色的沉淀。与硫酸共热，有紫色的碘蒸气产生。

本品是广谱的抗心律失常药物，适用于成人或儿童各种原因引起的室上性和室性心律失常。长期口服能防止室性心动过速和心室颤动的复发，疗效持久。

三、钙通道阻滞剂

钙通道阻滞剂即钙拮抗剂（Calcium Antagonists），主要用于治疗高血压、心绞痛、心律失常、脑血管痉挛、心肌缺血等疾病。它们是 20 世纪 70 年代发展起来的，临床上应用较广泛。钙拮抗剂按照化学结构特征可分为二氢吡啶类、芳烷基胺类、苯并硫氮杂䓬类。

1. 二氢吡啶类

目前应用最为广泛的一类药物，用于临床的药物已达数十种，它们属于作用最强的一类药物。常见的药物有硝苯地平、尼群地平、尼莫地平等。临床常用二氢吡啶类抗心绞痛药见表 9-4。

表 9-4 临床常用二氢吡啶类抗心绞痛药

药物名称	药物结构	作用特点
尼群地平 (Nitrendipine)	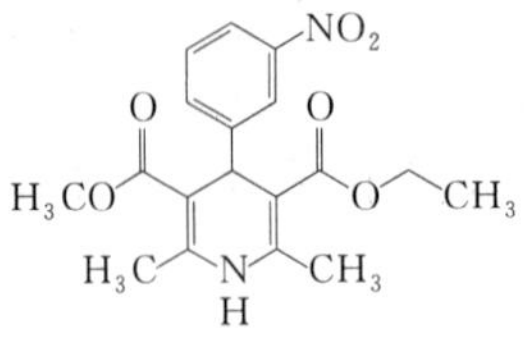	选择性地作用于外周神经血管，降压持续时间长，治疗高血压和冠心病
尼卡地平 (Nicardipine)	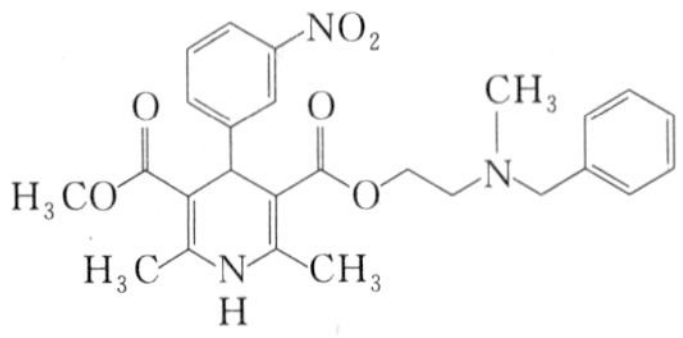	选择性地作用于脑血管和脑组织，治疗轻、中度高血压和心绞痛
尼莫地平 (Nimodipine)	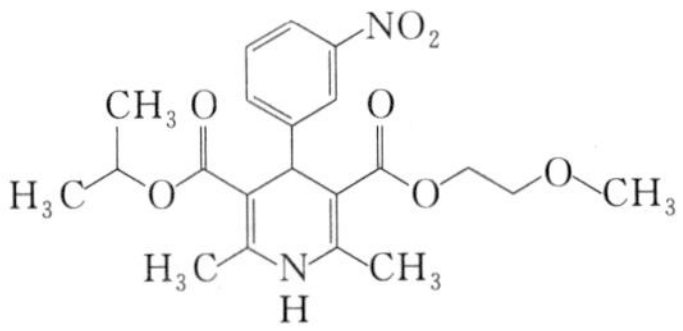	选择性地扩张脑血管和增加脑血流，也可治疗偏头痛
非洛地平 (Felodipine)	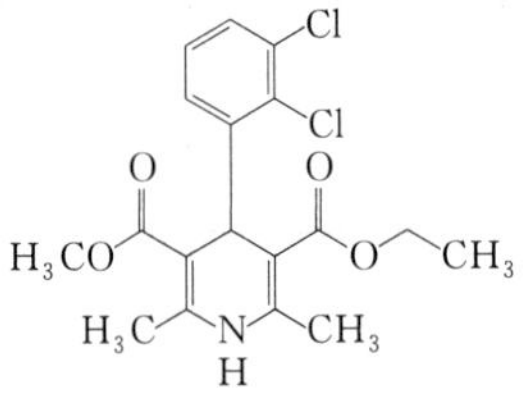	治疗心绞痛，也可用于原发性的高血压和充血性心衰的有效治疗
氨氯地平 (Amlodipine)	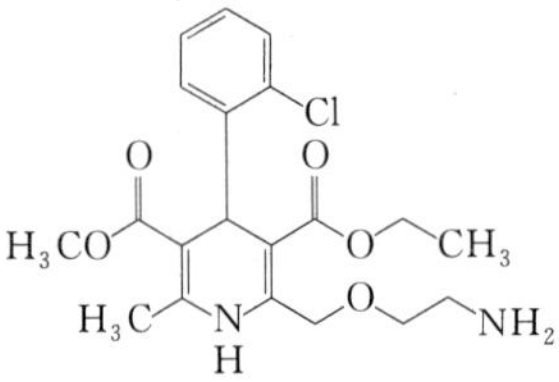	主要扩张冠脉和外周血管，半衰期长，作用缓慢持久，主要用于治疗中轻度的高血压和稳定型的心绞痛
乐卡地平 (Lercanidipine)	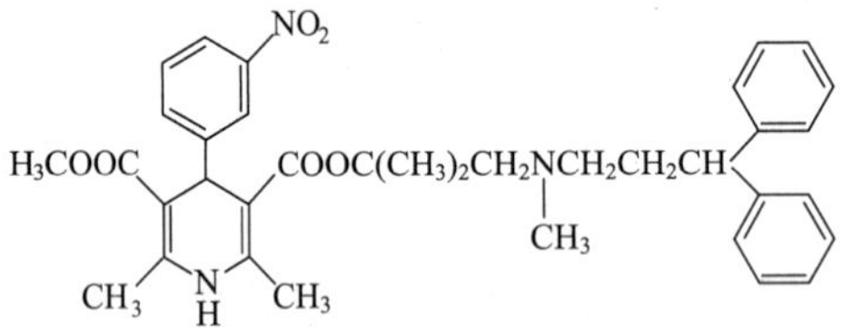	可扩张外周血管降低血压，亲脂性较高，降压作用持久，有显著的血管选择性，具有较好的耐受性和安全性

【知识链接】 临床常用药——氨氯地平

由辉瑞公司开发，商品名：络活喜，1992 年获 FDA 批准上市。

本品微溶于水，略溶于乙醇，通常药用品为马来酸盐或苯磺酸盐。

与其他降压药相比，左旋氨氯地平生物利用度高，其吸收不受食物影响，血药浓度稳定，半衰期长达 35～50 小时，口服一次可平稳降压。

本药在降压的同时可控制心肌缺血，改善心绞痛发作，并对心肌无负性肌力作用，所以对房室传导阻滞伴有高血压的患者，使用无顾虑，合并高血压和心绞痛的心衰患者，该药为首选。

2. 芳烷基胺类

芳烷基胺类药物主要有维拉帕米（Verapamil）、加洛帕米（Gallopamil）、依莫帕米（Emopamil）及法利帕米（Falipamil）等。本类药物都具有手性，其光学异构体的活性不同，维拉帕米、加洛帕米、依莫帕米都是左旋体活性大于右旋体。

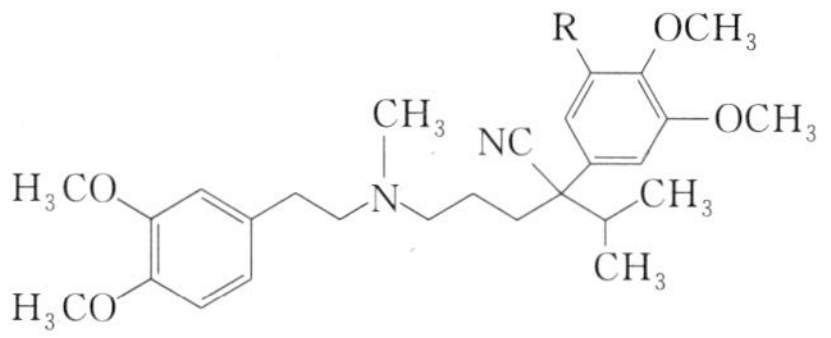

R＝H　维拉帕米
R＝OCH_3　加洛帕米

3. 苯并硫氮杂䓬类

20世纪70年代初，人们在研究抗忧郁、安定和冠脉扩张的苯并硫氮杂䓬类衍生物时，发现了一类高选择性的钙通道阻滞剂，其代表药物就是地尔硫䓬（Diltiazem），扩张冠状动脉及外周血管，使冠脉流量增加和血压下降。可减轻心脏工作负荷及减少心肌耗氧量，解除冠脉痉挛。在临床上本类药物主要用于治疗冠心病中的各种心绞痛，也用于降低血压。

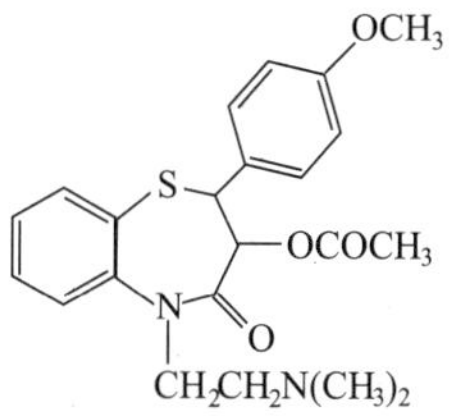

地尔硫䓬

4. 二苯基哌嗪类

二苯基哌嗪类是对血管平滑肌钙通道有选择性抑制作用的钙通道阻滞剂，这类药物主要有桂利嗪（Cinnarizine）、氟桂利嗪（Flunarizine）、利多氟嗪（Lidoflazine）等，主要用于脑血管和脑细胞的疾病，对缺血性脑缺氧引起的脑损伤和代谢异常，能显著改善脑循环和冠状循环，减轻脑水肿。

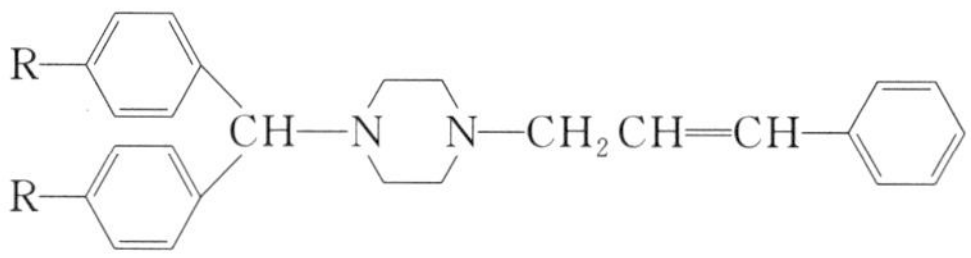

R＝H　桂利嗪
R＝F　氟桂利嗪

典型药物

硝苯地平　Nifedipine

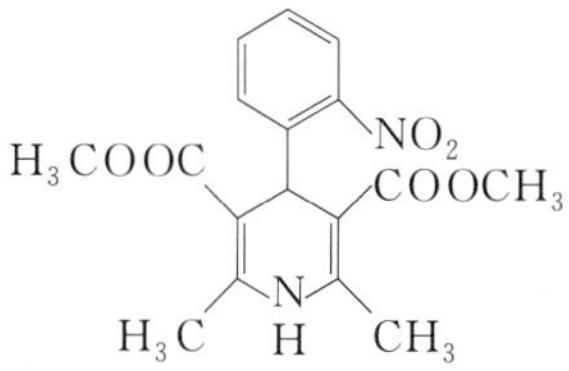

化学名为1,4-二氢-2,6-二甲基-4-(2-硝基苯基)吡啶-3,5-二羧酸二甲酯，又名心痛定。

本品为黄色结晶性粉末，无臭。熔点为172～174℃。易溶于丙酮、氯仿，微溶于乙醇，几乎不溶于水。

本品遇光不稳定，分子内部发生光催化歧化反应，降解产生硝基苯吡啶衍生物和亚硝基苯吡啶衍生物，后者对人体非常有害，故在生产和贮存过程中应注意避光。

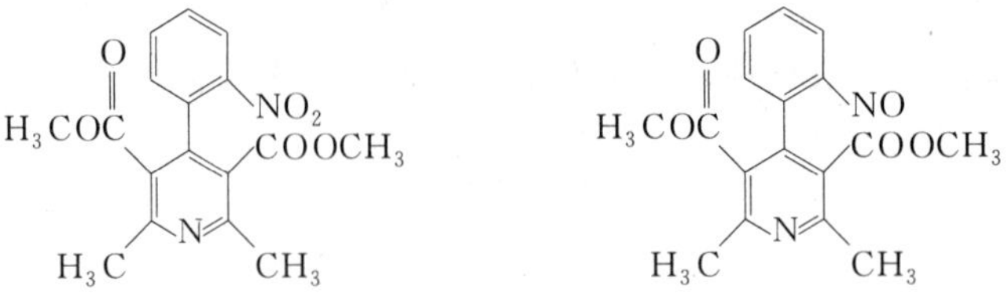

硝基苯吡啶　　　　亚硝基苯吡啶

本品的合成以邻硝基苯甲醛为原料，以甲醇为溶剂，与两倍量的乙酰乙酸乙酯反应，在过量的氨水中制备而成（Hantzsch 合成）。

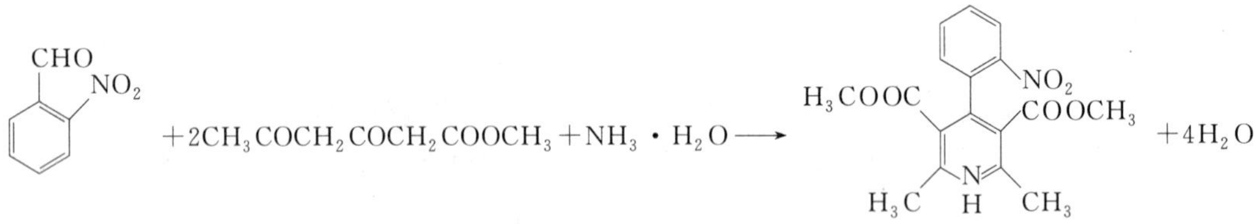

$$+2CH_3COCH_2COCH_2COOCH_3+NH_3\cdot H_2O \longrightarrow \quad +4H_2O$$

本品为钙拮抗剂，口服吸收良好，通常服药后 20～25min 起效，1～2h 达最大药效浓度，有效作用可持续 12h。主要用于预防和治疗心绞痛，也可用于治疗各型高血压。

第三节　抗心绞痛药

【热点事件】 临床上医生常常嘱咐患者为了保证急救时的疗效，硝酸甘油舌下含片开封三个月后必须更换新药，你认为有必要吗？

心绞痛是冠心病的症状之一，主要原因是冠状动脉供血不足，心肌急剧、暂时地缺血与缺氧所引起的发作性胸痛或胸部不适等临床综合征。治疗心绞痛主要是增加心肌供氧量或者降低心肌耗氧量。目前抗心绞痛药物主要通过舒张冠状动脉，舒张静脉，防止形成血栓，从而降低心肌耗氧量。

抗心绞痛药（Antianginal Drugs）是缓解和治疗心绞痛的药物。临床上使用的抗心绞痛药物主要有硝酸酯和亚硝酸酯类、钙通道阻滞剂、β 受体阻断剂等。

一、硝酸酯和亚硝酸酯类

硝酸酯及亚硝酸酯类是最早应用于临床的抗心绞痛药。1867 年亚硝酸异戊酯（Amyl nitrite）用于临床，由于其作用时间短，副作用较大，现已少用。之后相继出现了硝酸甘油（Nitroglycerol）、丁四硝酯（Erythrityl Tetranitrate）、戊四硝酯（Pentaerythritol Tetranitrate）、硝酸异山梨酯（Isosorbide Dinitrate）和甘露六硝酯（Mannityl Nitrate）等药物。这些药物主要是通过扩张静脉血管，降低心肌耗氧量而缓解心绞痛症状，适用于各型心绞痛。

$$\begin{array}{c} CH_3 \\ | \\ H_3C-C-CH_2ONO \\ H \end{array}$$

亚硝酸异戊酯

$$\begin{array}{l} CH_2ONO_2 \\ | \\ CHONO_2 \\ | \\ CH_2ONO_2 \end{array}$$

硝酸甘油

$$\begin{array}{l} CH_2ONO_2 \\ | \\ CHONO_2 \\ | \\ CHONO_2 \\ | \\ CH_2ONO_2 \end{array}$$

丁四硝酯

O_2NOH_2C　CH_2ONO_2
C
O_2NOH_2C　CH_2ONO_2

戊四硝酯

O_2NO　H　O　O　H　OH

硝酸异山梨酯

$$\begin{array}{c} CH_2ONO_2 \\ | \\ H-C-ONO_2 \\ | \\ H-C-ONO_2 \\ | \\ O_2NO-C-H \\ | \\ O_2NO-C-H \\ | \\ CH_2ONO_2 \end{array}$$

甘露六硝酯

这类药物吸收快，起效迅速，抗心绞痛作用明显。硝酸酯比亚硝酸异戊酯的作用强。硝酸酯及亚硝酸酯类药物作用比较见表 9-5。

表 9-5　硝酸酯及亚硝酸酯类药物作用比较

药物	给药方式	起效时间/min	作用时间/min
亚硝酸异戊酯	吸入	0.5	1
硝酸甘油	舌下	2	30
丁四硝酯	口服	15	3×60
戊四硝酯	口服	20	5.5×60
硝酸异山梨酯	口服	15	5×60

典型药物

硝酸甘油　Nitroglycerin

$$\begin{array}{l} CH_2ONO_2 \\ | \\ CHONO_2 \\ | \\ CH_2ONO_2 \end{array}$$

化学名为 1,2,3-丙三醇三硝酸酯，又叫耐绞宁。

本品为淡黄色、无臭的油状液体，沸点 145℃。溶于乙醇，混溶于丙酮、乙醚、冰醋酸、氯仿、苯酚，略溶于水。

本品性质不太稳定：与空气中的水分子结合成塑胶状；具有挥发性；在遇热或撞击下发生爆炸，产生氮气和二氧化碳等气体，运输或贮存时一般配制成 10%乙醇溶液。

本品在低温条件下可凝固成为固体，双棱形，熔点为 13.2℃；三斜晶形，熔点为 2.2℃。

本品在中性和弱酸性条件下相对稳定，在碱性条件下迅即水解，与氢氧化钾试液反应，生成甘油，再与硫酸氢钾作用，产生有恶臭味的丙烯醛气体。

16. 动画：正确使用硝酸甘油

本品的合成由丙三醇与硝酸酯化而得。

$$\begin{array}{l} CH_2OH \\ | \\ CHOH \\ | \\ CH_2OH \end{array} + HNO_3 \xrightarrow[\triangle]{H^+} \begin{array}{l} CH_2ONO_2 \\ | \\ CHONO_2 \\ | \\ CH_2ONO_2 \end{array}$$

本品是目前临床应用最广泛、最有效的短效抗心绞痛药物，适用于急性发作的病人，也可预防心绞痛。除此之外，可用于降低血压或治疗充血性心力衰竭。

【课堂互动】 某患者到医院买预防心绞痛的药物，医生告诉她现在硝酸甘油除了舌下含片，还可以静脉滴注或者皮肤给药，结合硝酸甘油的化学结构分析这三种给药方式的起效速度是否相同。

硝酸异山梨酯 Isosorbide Dinitrate

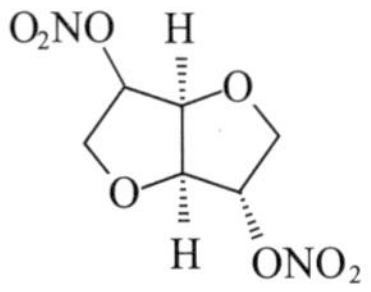

O_2NO H O O H ONO_2

化学名为1,4∶3,6-二脱水-D-山梨醇二硝酸酯，又名消心痛。

本品为白色结晶性粉末，无臭。熔点为68～72℃。易溶于丙酮或氯仿，略溶于乙醇，微溶于水。

在酸、碱溶液中，硝酸酯易水解，在0.1mol/L盐酸中100℃加热1h，分解25%，在0.1mol/L氢氧化钠溶液中，100℃加热1h，分解45%。

本品具有冠状动脉扩张作用，临床用于缓解和治疗心绞痛，其效果优于硝酸甘油，且持续时间长。舌下给药5min后即能终止心绞痛，持续时间2h，口服给药约30min起效，持续时间可达5h，为长效的抗心绞痛药。

二、*β*-受体阻断剂

β-受体阻断剂的发现是抗心绞痛药物的一大进展，这类药物通过降低交感神经的兴奋性，阻断过多的儿茶酚胺，使心率减慢，心肌收缩力弱，心排血量减少，从而降低心肌耗氧量，发挥抗心绞痛的作用。常用药物有普萘洛尔、阿替洛尔、美托洛尔、比索洛尔等。

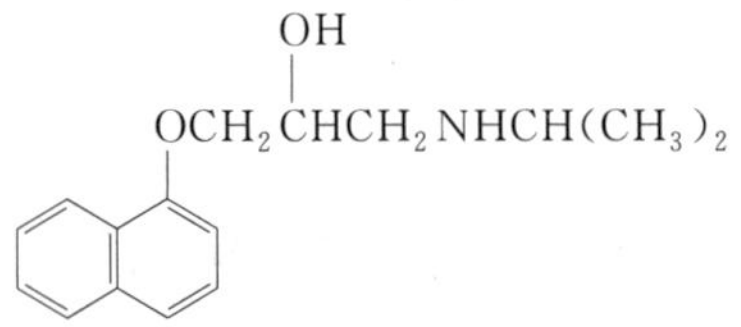

OH $OCH_2CHCH_2NHCH(CH_3)_2$

普萘洛尔

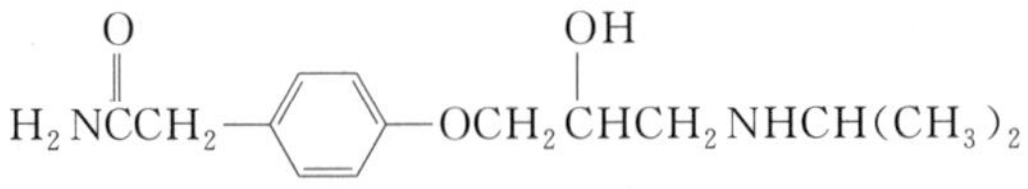

O OH H_2NCCH_2— —$OCH_2CHCH_2NHCH(CH_3)_2$

阿替洛尔

【课堂内外】 网上检索目前常用的抗心绞痛药有哪些？并试对其进行归类总结。

第四节 抗高血压药

抗高血压药（Antihypertensive Drugs）是调节血压，并使之降到正常范围的药物。其作用机制是通过作用于交感神经系统、肾素-血管紧张素与血容量的调节，及时降低血压，减轻由血压升高引起的脑卒中、动脉瘤、心力衰竭、心肌梗死等症状。

【知识链接】 人的血压正常范围值是 120/80mmHg，成人血压超过 140/90mmHg，即为高血压。根据发病原因不同可分为原发性高血压和继发性高血压。

抗高血压药按其作用机制可划分为五种：作用于自主神经系统的药物；血管紧张素转化酶抑制剂；血管平滑肌扩张药；钙拮抗剂；利尿药。

一、作用于自主神经系统的药物

这类药物主要包括作用于中枢交感神经系统和外周交感及副交感神经系统的降压药物。药物作用的神经系统和作用部位不同，这类药物作用机制也不相同。作用于自主神经系统的常见药物见表 9-6。

表 9-6　作用于自主神经系统的常见药物

药物名称	药物结构	作用特点与用途
甲基多巴 (Methyldopa)	HO, HO, H_2, CH_3, —C—C—COOH, NH_2	为中枢性降压药；代谢产物为有效的中枢 α_1 受体激动剂，产生降压作用
美加明 (Mecamylamine)	CH_3, CH_3, CH_3, $NHCH_3$ • HCl	为神经节阻断药；与乙酰胆碱竞争受体，切断神经冲动的传导，引起血管扩张，血压下降。这类药物的副作用较强，现已少用
胍乙啶 (Guanethidine)	N, HN, N H, NH_2	作用于神经末梢的药物；该药作用较强，用于中度和重度的高血压，由于出现体位性低血压等副作用，现已少用
特拉唑嗪 (Terazosin)	H_3CO, H_3CO, N, N, N, N, O, O, NH_2	α_1-受体阻断剂，口服有效，副作用小，降压时不会引起心动过速
多沙唑嗪 (Doxazosin)	H_3CO, H_3CO, N, N, N, N, O, O, O, NH_2	
普萘洛尔 (Propranolol)	OH, —$OCH_2CHCH_2NHCH(CH_3)_2$	β-受体阻断剂被广泛用于治疗高血压，它们对轻、中度高血压有效，对高血压伴有心绞痛的患者可减少发作
美托洛尔 (Metoprolol)	OH, H_2NCOH_2C—⟨苯环⟩—$OCH_2CHCH_2NHCH(CH_3)_2$	
阿替洛尔 (Atenolol)	OH, $H_3COH_2CH_2C$—⟨苯环⟩—$OCH_2CHCH_2NHCH(CH_3)_2$	

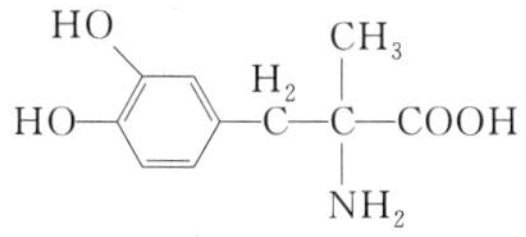

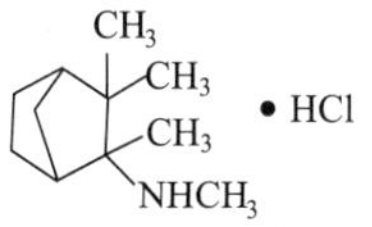

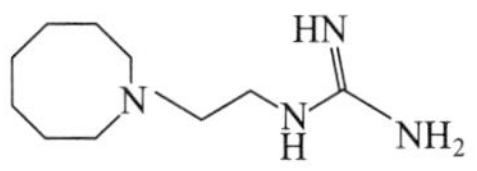

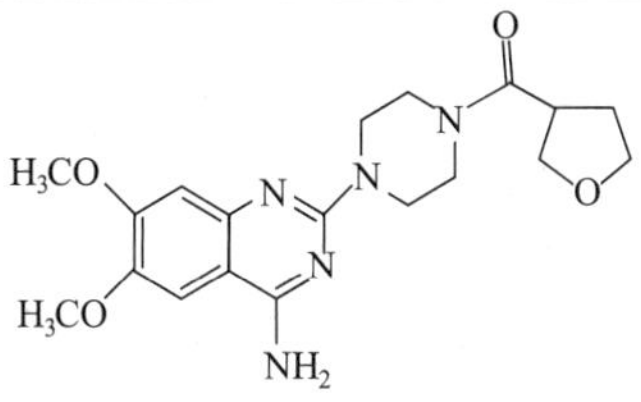

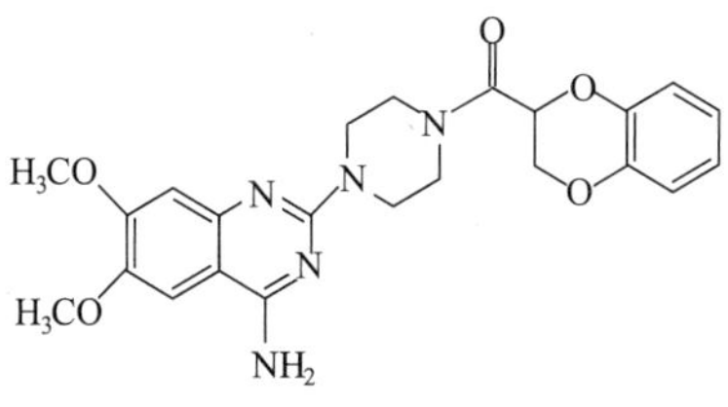

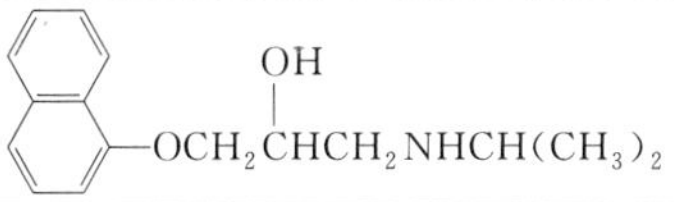

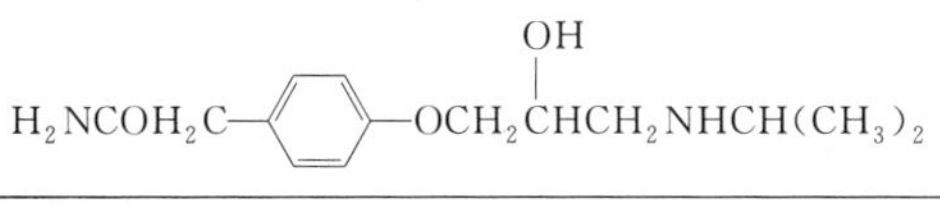

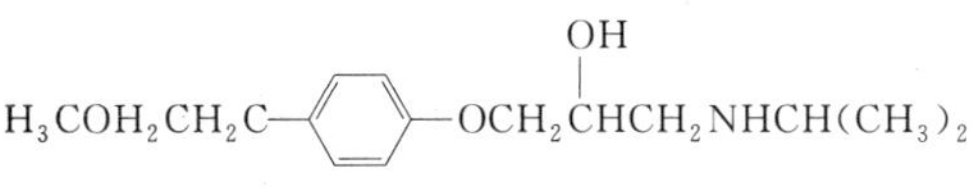

续表

<table>
<tr><th>药物名称</th><th>药物结构</th><th>作用特点与用途</th></tr>
<tr><td>双肼屈嗪
(Dihydralazine)</td><td>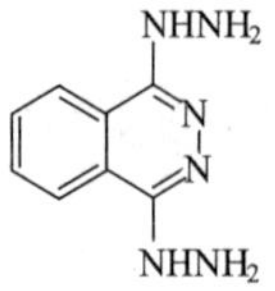</td><td rowspan="2">血管扩张药;作用缓慢持久,适用于肾功能不全的高血压患者。作用时间长,对心脏的刺激作用较弱</td></tr>
<tr><td>布屈嗪
(Budralazine)</td><td>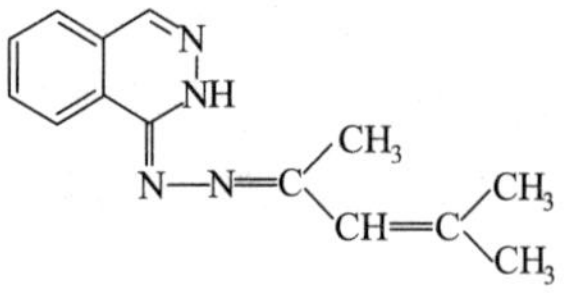</td></tr>
</table>

典型药物

利舍平 Reserpine

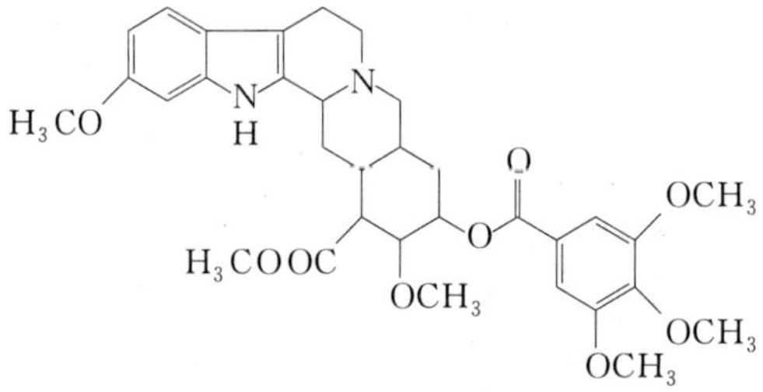

化学名为11,17-二甲氧基-18-[(3,4,5-三甲氧基苯甲酰)氧]-育亨烷-16-甲酸甲酯。又名蛇根碱、利血平。

本品是从印度植物萝芙木根中提取分离的生物碱,也是第一个应用的天然产物抗高血压药物,属于作用于神经末梢的药物。

本品为白色或淡黄色棱柱形结晶,熔点264～265℃。易溶于氯仿、冰乙酸,溶于甲醇、乙醇、乙醚等,略溶于水。有弱碱性,pK_b 为6.6。

本品及其水溶液都比较稳定,最稳定的pH为3.0。但在酸、碱条件下,水溶液可发生水解,碱性水解时两个酯基断裂,生成利血平酸而活性降低。

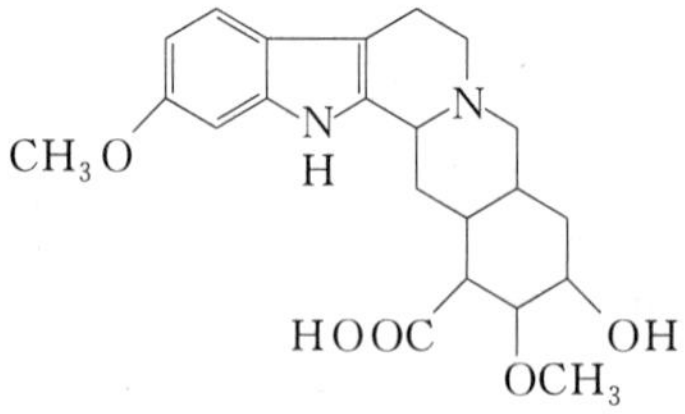

利血平酸

本品在光和氧的作用下发生氧化,生成无效的去氢利血平,故应在避光、密闭和干燥的条件下保存。

在光和热的影响下,本品可发生差向异构化(β-H变成α-H),生成无效的3-异利血平。

本品用于治疗早期轻度的高血压,作用缓慢、温和而持久。对病情严重患者,需要与肼屈嗪、双氢氯噻嗪等合用,以增加疗效。本品因有安定作用,故对老年和有精神病症状的患者尤为适宜。

二、血管紧张素转化酶抑制剂

血管紧张素转化酶抑制剂（Angiotensin Con-verting Enzyme Inhibitors，ACEI）通过抑制血管紧张素转化酶的活性，从而减少血管紧张素Ⅱ的生成，使血压下降。目前临床应用的这类药物现已有 20 多种。主要用于治疗高血压和充血性心衰，具有疗效好、作用持久的特点。值得注意的是该类药物在妊娠后期可引起致命的畸胎，应属禁用。临床常用血管紧张素转化酶抑制剂见表 9-7。

表 9-7 血管紧张素转化酶抑制剂常见药物

药物名称	药物结构	作用特点与用途
卡托普利（Captopril）	H_3C $HSH_2CHCOC—N—COOH$	甲基多巴的代谢产物为有效的中枢 α_1 受体激动剂，产生降压作用
雷米普利（Ramipril）	$COOC_2H_5$ $—CH_2CH_2CHNHCHCON$ CH_3 COOH	前体药物，吸收后在肝内发生酯水解，生成活性代谢物，特点是起效快，作用持久，为长效、高效的抗高血压药
依那普利（Enalapril）	CH_3 $—CH_2CH_2CHNHCHCON—COOH$ $COOC_2H_5$	前体药物，需在体内水解后才能发挥作用，故起效较慢，但作用持久，副作用小
赖诺普利（Lisinopril）	$(CH_2)_4NH_2$ $—CH_2CH_2CHNHCHCON$ COOH COOH	具有长效抗高血压作用，用于原发性高血压和充血性心力衰竭
培哚普利（Perindopril）	CH_3CH_2OOC HOOC $CH_3CH_2CH_2CHNHCHCON$ CH_3	前体药物，通过其活性代谢物培哚普利拉起作用，起效快，作用持久，安全且耐受
福辛普利（Fosinopril）	O $—CH_2CH_2CH_2CH_2PCH_2CON—COOH$ $CH_3CH_2COOCHO$ $CH(CH_3)_2$	前体药物，在体内转变成具有药理活性的福辛普利拉，是一种有效、安全且易耐受的降压药。

典型药物

卡托普利 Captopril

H_3C
$HSH_2CHCOC—N—COOH$

化学名为 1-[(2*S*)-2-甲基-3-巯基-1-氧丙基] -L-脯氨酸，又叫巯甲丙脯酸。

本品为白色或者类白色结晶性粉末，有类似蒜的特臭。熔点 103～106℃，易溶于甲醇、乙醇、氯仿、二氯甲烷和水。

本品结构中有两个手性碳，手性中心都是 *S* 构型。

本品具有酸性，一个是羧基结构，一个是巯基结构。由于巯基结构的存在，该化合物易被氧化，能够发生聚合生成二硫聚合体。在贮存的时候，可以加入抗氧剂和螯合物延缓氧化。

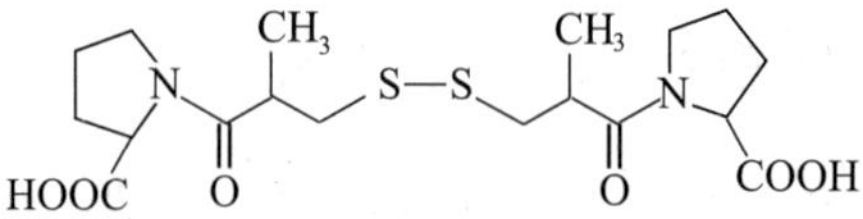

二硫聚合体

本品含有巯基，能使碘试液脱色。可与亚硝酸作用生成亚硝酰硫醇酯，显红色。

本品可用于治疗各种类型的高血压。

血管紧张素Ⅱ受体拮抗剂，是继血管紧张素转换酶抑制剂后用于临床的又一大类抗高血压药，主要是通过选择性阻断血管紧张素Ⅱ与血管紧张素Ⅱ受体的结合而发挥抗高血压作用，如氯沙坦、厄贝沙坦、坎地沙坦、替米沙坦、缬沙坦等，目前这些药物均属临床一线抗高血压药物，见表 9-8。

表 9-8　血管紧张素Ⅱ受体拮抗剂常见药物

药物名称	药物结构	作用特点与用途
氯沙坦	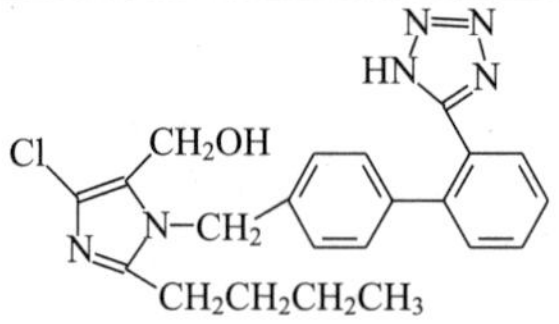	第一个非肽类且高选择性的血管紧张素Ⅱ受体拮抗剂，用于治疗原发性高血压
缬沙坦	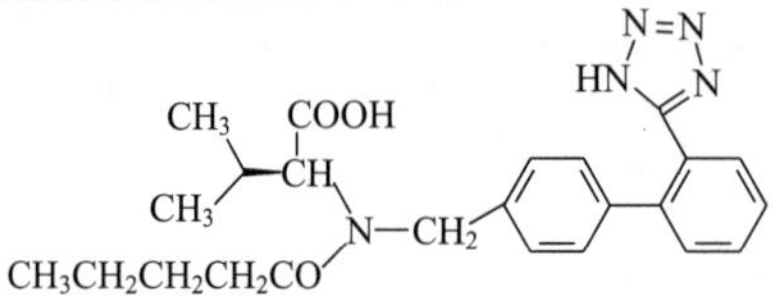	为高选择性血管紧张素Ⅱ受体拮抗剂，对Ⅰ型受体有高度的亲和力和特异性，用于轻、中度原发性高血压，耐受性好，不良反应少
厄贝沙坦	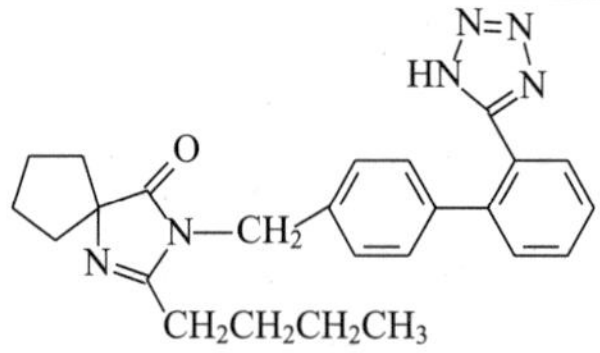	适用于治疗原发性高血压及合并高血压的2型糖尿病肾病的治疗，作用持久，具有良好的安全性和耐受性
坎地沙坦酯	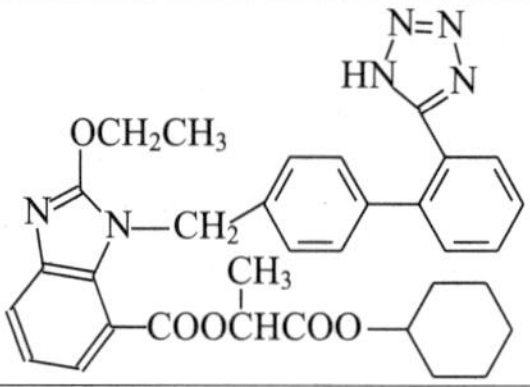	在体内迅速水解成活性代谢物坎地沙坦发挥降压作用，为强效长效血管紧张素Ⅱ受体拮抗剂，其代谢产物拮抗 AngⅡ的升压作用比氯沙坦大 48 倍
替米沙坦	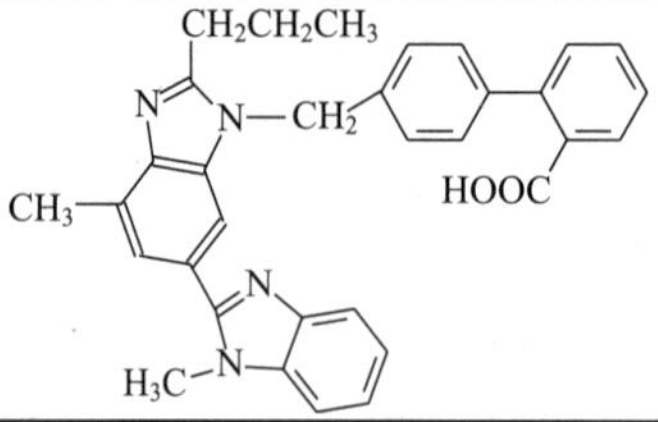	化学结构为非联苯四唑类，竞争性或混合性拮抗 AT1 受体，且结合具有高度选择性和不可逆性。口服后可被迅速吸收，起效快，作用迅速而持久

典型药物

氯沙坦

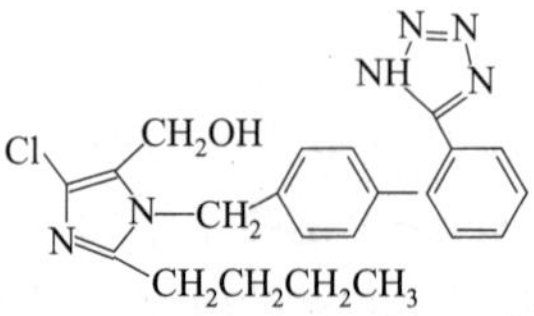

化学名为2-丁基-4-氯-1-[[2′-(1*H*-四唑-5-基)[1,1′-联苯]-4-基]甲基]-1*H*-咪唑-5-甲醇

本品为淡黄色结晶，熔点为183.5～184.5℃；是中等强度的酸，能与氢氧化钾成盐，通常药用氯沙坦的钾盐。

本品分支结构由四氮唑环，咪唑环和联苯三部分组成。通过对其结构改造发现其构效关系：四氮唑酸性越高；咪唑环2位上必须是3～4个碳原子取代的正烷烃基，若为分支烷烃、环烷烃、芳环则活性降低；4位选择电负性高、体积大的亲脂性基团活性增强；5位取代基选择易形成氢键的—OH、—CHO、—COOH则活性增强；联苯邻位上有其他取代基活性下降。

本品是第一个非肽类且高选择性的血管紧张素Ⅱ受体拮抗剂，口服吸收较好，蛋白结合率高，经肝脏代谢为活性代谢物EXP-3174及另外两种无活性代谢物，原药和代谢物均经肝脏代谢和经肾脏排泄。

临床用于治疗原发性高血压。

三、血管平滑肌扩张药

这类药物直接作用于血管平滑肌，扩张血管，使血压下降。常用的药物有肼屈嗪(Hydralazine)、双肼屈嗪(Dihydralazine)、米诺地尔(Minoxidil)。其中米诺地尔的降压作用强而持久。

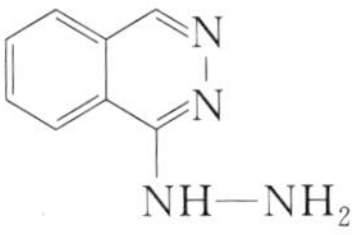

肼屈嗪 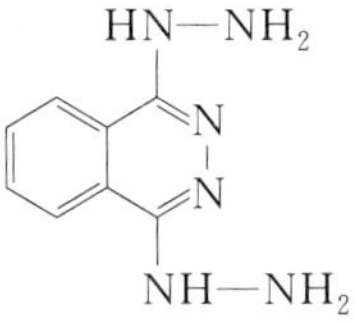　　双肼屈嗪 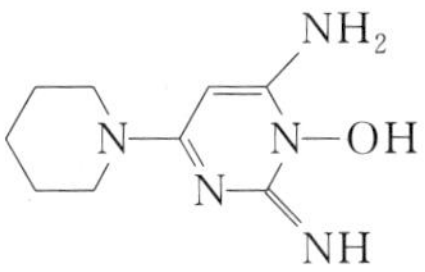　　米诺地尔

四、利尿药

利尿药是直接抑制肾小管对水、钠的重吸收及促进它们排泄的药物。此类药物作用于肾脏，能增加电解质特别是Na^+和水的排出，使尿量增加。根据它们的作用强度和部位，可以分为三大类：高效、中效、低效利尿药。临床常用利尿药见表9-9。

表9-9 临床常用利尿药

分类	药物名称	作用特点与用途
高效利尿药	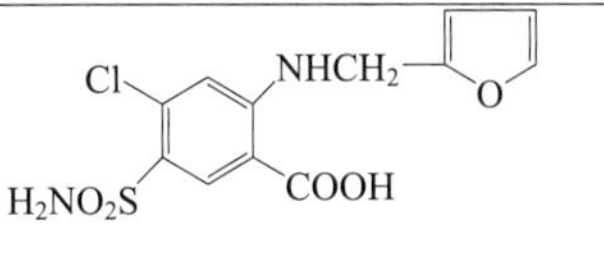 呋塞米(Furosemide)	用于治疗心脏性水肿、肾性水肿、肝硬化腹水、机能障碍或血管障碍所引起的周围性水肿，利尿作用迅速、强大
中效利尿药	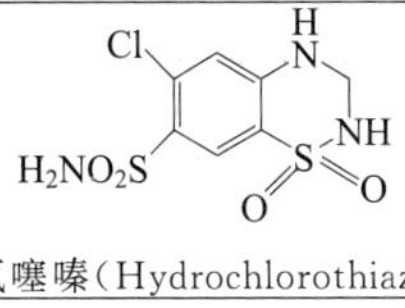 氢氯噻嗪(Hydrochlorothiazide)	服用方便、安全、价廉，临床上用于多种类型的水肿及高血压的治疗，本品还有抗利尿的作用，可用于治疗尿崩症
低效利尿药	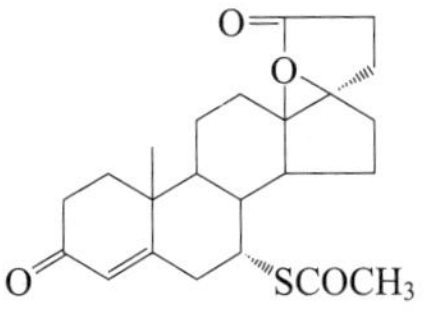 螺内酯(Spironolactone)	本品利尿作用不强，但缓慢持久。一般用于醛固醇增多的顽固性水肿，属保钾利尿药，常与氢氯噻嗪合用，增加疗效

续表

分类	药物名称	作用特点与用途
低效利尿药	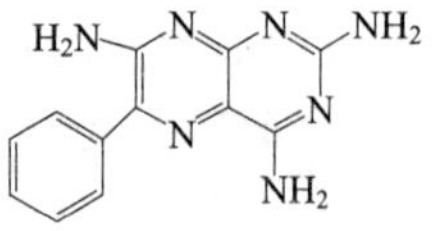 氨苯蝶啶(Triamterene)	作用比螺内酯强，常与中效、高效利尿药合用于肝硬化腹水及其他顽固性水肿

典型药物

呋塞米 Furosemide

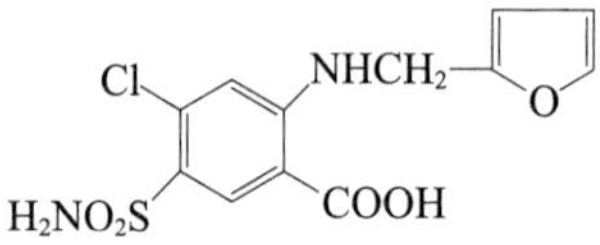

化学名为 5-(氨磺酰基)-4-氯-2-[(2-呋喃甲基)氨基]苯甲酸，又名速尿、利尿磺酸，呋喃苯胺酸。

本品为白色或类白色结晶粉末，无臭。可溶于丙酮，略溶于乙醇，不溶于水。因有一个游离的羧基显弱酸性，pK_a 为 3.9，可溶于氢氧化钠溶液。

本品钠盐水溶液与硫酸铜试液反应，生成绿色沉淀。本品醇溶液滴加对二甲基氨基苯甲醛即显绿色，渐变深红色。

本品为强效利尿药，作用强而快，但作用时间短，价格低廉，是临床最常用的利尿药之一。主要用于心脏性水肿，肾性水肿，肺水肿，肝硬化腹水；多用于其他利尿药无效的严重病例，同时具有温和降压作用。还可用于预防急性肾衰和药物中毒时加速药物排泄。

【案例分析】 下列处方是否合理？

有位患者系肝硬化腹水，医生开具如下处方：

呋塞米注射液 40mg ⎫
25%葡萄糖注射液 40mL ⎭ i. v.

分析：不合理，因为呋塞米注射液为钠盐，pH 8.5～10.0，若用葡萄糖注射液（中国药典规定 pH 3.2～5.5）稀释后，因 pH 改变，呋塞米出现细微沉淀、有变浑浊的可能，因此两药不能配伍使用。

第五节 抗血栓药

抗血栓药（Anti-thrombosis Drugs）是用于预防与治疗血栓栓塞性疾病的药物。目前临床上治疗血栓性疾病的药物主要分为抗血小板类药物、抗凝血药物和溶血栓药三大类。抗血小板药和抗凝血药用于预防血栓的形成；溶血栓药对已形成的血栓有溶解作用，溶血栓药也称纤维蛋白溶解药，能激活纤溶酶，促进纤维蛋白溶解，此类药物主要有链激酶、尿激酶等生化药物和一些基因工程药物。

本节只介绍抗血小板药和抗凝血药中常见的化学药物。

一、抗血小板药

抗血小板药具有抑制血小板的黏附、聚集和释放功能，从而防止血栓形成。长期的临床实践证实，抗血小板药物可以有效地防止心血管疾病的发生，并可延长患者的生存期。近年来，随着人们对冠状动脉粥样硬化性心脏病，特别是急性冠脉综合征和支架植入后血栓形成机制的深入理解，抗血小板药物在上述领域的应用愈加广泛。临床常用抗血小板药物见表9-10。

表9-10 临床常用抗血小板药物

常用药物	作用特点	作用特点与用途
阿司匹林(Aspirin)	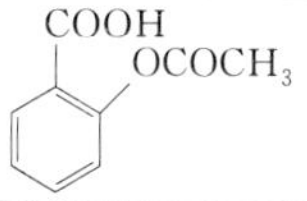	能抑制COX的活性，使血栓素(TAX2)合成受阻
氯吡格雷(Clopidogrel)	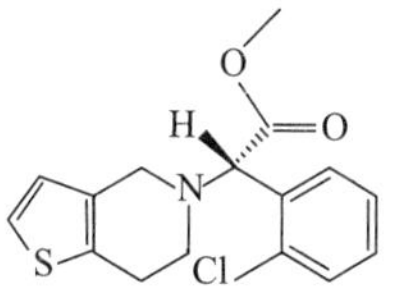	为噻吩并吡啶类衍生物，是二磷酸腺苷(ADP)受体抑制剂，可抑制ADP介导的血小板膜表面糖蛋白受体GPⅡb/Ⅲa的活化，导致纤维蛋白原无法与该受体发生粘连而抑制血小板聚集
奥扎格雷(Ozagrel)	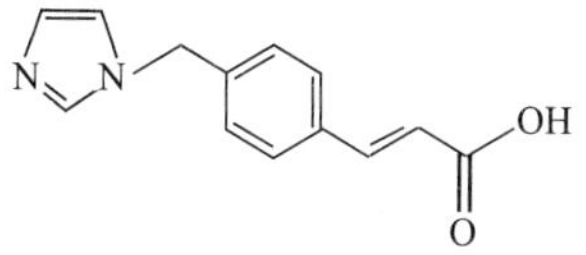	使TXA2合成受阻。因TXA2是一种强效血小板聚集促进剂和血管收缩剂
替罗非班(Tirofiban)	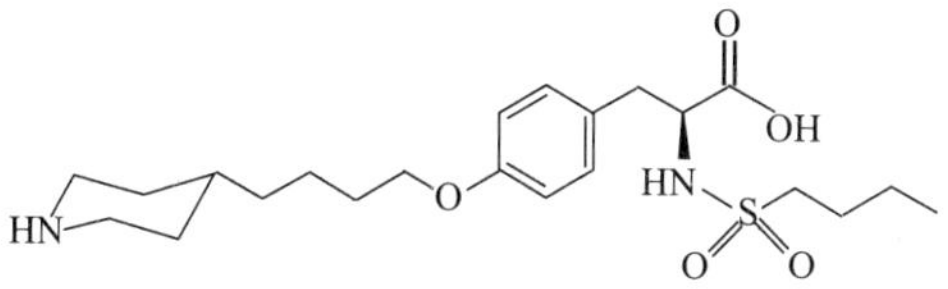	结构中含磺酰基及苯丙氨酸结构片段，属于非肽类的GPⅡb/Ⅲa受体拮抗剂

典型药物

氯吡格雷 Clopidogrel

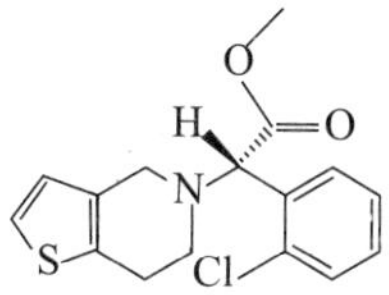

化学名为(*S*)-α-(2-氯苯基)-6,7-二氢噻吩并[3,2-*C*]吡啶-5(4*H*)-乙酸甲酯。

本品为无色油状物。药用其硫酸盐，其硫酸盐为白色结晶，熔点184℃。本品有一个手性中心，药用品为*S*构型。

本品在体外无生物活性，口服后经肝细胞色素P450酶系转化为具有活性的代谢物，产生药效活性。

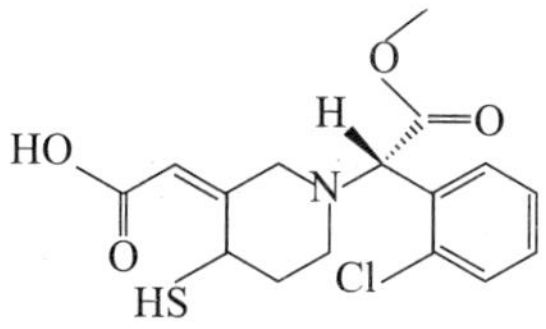

活性代谢物

本品临床用于预防缺血性脑卒中、心肌梗死及外周血管病等，其疗效强于阿司匹林。

二、抗凝血药

抗凝血药是一类干扰凝血因子和凝血酶，阻止血液凝固的药物，主要用于血栓栓塞性疾病的预防与治疗。

抗凝血药可分为凝血酶直接抑制剂、凝血酶间接抑制剂和抗凝血因子药物。

凝血酶直接抑制剂一般为肽类物质，如水蛭素、蜱抗凝肽等；阿加曲班（Argatroban）为合成的非肽类凝血酶直接抑制剂。常用的凝血酶间接抑制剂有肝素、低分子肝素、戊聚糖钠（Fondaparinux Sodium）。抗凝血因子药物如华法林（Warfarin）、人凝血因子Ⅷ。

华法林

【课后阅读】

1. 强心药简介
2. 钙拮抗剂的作用机制

本章小结

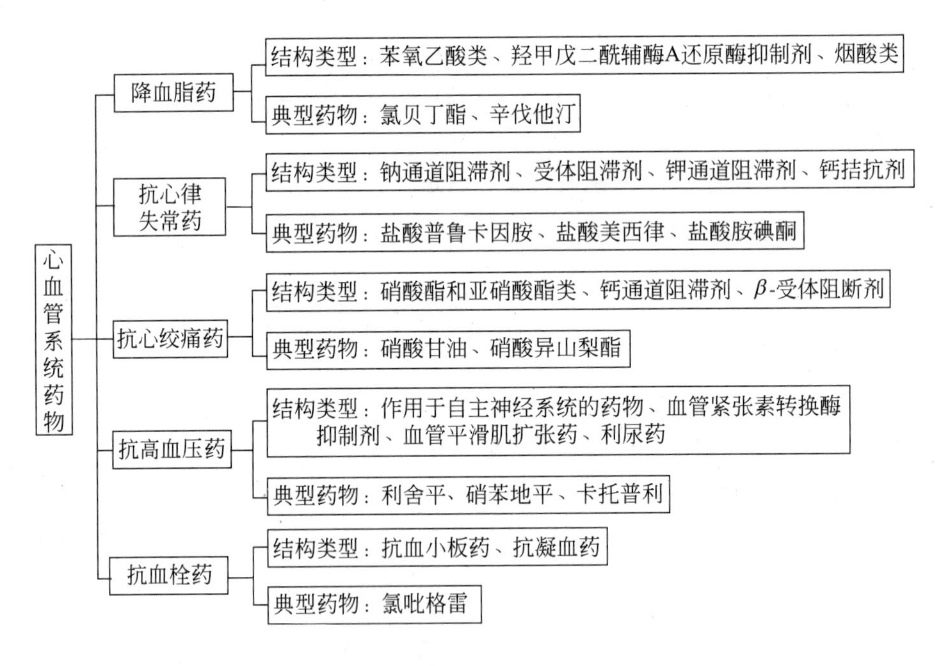

目标检测

一、单项选择题

1. 辛伐他汀主要用于治疗（　　）。

A. 高甘油三酯血症　B. 高胆固醇血症　C. 高磷酯脂血症
D. 心绞痛　E. 心律失常

2. 氯贝丁酯又称（　）。
A. 普鲁脂芬　B. 苯酰降酯丙酯　C. 安妥明
D. 舒降酯　E. 辛伐他汀

3. 下列叙述中与氯贝丁酯不符的是（　）。
A. 无色或黄色澄清油状液体　B. 味初辛辣后变甜，有特殊的臭味
C. 光照后颜色加深　D. 为倍半萜内酯衍生物　E. 水解后生成对氯苯氧异丁酸和乙醇

4. 非诺贝特为（　）。
A. 降血脂药　B. 抗心绞痛药　C. 抗高血压药
D. 抗心律失常药　E. 强心药

5. 下列关于硝酸异山梨酯的叙述错误的是（　）。
A. 又名消心痛　B. 具有右旋光性　C. 遇强热或撞击会发生爆炸
D. 在酸碱溶液中易水解　E. 为抗心律失常药

6. 下列关于卡托普利的叙述错误的是（　）。
A. 又名巯甲丙脯酸　B. 有类似蒜的特臭　C. 具酸性
D. 具氧化性　E. 能与亚硝酸作用生成亚硝酰硫醇酯显红色

7. 下列关于利血平的叙述错误的是（　）。
A. 为吲哚生物碱　B. 易被氧化变色　C. 在酸性下比在碱性下更易水解
D. 在光、热的影响下 C3 位上能发生差向异构化　E. 为抗高血压药

8. 下列关于盐酸胺碘酮的叙述错误的是（　）。
A. 又名乙胺碘呋酮　B. 可与 2,4-二硝基苯肼作用生成黄色苯腙衍生物
C. 与硫酸共热可分解产生氯气　D. 应遮光，密封保存　E. 为抗心律失常药；

9. 硝苯地平又称（　）。
A. 消心痛　B. 安妥明　C. 心痛定
D. 可乐定　E. 血安平

10. 利血平的水溶液在酸碱催化下可使两个酯链断裂水解生成（　）。
A. 3,4-二去氢利血平　B. 3,4,5,6-四去氢利血平　C. 利血平酸
D. 3-异利血平　E. 以上都不是

二、多项选择题

1. 心血管系统用药根据用于治疗疾病的类型可分为（　）。
A. 降血脂药　B. 抗心绞痛药　C. 抗高血压药
D. 抗心律失常药　E. 强心药

2. 属于抗高血压药的是（　）。
A. 卡托普利　B. 利血平　C. 硫酸胍乙啶
D. 盐酸可乐定　E. 盐酸胺碘酮

3. 结构中含有氯元素的降血脂药物是（　）。
A. 非诺贝特　B. 辛伐他汀　C. 氯贝丁酯
D. 阿替洛尔　E. 盐酸胺碘酮

4. 硝酸异山梨酯与下列叙述相符的有（　）。
A. 又名心痛定　B. 具有右旋性　C. 水解生成脱水山梨醇及亚硝酸
D. 遇强热或撞击会爆炸　E. 为钙通道阻滞药

5. 利血平可被氧化生成的产物是（　）。
A. 3,4-二去氢利血平　B. 3，4，5，6-四去氢利血平　C. 黄色聚合物
D. 利血平酸　E. 3-异利血平

6. 需遮光、密封保存的药物是（　　）。

A. 硝酸异山梨酯　　B. 硝苯地平　　C. 卡托普利

D. 利血平　　E. 阿替洛尔

三、配伍选择题

[1～4]

A. 硝酸异山梨酯　　B. 利血平　　C. 两者均有　　D. 两者均无

1. 遇光易变质的药物
2. 在酸催化下可被水解的药物
3. 被硫酸水解后，缓缓加硫酸亚铁试液接界面显棕色的药物
4. 为强心药的药物

[5～8]

A. 硝苯地平　　B. 卡托普利　　C. 两者均有　　D. 两者均无

5. 对光不稳定的药物
6. 可发生歧化反应的药物
7. 可发生自动氧化生成二硫化物的药物
8. 可与亚硝酸作用显红色的药物

[9～13]

A. 盐酸普萘洛尔　　B. 氯贝丁酯　　C. 硝苯地平

D. 甲基多巴　　E. 卡托普利

9. 中枢性降压药
10. 影响肾素-血管紧张素-醛固酮系统的降压药
11. 抗心律失常药，β受体阻滞剂
12. 二氢吡啶类钙拮抗剂，用于抗心绞痛
13. 苯氧乙酸类降血脂药

四、简答题

1. 抗高血压药物按照作用机制可分为哪几类？举例说明。
2. 抗心绞痛药物是如何起效的，现有抗心绞痛药物主要有哪些类型？
3. 硝苯地平为何在生产、使用及贮存中应注意遮光？

第十章　拟胆碱药和抗胆碱药

学习目标

知识要求

☆ 掌握拟胆碱药的分类，硝酸毛果芸香碱、溴新斯的明等典型药物的化学结构、理化性质及临床应用；掌握抗胆碱药的结构类型，硫酸阿托品、溴丙胺太林等典型药物的化学结构、理化性质及临床应用。

☆ 熟悉拟胆碱药典型药物的结构特点与理化性质的关系。

☆ 了解拟胆碱药和抗胆碱药的发展和现状。

能力要求

☆ 能应用拟胆碱药和抗胆碱药典型药物的结构特点、理化性质解决该类药物的调剂、制剂、贮存保管及临床应用问题。

☆ 会用拟胆碱药和抗胆碱药的理化性质进行药物的分析检验。

【热点事件】　毒镖与琥珀胆碱

2013 年 7 月 29 日晚 11 点，云梦县城关镇和平大道上，云梦交警部门一名协警周某（28 岁）和女友张某一起练车。周某将车停在和平大道路边后，被一支毒镖射中。周某深感不妙，匆忙驾车向云梦城区方向行驶，并让女友张某拨打了“110”“120”。开出数百米后，周某突然紧急刹车，女友发现他已经没了呼吸。经武汉大学法医司法鉴定所鉴定，周某所中毒药为琥珀胆碱。琥珀胆碱原名氯化琥珀胆碱，是骨骼肌松弛药物，可引起心动过缓、心律失常、心搏骤停等不良反应。若超量注射该药或不配合使用呼吸机的话，可致人支气管痉挛或过敏性休克死亡。

乙酰胆碱（Acetylcholine，ACh）是胆碱能神经递质，机体中胆碱能神经兴奋时，其末梢释放出乙酰胆碱，它能选择性地与乙酰胆碱受体结合，产生一系列生理效应，随后，乙酰胆碱分子被乙酰胆碱酯酶催化水解为胆碱和乙酸而失活。

按乙酰胆碱对天然生物碱毒蕈碱（Muscarine）或烟碱（Nicotine）的敏感性不同，胆碱受体分为毒蕈碱型胆碱受体（简称 M 胆碱受体）和烟碱型胆碱受体（简称 N 胆碱受体）两类。

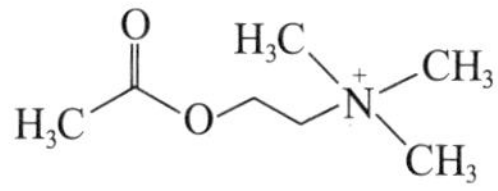

乙酰胆碱 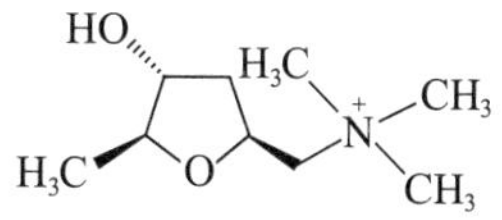　　毒蕈碱 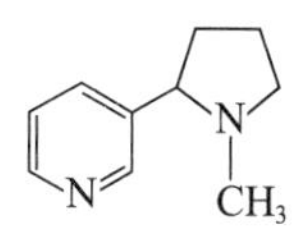　　烟碱

【知识链接】 胆碱受体的类型和体内分布

M受体又可分为M_1、M_2、M_3、M_4和M_5五种亚型，N胆碱受体又可分为N_1和N_2两种亚型。M受体广泛分布于心脏、平滑肌、腺体等外周组织和脑内；N受体主要分布于自主神经节、肾上腺髓质、骨骼肌的神经肌肉接头处和脑内。

M受体对毒蕈碱较为敏感，M受体兴奋时，出现心脏收缩力减弱、心率减慢，血管扩张、血压下降，平滑肌（胃、肠、支气管）收缩、瞳孔缩小和汗腺分泌等。N受体对烟碱较为敏感，N_1受体兴奋时，自主神经节兴奋，肾上腺释放肾上腺素；N_2受体兴奋时，骨骼肌收缩。当中枢神经系统的M受体和N受体与乙酰胆碱结合而兴奋时，则出现兴奋、不安、震颤，甚至惊厥。

拟胆碱药（Cholinergic Drugs）是一类具有与乙酰胆碱相似作用的药物。抗胆碱药（Anticholinergic Drugs）是一类可与胆碱受体结合而不兴奋受体，却能阻断乙酰胆碱或拟胆碱药与受体的结合，而产生抗胆碱作用的药物。

第一节 拟胆碱药

根据作用机制不同，临床使用的拟胆碱药可分为作用于胆碱受体的拟胆碱药（又称为胆碱受体激动剂）和乙酰胆碱酯酶抑制剂（又称为抗胆碱酯酶药）。

一、胆碱受体激动剂

乙酰胆碱因分子内有酯键，性质不稳定，在体内极易水解，且其作用对胆碱受体无选择性，无临床应用价值。通过对乙酰胆碱分子中乙酰基部分、季氨基部分进行结构修饰得到了卡巴胆碱（Carbachol）、氯贝胆碱（Bethanechol Chloride）等药物。

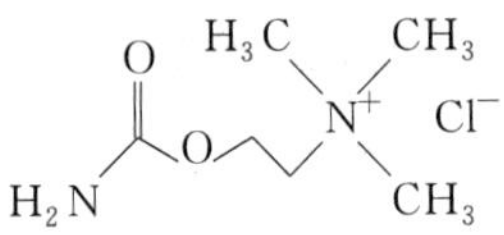

卡巴胆碱 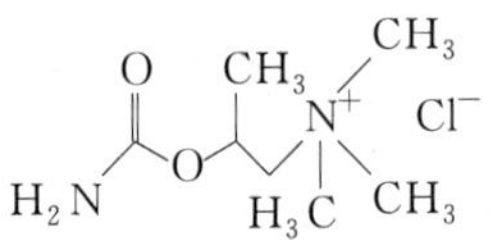　　　　氯贝胆碱

从植物中提取分离得到的一些生物碱，如毛果芸香碱、毒蕈碱，它们的结构虽与乙酰胆碱有较大的差别但都有拟胆碱作用，均为M受体激动剂。

典型药物

硝酸毛果芸香碱 Pilocarpine Nitrate

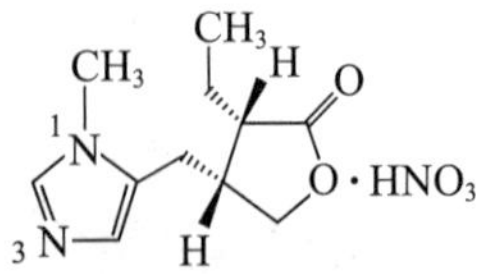

化学名为4-[(1-甲基-1*H*-5-咪唑基)甲基]-3-乙基二氢-2-(3*H*)呋喃酮，又名匹鲁卡品。

毛果芸香碱为云香科植物毛果芸香及其同属植物叶子中分离出的一种生物碱。

本品为白色或类白色结晶性粉末；无臭，遇光易变质。本品易溶于水，微溶于乙醇，不溶于乙醚、三氯甲烷。熔点为174～178℃，熔融时同时分解。比旋度$[\alpha]_D^{20}$为+80°～+83°。

毛果芸香碱含有咪唑环，具有碱性，N-3和N-1的pK_a值分别为7.15和12.57。

本品分子结构中含有两个手性碳原子，具有右旋光性。

本品五元内酯环上的两个取代基处于顺式构型，当加热或在碱性条件下，C3位发生差向异构化，生成无活性的异毛果芸香碱。后者的生理活性仅为毛果芸香碱的1/20～1/6。

本品分子结构中的内酯环在碱性条件下，可被水解开环生成毛果芸香酸钠盐失去活性。pH为4.0～5.5时较稳定。

OH^-, H_2O

毛果芸香酸钠

差向异构化

异毛果芸香碱

本品对热稳定，可进行热压灭菌；但对光敏感，0.2%水溶液避光保存放置21个月稳定，见光放置21个月则有5%分解，因此，该制剂应避光保存。

本品具有硝酸盐的特征反应。

本品为M胆碱受体激动剂。具缩瞳、降低眼内压作用，临床主要用于治疗原发性青光眼。

二、抗胆碱酯酶药

抗胆碱酯酶药，即乙酰胆碱酯酶抑制剂。能抑制乙酰胆碱酯酶（Acetylcholinesterase，AChE）的活性，使胆碱能神经末梢释放的乙酰胆碱不致被AChE水解，导致乙酰胆碱浓度增高，使乙酰胆碱的作用延长并增强。因此是间接的拟胆碱药。根据抗胆碱酯酶药与AChE结合程度不同，可分为可逆性抗胆碱酯酶药和不可逆性抗胆碱酯酶药两类。

1. 可逆性抗胆碱酯酶药

此类药物能与乙酰胆碱竞争胆碱酯酶的活性中心，使胆碱酯酶暂时失活，但因其结合不牢固，过一段时间后，胆碱酯酶可恢复活性。毒扁豆碱（Physostigmine）是应用于临床的第一个抗胆碱酯酶药，因其毒性大，性质不稳定，来源有限，现已少用。对其结构改造发展了合成抗胆碱酯酶药，用于临床的有溴新斯的明（Neostigmine Bromide）、溴吡斯的明（Pyridostigmine Bromide）、加兰他敏（Galantamine）。溴吡斯的明比溴新斯的明作用时间更长，毒性只有溴新斯的明的1/5，已成为治疗重症肌无力使用最多的药物。加兰他敏作用与新斯的明类似，目前正研究用于治疗老年性痴呆。

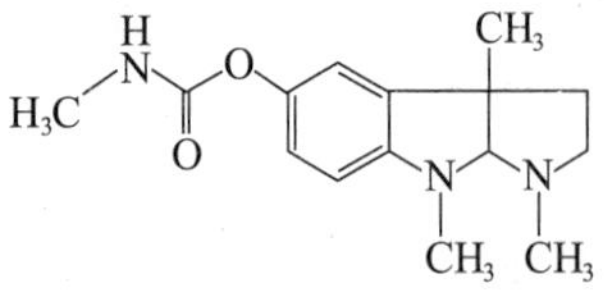

毒扁豆碱 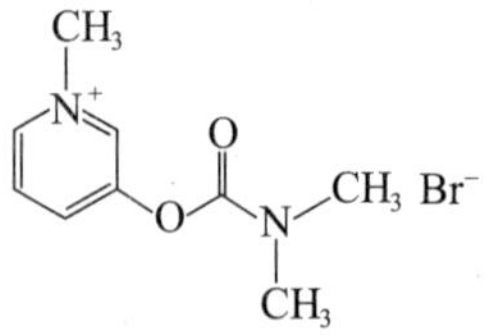　　溴吡斯的明 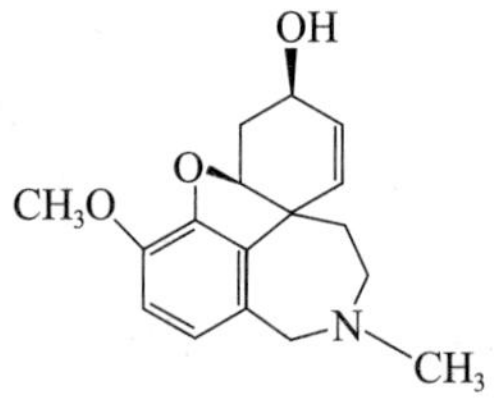　　加兰他敏

典型药物

溴新斯的明　Neostigmine Bromide

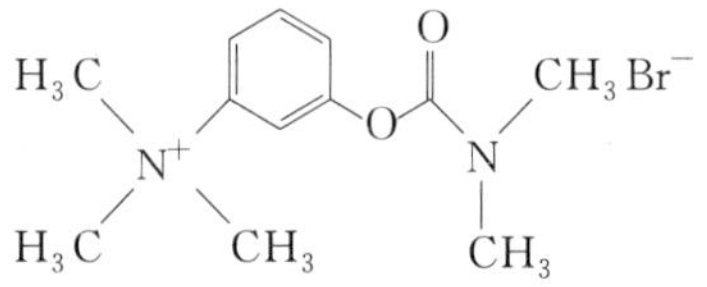

化学名为溴化-*N*,*N*,*N*-三甲基-3-[(二甲氨基)甲酰氧基]苯胺。

本品为白色或类白色结晶性粉末；无臭。本品极易溶于水，易溶于乙醇、氯仿，几乎不溶于乙醚。熔点为171～176℃，熔融时同时分解。

本品分子中有氨基甲酸酯结构，与氢氧化钠水溶液共热时，酯键被水解生成间-二甲氨基苯酚钠及二甲氨基甲酸，前者再与重氮苯磺酸试剂发生偶合反应，生成红色偶氮化合物。

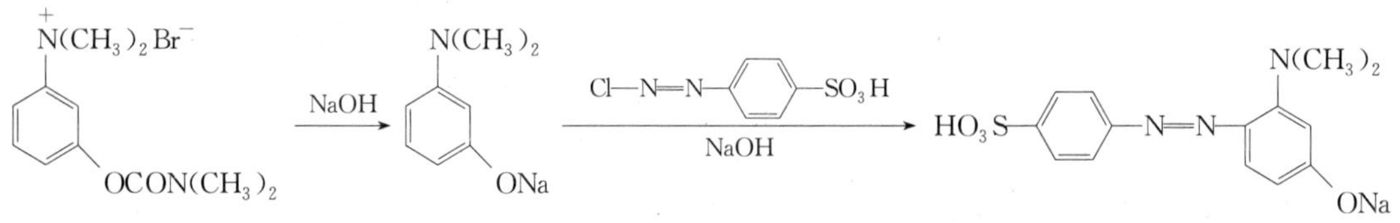

本品为抗胆碱酯酶药。用于重症肌无力，手术后腹胀及尿潴留等，并可作为肌肉松弛药中毒时的解毒剂。

2. 不可逆性抗胆碱酯酶药

有机磷酯类衍生物为不可逆性乙酰胆碱酯酶抑制剂，与AChE结合后，生成磷酰化乙酰胆碱酯酶，难被水解，使酶活性难以恢复，致使体内ACh浓度长时间异常增高，产生一系列中毒症状，若不及时抢救，酶在几分钟或几小时内就“老化”。此类药物无临床应用价值，多用作农药杀虫剂（如敌敌畏、倍硫磷、敌百虫、乐果、沙林等），其中一些毒性更大被用作化学毒剂，对人畜有强烈毒性，需严加管理和防护，一旦中毒应尽早解救。

3. 胆碱酯酶复活剂

胆碱酯酶复活剂能水解磷酸酯键，使中毒的胆碱酯酶恢复活性，可用于解救有机磷农药中毒。如碘解磷定（Pralidoxime Iodide）、氯解磷定，两者分子结构中都含有季铵基团，能与游离的有机磷结合，成为无毒的化合物排出体外；也能恢复胆碱酯酶的活性，但是中毒时间超过36h，已老化的胆碱酯酶的恢复效果较差。

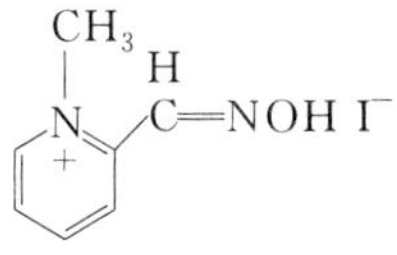

碘解磷定 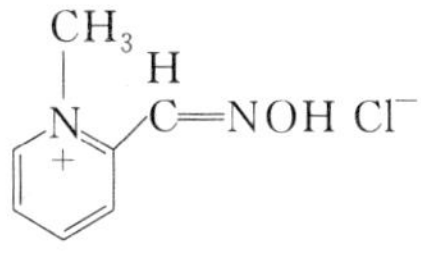　　　　氯解磷定

第二节　抗胆碱药

抗胆碱药（Anticholinergic Drugs）也称为胆碱受体拮抗剂，能选择性阻断乙酰胆碱或拟胆碱药与受体结合，产生抗胆碱作用，按照对 M 和 N 胆碱受体选择性不同，可分为 M 受体阻断剂（M 受体拮抗剂）和 N 受体阻断剂（N 受体拮抗剂）。

一、M 受体阻断剂

M 受体阻断剂临床主要用于治疗各种内脏绞痛、散瞳和溃疡病的辅助治疗。用于临床的药物有茄科生物碱类和合成的解痉药。

（一）颠茄生物碱类

从茄科植物颠茄、莨菪等分离出的生物碱用于临床的有阿托品［Atropine，（+）-莨菪碱］和（－）-东莨菪碱［（－）-Scopolamine］。此外，20 世纪 70 年代我国从生长在青海、西藏等地的茄科植物唐古特山莨菪根中分离出两种新生物碱，山莨菪碱（Anisodamine）和樟柳碱（Anisodine）。上述四种生物碱均为 M 胆碱受体拮抗剂，它们的化学结构相似，均为氨基醇酯类化合物，通过剖析茄科生物碱类解痉作用的构效关系，表明当分子结构中 6,7 位间有氧桥的存在，使分子的亲脂性增强，易透过血脑屏障，使中枢作用增强。而当 6 位或莨菪酸 α 位有羟基存在时，使分子的亲水性增强，中枢作用减弱。因此几种药物的中枢作用顺序为：东莨菪碱＞阿托品＞樟柳碱＞山莨菪碱。

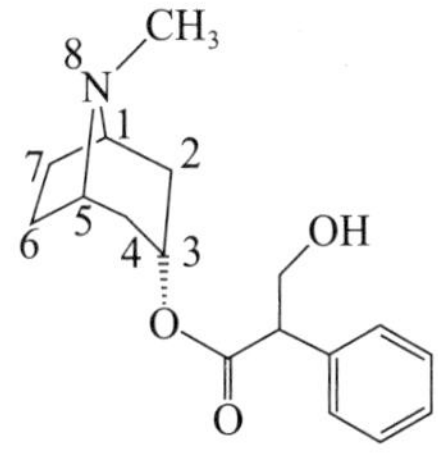

阿托品 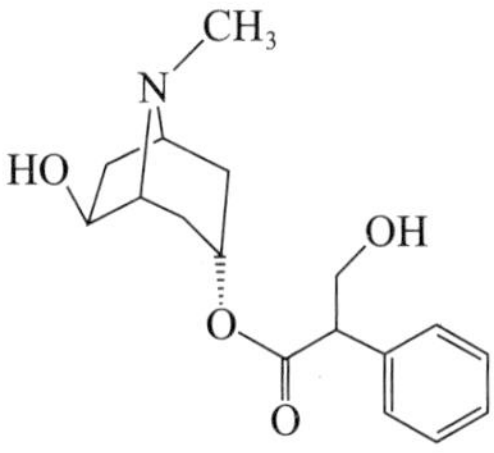　　　　山莨菪碱

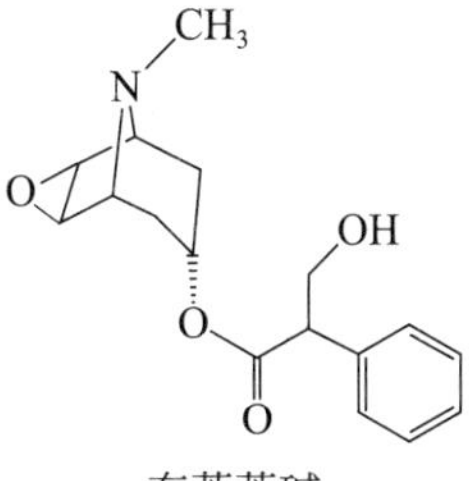

东莨菪碱 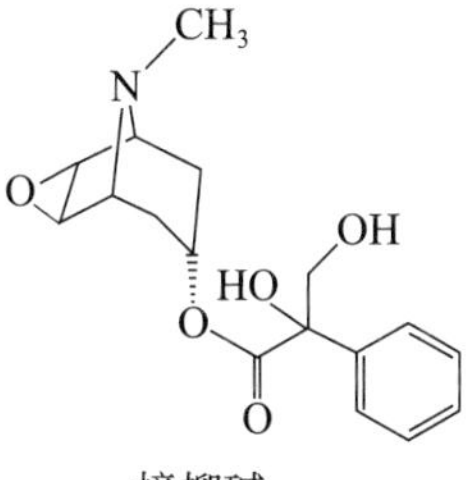　　　　樟柳碱

【课堂互动】 试比较阿托品、东莨菪碱、樟柳碱、山莨菪碱结构的差异，并分析它们的极性、亲脂性、中枢作用和化学性质的异同点。

典型药物

硫酸阿托品　Atropine Sulfate

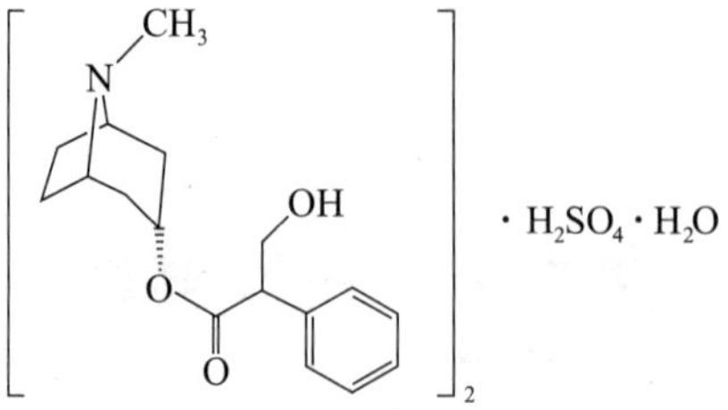

$\cdot H_2SO_4 \cdot H_2O$

化学名为 α-(羟甲基)苯乙酸 8-甲基-8-氮杂二环[3.2.1]-3-辛醇酯硫酸盐一水合物。

本品为无色结晶或白色结晶性粉末，含一分子结晶水，无臭。本品极易溶于水，易溶于乙醇。熔点为 190～194℃，熔融时同时分解。

本品是生物碱左旋莨菪碱的外消旋体，现已采用人工合成制备。

阿托品碱性较强，pK_b4.35，在水溶液中能使酚酞呈红色，可与酸成盐。硫酸阿托品水溶液呈中性。

本品分子结构中有酯键，在碱性条件下易被水解生成莨菪醇（托品）和消旋莨菪酸（亦称托品酸），其水溶液在弱酸性，近中性较稳定，pH3.5～4.0 最稳定。

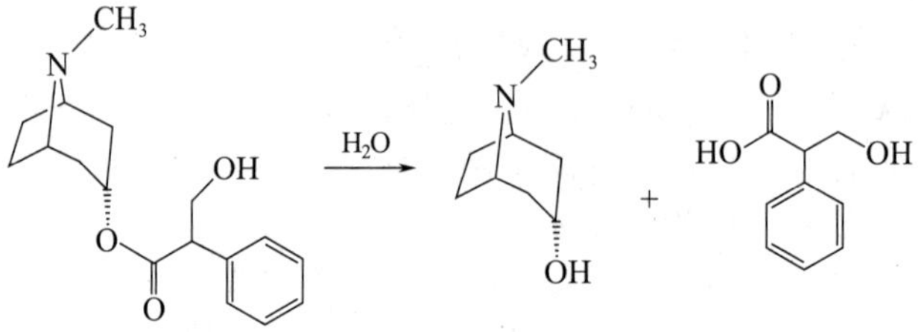

阿托品　　$\xrightarrow{H_2O}$　　莨菪醇　+　莨菪酸

【知识链接】 由于阿托品分子酯键易水解失效，在制备注射液时，应注意调整溶液的 pH，加入适量氯化钠作稳定剂，采用中性硬质玻璃安瓿，注意灭菌温度。

阿托品用发烟硝酸加热处理后加入乙醇液和一小粒固体氢氧化钾，即显深紫色，称为 Vitali 反应，是莨菪酸的专属反应。含有莨菪酸结构的阿托品、东莨菪碱、山莨菪碱均可发生 Vitali 反应，中国药典称此反应为托烷生物碱类鉴别反应。

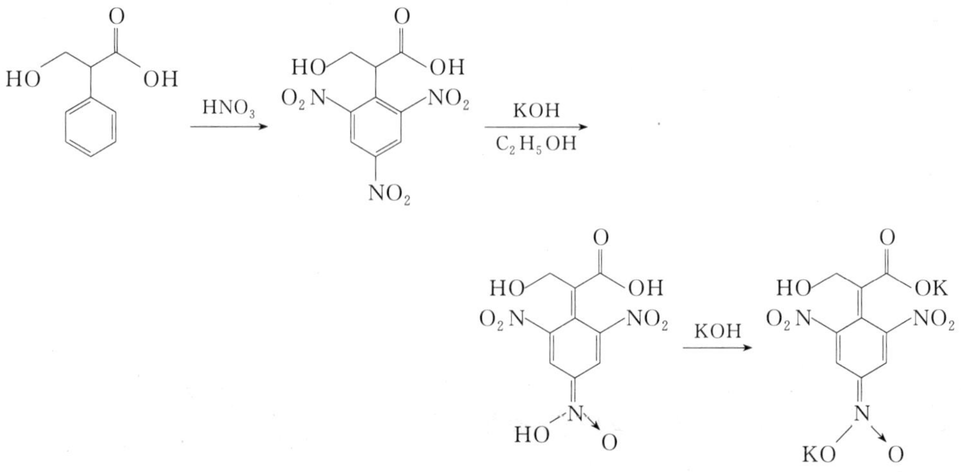

$\xrightarrow{HNO_3}$　$\xrightarrow[C_2H_5OH]{KOH}$　$\xrightarrow{KOH}$

阿托品碱性较强，与氯化汞作用，可析出黄色氧化汞沉淀，而碱性弱的东莨菪碱无此反应，可用以区别。

$$C_{17}H_{23}NO_3 + HgCl + H_2O \longrightarrow HgO\downarrow + C_{17}H_{23}NO_3 \cdot HCl$$

本品亦能与多数生物碱显色剂及沉淀试剂反应；本品的水溶液显硫酸盐的鉴别反应。

本品临床常用于胃肠痉挛引起的绞痛、眼科诊疗、抗心律失常、抗休克，也可用于有机磷中毒的解救和手术前麻醉给药等。

【课堂内外】 查阅资料，了解硫酸阿托品的合成工艺。

（二）合成的M受体阻断剂

1. 半合成的M受体阻断剂

阿托品等作为解痉药由于生理作用广泛，常引起口干、视力模糊、心悸等不良反应。将阿托品、东莨菪碱制成季铵盐，例如：溴甲阿托品（Atropine Methobromide）、丁溴东莨菪碱（Scopolamine Butylbromide）解痉作用增强，中枢副作用降低。

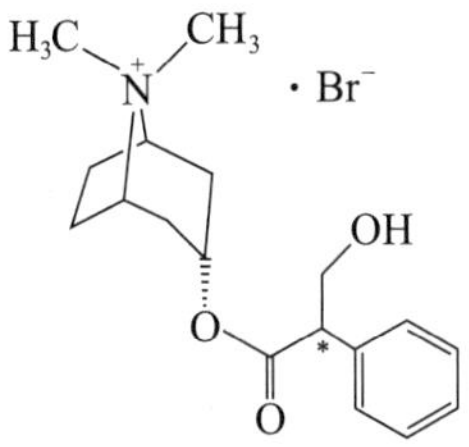

溴甲阿托品 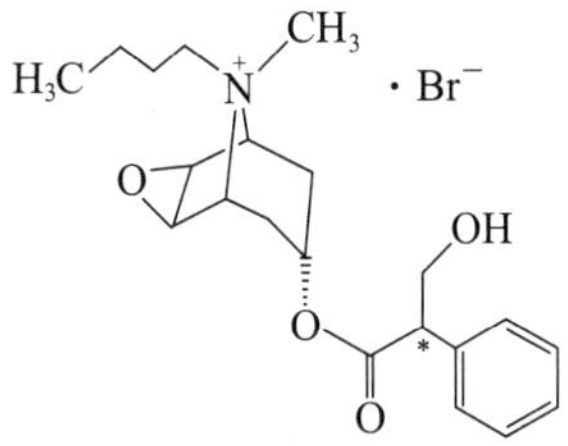　　丁溴东莨菪碱

2. 全合成的M受体阻断剂

对阿托品进行结构改造发展了多种叔胺类和季铵类全合成的M受体阻断剂，叔胺类M受体阻断剂的解痉作用较明显，同时也具有抑制胃酸分泌作用。常见的药物有贝那替嗪（Benactyzine）、苯海索（Benzhexol）、哌仑西平（Pirenzepine）等。苯海索属于双环苯丙醇胺类，没有酯的结构。因其疏水性大，更易透过血脑屏障进入中枢，抑制中枢内乙酰胆碱的作用，临床用于治疗帕金森病。哌仑西平为含内酰胺的三环化合物，对胃及十二指肠溃疡疗效显著。季铵类药物，不易透过血脑屏障，中枢副作用小，临床用作治疗胃肠平滑肌痉挛，例如溴丙胺太林（Propantheline Bromide）。

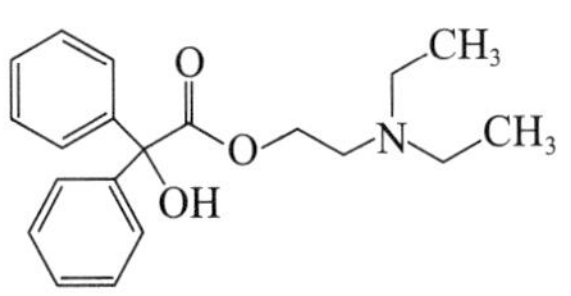

贝那替嗪 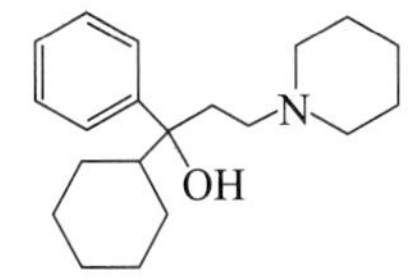　　苯海索 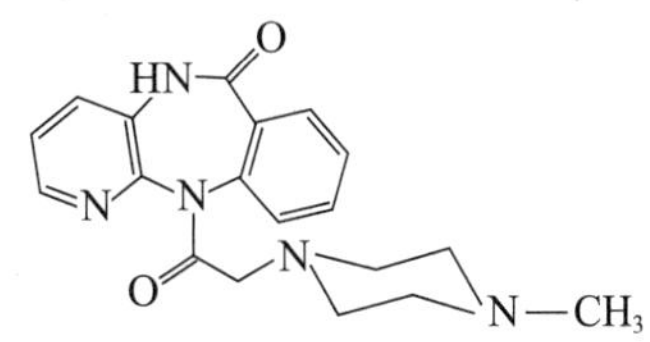　　哌仑西平

典型药物

溴丙胺太林　Propantheline Bromide

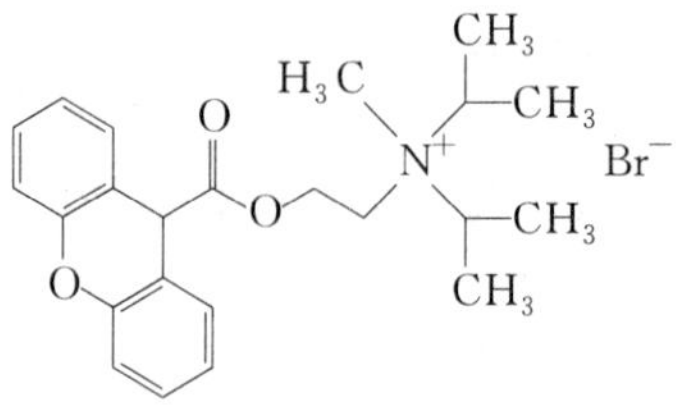

化学名为溴化 *N*-甲基-*N*-(1-甲基乙基)-*N*-[2-(9*H*-呫吨-9-甲酰氧基)乙基]-2-丙铵。又名普鲁苯辛。

本品为白色或类白色结晶性粉末；无臭；微有引湿性。本品易溶于水、乙醇或氯仿，不溶于乙醚。熔点为157～164℃，熔融时同时分解。

本品分子中含有酯键，与氢氧化钠溶液煮沸则水解生成呫吨酸钠，用酸中和生成呫吨酸白色沉淀。呫吨酸遇硫酸即显亮黄色或橙黄色，并显微绿色荧光。

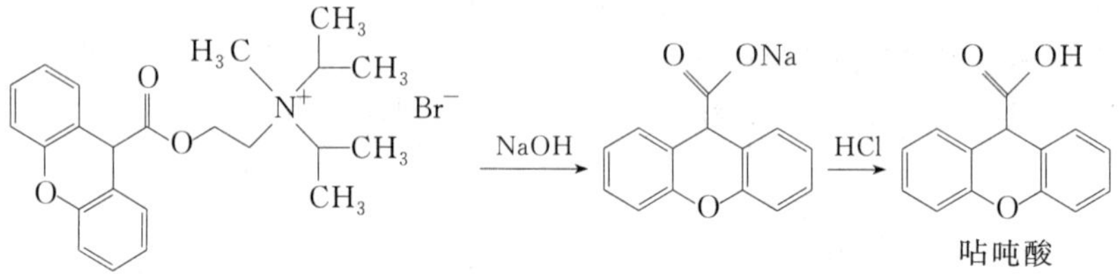

呫吨酸

本品为M胆碱受体拮抗剂，临床用作治疗胃肠平滑肌痉挛、胃炎、胰腺炎等。

二、N受体阻断剂

N受体阻断剂包括用作降压药的 N_1 受体阻断剂（见心血管药物章节），N_2 受体阻断剂作用于神经肌肉接头处的胆碱受体，常被称为神经肌肉阻断剂（Neuromuscular Blocking Agent）又称骨骼肌松弛药（Skeletal Muscular Relaxants），简称肌松药，临床上与全麻药合用，用作辅助麻醉。该类药物按作用机理分为非去极化型和去极化型神经肌肉阻断剂两类。临床上应用的肌松药多数属非去极化型，包括生物碱类及合成的神经肌肉阻断剂。

1. 生物碱类

较早用作肌松药的右旋氯化筒箭毒碱（*d*-Tubocurarine Chloride）是产于南美洲防己科植物中的一种生物碱，化学结构属双-1-苄基四氢异喹啉类季铵化合物，有两个手性中心，肌松作用强、时间长，但有使心律减慢，血压下降及麻痹呼吸肌等副作用，现已少用。

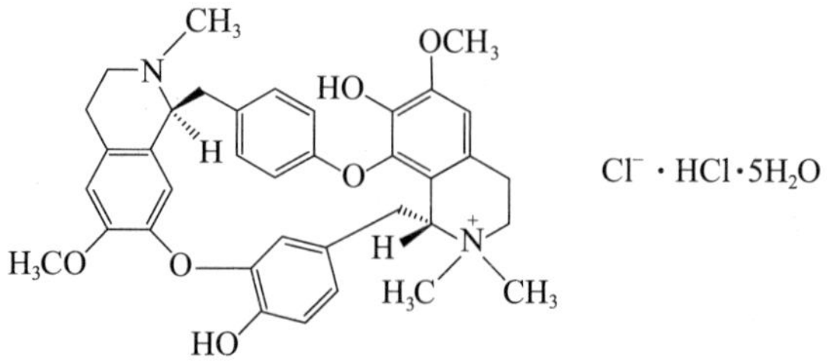

$Cl^- \cdot HCl \cdot 5H_2O$

氯化筒箭毒碱

2. 非去极化型的合成肌松药

按化学结构可分为对称的-1-苄基四氢异喹啉类和甾类。对称-1-苄基四氢异喹啉类合成肌松药用于临床的有苯磺阿曲库铵（Atracurium Besylate），其肌松作用强，起效快（1～2min），维持时间短，对心血管系统无影响，是比较安全的肌松药。

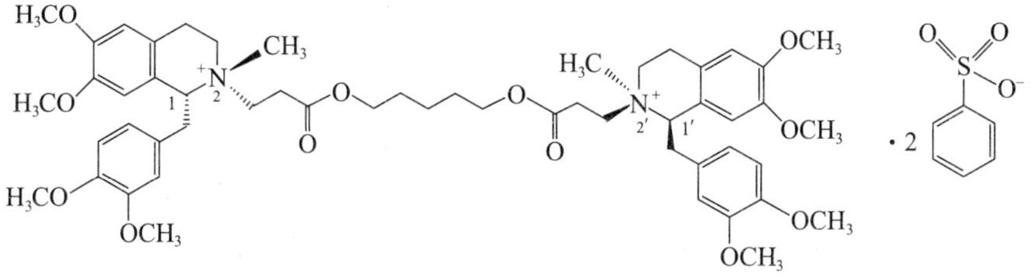

苯磺阿曲库铵

甾类合成肌松药最早用于临床的是泮库溴铵（Pancuronium Bromide），其肌松作用强，起效快（4～6min），持续久（120～180min），治疗剂量时对心血管系统影响较小，现已作为大手术辅助药的首选药物。随后甾类合成肌松药陆续有新药问世，如维库溴铵（Vecuronium Bromide）、哌库溴铵（Pipecuronium Bromide）和罗库溴铵（Rocuronium Bromide）等。

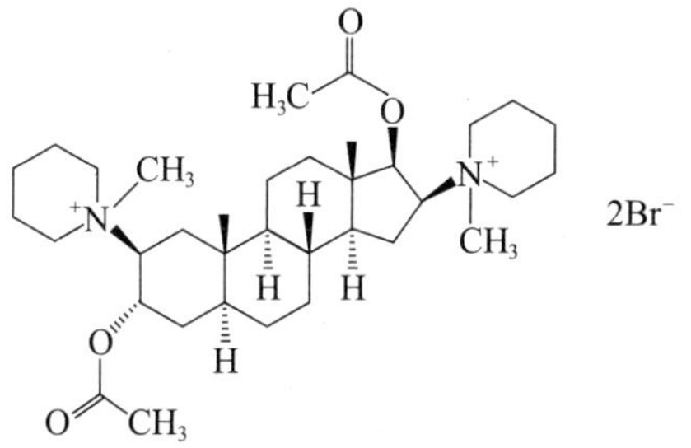

泮库溴铵

3. 去极化型神经肌肉阻断剂

由于此类药物过量时不能用溴新斯的明解救，妨碍了其临床应用。但氯化琥珀胆碱例外，由于起效快，且易被胆碱酯酶水解失活，故作用时间短，易于控制，尚在临床应用。

典型药物

氯化琥珀胆碱　Suxamethonium Chloride

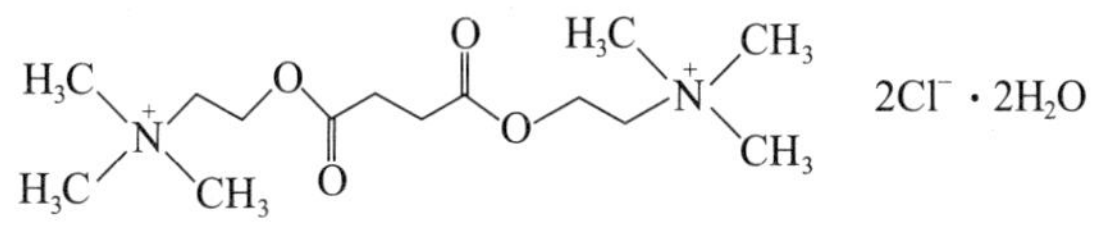

化学名为二氯化 2,2′-[(1,4-二氧-1,4-亚丁基)双(氧)]双[*N*,*N*,*N*-三甲基乙胺]二水合物。

本品为白色或几乎白色的结晶性粉末；无臭。本品极易溶于水，微溶于乙醇和三氯甲烷，不溶于乙醚。熔点为 157～163℃。水溶液呈酸性，pH 约为 4。

本品在酸性溶液中与硫氰酸铬铵反应，生成淡红色复盐沉淀。与氯化钴及亚铁氰化钾试液反应，显持久的翠绿色。与氢氧化钠溶液共热时，发生 Hofmann 消除反应，有三甲胺特异臭生成。

本品当与硫酸及间苯二酚加热水解时，生成的丁二酸与间苯二酚缩合，溶液经碱化后显橙色并有绿色荧光。

$$2\ \text{HO-C}_6\text{H}_4\text{-OH} + \begin{array}{l}CH_2CH_2COOH \\ | \\ COOH\end{array} \xrightarrow[3H_2O]{H_2SO_4} \text{(HO, O, OH; 内酯)} \underset{H^+}{\overset{NaOH}{\rightleftharpoons}} \text{(}CH_2CH_2COONa\text{, O, ONa)}$$

[橙色并带有绿色荧光]

本品为去极化性骨骼肌松弛药，起效快，持续时间短，易于控制。但大剂量时可引起呼吸肌麻痹，而且不能用抗胆碱酯酶药对抗。本品在血浆中迅速被胆碱酯酶水解，起效快，持续时间短，易于控制，为全身麻醉的辅助药，但不良反应较多。

【知识链接】 氯化琥珀胆碱为双胆碱酯，其酯键在固体状态下最稳定，水溶液不稳定，易发生水解反应，水解产物为一分子的琥珀酸和两分子的氯化胆碱，pH和温度是主要影响因素，pH3～5时较稳定，pH7.4时缓慢水解，碱性条件下很快被水解。此外，温度升高，水解也加快。因此，注射剂应注意冷藏或制成粉针剂，制成注射剂用丙二醇为溶剂稳定性较好。

本章小结

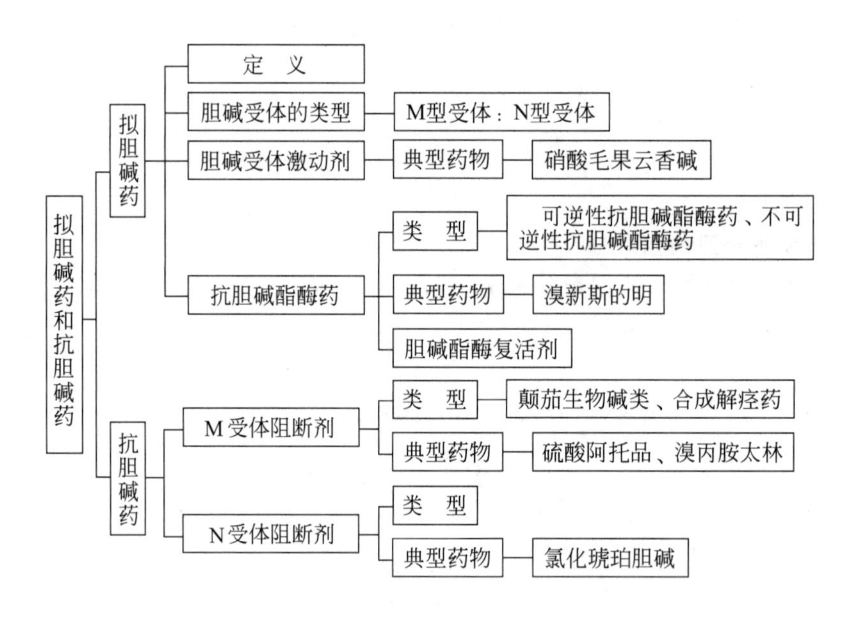

目标检测

一、单项选择题

1. 分子中含有内酯环结构而易被水解的药物是（　　）。

A. 硝酸毛果芸香碱　　B. 溴新斯的明　　C. 碘解磷定

D. 硫酸阿托品　　E. 氢溴酸山莨菪碱

2. 下列叙述与溴新斯的明性质不符的是（　　）。

A. 为白色结晶性粉末　B. 在水中极易溶解

C. 遇 $FeCl_3$ 试液显蓝紫色　D. 性质较稳定，不易水解

E. 与氢氧化钠水溶液共热后生成的产物能与重氮苯磺酸试剂发生偶合反应，生成红色偶氮化合物

3. 关于硫酸阿托品的叙述不正确的是（　）。

A. 为平滑肌解痉药　B. 具有旋光性　C. 分子中有一叔胺氮原子

D. 具 Vitali 反应　E. 分子中含有酯键易被水解

4. 配制硫酸阿托品注射液时通常要调 pH3.5～4.0，并需用流通蒸汽灭菌 30min，这是因为硫酸阿托品易被（　）。

A. 氧化　B. 水解　C. 还原

D. 脱水　E. 聚合

5. 属于胆碱酯酶复活剂的药物是（　）。

A. 溴新斯的明　B. 溴丙胺太林　C. 氢溴酸山莨菪碱

D. 氯化琥珀胆碱　E. 碘解磷定

6. 结构为下式的药物是（　）。

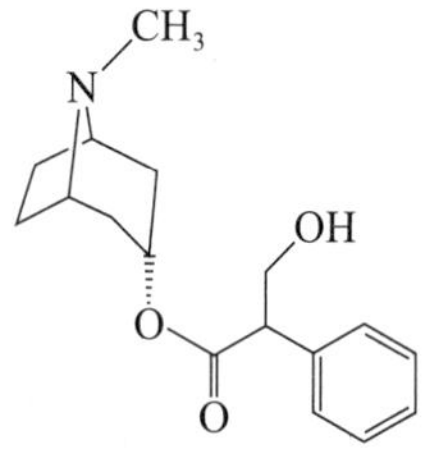

CH_3 N OH O O

A. 阿托品　B. 东莨菪碱　C. 樟柳碱

D. 山莨菪碱　E. 苯海索

7. 分子中含有莨菪酸结构的颠茄类生物碱，可发生 Vitali 反应，所需的试剂为（　）。

A. 氢氧化钠溶液，重氮苯磺酸试液

B. 碘化铋钾试液　C. 发烟硝酸，乙醇，固体氢氧化钾

D. 三氯化铁试液　E. 重铬酸钾试液，过氧化氢试液

8. 分子中含有结晶水，在空气中易风化的药物是（　）。

A. 溴丙胺太林　B. 溴新斯的明　C. 硝酸毛果芸香碱

D. 硫酸阿托品　E. 氢溴酸山莨菪碱

9. 分子中虽含有酯键，但在一般条件下较稳定，不易水解的药物是（　）。

A. 硝酸毛果芸香碱　B. 硫酸阿托品　C. 氯化琥珀胆碱

D. 氢溴酸山莨菪碱　E. 溴新斯的明

10. 下列哪条叙述与氯化琥珀胆碱性质不符的是（　）。

A. 为白色结晶性粉末　B. 极易溶于水　C. 酸或碱性条件下较稳定

D. 在酸性溶液中与硫氰酸铬铵反应，生成淡红色复盐沉淀

E. 与氯化钴及亚铁氰化钾试液反应，显持久的翠绿色

二、多项选择题

1. 分子中含有酯键的药物有（　）。

A. 硝酸毛果芸香碱　B. 溴新斯的明　C. 碘解磷定

D. 硫酸阿托品　E. 东莨菪碱

2. 下列抗胆碱药中按其作用部位分为平滑肌解痉药的有（　）。

A. 溴丙胺太林　B. 硫酸阿托品　C. 氢溴酸山莨菪碱

D. 盐酸苯海索　E. 氯化琥珀胆碱

3. 阿托品的水解产物为（　）。

A. 莨菪碱　　B. 莨菪醇　　C. 山莨菪碱

D. 莨菪酸　　E. 消旋莨菪酸

4. 可以发生 Vitali 反应的药物有（　　）。

A. 硫酸阿托品　　B. 氢溴酸山莨菪碱　　C. 溴新斯的明

D. 溴丙胺太林　　E. 碘解磷定

5. 遇光易变质需遮光、密封保存的药物有（　　）。

A. 硝酸毛果芸香碱　　B. 溴新斯的明　　C. 硫酸阿托品

D. 碘解磷定　　E. 盐酸苯海索

6. 配制硫酸阿托品注射液时要求（　　）。

A. 加入 1%氯化钠作稳定剂　　B. 用 0.1mol/L 盐酸液调 pH 为 3.5～4.0

C. 加入亚硫酸钠作抗氧剂　　D. 灌封于硬质中性玻璃的安瓿中

E. 采用流通蒸气灭菌 30min

三、配伍选择题

[1～5]

A. 旋光性　　B. Vitali 反应　　C. 两者均有　　D. 两者均无

1. 硫酸阿托品具有

2. 氢溴酸山莨菪碱具有

3. 硝酸毛果芸香碱具有

4. 碘解磷定具有

5. 溴新斯的明具有

[6～10]

A. 硝酸毛果芸香碱　　B. 硫酸阿托品　　C. 两者均有　　D. 两者均无

6. 分子中含有酯键易被水解的药物是

7. 阻断 M-胆碱能受体的药物是

8. 兴奋 M-胆碱能受体的药物是

9. 水溶液对光敏感的是

10. 其注射液需要检查游离碘及氰化物的药物是

四、简答题

1. 毛果芸香碱为什么要避光保存？

2. 硫酸阿托品水溶液不稳定易被水解失效，配制注射液应采取哪些措施防止水解？

第十一章　抗过敏药和抗溃疡药

学习目标

知识要求

☆ 掌握常用药物氯苯那敏、西替利嗪、氯雷他定、西咪替丁、雷尼替丁、奥美拉唑等药物的结构、理化性质以及临床应用。

☆ 熟悉常用抗溃疡药物、抗过敏药物的结构类型。

☆ 了解 H_1 和 H_2 受体拮抗剂的发展概况及主要类型。

能力要求

☆ 学会熟练应用典型药物的理化性质解决药物的调剂、制剂、分析检验、贮存保管及临床应用问题。

☆ 能根据药物的结构分析 H_1 和 H_2 受体拮抗剂的性质及作用。

☆ 能根据所给原料设计雷尼替丁等药物的合成路线；

组胺（Histamine）是广泛存在于人体组织细胞中的生物胺，是重要的化学递质，参与多种复杂的生理过程。当机体受到理化刺激或发生过敏反应时，导致组胺释放，与组胺受体结合而产生生物效应。目前发现组胺受体有四个亚型：H_1、H_2、H_3 和 H_4 受体，其中组胺 H_1 受体兴奋时，引起过敏反应；H_2 受体兴奋时，主要作用是使胃酸分泌增加。目前抗组胺的药物主要应用于临床的为组胺 H_1 受体拮抗剂治疗过敏性疾病，和组胺 H_2 受体拮抗剂用于胃溃疡的治疗。本章主要研究 H_1 受体拮抗剂和 H_2 受体拮抗剂。

H_1 受体拮抗药，又称为抗过敏药：包括氯苯那敏（Chlorphenamine）、氯雷他定（loratadine）、西替利嗪（Cetirizine）等；H_2 受体拮抗药为治疗消化性溃疡的抗酸药：包括西咪替丁（Cimetidine）、雷尼替丁（Ranitidine）、法莫替丁（Famotidine）等。

第一节　抗过敏药物

【案例分析】 学生小王因对花粉过敏，发生皮疹，来药房买抗过敏药，他希望服用的药物不影响上课学习。我们帮小王推荐一种适合他的抗过敏药好吗？

一、H_1 受体拮抗剂

1933 年，法国巴斯德研究所合成了哌罗克生（Piperoxan），对组胺诱导的支气管痉挛有缓解作用，引起了世界各国科学家对 H_1 的研究兴趣，不断有新药上市，20 世纪 80 年代

以前上市的 H_1 受体拮抗剂称为第一代抗组胺药，由于脂溶性较高易于通过血脑屏障进入中枢神经产生中枢抑制和镇静的不良反应，又称为经典的 H_1 受体拮抗剂。为此开发选择性高、不良反应少抗组胺药物成为重点研究内容，由此产生了第二代的抗组胺药物一非镇静性 H_1 受体拮抗剂。它们按化学结构可分为乙二胺类、氨基醚类、丙胺类、三环类、哌嗪类和哌啶类等。其中除乙二胺类外，其他 5 种都已开发出非镇静性 H_1 受体拮抗剂。

H_1 受体拮抗剂基本结构可用以下通式表示：

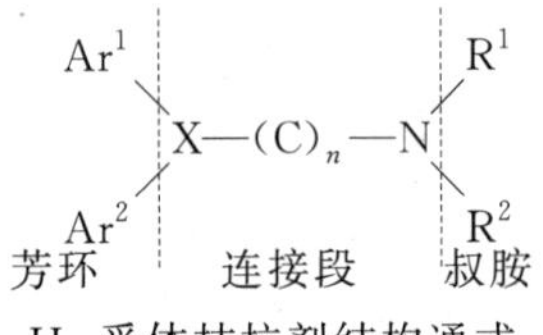

Ar^1, Ar^2 —X—(C)$_n$—N— R^1, R^2

芳环　连接段　叔胺

H_1 受体拮抗剂结构通式

(1) Ar^1 为苯环、杂环或取代杂环，Ar^2 为另一芳环或芳甲基，Ar^1 和 Ar^2 可桥连成三环类化合物。Ar^1 和 Ar^2 的亲脂性及它们的空间排列与活性相关。

(2) NR^1R^2 一般是叔胺，也可以是环的一部分，常见的有二甲氨基、四氢吡咯基、哌啶基和哌嗪基。

(3) X 是 sp^2 或 sp^3 杂化的碳原子、氮原子，或连接氧原子的 sp^3 碳原子。

(4) 连接段碳链 $n=2\sim3$，通常 $n=2$。叔胺与芳环中心的距离一般为 50～60nm。

1. 乙二胺类

1943 年，第一个用于临床的乙二胺类抗组胺药芬苯扎胺 (Phenbezamine)。在此基础上运用生物电子等排原理用吡啶和噻吩取代苯环，得到了活性更大和副作用更小的抗过敏药。如曲吡那敏 (Tripelennamine) 的抗组胺作用强而持久，且副作用较少；西尼二胺 (Thenyldiamine) 则更优于曲吡那敏。

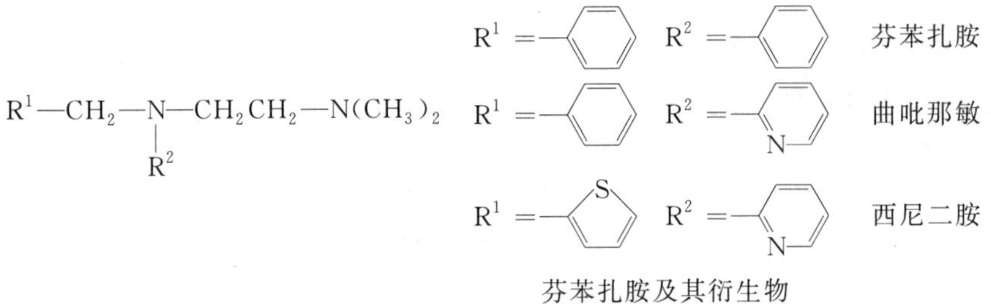

$R^1—CH_2—N(R^2)—CH_2CH_2—N(CH_3)_2$

R^1	R^2	
苯基	苯基	芬苯扎胺
苯基	2-吡啶基	曲吡那敏
2-噻吩基	2-吡啶基	西尼二胺

芬苯扎胺及其衍生物

2. 哌嗪类

该类药物可视为乙二胺类的特殊形式，即将乙二胺的两个 N 原子相连接，组成哌嗪环，仍有很好的抗组胺活性，且作用时间长，如布克利嗪 (Buclizine)，为减少中枢副作用，分子中引入亲水性基团羧甲氧烷基，得到西替利嗪，该药 H_1 受体选择性好，不易通过血脑屏障，为哌嗪类非镇静性抗组胺药物。

典型药物

盐酸西替利嗪　Certirizine Hydrochloride

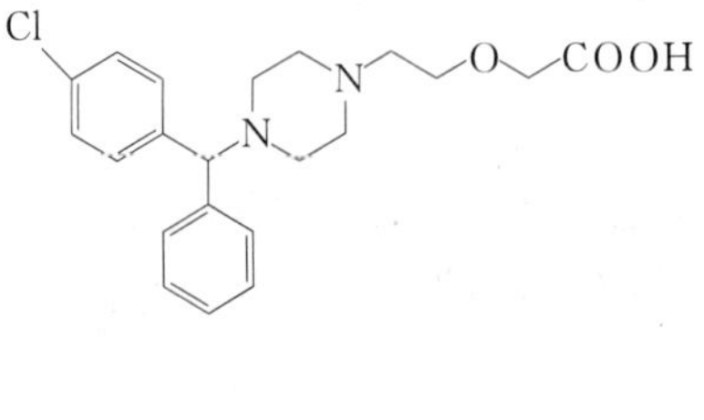

Cl　N　O　COOH　N　·2HCl

化学名为 2-[4-[(4-氯苯基)苯基甲基]-1-哌嗪基] 乙氧基乙酸二盐酸盐。

本品为白色或类白色粉末。本品不溶于水，几乎不溶于丙酮、三氯甲烷。

临床用于季节性或常年性过敏性鼻炎、由过敏原引起的荨麻疹及皮肤瘙痒。为第二代抗组胺药物。

其光学异构体左旋西替利嗪（Levocetirizine）为起效快、作用强、副作用小的第三代抗组胺药物，适合 6 岁以下儿童使用。

3. 哌啶类

哌啶类是非镇静性 H_1 受体拮抗剂的主要类型，无嗜睡作用。是将乙二胺类、氨基醚类、丙胺类的结构中的一个 N 形成哌啶结构。如特非那定（Terfenadine Granules）、阿司咪唑（Astemizole）等。

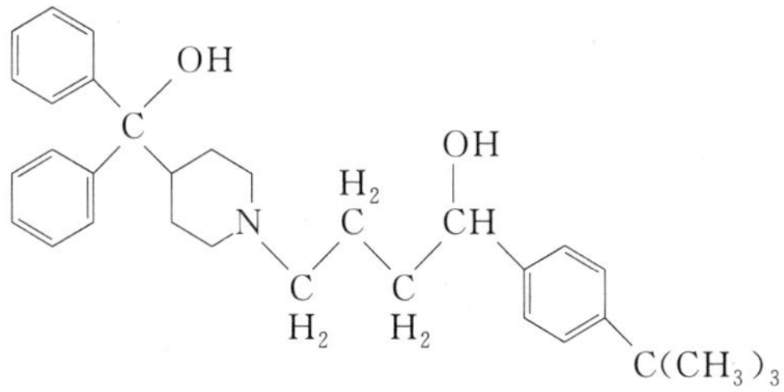

特非那定 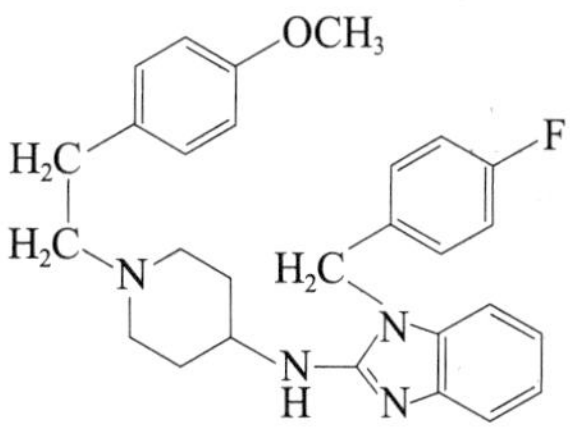　　阿司咪唑

4. 氨基醚类

乙二胺类的 H_1 受体拮抗剂中 $ArCH_2NH$—基团用 Ar_2CHO—代替，产生氨基醚类 H_1 受体拮抗剂。其中代表药物盐酸苯海拉明（Diphenhydramine Hydrochloride）除用作抗过敏药外，也用于抗晕动病。类似的药物有作用更强大、起效更快的司他斯汀（Setastine）、氯马斯汀（Clemastine）等。氯马斯汀为第一个氨基醚类非镇静 H_1 受体拮抗剂。

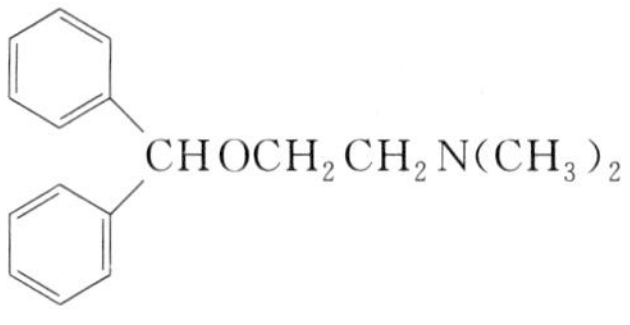

苯海拉明 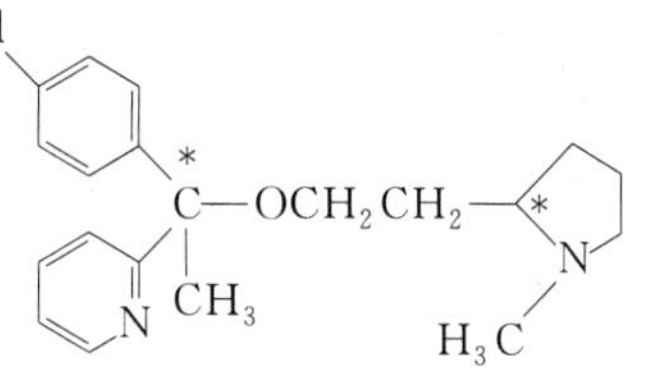　　氯马斯汀

【知识链接】 苯海拉明

苯海拉明结构中有较大的脂溶性基团，易透过血脑屏障产生中枢抑制作用，用药后产生困倦。为克服这一缺陷，与具有中枢兴奋作用的氨茶碱配伍制成茶苯海拉明（乘晕宁），临床用于防治晕动病，如晕车、晕船、晕机所致的恶心、呕吐。

5. 丙胺类

将乙二胺和氨烷基醚类结构中 N、O 用—CH—替代系列芳香基取代的丙胺类类似物。1949 年发现了非尼拉敏（Pheniramine），其拮抗 H_1 受体的作用虽较弱，但毒性也较低，治疗指数比曲吡那敏反而约大 4 倍。又经过了结构改造得到了氯代类似物氯苯那敏和溴代类似物溴苯那敏（Brompheniramine）。

R=H 非尼拉敏
R=Cl 氯苯那敏
R=Br 溴苯那敏

典型药物

马来酸氯苯那敏 Chlorphenamine

$CHCH_2CH_2N(CH_3)_2$ · 马来酸（H—C—COOH / H—C—COOH）

17. 动画：马来酸氯苯那敏的性质实验

化学名为(±)-3-(4-氯苯基)-*N*,*N*-二甲基-3-(2-吡啶基)丙胺顺丁烯二酸盐，又名扑尔敏。

本品为白色结晶性粉末，无臭。在水、乙醇或氯仿中易溶，在乙醚中微溶，熔点131～135℃，有升华性。其水溶液的pH为4.0～5.0。

本品结构中含有一个手性碳原子，对映体*S*-(+)。

临床上应用的为氯苯那敏外消旋体的马来酸盐，对组胺H_1受体的竞争性阻断作用甚强，作用持久。对中枢抑制作用较轻，嗜睡副作用较小，抗胆碱作用也较弱，适用于日间服用，治疗荨麻疹、过敏性鼻炎、结膜炎，虫咬、药物过敏等。

【课堂互动】 马来酸氯苯那敏现在主要用于感冒药中，请同学们根据所学知识查阅资料，分析常见感冒药中所含成分的作用，说明服用感冒药的驾驶员为什么不能开车？

在对丙胺类化合物的结构改造研究中发现，分子中引入不饱和双键同样有很好的抗组胺，如曲普利啶（Triprolidine）和阿伐斯汀（Acrivastine），但它们的顺、反几何异构体的H_1受体拮抗显著不同，*E*型活性一般高于*Z*型。曲普利啶为*E*型，其H_1受体活性比*Z*型异构体大1000倍。

R=H 曲普利啶
R=CH=CH—COOH 阿伐斯汀

曲普利啶及其衍生物

【知识链接】 阿伐斯汀由曲普利啶的结构改造得到，且为非镇静H_1受体拮抗剂，是由于其在吡啶环上增加一个亲水的丙烯酸基团，使药物成两性离子化合物，故难以通过血脑屏障。临床用于治疗枯草热和风疹热等。

6. 三环类

将乙二胺类、氨烷基醚类和丙胺类 H_1 受体拮抗剂的两个芳（杂）环通过一个或两个原子连接成功地获得了很多新的三环类抗过敏药。

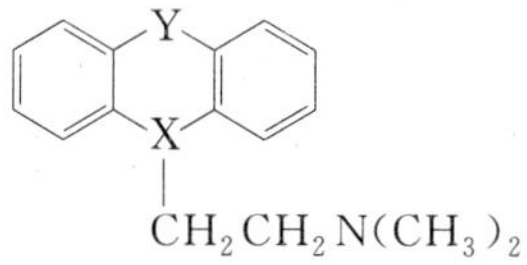

三环类物质结构

如 X 为 N、Y 为 S 时，得到了吩噻嗪类化合物异丙嗪（Promethazine）；X 为—C═，Y 为 S 时，得到了噻吨类的化合物氯普噻吨（Tians-chlorprothixene），其抗组胺活性都高于苯海拉明。

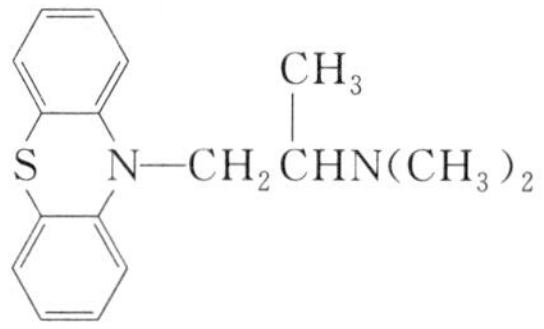

异丙嗪 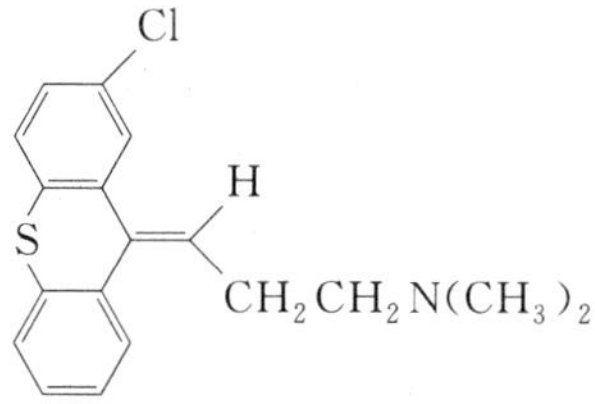　　　　氯普噻吨

【知识链接】 异丙嗪的结构与精神药物氯丙嗪相似，镇静和安定等副作用也较为明显。异丙嗪用于各种过敏症（如哮喘、荨麻疹等）、孕期呕吐、乘船等引起的眩晕。可与氨茶碱等合用治疗哮喘。与氯丙嗪等配成冬眠注射液，用于人工冬眠。

氯雷他定、酮替芬和赛庚啶是结构类似物。氯雷他定对外周 H_1 受体有很高的亲和力，而对中枢内 H_1 受体的作用很低，不能通过血脑屏障，为强效、长效、选择性对抗外周 H_1 受体的非镇静类 H_1 受体拮抗剂，是第二代抗组胺药。

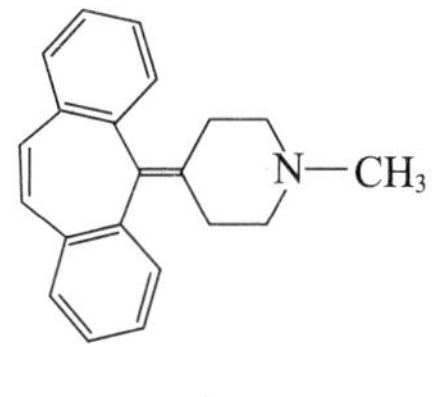

赛庚啶 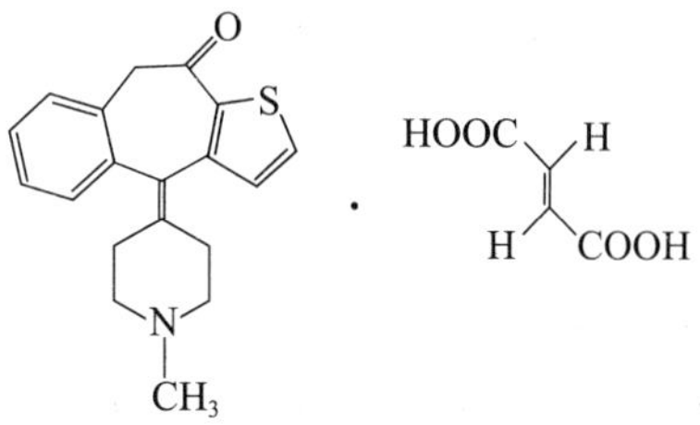　　　　富马酸酮替芬

典型药物

氯雷他定　Ioratadine

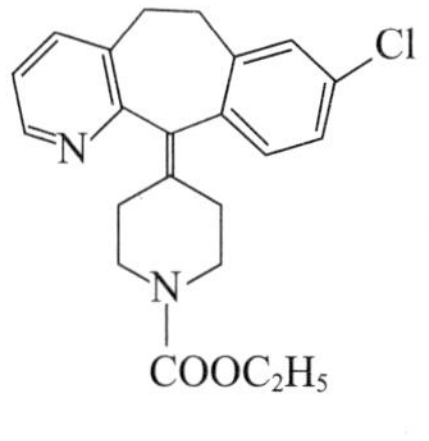

化学名为 4-(8-氯-5,6-二氢-11*H*-苯并[5,6]环庚烷[1,2-*b*]吡啶-11-亚基)-1-羧酸乙酯。

本品为白色或微黄色粉末；不溶于水，易溶于丙酮、乙醇和三氯甲烷。

本品含酯键，加热易水解。

临床用于治疗过敏性鼻炎、慢性荨麻疹及其他过敏性皮肤病。无明显镇静作用，罕见嗜睡、肝功能改变等不良反应。为第二代 H_1 受体拮抗剂。

氯雷他定的活性代谢产物地氯雷他定，为长效第三代抗组胺药。

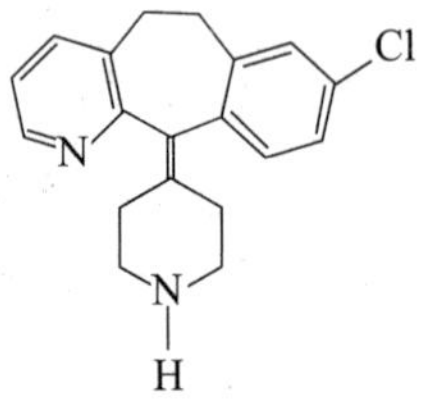

【课堂互动】 总结本节学过的非镇静性 H_1 受体拮抗剂，并分析它们的结构特点？

二、其他类抗过敏药

抗原抗体反应除使靶细胞释放组胺之外，还能释放其他过敏介质，如白三烯、缓激肽、血小板活化因子等，这些体内活性物质均可引发各种过敏反应。

1. 过敏介质释放抑制剂

色甘酸钠（Sodium Cromoglicate）主要用于哮喘的预防性治疗。能防止变态反应或运动引起的速发和迟发型哮喘反应。应用 2～3 日，能降低支气管的高反应性。也可用于过敏性鼻炎、溃疡性结肠炎及其他胃肠道过敏性疾病。曲尼司特（Tranilast）的作用机制与色甘酸钠相似。这两种药物分子中均含有羧基，为酸性抗过敏药。

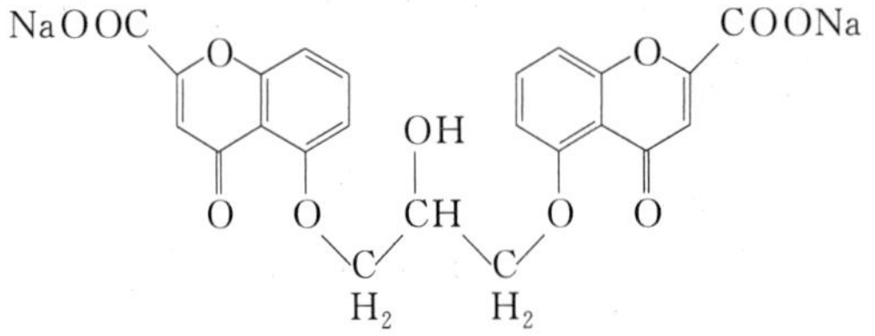

色甘酸钠

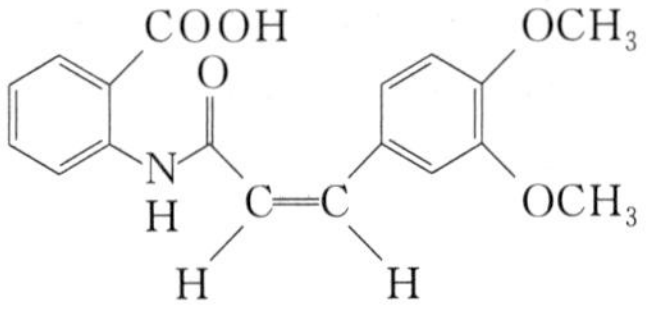

曲尼司特

2. 过敏介质拮抗剂

白三烯、缓激肽、血小板活化因子等过敏介质的拮抗剂也能作为抗过敏药。

扎鲁司特（Zafirlukast）以天然白三烯为模型化合物，经结构衍化而得。可作为轻中度哮喘的有效治疗药物。

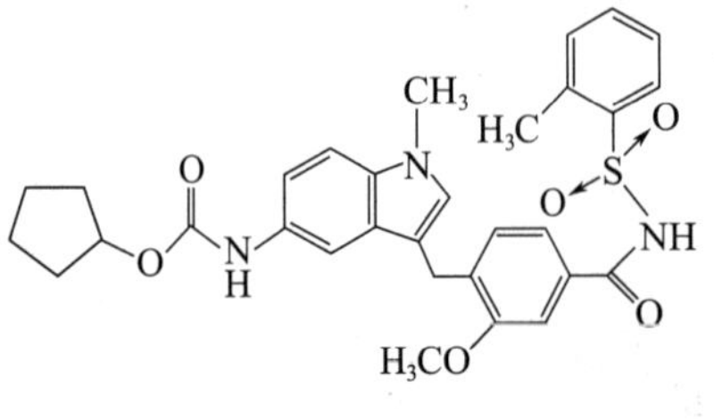

扎鲁司特

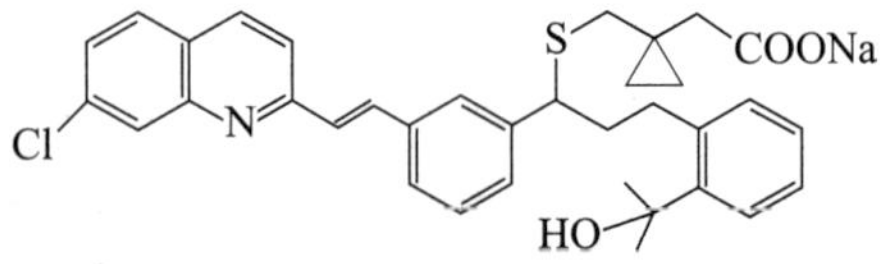

孟鲁司特

孟鲁司特（Montelukast）和普仑司特（Pranlukast）为特异性 cysLT 受体拮抗剂，药理作用和临床应用与扎鲁司特相同。而齐留通（Zileuton）可作为哮喘的长期用药。

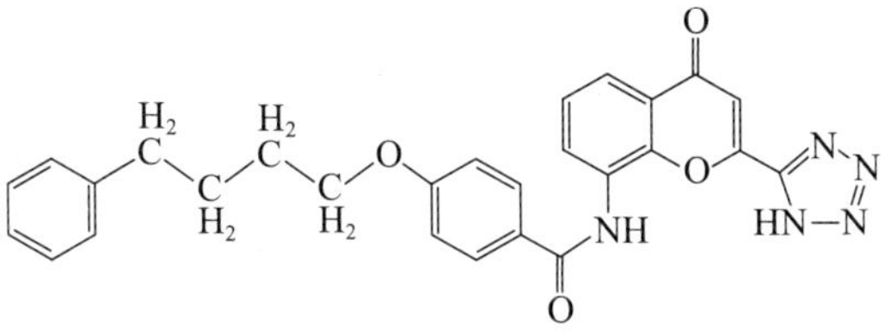

普仑司特 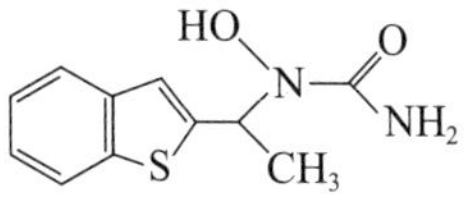　　　　齐留通

抗白三烯药物可有效地用于过敏性反应。但白三烯毕竟只是构成过敏反应的过敏介质之一，应从病因出发联合使用其他药物才能全面控制疾病。

3. 钙通道阻断剂

肥大细胞内 Ca^{2+} 增加可导致过敏介质释放，Ca^{2+} 进入胞浆也可导致支气管平滑肌收缩，因此钙通道阻断剂可抑制 Ca^{2+} 内流，作为潜在的治疗过敏性疾病药物。

除 H_1 受体拮抗剂和抗过敏介质药物外，抑制过敏反应还可应用糖皮质激素抗炎症、抑制免疫和抗休克。

【课堂内外】 查阅资料，走访市场，用表格形式汇总市场中常见抗过敏药物药品商品名称、化学名称、剂型、适应证。尝试用药物化学的知识诠释药品说明书中的相关内容。

第二节　抗溃疡药物

消化道溃疡是胃肠道黏膜在某些因素的作用下被胃酸消化所形成的溃疡，多见胃和十二指肠的溃疡，是人类的一种常见多发病。消化道溃疡药物种类多，如抗酸剂、胃酸分泌抑制剂、胃黏膜保护药、消灭幽门螺杆菌药等。本节重点介绍胃酸分泌抑制剂 H_2 受体拮抗剂和质子泵抑制剂。其代表药物有西咪替丁（Cimetidine）、雷尼替丁（Ranitidine）、奥美拉唑（Omeprazole）等。

【知识链接】 胃黏膜保护药——米索前列醇

米索前列醇是一种合成前列腺素 E_1 类似物，它通常在市场作为口服制剂用于预防和治疗由非甾体抗炎药（NSAID）引发的十二指肠损伤。对十二指肠溃疡，口服本品 4 周后愈合率为 54%，疗效略低于西咪替丁，但本品在保护胃黏膜不受损害方面比西咪替丁更有效。与其他合成前列腺素类似物相比，米索前列醇的优势在于其低廉的价格、保质期长、无需冷藏以及其全球使用面广。

一、H_2 受体拮抗剂

H_2 受体拮抗剂按化学结构分为：咪唑类、呋喃类、噻唑类，以及哌啶类 4 类。咪唑类主要药物西咪替丁是通过合理药物设计的方法得到第一个治疗胃溃疡的 H_2 受体拮抗剂。随后通过结构改造得到了呋喃类药物雷尼替丁，以及噻唑类药物法莫替丁（Famotidine）、尼扎替丁（Nizatidine）；而20世纪80年代中期出现新型强效长效哌啶类 H_2 受体拮抗剂如罗沙替丁（Roxatidine）、拉呋替丁（Lafutidine）等。临床适应证包括胃溃疡、十二指肠溃疡类胃炎。临床常用 H_2 受体拮抗剂见表11-1。

表11-1 临床常用 H_2 受体拮抗剂

结构类型	药物名称	药物结构	作用特点
咪唑类	西咪替丁（Cimetidine）	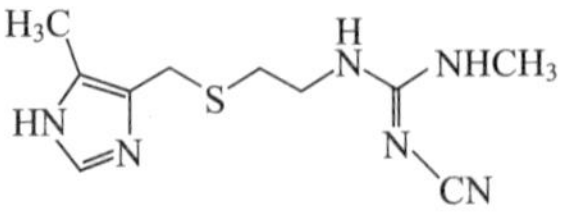	第一个用于临床 H_2 受体拮抗剂，用于治疗十二指肠、胃溃疡、上消化道出血
呋喃类	雷尼替丁（Ranitidine Hydrochloride）	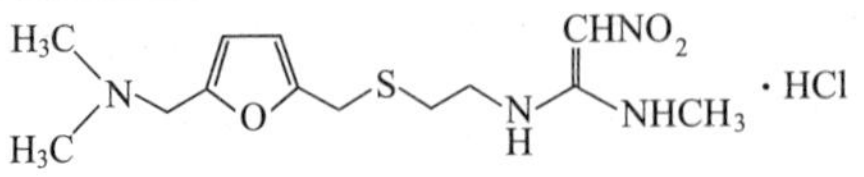 · HCl	作用比西咪替丁强5～8倍，不良反应少，具有长效、速效的特点
噻唑类	法莫替丁（Famotidine）	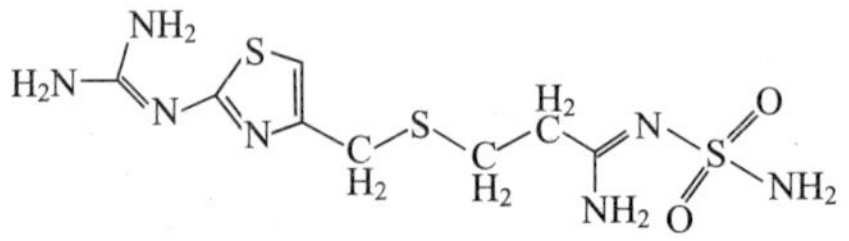	作用比雷尼替丁强6～10倍
	尼扎替丁（Nizatidine）	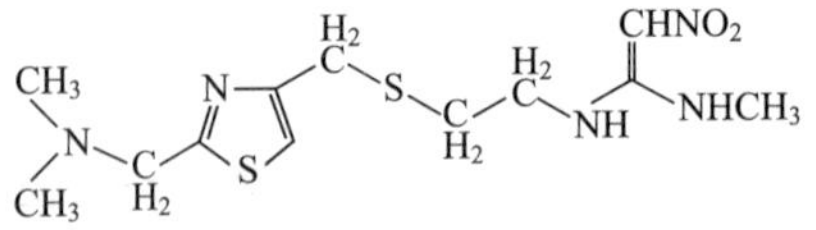	作用与雷尼替丁相似，口服生物利用度超过90%，优于法莫替丁和雷尼替丁
哌啶类	罗沙替丁（Roxatidine）	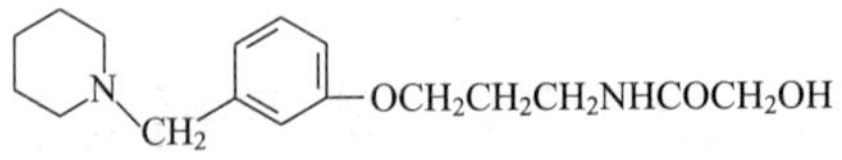 $OCH_2CH_2CH_2NHCOCH_2OH$	强效抑制胃酸分泌作用，生物利用度高达90%以上

典型药物

盐酸雷尼替丁 Ranitidine Hydrochloride

· HCl

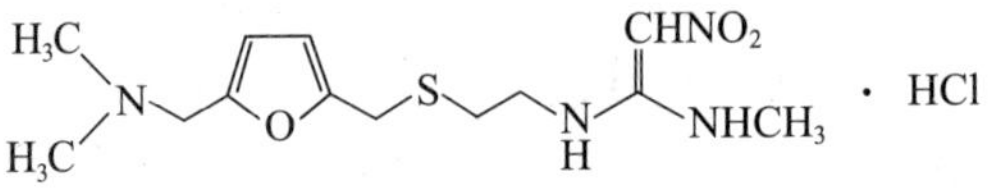

化学名为 *N*-[2-[[[5-(二甲氨基)甲基-2-呋喃基]甲基]硫代]乙基]-*N*′-甲基-2-硝基-1,1-乙烯二胺盐酸盐，商品名善胃得。

本品为类白色或浅黄色结晶性粉末，有异臭，极易潮解，吸潮后颜色变深。但是在室温干燥条件下稳定。

本品分子结构中有硫原子，当用小火缓缓加热时产生硫化氢气体，可使湿润的醋酸铅试纸变黑。

临床治疗胃及十二指肠溃疡，具有高效、速效、长效及副作用小等特点。停药后也可能出现复发，但复发率低于西咪替丁。

本品缓缓加热时产生的气体能使湿润的醋酸铅试纸显黑色。

本品合成以2-呋喃甲醇为起始原料，经Mannich反应和氯代反应得到中间体2-氯甲基-5-二甲氨基甲基呋喃，再与半胱胺缩合，得到 *S*-烷基化物，最后与 *N*-甲基-1-甲硫基-2-硝基乙烯胺反应而制得。也可用合成西咪替丁的类似方法——会聚法，以中间体2-氯甲基-5-二甲氨基甲基呋喃与N-甲基-*N*′-(2-巯乙基)-2-硝基乙烯脒直接缩合制得。

HCHO/$(CH_3)_2NH$　SOCl$_2$　HSCH$_2$CH$_2$NH$_2$

2-氯甲基-5-二甲氨基甲基呋喃

【知识链接】 临床常用药物——法莫替丁

1896 年法莫替丁问世。本品具有噻唑环母环。药理性质与雷尼替丁相似，有很强的抑制胃酸分泌作用，作用强度比雷尼替丁强 6～10 倍，作用持续时间在本类药物中最长，不良反应少，无抗雄性素及抑制代谢酶的作用。

本品稳定性好，在室温条件下，保存于含氨基酸、葡萄糖、脂肪、维生素、电解质和微量元素的营养液系统中，室温放置 72 小时，可保持不变。

临床常用于消化性溃疡病，胃及十二指肠溃疡等。

二、组胺 H_2 受体拮抗剂的构效关系

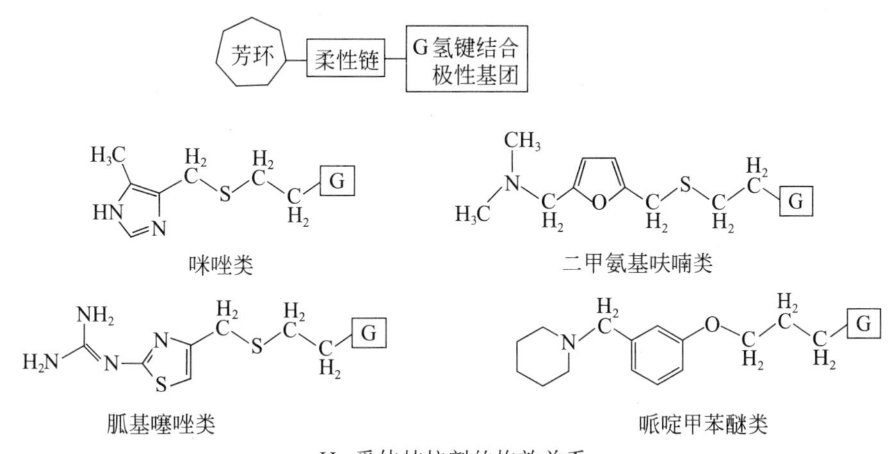

H_2 受体拮抗剂的构效关系

H_2 受体拮抗剂都具有两个药效部位：具碱性的芳环结构和平面的极性基团。

(1) 碱性芳杂环或碱性基团取代的芳杂环。

(2) 平面、极性的基团。例如西咪替丁的对应基团为氰基胍，雷尼替丁为硝基脲，法莫替丁则为氨基磺酰脒基，此外还有嘧啶酮，噻二唑等。这些基团都是平面的，在生理 pH 条件下离子化程度很低，能和受体形成一个以上的氢键。

(3) 上述两个组成部分是通过一条易曲绕旋转的柔性原子链连接。链的长度为组胺侧链的 2 倍即 4 个原子。链的长度与拮抗性有关。

三、质子泵抑制剂

H^+/K^+-ATP 酶又称为质子泵，分布在胃壁细胞中，该酶催化胃酸分泌的第三步即

最后一步，具有排出氢离子、氯离子重吸收钾离子的作用，向胃腔分泌浓度很高的胃酸。且质子泵仅存在于胃壁细胞表面，而 H_2 受体不但存在于胃壁细胞，还存在于其他组织。因此，与 H_2 受体拮抗剂相比，质子泵抑制剂具有作用专一，选择性高，副作用较小等优点。

根据质子泵抑制剂与 H^+/K^+-ATP 酶的结合方式不同可以分为不可逆性质子泵抑制剂和可逆性质子泵抑制剂。目前临床应用的主要是不可逆性质子泵抑制剂。此类药物主要结构类型为芳环并咪唑环。代表药物为拉唑类药物如奥美拉唑、雷贝拉唑（Rabeprazole）、兰索拉唑（Lansoprazole）、泮托拉唑（Pantoprazole）等。临床常用主要药物结构、作用特点见表 11-2。

表 11-2 临床常用的质子泵抑制剂

药物名称	药物结构	作用特点
兰索拉唑（Lansoprazole）	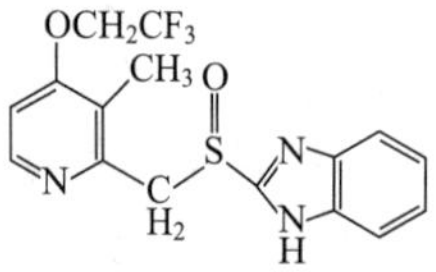 OCH_2CF_3, CH_3, O, S, N, N, $C H_2$, N H	第二代质子泵抑制剂，含氟化合物。抑酸作用优于奥美拉唑。口服可快速吸收
泮托拉唑（Pantoprazole）	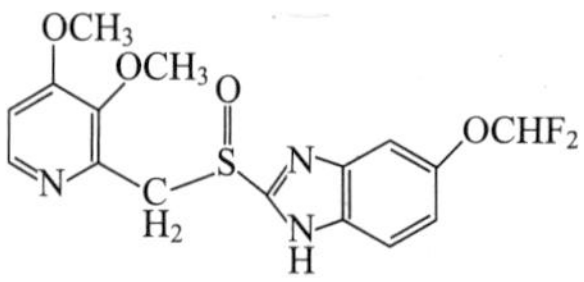 OCH_3, OCH_3, O, S, N, N, $C H_2$, N H, $OCHF_2$	作用比奥美拉唑更强，与质子泵的结合选择性更高，稳定性更强，副作用更小
雷贝拉唑（Rabeprazole）	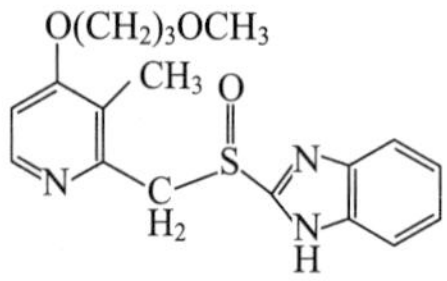 $O(CH_2)_3OCH_3$, CH_3, O, S, N, N, $C H_2$, N H	第三代质子泵抑制剂，是抗分泌作用的可逆PPI，比奥美拉唑强 2～10 倍
埃索美拉唑（Esomeprazole）	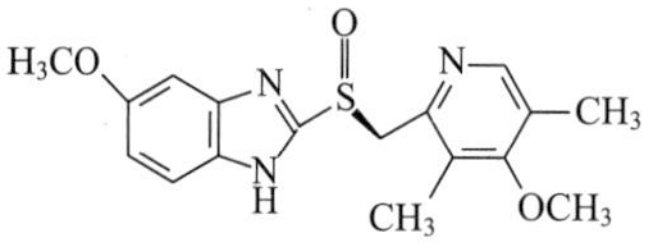 H_3CO, N, N H, O, S, N, CH_3, CH_3, OCH_3	奥美拉唑的左旋体，疗效、作用时间都优于奥美拉唑

典型药物

奥美拉唑 Omeprazole

H_3CO　N　N H　S　O　CH_3　OCH_3　N　CH_3

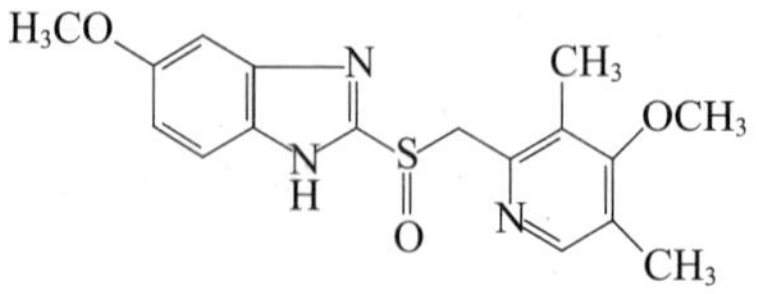

化学名为 5-甲氧基-2-[[(4-甲氧基-3，5-二甲基-2 吡啶基）甲基］亚磺酰基]-1*H*-苯并咪唑，又名洛赛克。

本品为白色或类白色结晶性粉末；无臭；遇光易变色。本品在二氯甲烷中易溶，在甲醇或乙醇略溶，在水中不溶，在 0.1mol/L 氢氧化钠中溶解。熔点为 157～163℃。

本品分子由苯并咪唑、吡啶结构和连接这两个环系的亚磺酰基构成，为两性化合物，其钠盐可供药用。本品因亚砜上的硫有手性，具光学活性，药用外消旋体。其 S-(－)型异构体埃索美拉唑现已用于临床。

本品不稳定，在强酸性水溶液中很快分解；且需避光保存。

本品临床上用于治疗十二指肠溃疡及胃溃疡等，愈合较快，治愈率高于 H_2 受体拮抗剂。

【课堂互动】 根据奥美拉唑的性质，讨论该药要制成哪种剂型？该类药物能否长期使用？

【课后阅读】

1. H_1、H_2 受体拮抗剂简介
2. 抑制胃酸药物的作用机制
3. 合理药物设计的方法

本章小结

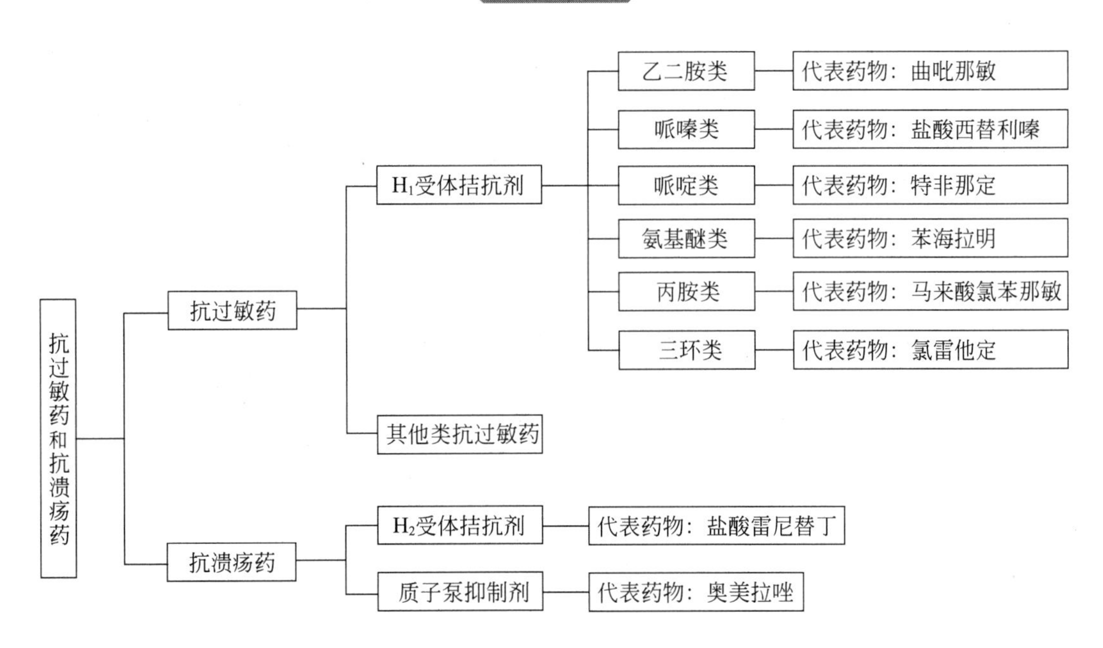

目标检测

一、单项选择题

1. 西替利嗪与下列叙述中不符的是（　　）。

A. 结构中含有羧基　　B. 结构中含二苯甲基结构　　C. 属氨基类 H_1 受体拮抗剂

D. 选择性作用于 H_1 受体，对 M 胆碱受体和 5-HT 受体的作用极小

E. 不易透过血脑屏障，属非镇静类 H_1 受体拮抗剂

2. 抗组胺药盐酸苯海拉明的化学结构属于（　　）。

A. 乙二胺类　　B. 氨基醚类　　C. 哌嗪类

D. 丙胺类　　E. 三环类

3. 属于呋喃类抗溃疡药是（　　）。

A. 氢氧化铝　　B. 西咪替丁　　C. 雷尼替丁

D. 法莫替丁　　E. 奥美拉唑

4. 奥美拉唑与下列叙述中不符的是（　　）。

A. 结构中含有苯并咪唑环　　B. 结构中含有亚磺酰基

C. 结构中含有 3,5-二甲基吡啶基

D. 在酸催化下经重排而显示生物活性

E. 本身为碱性化合物，在强酸性水溶液中很快分解

5. 下列属于乙二胺类的抗过敏药物的是（　　）。

A. 曲吡那敏　　B. 苯海拉明　　C. 氯苯那敏

D. 丙胺　　E. 三环衍生物

6. 下列叙述与马来酸氯苯那敏不符的是（　　）。

A. 有光学异构体，右旋体（*S* 构型）活性比左旋体（*R* 构型）高，通常使用消旋体

B. 属于丙胺类 H_2 受体拮抗剂

C. 味苦有升华性　　D. 分子中有吡啶环

E. 分子中的马来酸能使高锰酸钾褪色

7. 具有下列化学结构的药物为（　　）。

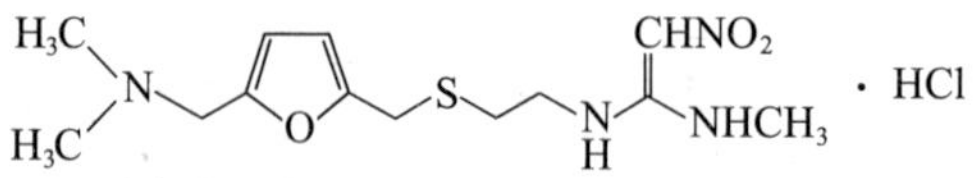

H_3C H_3C N O S N H $CHNO_2$ $NHCH_3$ · HCl

A. 盐酸赛庚啶　　B. 盐酸雷尼替丁　　C. 盐酸苯海拉明

D. 法莫替丁　　E. 西咪替丁

8. 富马酸酮替芬在 H_1 受体拮抗剂中（　　）。

A. 氨基醚类　　B. 哌嗪类　　C. 哌啶类

D. 乙二胺类　　E. 三环类

9. 抗过敏药盐酸赛庚啶，其化学结构属于（　　）。

A. 氨基醚类　　B. 乙二胺类　　C. 哌嗪类

D. 丙胺类　　E. 三环类

10. 具有下列结构的药物是（　　）。

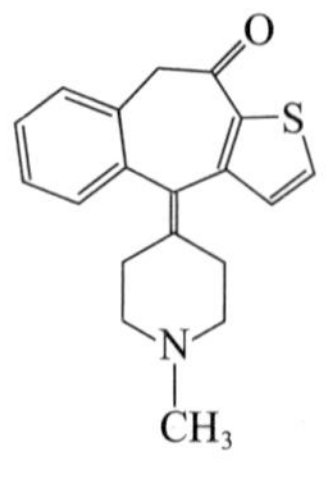

O S N CH_3

A. 赛庚啶　　B. 酮替芬　　C. 雷尼替丁

D. 西咪替丁　　E. 奥美拉唑

二、多项选择题

1. 抗溃疡药雷尼替丁具有的性质有（　　）。

A. H_2 受体拮抗剂　B. 结构中含有呋喃环　C. 用于治疗过敏性疾病
D. 为反式体，顺式体无活性　E. 本品为无活性前药，经 H^+ 催化重排为活性物质

2. 抗溃疡药法莫替丁含有的结构有（　　）。
A. 咪唑环　B. 呋喃环　C. 噻唑环
D. 胺磺酰基　E. 胍基

3. 下列与盐酸苯海拉明的结构特征和稳定性相符的有（　　）。
A. 具有醚键　B. 对碱稳定
C. 在酸催化下可分解成二苯甲醇
D. 具有叔胺结构有类似生物碱的颜色和沉淀反应
E. 对光极不稳定，易氧化变色

4. 下列与盐酸赛庚啶相符的性质有（　　）。
A. 味苦　B. 可以治疗消化性溃疡病
C. 在水中微溶，水溶液呈酸性反应　D. 为 H_1 受体拮抗剂
E. 化学结构中含有氮甲哌啶

5. 西咪替丁的化学结构特征为（　　）。
A. 有咪唑基　B. 有呋喃基　C. 有氰基
D. 有胍基　E. 有硫醚键

6. 下面与奥美拉唑符合的性质有（　　）。
A. 为无活性前药，在体内经酸催化重排为活性物质
B. 为两性化合物，易溶于碱液，在强酸性水溶液中很快分解
C. 用于治疗消化道溃疡
D. 为 H_2 受体拮抗剂
E. 分子中含有亚磺酰基和苯并咪唑的结构

三、配伍选择题

[1～5]

A. 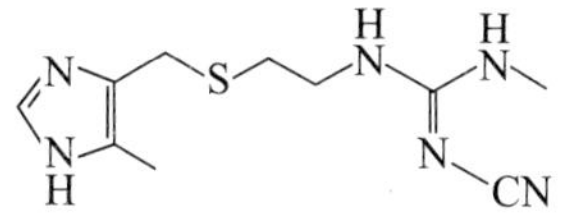　　B.

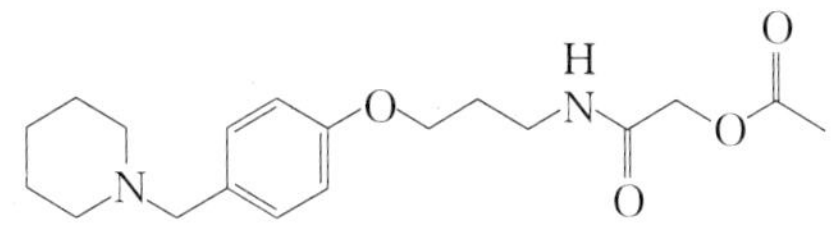

C. 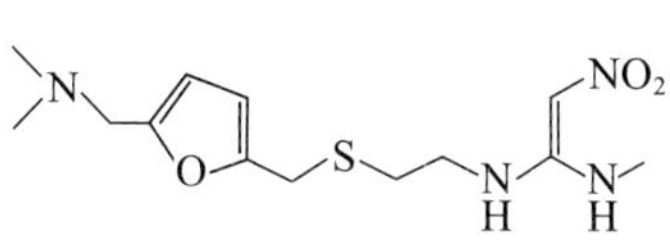　　D.

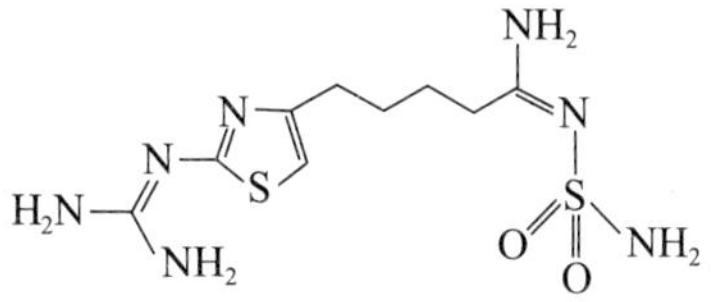

E.

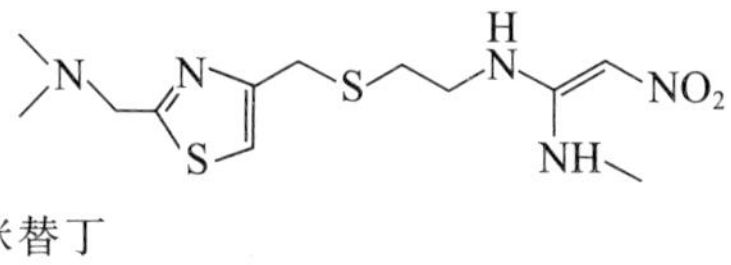

1. 西咪替丁
2. 雷尼替丁
3. 法莫替丁
4. 尼扎替丁
5. 罗沙替丁

[6～10]

A. 盐酸苯海拉明　B. 奥美拉唑　C. 盐酸赛庚啶
D. 富马酸酮替芬　E. 马来酸氯苯那敏

6. 具有三环结构，三环中含有杂原子的 H_1 受体拮抗剂

7. 具有三环结构，但三环中没有杂原子的 H_1 受体拮抗剂

A. 西咪替丁　　B. 雷尼替丁　　C. 法莫替丁

D. 奥美拉唑　　E. 富马酸酮替芬

8. 结构中含有咪唑环，侧链含胍基的药物

9. 结构中含有苯并咪唑的质子泵抑制剂

10. 结构中含有噻唑环的 H_2 受体拮抗剂

四、简答题

1. 拮抗组胺分子与 H_1 受体和 H_2 受体结合，可用于治疗哪些疾病？
2. 经典的 H_1 受体拮抗剂为什么没有镇静作用？怎么克服？
3. 经典 H_2 受体的构效关系是什么？

第十二章　抗肿瘤药

学习目标

知识要求

☆ 掌握环磷酰胺、噻替派、白消安、卡莫司汀、氟尿嘧啶、盐酸阿糖胞苷、甲氨喋呤和顺铂的结构及临床应用。

☆ 熟悉喜树碱类、长春碱类及紫杉烷类抗肿瘤药物的结构特点及临床应用。

☆ 了解烷化剂、抗代谢类药物的发展及金属铂配合物的种类和结构。

☆ 了解抗肿瘤植物药及衍生物的发展和作用机理。

能力要求

☆ 能根据结构判断药物的作用和临床应用。

☆ 能合成结构简单的抗肿瘤药物。

【热点事件】 2009年6月5日中央电视台著名播音员罗京，因恶性淋巴瘤，即淋巴癌扩散医治无效，不幸与世长辞，享年48岁；台湾著名摇滚歌手、演员、主持人高凌风因血癌恶化，于2014年2月17日过世，享年63岁，其作品《冬天里的一把火》由费翔翻唱，曾红遍全中国大陆。

提示：肿瘤（Tumor）是机体在各种致癌因素作用下，局部组织的某一个细胞在基因水平上失去对其生长的正常调控，导致其克隆性异常增生而形成的异常病变。

目前，癌症的治疗除手术切除外，主要采用化学治疗与放射治疗。化学治疗即化疗，化疗是应用化学药物治疗恶性肿瘤的一种方法。肿瘤放射治疗（简称放疗）就是用放射线治疗癌症。

恶性肿瘤是严重威胁人类健康和生命的常见病和多发病，人类因恶性肿瘤而引起的死亡率位居所有疾病死亡率第二位，仅次于心脑血管疾病。肿瘤分两种，有良性和恶性之分，良性的叫瘤，恶性的就叫作癌或肉瘤。简单地说良性的称为肿瘤，一旦发展到恶性的就称为癌。

一般抗恶性肿瘤的药物称为抗肿瘤药，又称抗癌药（Anticancer Drugs）。根据化学治疗药物的化学结构和来源，抗肿瘤药可分为烷化剂、抗代谢抗肿瘤药、抗肿瘤金属铂配合物、抗肿瘤抗生素、抗肿瘤植物药及其衍生物。

第一节　生物烷化剂

生物烷化剂（Bioalkylating Agents）属于细胞毒类药物，它在体内能形成亲电子的活泼中间体或具有活泼的亲电性基团的化合物，具有高度的化学活性，与肿瘤细胞的生物大分子（DNA，RNA，酶）中富电子基团（氨基，巯基，羟基等）发生共价结合，使其丧失活性，致肿瘤细胞死亡。

但是这类药物选择性不高，在抑制增生活跃的肿瘤细胞的同时，对增生较快的正常细胞例如骨髓细胞，肠上皮细胞等也同样产生抑制，有较严重的毒副作用，例如恶心、呕吐、骨髓抑制、脱发等，为了减少药物的副作用，临床上一般采用合并用药。

生物烷化剂按化学结构可分为氮芥类、亚乙基亚胺类、磺酸类、亚硝基脲类等。

一、氮芥类

氮芥类药物是一类含有双-(β-氯乙基）氨基的化合物。氮芥类药物的结构可以分为两部分：载体部分和烷基化部分。

$$R-N(CH_2CH_2Cl)_2$$

载体部分　烷化剂部分

烷基化部分（即通式中的双β-氯乙氨基，也称氮芥基）是抗肿瘤活性的功能体；载体部分（通式中的R）的不同结构可以改善药物在体内溶解、吸收、分布、稳定性等药代动力学性质，通过选择不同的载体，可以达到提高药物的选择性和抗肿瘤的活性、疗效等，同时也会对药物毒性产生一定的影响。

根据载体部分的不同可以将氮芥类药物分为脂肪氮芥、芳香氮芥、氨基酸氮芥、杂环氮芥、甾类氮芥等。常见氮芥类药物见表12-1。

表12-1　常见氮芥类药物

分类	载体部分R—	典型药物	临床用途
脂肪氮芥	脂肪烃	$H_3C-N(CH_2CH_2Cl)_2 \cdot HCl$ 盐酸氮芥	盐酸氮芥是第一个应用于临床的抗肿瘤药，选择性差，毒性大，仅对淋巴瘤有效，如淋巴肉瘤、何杰金氏病，而且不能口服
芳香氮芥	芳香烃	$(ClH_2CH_2C)_2N-C_6H_4-CH_2CH_2CH_2COOH$ 苯丁酸氮芥	主要用于治疗慢性淋巴细胞白血病、淋巴肉瘤、何金杰氏病、卵巢癌、乳腺癌、绒毛上皮瘤、多发性骨髓瘤等
氨基酸氮芥	氨基酸	$(ClCH_2CH_2)_2N-C_6H_4-CH_2CH(NH_2)COOH$ 美法仑	对卵巢癌、乳腺癌、淋巴肉瘤和多发性骨髓瘤等恶性肿瘤有较好的疗效，其选择性不高，必须注射给药
杂环氮芥	杂环	（1,3,2-氧氮磷杂环己烷 P=O）$-N(CH_2CH_2Cl)_2 \cdot H_2O$ 环磷酰胺	临床用于恶性淋巴瘤，多发性骨髓瘤，白血病、乳腺癌、卵巢癌、宫颈癌等

续表

分类	载体部分 R—	典型药物	临床用途
甾类氮芥	甾体激素	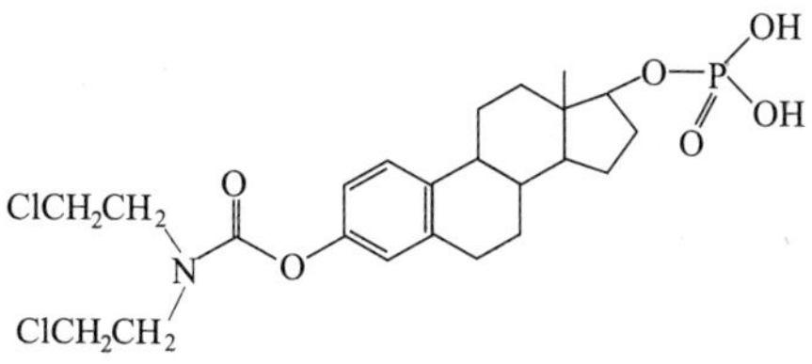 磷酸雌莫司汀	对肿瘤组织的选择性较好，主要用于前列腺癌和胰腺癌的治疗

【知识链接】 氮芥类药物的发现

氮芥类药物的发现源于芥子气，第一次世界大战期间芥子气作为毒气使用，实际上该物质就是一种烷化剂毒剂，后来发现芥子气对淋巴癌有治疗作用，但由于对人的毒性太大，不可能作为药物使用，但是这个发现促使人们在此基础上发展出氮芥类抗肿瘤药物。

典型药物

环磷酰胺 Cyclophosphamide

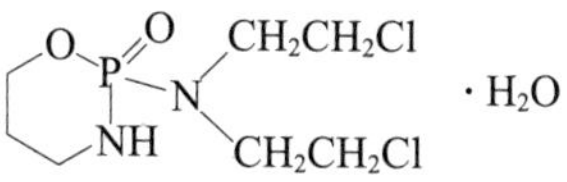

化学名为 *P*-[*N*,*N*-双(*β*-氯乙基)]-1-氧-3-氮-2-磷杂环己烷-*P*-氧化一水化物。

本品含一分子结晶水，白色结晶或结晶性粉末；失去结晶水即液化为油状液体。可溶于水，易溶于乙醇，可溶于丙酮。

本品遇热更易被水解，水溶液不稳定。注射剂为其灭菌结晶或粉末，溶解后应尽快使用。

临床用于恶性淋巴瘤，多发性骨髓瘤，白血病、乳腺癌、卵巢癌、宫颈癌、前列腺癌、结肠癌、支气管癌、肺癌等，有一定疗效。也可用于类风湿关节炎、儿童肾病综合征以及自身免疫疾病的治疗。

二、亚乙基亚胺类

氮芥类药物是通过在体内转变成亚乙基亚胺中间体发挥烷化剂作用，亚乙基亚胺的磷酰胺衍生物，可提高抗肿瘤作用及减小毒性，临床上使用的药物，例如替哌（Tepa）用于治疗白血病。噻替哌（Thiotepa）在体内代谢成替哌而发挥作用，临床用于治疗乳腺癌、卵巢癌、膀胱癌等。

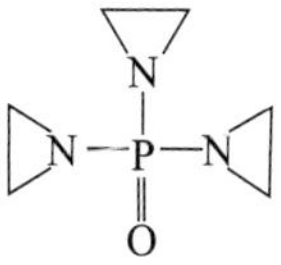

替哌 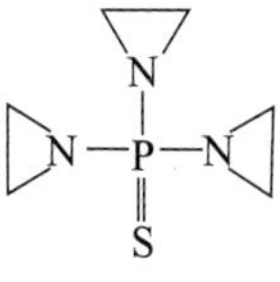　　噻替哌

典型药物

噻替哌 Thiotepa

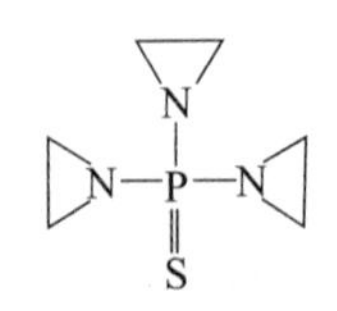

化学名为三-(1-氮杂环丙基) 硫代磷酰胺。通用名为三胺硫酸。

本品为白色鳞片状结晶或结晶性粉末，无臭。在水、乙醇、氯仿或乙醚中易溶，略溶于石油醚中。熔点为 52～57℃。不稳定，遇酸乙烯亚胺环易破裂生成聚合物而失效。

本品水溶液加稀硝酸及高锰酸钾试液，分子中的二价硫氧化为硫酸盐，再加氯化钡则产生白色硫酸钡沉淀。

本品水溶液与硝酸共热后，分解产生磷酸盐，加入钼酸盐试液，产生淡黄色沉淀，久置后，变成蓝绿色。

临床上主要用于卵巢癌、乳腺癌、膀胱癌和消化道癌，局部刺激性小，选择性较高，是治疗膀胱癌的首选药物，可直接注射到膀胱中，效果最好。

不良反应：骨髓抑制是最常见的剂量限制性毒性（白细胞及血小板减少），多在用药后 1～6 周发生，停药后大多数恢复，有时骨髓抑制突然发生，要注意。其他可有食欲减退、恶心及呕吐等。另外，噻替哌可增加血尿酸水平，为了控制高尿酸血症可给予别嘌醇。

三、磺酸酯类

甲磺酸酯是很强的烷化剂，对肿瘤有一定的抑制作用，用于临床疗效较好的有白消安(Busulfan)。

典型药物

白消安 Busulfan

$$H_3C-S(=O)_2-O-CH_2-CH_2-CH_2-CH_2-O-S(=O)_2-CH_3$$

化学名为 1,4-丁二醇二甲磺酸酯。

本品为白色结晶性粉末；几乎无臭。溶于丙酮，微溶于水或乙醇，熔点为 114～118℃。

本品在氢氧化钠条件下可水解生成丁二醇，加热能促进水解。再脱水生成四氢呋喃。

本品在硫脲与硫酸二甲酯反应得到产物甲基异硫脲，再经氯化生成甲烷基磺酰氯，在吡啶存在下与 1，4-丁二醇反应而制得。

$$S{=}C(NH_2)NH_2 + (CH_3)_2SO_4 \xrightarrow{\text{二甲苯}} H_3C-S-C(=NH)NH_2 \xrightarrow[HCCl_3,0℃]{Cl_2}$$

$$H_3C—SO_2Cl \xrightarrow[Py, 0\sim15℃]{HO(CH_2)_4OH} CH_3SO_2—O(CH_2)_4O—SO_2CH_3$$

临床上主要用于治疗慢性粒细胞白血病，其治疗效果优于放射治疗。主要不良反应为消化道反应及骨髓抑制。

四、亚硝基脲类

亚硝基脲类是具有β-氯乙基亚硝基脲的结构，具有较强的亲脂性，易通过血脑屏障进入到脑脊液中，因此广泛应用于脑瘤、转移性脑瘤、中枢神经系统肿瘤和恶性淋巴瘤，主要副作用为迟发性和累积性的骨髓抑制。

临床上主要使用的药物有卡莫司汀（Carmustine）、洛莫司汀（Lomustine）、司莫司汀（Semustine）等。

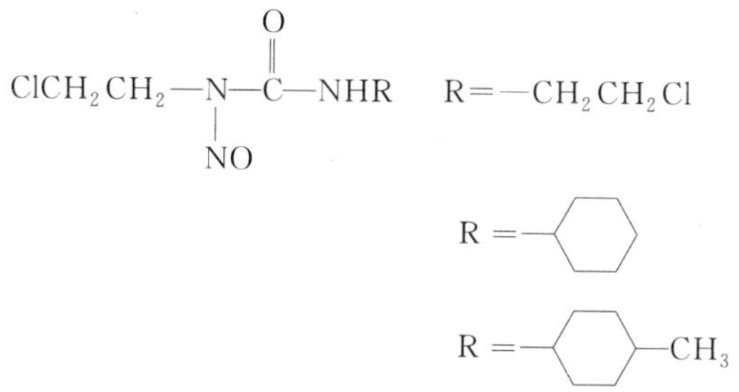

$ClCH_2CH_2—N(NO)—C(=O)—NHR$　　$R=—CH_2CH_2Cl$　　卡莫司汀

R = 环己基　　洛莫司汀

R = 4-甲基环己基（$—CH_3$）　　司莫司汀

亚硝基脲类药物化学结构

典型药物

卡莫司汀　Carmustine

$ClCH_2CH_2—NH—C(=O)—N(N=O)—CH_2CH_2Cl$

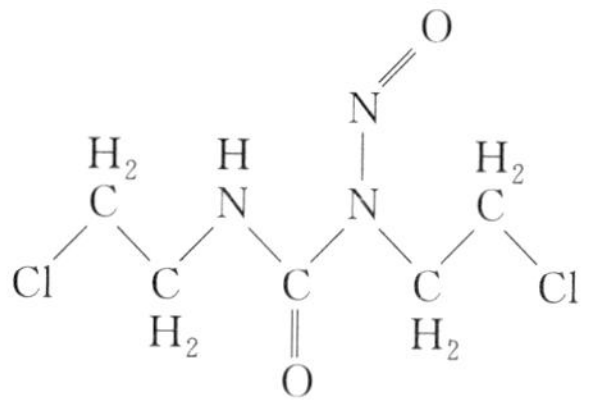

化学名为1,3-双(α-氯乙基)-1-亚硝基脲。

本品为无色或微黄、微黄色结晶或结晶性粉末；无臭。溶于甲醇或乙醇，不溶于水，脂溶性比较高，其注射液用聚乙二醇的灭菌溶液。熔点为30～32℃，熔融同时分解。

本品对酸、碱均不稳定，加氢氧化钠水解，用稀硝酸酸化后，再加硝酸银试液，可产生白色氯化银沉淀。

临床主要用于治疗脑瘤及中枢神经系统肿瘤，对恶性淋巴瘤、多发性骨髓瘤、急性白血病及霍奇金病也有效，与其他抗肿瘤药物合用可增强疗效。

第二节　抗代谢药物

干扰正常代谢反应进行的物质称为抗代谢物，在体内通过抑制生物合成酶或掺入生物大分子合成，形成伪大分子，干扰核酸的生物合成，使肿瘤细胞丧失功能而死亡。

抗代谢药物在肿瘤的化学治疗上占有很大的比重（约为40%），也是肿瘤化疗常用的药物。目前尚未发现肿瘤细胞有独特的代谢途径，由于正常细胞与肿瘤细胞生长分数的不同，所以抗代谢药物能更多地杀灭肿瘤细胞，而对正常细胞的影响较小，但对一些增殖较快的正常组织（如骨髓、消化道黏膜等）也呈现一定的毒性。

抗代谢抗肿瘤药按作用原理分为嘧啶类抗代谢物、嘌呤类抗代谢物、叶酸类抗代谢物。

一、嘧啶类抗代谢物

嘧啶类抗代谢物主要有尿嘧啶类抗代谢物和胞嘧啶类抗代谢物。

1. 尿嘧啶类抗代谢物

尿嘧啶（Uracil）是体内正常的嘧啶碱基，其渗入肿瘤组织的速度比其他嘧啶快。利用生物电子等排原理，以卤原子代替尿嘧啶5位上的氢原子合成一系列卤代尿嘧啶，其中抗肿瘤效果最好的为氟尿嘧啶。

为了提高疗效和降低毒性，研制了大量的氟尿嘧啶衍生物。效果较好的有替加氟（Tegafur）、卡莫氟（Carmofur），两者均是氟尿嘧啶的前体药物，在体内转化为氟尿嘧啶而发挥作用，毒性较低。

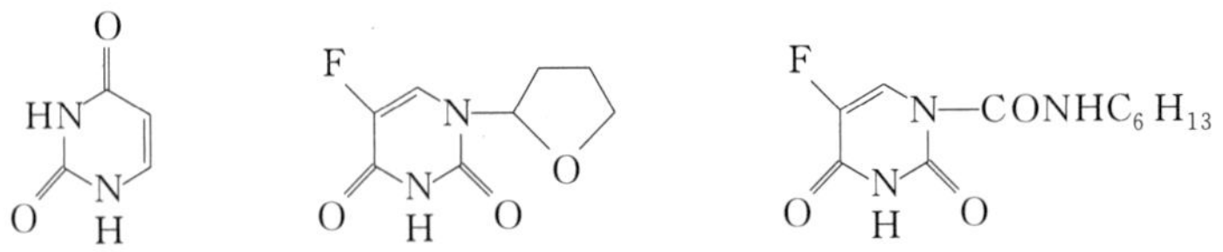

O HN N O H
尿嘧啶

F N O O N H O
替加氟

F N—$CONHC_6H_{13}$ O N H O
卡莫氟

典型药物

氟尿嘧啶 Fluorouracil

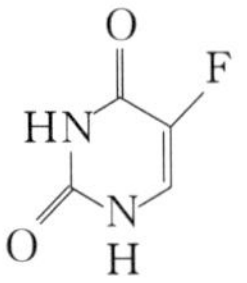

O F HN N O H

化学名为5-氟-2,4(1*H*,3*H*)-嘧啶二酮。

本品为白色或结晶性粉末。在水中略溶，乙醇中微溶，氯仿中几乎不溶解，在稀盐酸或氢氧化钠中溶解。熔点为281～284℃。

本品是治疗实体肿瘤的首先药物，抗肿瘤谱较广，对绒毛膜上皮癌及恶性葡萄胎有显著疗效，对结肠癌、直肠癌、胃癌、乳腺癌等有效。但本品的毒性较大，可引起严重的消化道反应和骨髓抑制等副作用。

2. 胞嘧啶类抗代谢物

在研究尿嘧啶类衍生物构效关系时发现，将尿嘧啶4位的氧用氨基取代，同时以阿拉伯糖替代正常核苷中的核糖或脱氧核糖后所得到的胞嘧啶衍生物，也有具有较好的抗肿瘤活性。

盐酸阿糖胞苷（Cytarabine Hydrochloride），主要用于治疗急性白血病。环胞苷（Cyclocytidine）属于阿糖胞苷的前体药物，常用于治疗各种类型的急性白血病，常用于虹膜炎和单孢病毒性角膜炎和虹膜炎的治疗。

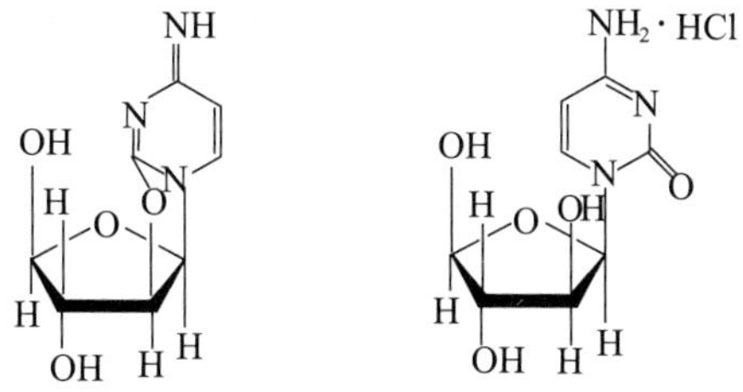

环胞苷　　盐酸阿糖胞苷

二、嘌呤类抗代谢物

腺嘌呤和鸟嘌呤是 DNA 和 RNA 的重要组成部分，次黄嘌呤是腺嘌呤和鸟嘌呤生物合成的重要中间体。嘌呤类抗代谢物主要是次黄嘌呤和鸟嘌呤的衍生物。

巯嘌呤由于存在耐药、水溶性差和起效慢等缺点。为改善溶解性，在巯基上以阻止肌苷酸氧化为黄嘌呤核苷酸。二硫键引入磺酸基，合成了具有水溶性的磺巯嘌呤钠（Sulfomercaprine Sodium），在体内遇酸或巯基化合物均可分解成巯嘌呤而发挥作用。由于肿瘤组织的 pH 比正常组织低，而且巯基化合物的含量也比较高，因此该药对肿瘤组织可能有一定的选择性。

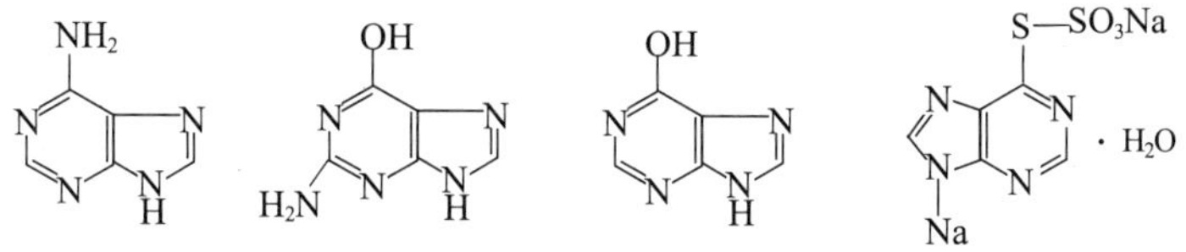

腺嘌呤　　鸟嘌呤　　次黄嘌呤　　磺巯嘌呤钠

典型药物

巯嘌呤　Mercaptopurine

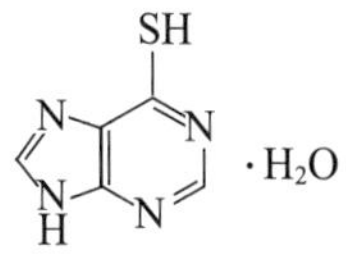

化学名为 6-嘌呤巯醇一水合物。

本品为白色结晶性粉末，无臭。极易溶于水和乙醇，几乎不溶于乙醚。遇光易变色。

本品结构中含有巯基，可被硝酸氧化生成 6-嘌呤亚硫酸，进一步氧化生成黄色的 6-嘌呤磺酸，再与氢氧化钠作用生成黄棕色的 6-嘌呤磺酸钠。

本品分子中的氨可与巯基反应生成铵盐而溶解，遇硝酸根试液生成不溶于热硝酸的巯嘌呤银白色沉淀。

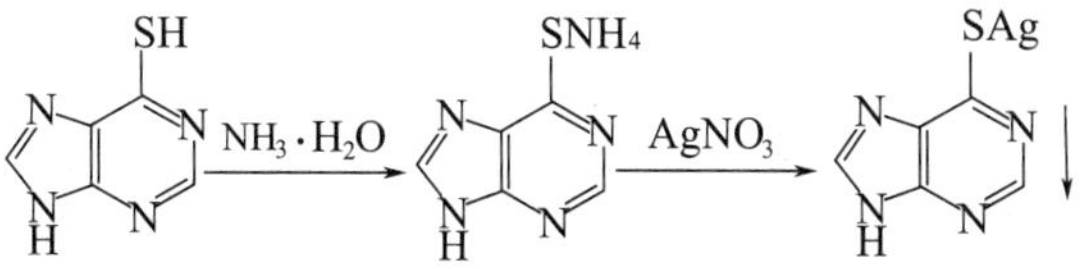

巯嘌呤与硝酸银的沉淀反应

本品的乙醇溶液与乙酸铅作用，生成黄色的巯嘌呤铅沉淀。

临床上主要用于绒毛膜上皮癌、恶性葡萄胎、急性淋巴细胞白血病及急性非淋巴细胞白血病、慢性粒细胞白血病的急变期。

三、叶酸类抗代谢物

叶酸是核酸生物合成的代谢物，是红细胞生长的重要因子，常用于抗贫血。当体内叶酸缺乏时，会导致体内白细胞减少，因此叶酸类抗代谢药物可用于缓解急性白血病。

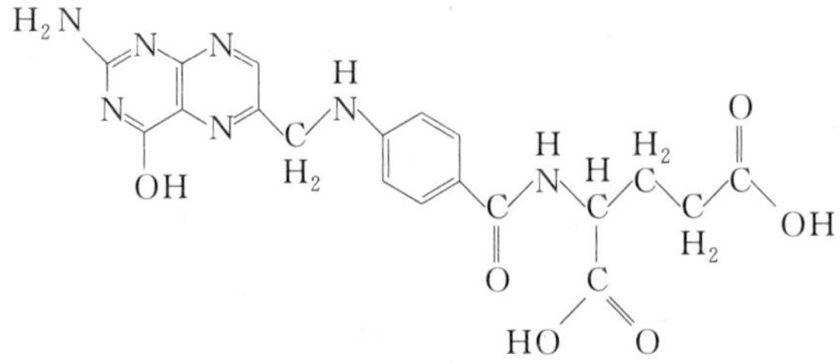

叶酸

氨基蝶呤（Aminopterin）和甲氨蝶呤（Methotrexate）是叶酸类抗代谢物，在结构上与叶酸差别很小，两者通过抑制二氢叶酸还原酶，影响核酸的合成而达到抗肿瘤作用。

典型药物

甲氨蝶呤　Methotrexate

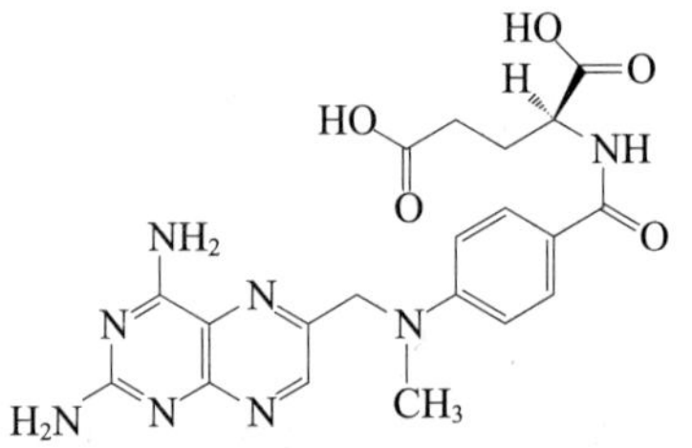

化学名为 L-(+)-*N*-(4-{[(2,4-二氨基-6-蝶啶基)甲基]甲氨基}苯甲酰基)谷氨酸。

本品为橙黄色结晶性粉末。几乎不溶于水、乙醇、氯仿和乙醚，易溶于稀碱溶液，可溶于稀盐酸。

本品在强酸性溶液中不稳定，酰胺基发生水解，生成蝶呤酸和谷氨酸而失去活性。

本品几乎是不可逆地与二氢叶酸还原酶结合，使得二氢叶酸不能转化为四氢叶酸，从而影响辅酶 F 的生成，最终抑制了 DNA 和 RNA 的合成，阻止肿瘤细胞的生长。但大剂量使用会引起中毒，可用亚叶酸钙解救，因亚叶酸钙可提供四氢叶酸。

临床上主要用于治疗绒毛膜上皮癌、急性白血病和恶性葡萄胎，对头颈部肿瘤，乳腺癌、宫颈癌也有一定疗效。

【热点事件】　“甲氨蝶呤”药害事件

2007 年 4 月至 7 月期间，全国上百名白血病患者使用上海医药集团华联制药厂生产的注射用甲氨蝶呤后，出现下肢疼痛、乏力、行走困难、下肢瘫痪、大小便失禁等症状。经调查分析表明，该制药厂在生产注射用甲氨蝶呤的过程中，混入了微量硫酸长春新碱杂质，导致多个批次的药品被污染而致。

第三节 抗肿瘤天然药物及其他抗肿瘤药物

一、抗肿瘤植物药有效成分及其衍生物

从植物中寻找抗肿瘤药物，已经成为抗癌药物研究的一个重要方向。对天然药物有效成分进行结构修饰得到衍生物，从中寻找疗效更好、副作用低的抗肿瘤药。

目前，植物类抗肿瘤药物呈现逐年上升的趋势。在该类药物中，天然及半合成喜树碱类、鬼臼毒素类、长春碱类、紫杉烷类得到了广泛的应用。

1. 喜树碱类药物

从喜树的树皮、种子中分离出的生物碱主要有喜树碱和羟基喜树碱。喜树碱难溶于水，具有较强的细胞毒性，对消化道肿瘤（如胃癌、结肠癌、直肠癌）、肝癌、膀胱癌和白血病等恶性肿瘤有较好的疗效，但对泌尿系统的毒性比较大，主要表现为尿频、尿痛和尿血等。

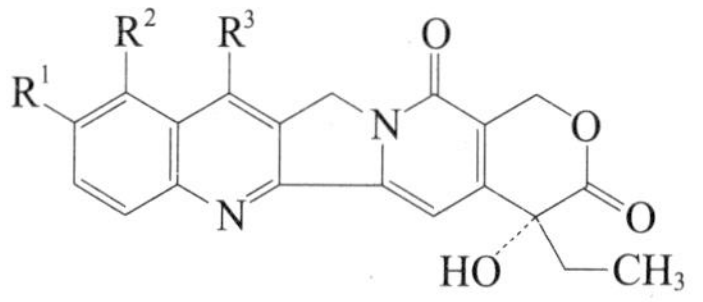

R^1	R^2	R^3	
—H	—H	—H	喜树碱
—OH	—H	—H	羟基喜树碱
—OH	—$CH_2N(CH_3)_2$	—H	拓扑替康

喜树碱类药物

羟基喜树碱是喜树碱的10-羟基衍生物，较喜树碱剂量小、毒性轻、抗瘤谱也广，对原发性肝癌、胃癌、头颈部腺源性上皮癌、白血病、直肠癌、膀胱癌等恶性肿瘤均有疗效。和喜树碱一样，羟基喜树碱同样不溶于水，临床应用比较困难。

拓扑替康是另一个半合成的水溶性喜树碱衍生物。拓扑替康的A环上引入了*N*,*N*′-二甲基氨甲基侧链，其盐酸盐有很好的水溶性。拓扑替康的抗瘤谱较广，用于转移性卵巢癌的治疗，对小细胞肺癌、直肠癌、乳腺癌和结肠癌具有很好的疗效。其副作用为血毒症、中性白细胞减少、呕吐和腹泻。

2. 长春碱类药物

长春碱类抗肿瘤药是从夹竹桃科植物长春花中分离得到的具有抗癌活性的生物碱。主要有长春碱（Vinblastine）和长春新碱（Vincristine）。

长春新碱在化学结构上有一个醛基取代了长春碱中的氢原子。长春碱主要用于治疗各种实体瘤，而长春新碱主要用于治疗儿童急性白血病，对急性淋巴细胞白血病的治疗效果显著，对恶性淋巴癌、肺癌、平滑肌肉瘤等也有一定的疗效。

长春地辛（Vindesine）为半合成的长春碱衍生物，较低剂量的作用强度为长春新碱的3倍、长春碱的10倍；在高剂量作用强度与长春新碱相等，为长春碱的3倍。抗瘤谱较广，主要用于肺癌、恶性淋巴瘤、白血病、卵巢癌和软组织肉瘤的治疗。

长春瑞滨（Vinorelbine）是半合成的长春碱衍生物，对肺癌尤其是非小细胞肺癌的疗效好，还用于乳腺癌、卵巢癌、食道癌等的治疗。长春瑞滨对神经的毒性比长春碱和长春地辛低。

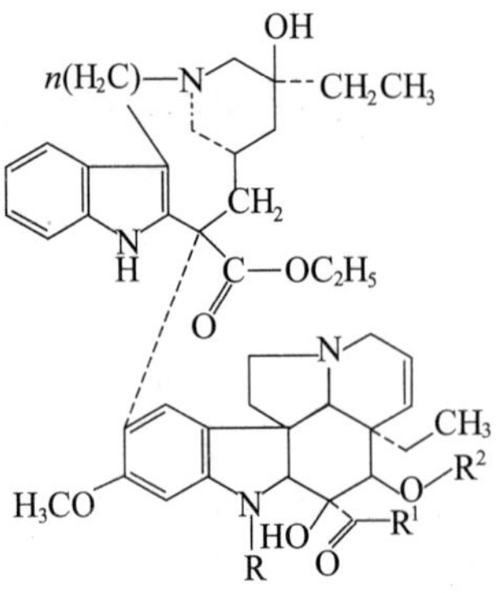

R	R[1]	R[2]	
—CH_3,	—OCH_3,	—$COCH_3$	长春碱
—CHO,	—OCH_3,	—$COCH_3$	长春新碱
—CH_3,	—NH_2,	—H	长春地辛

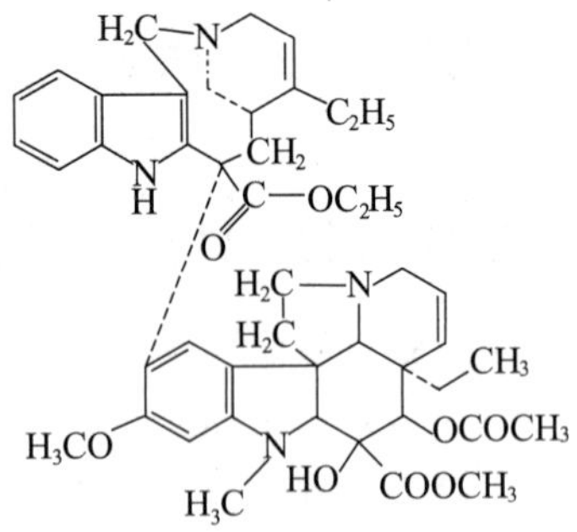

长春瑞滨

长春碱类药物

3. 鬼臼毒素类药物

鬼臼毒素是从喜马拉雅鬼臼和美洲鬼臼根茎中提取得到的生物碱，是一种有效的抗肿瘤成分，由于毒性强，而不能用于临床，鬼臼毒素经过结构改造得到鬼臼毒素的半合成衍生物，如依托泊苷（Etoposide）和替尼泊苷（Teniposide）。

依托泊苷在同类药物中毒性较低，是临床是常用的抗肿瘤药物之一，用于急性单核细胞型、急性粒细胞白血病、淋巴瘤、睾丸癌、卵巢癌等。替尼泊苷为中性亲脂性药物，不溶于水。临床上主要用于治疗小细胞肺癌、淋巴细胞白血病、淋巴病。其脂溶性高，可透过血脑屏障，为治疗脑瘤首选药物。

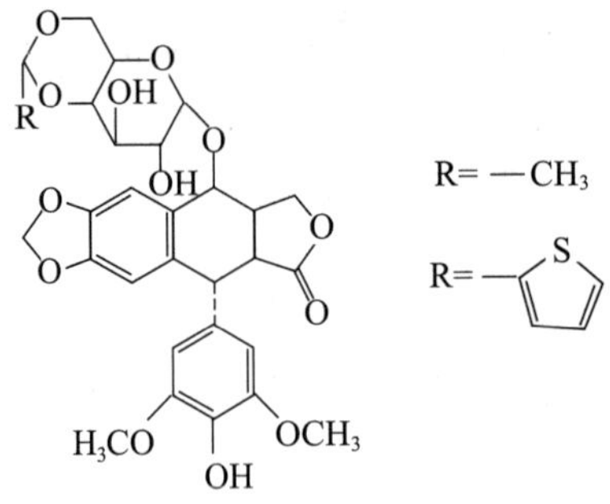

R= —CH_3　依托泊苷

R= 噻吩基　替尼泊苷

鬼臼毒素类药物

4. 紫杉烷类药物

紫杉醇（Paclitaxel）是从美国西海岸的短叶红豆杉树皮中提取得到的一个有紫杉烯环的二萜类化合物。紫杉醇具有良好的抗癌活性，尤其对晚期、转移性卵巢癌、乳腺癌、肺癌有十分显著的疗效。科学家们在浆果紫杉的新鲜叶子中提取得到紫杉醇前体 10-去乙基浆果赤霉素Ⅲ，半合成了紫杉醇及其衍生物。

紫杉特尔（Taxotere）是由 10-去乙酰浆果赤霉素Ⅲ进行半合成得到的又一个紫杉烷类抗肿瘤药物。其水溶性比紫杉醇好，抗肿瘤谱更广，除肾癌、结肠癌、直肠癌以外的其他实体瘤都有效。在相当的毒性剂量下，其抗肿瘤作用比紫杉醇高一倍。

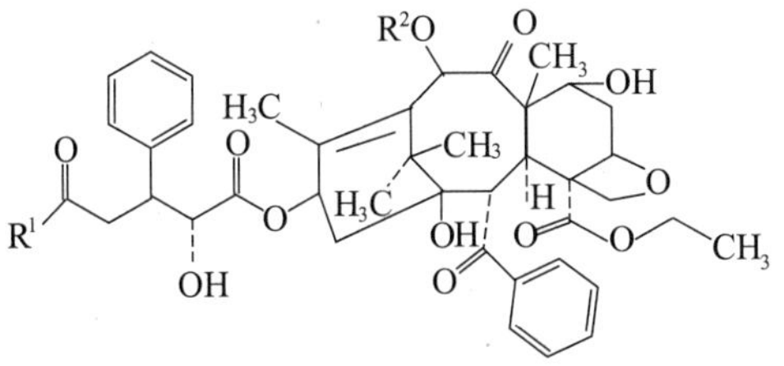

R^1	R^2	
$-C_6H_5$	$-COCH_3$	紫杉醇
$-OC(CH_3)_3$	$-COCH_3$	紫杉特尔

紫杉烷类药物

二、金属抗肿瘤药物

金属铂配位化合物类抗肿瘤药物是目前常用的细胞毒素类抗肿瘤药物，常见的有顺铂(Cisplatin)、卡铂（Carboplatin)、奥沙利铂（Oxaliplatin)。

顺铂是最早用于临床的金属铂配合物抗肿瘤药，不良反应主要为消化道反应，肾脏毒性、骨髓抑制、听神经毒性。为了克服顺铂的缺点，合成了一系列铂的络合物。常见金属抗肿瘤药物结构、作用特点及用途见表 12-2。

表 12-2 常见金属抗肿瘤药物

药物名称	药物结构	作用特点及用途
顺铂 (Cisplatin)	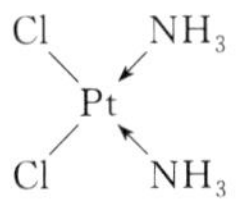 Cl, Cl, NH_3, NH_3, Pt	最早用于临床的金属铂配合物抗肿瘤药。临床上常用于睾丸肿瘤、乳腺癌、肺癌、头颈部癌等
卡铂 (Carboplatin)	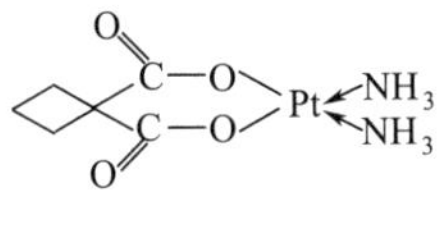 O, C—O, Pt, NH_3, NH_3	卡铂又名碳铂，是第二代铂类抗癌药。其抗肿瘤活性和抗瘤谱与顺铂类似，但肾毒性、消化道反应和耳毒性均较低，对小细胞肺癌、卵巢癌的效果比顺铂好，但对膀胱癌和头颈部癌的效果不如顺铂
奥沙利铂 (Oxaliplatin)	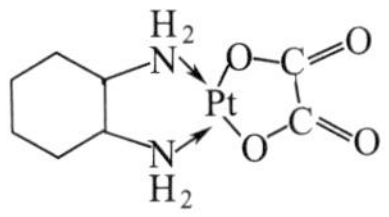 H_2, N, Pt, O, C, O	奥沙利铂是抗肿瘤手性铂络合物，是顺铂、卡铂之后的第三代新型铂类抗肿瘤化合物。奥沙利铂有三个立体异构体，只有(*R*,*R*)-异构体应用于临床。应用于结肠癌、大肠癌、非小细胞肺癌、卵巢癌及乳腺癌等
舒铂 (Sunpiatin)	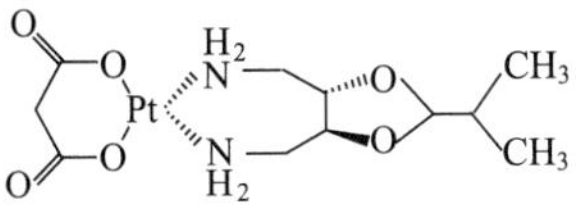 O, Pt, H_2, N, CH_3, CH_3	舒铂是一种新型铂类抗癌药。主要适应证为胃癌、小细胞肺癌、头颈部癌、结肠直肠癌、子宫癌等

典型药物

顺铂 Cisplatin

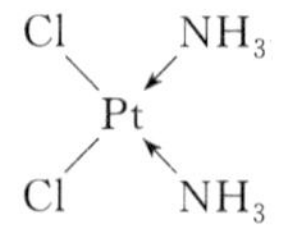

Cl NH$_3$
Pt
Cl NH$_3$

化学名为（Z)-二氨二氯铂。

本品为亮黄色或橙黄色结晶性粉末，对光及空气不敏感，室温下稳定，微溶于水。顺式（Z）异构体有效，反式（E）异构体无效。

本品水溶液不稳定，逐渐水解和转化为反式异构体，水解生成的水合物进一步生成有毒的低聚物。但在0.9%氯化钠液中，低聚物可迅速转化为顺铂，因此不会导致中毒。

本品对多种实体肿瘤均有效，临床上常用于睾丸肿瘤、乳腺癌、肺癌、头颈部癌等。

【知识链接】 顺铂的毒性

顺铂虽是一种高效广谱的抗肿瘤药，但不良反应较多，毒性较大，容易引起胃肠道反应、骨髓抑制、耳毒性等。尤其是它在肾脏中高聚集、高排泄、高代谢，其肾毒性作用尤为突出。统计显示，临床顺铂化疗肾损害发生率为25%～35%，如何降低其肾毒性，是目前急需解决的课题。

三、抗肿瘤抗生素

抗肿瘤抗生素是由微生物产生的具有抗肿瘤活性的化学物质。现在已经发现多种抗肿瘤抗生素，这些抗生素大多是直接作用于DNA或嵌入DNA中干扰某模板的功能，为细胞周期非特异性药物。抗肿瘤抗生素主要有多肽类和醌类两大类。

1. 多肽类抗生素

（1）放线菌素D 放线菌素D（Dactinomycin D）是从放线菌中分离得到的抗生素，是由L-苏氨酸、D-缬氨酸、L-脯氨酸、N-甲基甘氨酸及L-N-甲基缬氨酸组成的两个多肽内酯环与母核3-氨基-1,8-二甲基-2-吩噁嗪酮-4,5-二甲酸通过羧基相连而成。

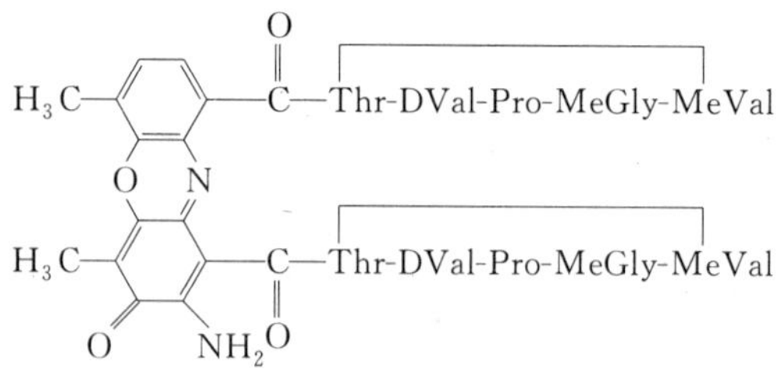

H$_3$C— C(=O)—Thr-DVal-Pro-MeGly-MeVal
O N
H$_3$C— C(=O)—Thr-DVal-Pro-MeGly-MeVal
O NH$_2$

放线菌素D

放线菌素D与DNA的结合能力较强，但结合的方式是可逆的。其抑制以DNA为模板的RNA多聚酶，从而抑制RNA的合成。

临床主要用于治疗肾母细胞瘤、恶性淋巴瘤、恶性葡萄胎等。与其他抗肿瘤药合用，可提高疗效。

（2）博来霉素 博来霉素（Bleomycins）是放线菌产生的一类水溶性的碱性糖肽类抗生素，直接作用于肿瘤细胞的DNA，使DNA链断裂最终导致肿瘤细胞死亡。

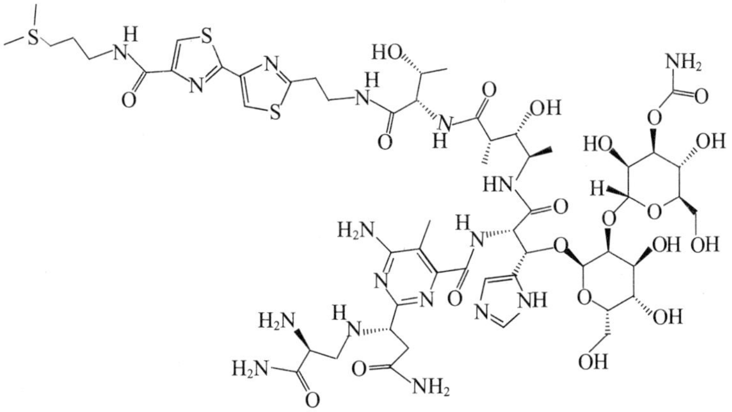

博来霉素

本品为白色或浅黄色粉末，易溶于水、甲醇，不溶于丙酮、乙醇、乙醚、乙酸乙酯，吸湿性强，吸潮后不影响其疗效，临床上用其盐酸盐。

本品主要抑制胸腺嘧啶核掺入 DNA，与 DNA 结合使之破坏、分解。

临床主要用于治疗肺癌、宫颈癌、恶性淋巴瘤、睾丸癌等。与放射治疗合并应用，可提高疗效。

2. 醌类抗生素

丝裂霉素 C（Mitomycin C）是从放线菌培养液中分离出的一种抗生素，结构中含醌、氨基甲酸酯与亚乙基亚胺基团，在进入体内后经酶作用生成双功能烷化剂，导致 DNA 交联。对乳腺癌、胃癌、慢性粒细胞白血病有较好疗效，对恶性淋巴癌、肺癌、食道癌和卵巢癌等也有一定疗效，与其他抗肿瘤药物合用可提高疗效。

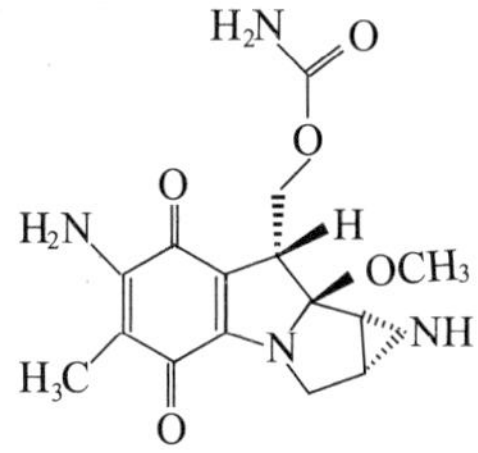

丝裂霉素 C

多柔比星（Doxorubicin）与柔红霉素（Daunorubicin）是蒽醌类抗生素，结构中含有蒽醌环与糖基，易溶于水。酸碱两性化合物。多柔比星的抗瘤谱广，对急性白血病，淋巴瘤、乳腺瘤、甲状腺癌、肺癌等实体瘤有效，但对心脏毒性大；柔红霉素用于白血病的治疗，也有心脏毒性。其衍生物表阿霉素（Pharmorubicin，表柔比星）的心脏毒性低于多柔比星。

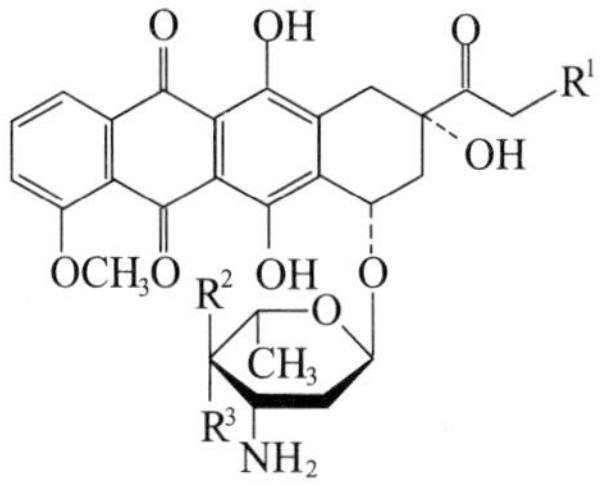

R^1	R^2	R^3	
—OH	—H	—OH	多柔比星
—H	—H	—OH	柔红霉素
—OH	—OH	—H	表柔比星

蒽醌类抗生素

四、靶向抗肿瘤药物

随着肿瘤发生和发展的生物学机制更多地被人们所认识，使得抗肿瘤药物的研究开始走向干扰或直接作用于肿瘤细胞的特定生物过程，开展靶向合理药物设计的研究途径，产生了一些新型的、高选择性的药物。本类药物主要为酪氨酸激酶抑制剂，见表 12-3。

表 12-3　常用的酪氨酸激酶抑制剂

药物名称	药物结构	作用特点与用途
伊马替尼 (Imatinib)	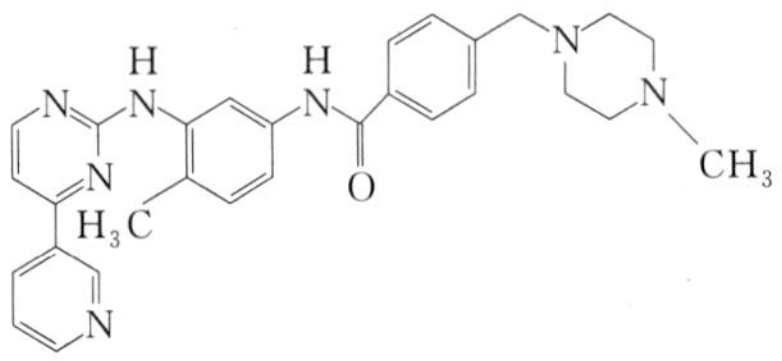	抑制"费城染色体"的 Ber-Abl 酪氨酸激酶，用于治疗费城染色体阳性慢性粒细胞白血病和恶性胃肠道间质肿瘤
吉非替尼 (Gefitinib)	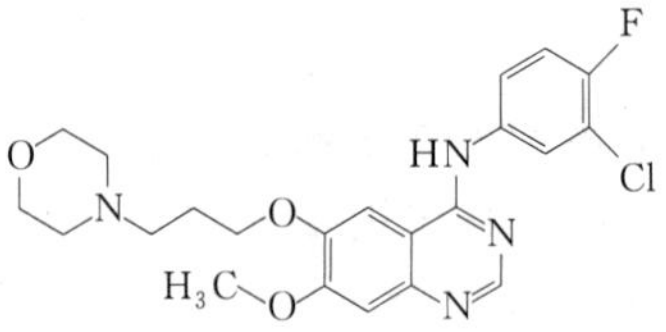	为第一个选择性表皮生长因子受体酪氨酸激酶抑制剂。适用于铂类和多西他赛等药物无效的晚期或转移性非小细胞癌
厄洛替尼 (Erlotinib)	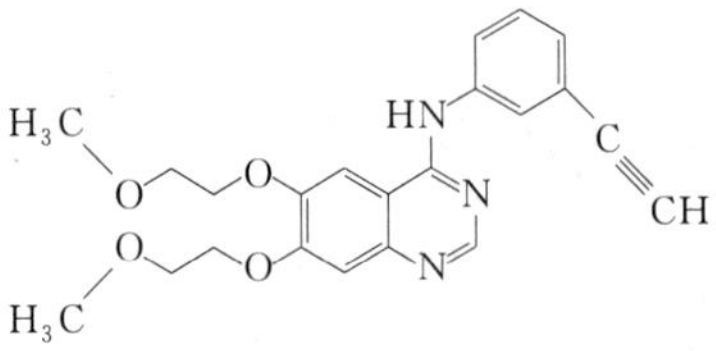	为高效、可口服、高特异性、可逆的表皮生长因子受体酪氨酸激酶抑制剂。是目前唯一被证实的对晚期非小细胞癌具有抑制作用的药物，耐受性好，无骨髓抑制和神经毒性
索拉非尼 (Sorafenib)	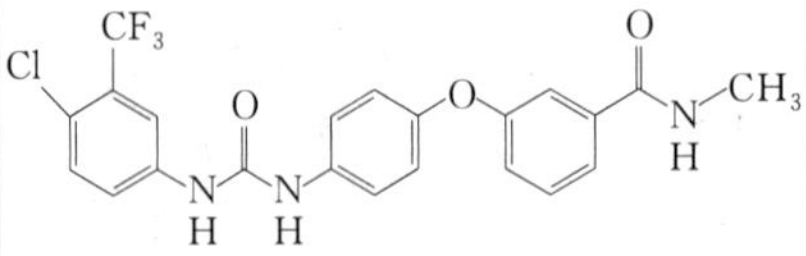	是一种新型的可口服的作用于多个激酶靶点的抗肿瘤药物。用于晚期肾细胞瘤的治疗，能够获得明显而持续的治疗作用；对晚期的非小细胞癌、肝细胞癌、黑色素瘤也有较好的疗效

【课后阅读】

1. 癌症的预防
2. 癌症治疗中的化疗与放疗

本章小结

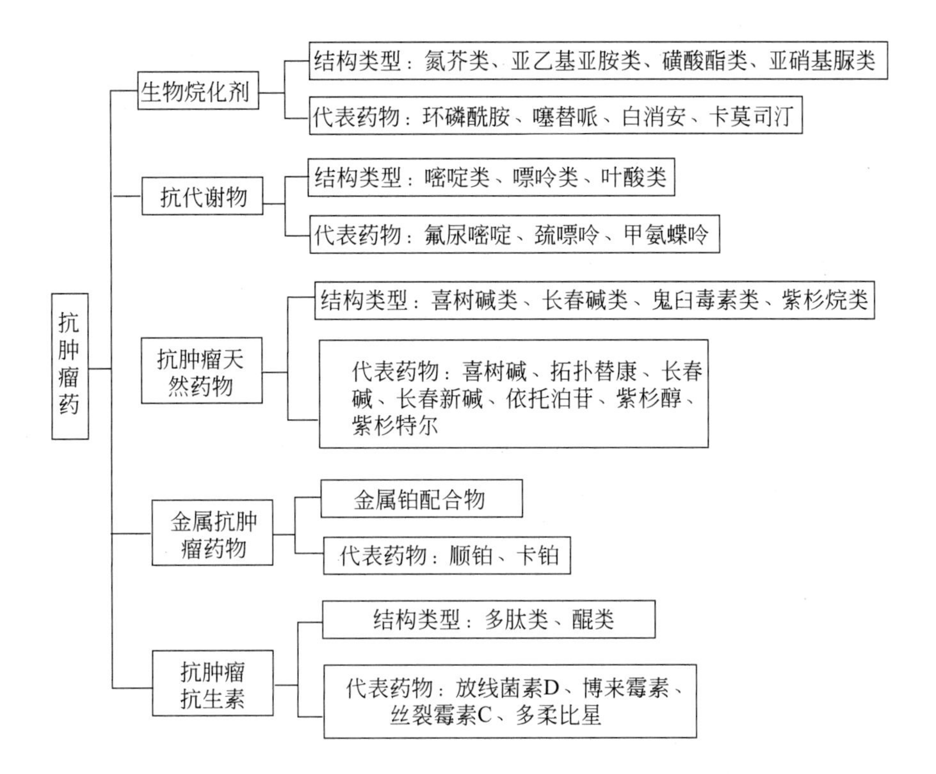

目标检测

一、单项选择题

1. 以下不属于抗代谢抗肿瘤药物的是（　　）。

A. 巯嘌呤　　B. 羟基脲　　C. 阿糖胞苷
D. 甲氨蝶呤　　E. 氟尿嘧啶

2. 环磷酰胺的化学结构为（　　）。

A. · H_2O

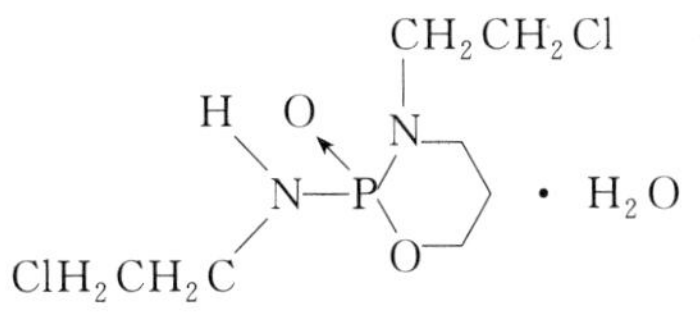

B.

C. · H_2O

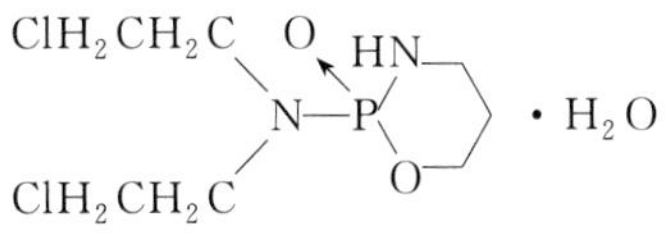

D.

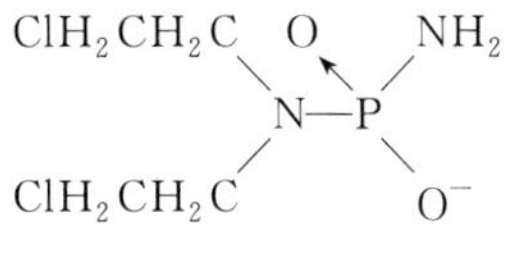

E.

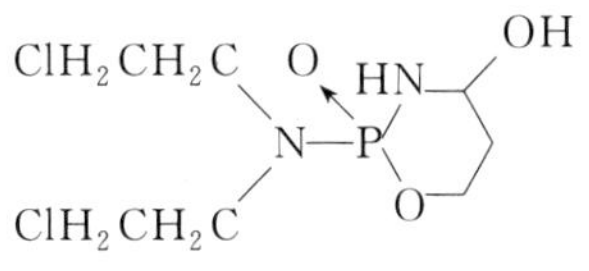

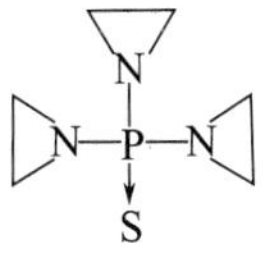

3. 化学结构为 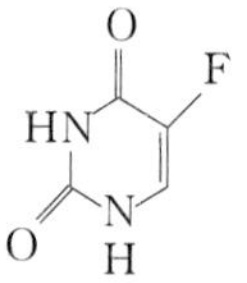 的药物属于的类别是（　　）。

A. 烷化剂　　B. 抗肿瘤天然产物　　C. 抗肿瘤金属配合物

D. 抗代谢药物　　E. 抗肿瘤抗生素

4. 抗肿瘤药卡莫斯汀属于的结构类型是（　　）。

A. 氮芥类　　B. 亚乙基亚胺类　　C. 甲磺酸酯类

D. 多元醇类　　E. 亚硝基脲类

5. 环磷酰胺属于抗肿瘤药中的（　　）。

A. 烷化剂　　B. 抗肿瘤抗生素　　C. 抗代谢抗肿瘤

D. 抗肿瘤生物碱　　E. 抗肿瘤金属配合物

6. 按化学结构环磷酰胺属于的类型是（　　）。

A. 氮芥类　　B. 亚乙基亚胺类　　C. 磺酸酯类

D. 多元醇类　　E. 亚硝基脲类

7. 甲氨蝶呤属于抗肿瘤药中的（　　）。

A. 抗肿瘤抗生素　　B. 生物碱　　C. 抗代谢抗肿瘤药

D. 烷化剂　　E. 抗肿瘤金属配合物

8. 大部分抗肿瘤药物最主要的不良反应为（　　）。

A. 心脏毒性　　B. 中枢毒性　　C. 耐药性

D. 耳毒性　　E. 骨髓抑制

二、多项选择题

1. 下列是烷化剂的药物有（　　）。

A. 氮芥　　B. 环磷酰胺　　C. 顺铂

D. 噻替哌　　E. 卡莫斯汀

2. 下列药物中属于抗代谢抗肿瘤药的有（　　）。

A. 氟尿嘧啶　　B. 阿糖胞苷　　C. 卡莫司汀

D. 巯嘌呤　　E. 甲氨蝶呤

3. 以下与甲氨蝶呤相符的有（　　）。

A. 大剂量引起中毒，可用亚叶酸钙解救

B. 为抗代谢抗肿瘤药　　C. 为烷化剂抗肿瘤药

D. 为叶酸的抗代谢物，有较强的抑制二氢叶酸还原酶作用

E. 临床主要用于急性白血病

4. 抗肿瘤药物可以分为（　　）。

A. 生物烷化剂类　　B. 金属抗肿瘤药　　C. 抗代谢物

D. 抗肿瘤天然药物　　E. 抗肿瘤抗生素

5. 下列属于抗肿瘤天然药物的有（　　）。

A. 长春碱　　B. 阿糖胞苷　　C. 喜树碱

D. 顺铂　　E. 紫杉醇

三、配伍选择题

[1～4]

A. 5-氟-2，4-(1*H*,3*H*)-嘧啶二酮　　B. 1,4-丁二醇二甲磺酸酯　　C. 6-嘌呤硫醇一水合物

D. (*Z*)-二氨二氯铂

1. 巯嘌呤

2. 氟尿嘧啶

3. 顺铂

4. 白消安

[5～8]

A. 结构中含有吲哚环　　B. 结构中含有亚硝基　　C. 结构中含有嘧啶环

D. 结构中含有磺酸酯基

5. 甲氨喋呤

6. 硫酸长春碱

7. 卡莫司汀

8. 白消安

四、简答题

1. 烷化剂的结构类型有哪些?

2. 氮芥类抗肿瘤药物是由哪两个部分组成？每一个部分的主要作用是什么?

第十三章　降血糖药物

学习目标

知识要求

☆ 掌握降血糖药物的结构类型。

☆ 理解典型药物的结构特点、理化性质及主要用途。

能力要求

☆ 能认识典型药物的结构式，写出典型药物的结构特点，学会区分治疗糖尿病药的适用范围。

☆ 学会应用典型药物的理化性质、构效关系解决该类药物的调剂、制剂、分析检验、贮存保管及临床应用等问题。

【知识链接】　胰岛素的发现与发展

在20世纪20年代，加拿大科学家班廷和同事发现胰岛素的降血糖作用，粗制品用于糖尿病人的治疗，获得成功。由此开始了糖尿病的药物治疗，胰岛素成为糖尿病人控制血糖的主要用药。以后胰岛素被纯化结晶，50年代确定其氨基酸序列，60年代我国科学家完成了牛胰岛素的全合成研究。1987年诺和诺德公司开始基因工程生产人胰岛素。除传统的注射液外，现在各国竞相开发非注射剂型。

1980年世界卫生组织WHO将糖尿病分为两大类：胰岛素依赖型（IDDM，即Ⅰ型糖尿病）和非胰岛素依赖型（NIDDM，即Ⅱ型糖尿病）。其中Ⅰ型糖尿病多发生与青少年，患者胰岛素分泌缺乏，主要用胰岛素及其类似物制剂进行治疗。Ⅱ型糖尿病多见于中老年，患者体内胰岛素分泌障碍较轻，主要病因时机体内靶组织对胰岛素反应不敏感，治疗使用的主要药物是胰岛素分泌促进剂、胰岛素增敏剂和α-葡萄糖苷酶抑制剂。

糖尿病是一种碳水化合物、蛋白质和脂肪代谢障碍性疾病，其发病率高，危害性较大，目前不能根治，但可以良好控制。降血糖药（Hypoglycemic Agent）通过减少机体对糖的摄取或加快糖代谢达到使糖下降的目的。目前临床常用降血糖药有两类：胰岛素类，口服降血糖药。

第一节　胰岛素类降血糖药

胰岛素属多肽类激素，分子较大，一般认为它不易进入靶细胞只作用于膜受体。胰岛素受体是一种存在于各种细胞膜上的跨膜受体，它的基本化学结构是由α、β亚基组成的杂二聚体，杂二聚体进一步聚合产生杂四聚体 $\alpha_2\beta_2$，四个亚基用二硫键形成具有 α-S-S-β 构型的对称复合物。α 亚基由 719 或 713 个氨基酸组成。α 亚基在细胞外时，它的富半胱氨酸区域可与胰岛素结合。β 亚基由 620 个氨基酸组成，此亚基中的 194 个氨基酸在细胞外与 α 亚基连接，23 个氨基酸固定在膜上，403 个氨基酸在胞浆内。其胞内部分含酪氨酸蛋白激酶，所以胰岛素受体是酪氨酸激酶家族的一员，在功能上是一种经典的变构酶，具有调节亚基（α 亚基）和催化亚基（β 亚基）。胰岛素与 α 亚基结合后受体结构改变，引起 β 亚基多个酪氨酸分子自身快速磷酸化，β 亚基的酪氨酸激酶被激活，并相继激活一系列激酶级联反应和信号转导通路，最终引起葡萄糖转运系统从细胞内转运到浆膜上，从而利于葡萄糖的吸收和分解。

典型药物

胰岛素 Insulin

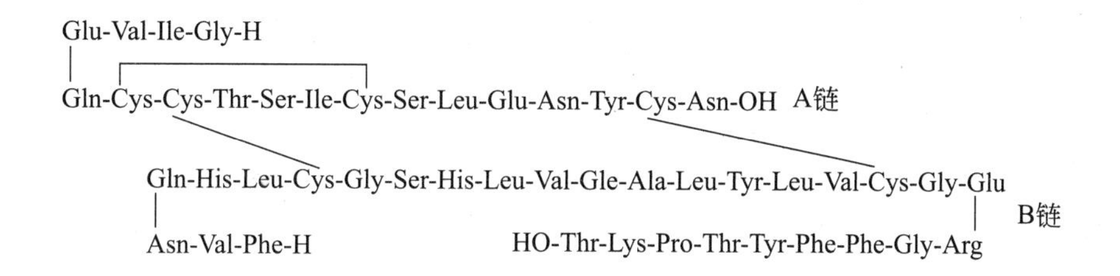

本品为白色或类白色结晶粉末，直径通常小于 10μm。当它与氯化锌共存时，形成胰岛素锌结晶，结晶随 pH 变化得到不同晶型。在水、乙醇、氯仿或乙醚中几乎不溶。

本品酸碱两性，易溶于稀酸或稀碱溶液中，在微酸性中较稳定，在碱性溶液中易分解。

本品对热不稳定，《中国药典》规定，本品原料药应避光、密闭，在－15℃以下保存；注射液应密闭，在冷处（2～10℃）保存。

人胰岛素由 51 个氨基酸组成。分成两个肽链：A 链含 21 个氨基酸，B 链含 30 个氨基酸。两链的 A7 和 B7、A20 和 B19 以两个半胱氨酸的二硫键连接。另外，A6 和 A11 也以两个半胱氨酸的二硫键连接成环。分子量为 5807.69，药品中每毫克不少于 27.5 单位。中性 pH 条件下胰岛素结晶由 6 个胰岛素分子组成 3 个二聚体，3 个二聚体与 2 个锌原子都结合在 B 链 10 位组氨酸咪唑环的 N 上，故可推，胰岛素在 β 细胞中以六聚物颗粒形式存在，但生物活性形式是胰岛素单体。

胰岛素是治疗Ⅰ型糖尿病的有效药物。临床应用的各种胰岛素制剂根据其作用时间长短，可分为短、中、长效三类。短效类包括胰岛素、中性胰岛素等。前者从家畜胰脏内提取，具有酸性；后者是经色谱分离的高纯度猪或牛胰岛素的中性溶液，它可更好地保持活性，疗效更确切，局部组织反应及其他不良反应较前者少。中效类包括低精蛋白胰岛素、珠蛋白锌胰岛素等。低精蛋白胰岛素是由胰岛素和适量鱼精蛋白、氯化锌结合而成的中性灭菌白色混悬液，含锌量折合氯化锌不超过 0.04mg，适合于对血糖波动较大、不易控制的病人使用。长效类主要有精蛋白锌胰岛素和慢胰岛素锌混悬液。前者为含鱼精蛋白与氯化锌的胰岛素灭菌混悬液，吸收缓慢而均匀，适用于轻型和中型糖尿病；后者为 30％无定型半慢胰岛素锌和 70％结晶性极慢性胰岛素锌粒子组成的混悬液。

用基因工程方法制备人胰岛素，现已成为生产胰岛素的重要手段。

【课堂互动】 某糖尿病患者为了方便使用，在从医院门诊药房取药处拿到胰岛素注射液后，将其放在汽车的后备厢中，准备随用随拿。这种做法对吗?

目前，临床还有一些胰岛素的类似物，这些胰岛素类似物利用基因重组技术得到，其作用相似，但吸收速度有变化，可适于特殊患者。胰岛素及上市的主要类似物的化学结构和作用特点见表13-1。

表13-1 胰岛素及上市的主要类似物的化学结构和作用特点

药物名称	化学结构特点	作用特点
普通胰岛素（Regular Insulin）	未做特别处理的动物或人胰岛素，注射后形成六聚体，解聚后产生作用	短效、皮下注射，且可静脉注射
门冬胰岛素（Insulin Aspart）	B28脯氨酸换为天冬氨酸，注射后形成六聚体的倾向减少	起效快，作用时间短
赖脯胰岛素（Insulin Lispro）	将人胰岛素的B28脯氨酸和B29赖氨酸的顺序进行交换	超短效，吸收较人胰岛素快3倍
甘精胰岛素（Insulin Glargine）	将人胰岛素的A21天冬酰胺换成甘氨酸和B30苏氨酸后加两个精氨酸	可1日1次的超长效制剂

第二节 口服降糖药

一、磺酰脲类

胰岛素分泌促进剂可促进胰岛分泌胰岛素，原特指磺酰脲类降糖药，后发现一些结构类似于磺酰脲但并无磺酰脲结构的药物也具有相应作用，这些药物被称为非磺酰脲类降糖药。

在20世纪40年代磺胺类抗菌药的临床应用中，曾发现用磺胺异丙噻哒唑（IPTD）治疗中的伤寒病人，感到乏力和头昏，死于不明原因，经研究发现服用这类药的病人都有不同程度低血糖反应。通过动物试验证明该药物是通过促进胰岛释放的胰岛素而产生作用的。深入研究后发现具有抗菌活性的氨磺丁脲（Carbutamide）具有更强的降血糖作用，它是第一个应用于临床的磺酰脲类降血糖药，但副作用仍多，特别对骨髓的毒性较大，后被停用。

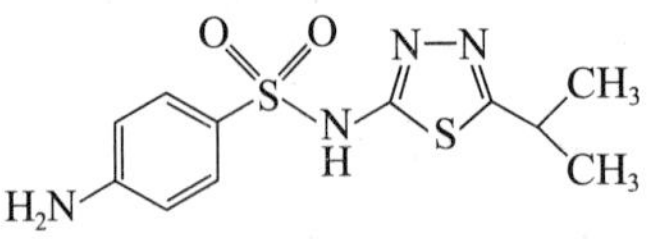

磺胺异丙噻哒唑 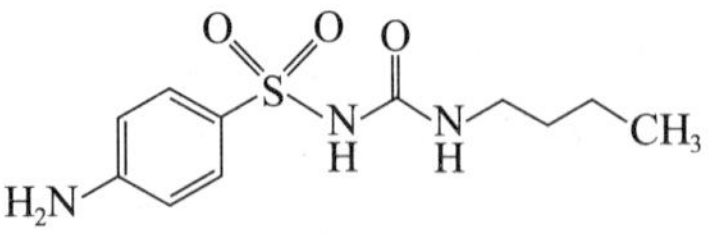　　氨磺丁脲

以后对磺胺的这一作用进行较深入研究，合成了约12000个磺酰脲类化合物，其中有10个开发成为口服降糖药，通称为口服磺酰脲类降糖药。现常把该类药物分成三代。第一代指20世纪50年代发现的，以甲苯磺丁脲（Tolbutamide）、氯磺丙脲（Chlorpropamide）为代表。第二代磺酰脲类降糖药是20世纪70年代发现的，代表药物有格列本脲（Glibenclamide）、格列吡嗪（Glipizide）等。后者的降血糖活性较前者大数十至数百倍，口服吸收快，作用强，且引发低血糖、粒细胞减少以及心血管不良反应的概率较小。第二代磺

酰脲类降糖药在结构上比第一代复杂，第二代口服降血糖药的特点是吸收迅速，与血浆蛋白结合率高，作用强，长效，毒性低。其中格列本脲比甲苯磺丁脲强 100 倍。第三代磺酰脲类降糖药是 20 世纪 90 年代中期上市的格列美脲（Glimepiride），它的活性更大，使用剂量极小。

磺酰脲类降糖药能刺激胰岛素分泌，同时减少肝脏对胰岛素的清除；改善外周组织胰岛素敏感性，增加胰岛素受体数量和增加胰岛素与其受体的结合；增加肌肉细胞内葡萄糖的运转和糖原合成酶的活性，减少肝糖产生。

【知识链接】 磺酰脲类降血糖药是一弱酸，pK_a 约 5.0，与其他弱酸性药物一样，蛋白结合力强，因此，可与其他弱酸性药物竞争血浆蛋白的结合部位，导致后者游离药物浓度的提高，例如，甲苯磺丁脲与双香豆素药物合用，可延长后者的抗凝血时间，甚至导致出血。在临床联合用药时，应注意这种药物间的相互作用。

典型药物

格列吡嗪　Glipizide

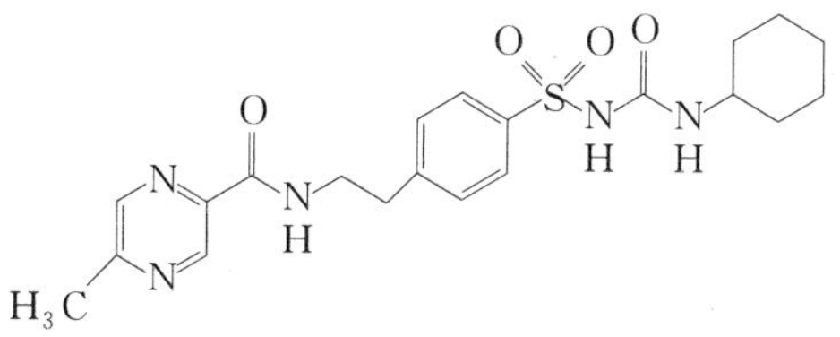

化学名为 5-甲基-*N*-[2-[4-[[[[环己氨基]羰基]氨基]磺酰基]苯基]乙基]-吡嗪甲酰胺。

本品为白色或类白色结晶性粉末，无臭。不溶于水，极微溶于乙醇。

本品系第二代磺酰脲类口服降糖药，主要作用于胰岛细胞，促进内源性胰岛素分泌，抑制肝糖原分解并促进肌肉利用葡萄糖。此外，还可能改变胰岛素靶组织对胰岛素的敏感性，增强胰岛素的作用，主要用于非胰岛素依赖型糖尿病。

本品的合成以 5-甲基吡嗪-2-甲酰胺为原料，和 4-磺酰胺基苯乙胺进行氨解，再与环己基异氰尿酸缩合制得。合成路线如下：

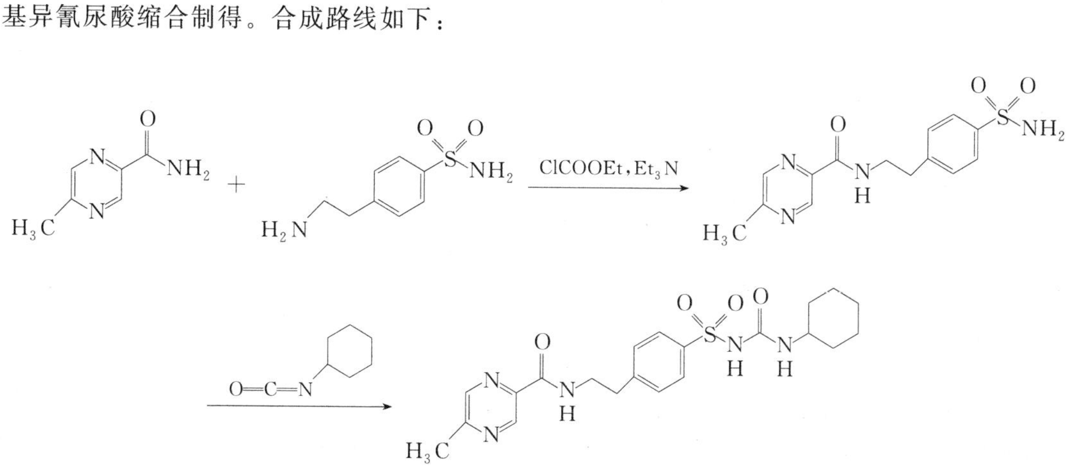

ClCOOEt, Et_3N

O=C=N

其他常见的磺酰脲类口服降糖药见表 13-2。

表 13-2 其他常见磺酰脲类口服降糖药

药物名称	药物结构	作用用途
甲苯磺丁脲（Tolbutamide）	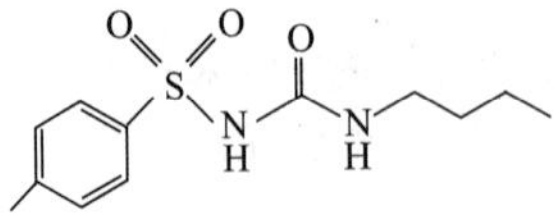	用于成年后发病，单用饮食控制无效而胰岛功能尚存的轻、中度糖尿病患者
格列齐特（Gliclazide）	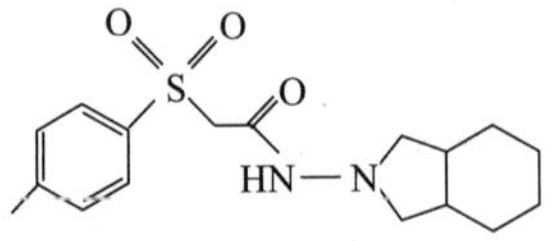	本品适用于非胰岛素依赖型糖尿病及糖尿病伴有肥胖症或伴有血管病变者
格列本脲（Glibenclamide）	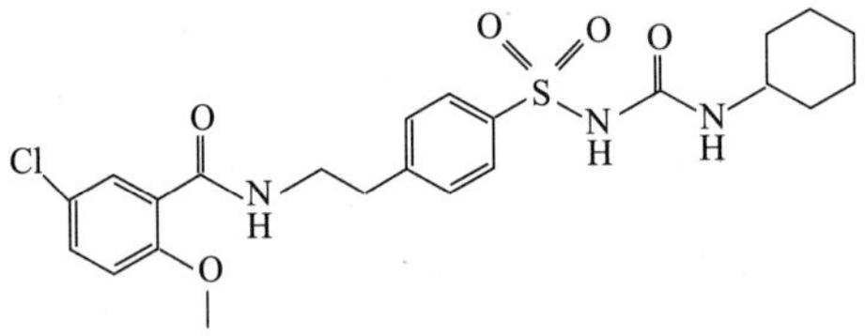	本品的降糖作用较甲苯磺丁脲强200～250倍，适用于单凭饮食控制疗效不满意的轻、中度非胰岛素依赖型糖尿病
格列吡嗪（Glipizide）	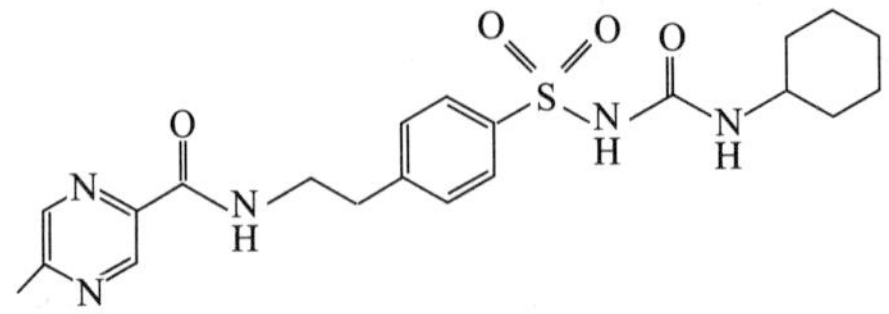	本品适用于单凭饮食控制疗效不满意的轻、中度非胰岛素依赖型糖尿病患者
格列喹酮（Gliquidone）	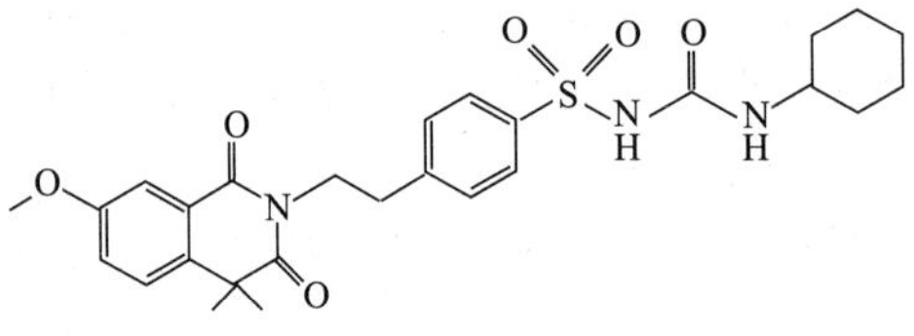	本品引起严重持久的低血糖危险性最小。糖尿病并发轻至中度肾功能不全者用本品比其他磺酰脲类药优越。主要用于糖尿病合并轻、中度肾功能减退的患者
格列美脲（Glimepiride）	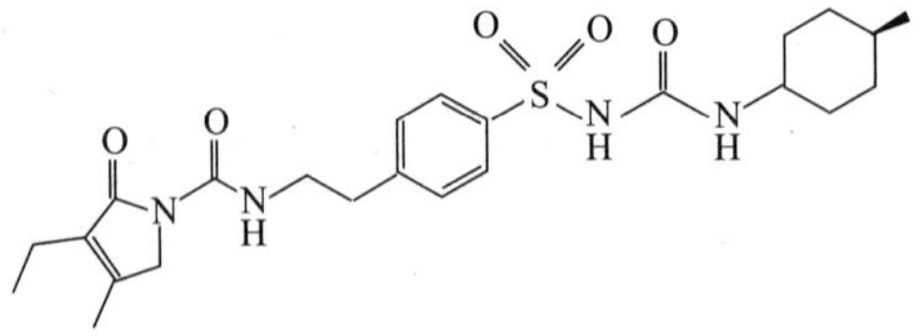	本品与胰岛素受体结合及离解的速度较格列本脲为快，较少引起较重低血糖。主要用于节食、体育锻炼均不能满意控制血糖的Ⅱ型糖尿病患者的治疗

二、双胍类

近年研究表明，胰岛素抵抗在Ⅱ型糖尿病的发生、发展中起着极为重要的作用。因此，开发和使用能提高患者胰岛素敏感性的药物，改善胰岛素抵抗状态，对糖尿病治疗有非常重要的意义。

该类药物从东欧传统药物山羊豆衍生而来。20 世纪 50 年代二甲双胍（Metformin）和苯乙双胍（Phenformin）已用于临床，治疗糖尿病。苯乙双胍伴发乳酸中毒，很多国家已停用，二甲双胍乳酸中毒并发症发生率很小，是现在经常使用的药物。

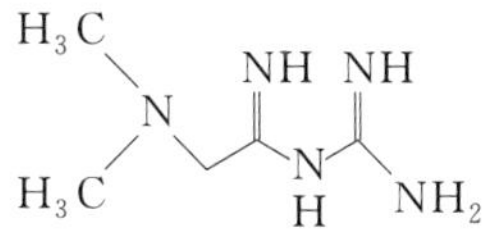

二甲双胍 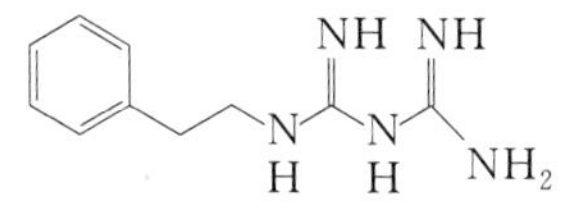　　　　苯乙双胍

【知识链接】 双胍类降糖药的作用机制和结构特点

双胍类降糖药能减少肠道对葡萄糖的吸收；增加葡萄糖的无氧酵解和利用；增加骨骼肌和脂肪组织的葡萄糖氧化和代谢；抑制肝糖的产生和输出；改善外周组织胰岛素与其受体的结合和结合后作用。此类药物由一个双胍母核连接不同的侧链构成。

二甲双胍本身无直接降血糖作用，不促进胰腺释放胰岛素；主要靠增加肌肉和脂肪中胰岛素的作用降低血糖。一般不发生低血糖症状。

盐酸二甲双胍 Metformin Hydrochloride

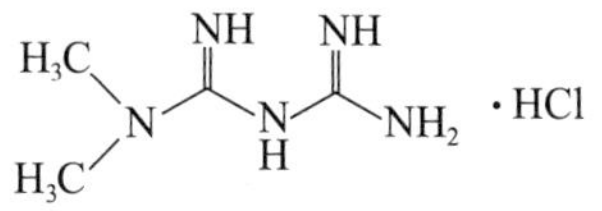

化学名为 1,1-二甲双胍盐酸盐。

本品为白色结晶或结晶性粉末，无臭。易溶于水，溶于甲醇，微溶于乙醇，不溶于丙酮、乙醚和氯仿。

本品具有高于一般脂肪胺的强碱性，其 pK_a 值为 12.4。其盐酸盐的 1% 水溶液的 pH 为 6.68，呈近中性。

本品水溶液有显氯化物的鉴别反应；水溶液加 10% 亚硝基铁氰化钠溶液-铁氰化钾试液-10% 氢氧化钠溶液，3min 内溶液呈红色。

本品吸收快，半衰期短（1.5～2.8h），很少在肝脏代谢，也不与血浆蛋白结合，几乎全部以原形由尿排出，因此肾功能损害者禁用，老年人慎用。盐酸二甲双胍的降糖作用虽弱于苯乙双胍，但其副作用小，仅约 20% 的人有轻度胃肠反应，使用安全。美国糖尿病协会和欧洲糖尿病研究协会于 2006 年共同提出建议，Ⅱ型糖尿病患者一经确诊应尽早开始使用盐酸二甲双胍。

本品可由氯化二甲基铵和双氰胺在 130～150℃ 加热 0.5～2h 缩合来制备。

本品应为抗高血糖药，对正常人无降糖作用。盐酸二甲双胍还具有降低血脂和血压、控制体重的作用，成为肥胖伴胰岛素抵抗的Ⅱ型糖尿病患者首选药。近年来，盐酸二甲双胍还用于多囊卵巢综合征和非酒精性脂肪肝的治疗。主要不良反应可有食欲不振、恶心、呕吐、口内金属味，体重减轻、乳酸酸中毒及低血糖等。

三、α-葡萄糖苷酶抑制剂

α-葡萄糖苷酶抑制剂是一类新型的口服降糖药，可用于Ⅰ型和Ⅱ型糖尿病。其作用机制为抑制小肠刷状缘上各种α-葡萄糖苷酶，减慢淀粉类分解为麦芽糖并进而分解为葡萄糖的速度，以及蔗糖分解为葡萄糖的速度，减缓了糖的吸收，降低餐后血糖，但并不增加胰岛素分泌。常见药物

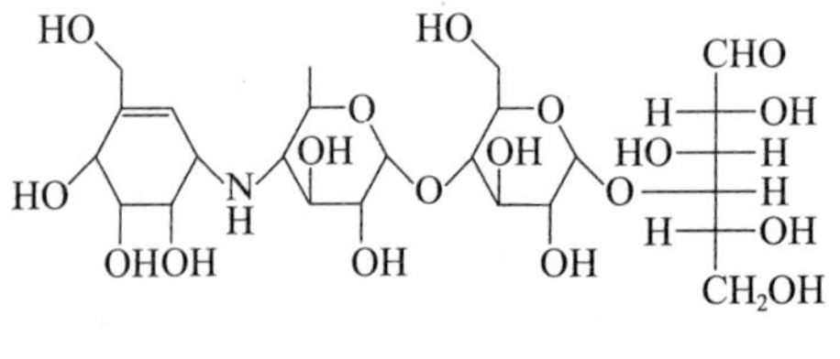

阿卡波糖 Acarbose 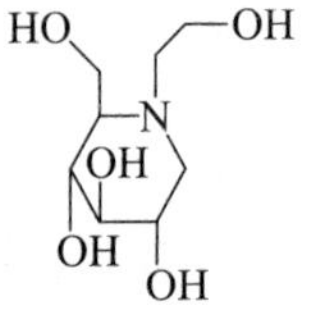　　　　米格列醇 Miglitol

四、其他口服降糖药

噻唑烷二酮类降糖药，代表药物有罗格列酮（Rosiglitazone）（如马来酸罗格列酮，Rosiglitazone Maleate）、吡格列酮（Pioglitazone）等（见表13-3）。

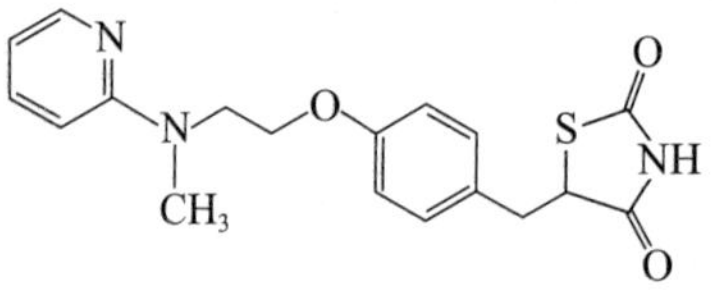

罗格列酮 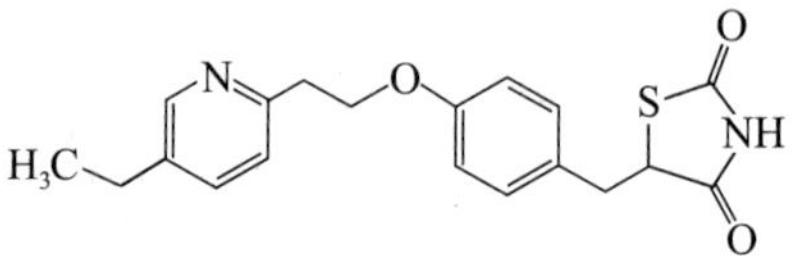　　　　吡格列酮

表13-3　其他口服降糖药

药物名称	药物结构	作用用途
罗格列酮（Rosiglitazone）	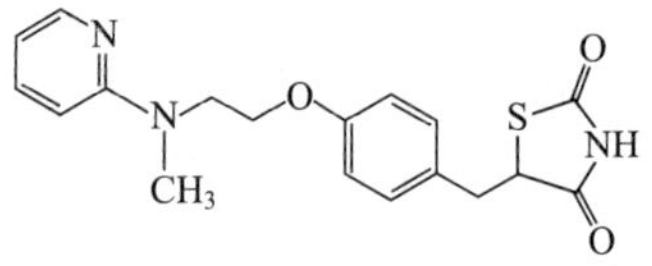	通过提高胰岛素敏感性而控制血糖水平。适用于经饮食控制和锻炼治疗效果不佳的Ⅱ型糖尿病患者。也可与磺胺类或双胍类合用
吡格列酮（Pioglitazone）	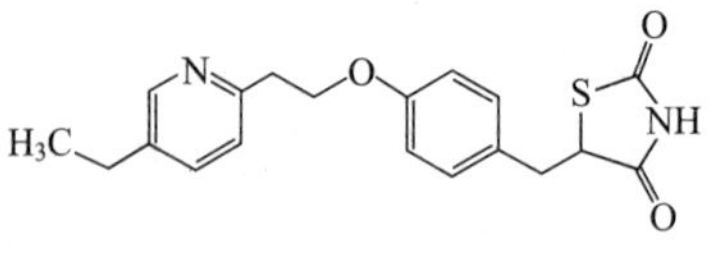	属胰岛素增敏剂，适用于Ⅱ型糖尿病患者
瑞格列奈（Repaglinide）	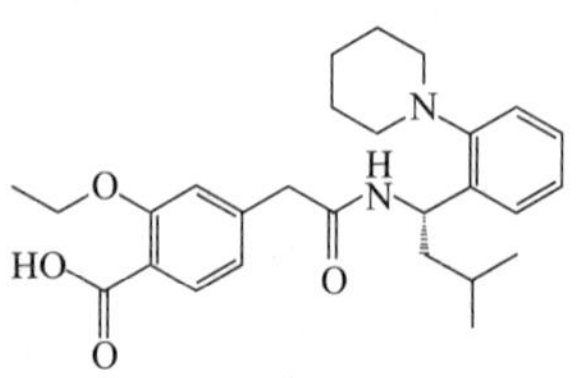	为短效促胰岛素分泌降糖药。通过刺激胰腺释放胰岛素使血糖水平快速地降低。适用于饮食控制、降低体重及运动锻炼不能有效控制高血糖的Ⅱ型糖尿病患者，与二甲双胍合用，对控制血糖有协同作用

【课后阅读】

格列吡嗪在体内代谢过程。

本章小结

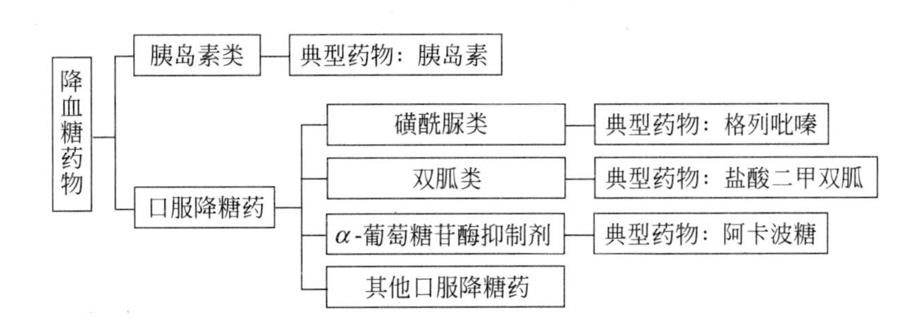

目标检测

一、单项选择题

1. 糖尿病患者必须依靠（　　）胰岛素存活。

A. 妊娠　　B. Ⅰ型　　C. Ⅱ型　　D. 其他型

2. 某患者，55岁，有多饮、多食、多尿等现象，但体重未见增长。到医院检查，发现空腹血糖为7.8mmol/L，餐后2h血糖为12.5mmol/L。则该患者可能患（　　）。

A. 高血压　　B. 高血脂　　C. 糖尿病　　D. 甲亢

3. 能明显降低餐后血糖的口服降糖药是（　　）。

A. 胰岛素　　B. 阿卡波糖　　C. 二甲双胍　　D. 格列本脲

二、多项选择题

1. 下面降血糖药物当中，能口服的药物是（　　）。

A. 格列本脲　　B. 二甲双胍　　C. 阿卡波糖　　D. 胰岛素

2. 临床上将糖尿病分为（　　）。

A. 胰岛素依赖型糖尿病　　B. 胰岛素抵抗型糖尿病

C. 非胰岛素依赖型糖尿病　　D. 高血糖型糖尿病

3. 对胰岛素的描述正确的是（　　）。

A. 由21个氨基酸的A肽链与30个氨基酸的B肽链以两个二硫键联结而成

B. 对酸或碱较稳定

C. 通常为白色结晶粉末，结晶时随pH变化可得到不同的晶型

D. 具有典型的蛋白质性质，具两性

4. 下列叙述中与双胍类降血糖药不相符的是（　　）。

A. 直接刺激胰岛素分泌

B. 促进外周胰岛素靶组织对葡萄糖的摄取和利用，但不改善机体的胰岛素敏感性

C. 主要不良反应是消化道症状

D. 不降低血浆游离脂肪酸（FFA）和血浆甘油三酯水平

三、简答题

1. 胰岛素是否能口服，为什么？

2. 简述胰岛素的结构特点和理化性质。

3. 糖尿病患者在服药期间应注意哪些事项？

第十四章　甾体激素

学习目标

知识要求

☆ 掌握甲睾酮、雌二醇、己烯雌酚、炔诺酮、醋酸地塞米松的化学结构、理化性质及临床用途。

☆ 熟悉常用雄性激素、雌激素、孕激素、肾上腺皮质激素的结构特点和结构修饰。

☆ 了解各类甾体药物的发展和现状。

能力要求

☆ 学会应用甾体激素典型药物的结构特点、理化性质解决该类药物的调剂、制剂、分析检验、贮存保管及临床应用问题。

☆ 能根据甾体激素药物的结构判断其性质和作用。

甾体激素（Steroidhormone），特指含有甾体母核结构的激素类物质，是具有重要生理作用的化学物质，是维持生命、调节机体物质代谢、细胞发育分化、促进性器官发育、维持生殖的重要的活性物质，可分为性激素（包括雄激素、雌激素及孕激素）和皮质激素。

甾体激素的基本母核为环戊烷并多氢菲（甾环），分子中 A、B、C、D 环均为全反式稠合。母核上各个碳都具有固定的编号，如下所示。

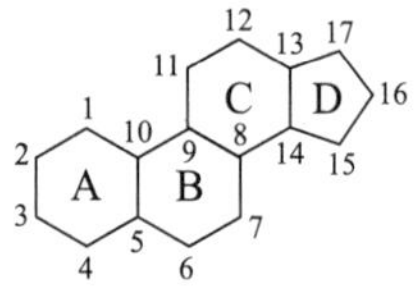

甾环母核 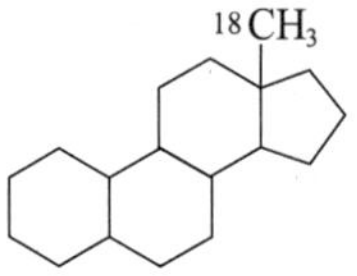　　雌甾烷 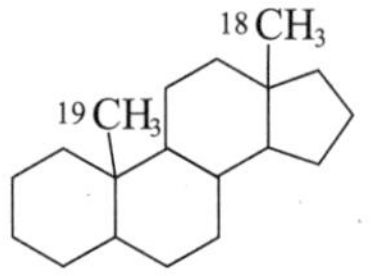　　雄甾烷 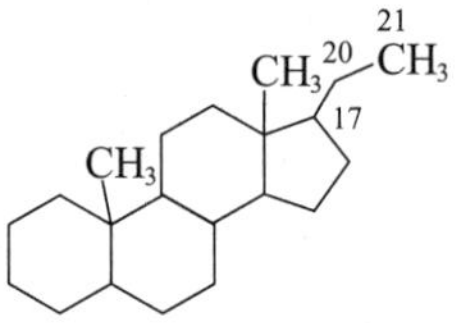　　孕甾烷

雌甾烷（Estrane）、雄甾烷（Androstane）和孕甾烷（Pregnane）是甾体激素药物的基本母核。其特征为 C10、C13 和 C17 位上取代情况不同，仅具 18-甲基的是雌甾烷，具 18-、19-甲基的是雄甾烷，具 18-、19-甲基和 20、21-乙基的为孕甾烷。

【拓展提高】　甾体药物的命名

进行化学命名时需先选择一适宜的母核，再加环上的取代基。取代基除表明所在的位置外，常常需要添加上立体状况。若取代基在甾环平面下用“α”表示，而在平面之上时用“β”表示，相应的键画成虚线或实线。双键可用“烯”或“Δ”表示，如 $\Delta^{4(5)}$ 表示 4 位和 5 位之间含有 1 个双键，$\Delta^{1,4}$ 表示 1 位和 2 位、4 位和 5 位之间各有一个双键。

第一节 雄性激素和蛋白同化激素

雄性激素是具有维持雄性生殖器（附睾、前列腺、阴茎、阴囊等男性附性器官）生长、发育及成熟和刺激并维持第二性征（骨骼粗壮、肌肉发达、声音低沉浑厚、喉结突出、长胡须等）的作用，还具有蛋白同化作用，即促使体内蛋白质的合成代谢作用（同化作用），使肌肉发达，体重增加。雄性激素及蛋白同化激素多用于治疗病后虚弱，营养不良，消耗性疾病等。

一、雄性激素

1931 年 Butenandt 从 15t 男子尿中分离出 15mg 雄酮（雄甾酮）结晶，1935 年又从雄仔牛睾丸中提取制得睾酮（睾丸酮，睾丸素）。对结构进行改造得到了睾酮（Testosterone）及其衍生物。

睾酮口服后，经肝脏的首过效应，绝大部分因代谢而失活，口服无效。故将睾酮的 17β-羟基成酯制成前药，做成油溶液用于肌肉注射，如丙酸睾酮，该药进入体内后，可逐渐水解释放出睾酮起作用。还可在睾酮的 17α 位引入甲基，以增大空间位阻，降低肝脏的氧化代谢速度，如甲睾酮。

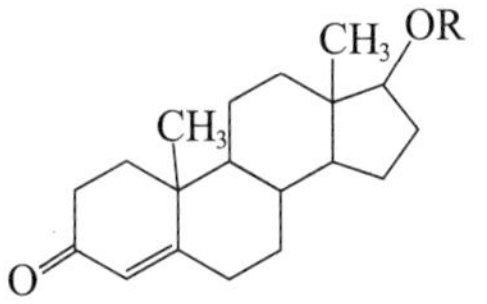

R=H	睾酮
R=$C_6H_5CH_2CO$	苯乙酸睾酮
R=$CH_3(CH_2)_5CO$	庚酸睾酮
R=CH_3CH_2CO	丙酸睾酮

睾酮及其衍生物

典型药物

甲睾酮 Methyltestosterone

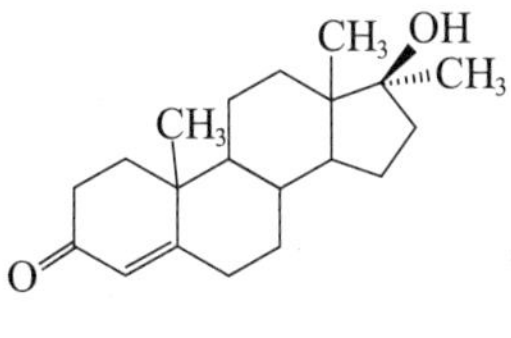

化学名为 17α-甲基-17β-羟基雄甾-4-烯-3-酮，又名甲基睾丸素。

本品为白色或类白色结晶性粉末，无臭，微有引湿性；易溶于乙醇、丙酮或氯仿，略溶于乙醚，微溶于植物油，不溶于水。

本品溶于硫酸-乙醇溶液后，即显黄色并带有黄绿色荧光；遇硫酸铁铵溶液，显橘红色，后变为樱红色。

本品是睾酮的 17α-甲基衍生物，口服吸收快，生物利用度好，不易在肝脏内被破坏，现作为常用的口服雄激素，可促进男性性器官的形成、发育、成熟，并对抗雌激素，抑制子宫内膜生长及卵巢垂体功能。还可促进蛋白质合成代谢、兴奋骨髓造血功能，刺激血细胞的生成。

长期大剂量应用本品易致胆汁郁积性肝炎，出现黄疸。舌下给药可致口腔炎，表现为疼痛、流涎等症状。可引起女性男化，浮肿，肝损害，头晕，痤疮．长期使用可致黄疸和肝功障碍，有过敏反应者应停药。

二、同化激素

睾酮作为同化激素用于临床时，由于雄性激素作用强，不良反应较大，对睾酮的结构稍加变动，如19-去甲基、A环取代、A环并环等修饰，均可使雄性活性降低及蛋白同化活性增加，从而得到一些较好的蛋白同化激素，如苯丙酸诺龙、羟甲烯龙、司坦唑醇等。

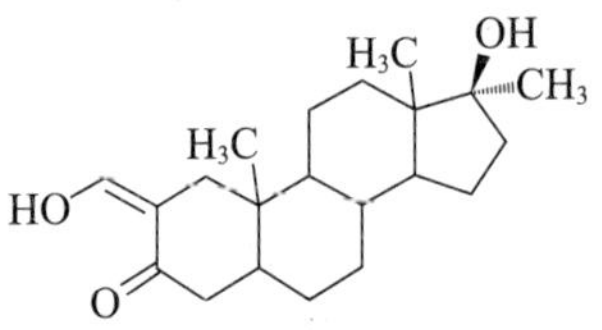

羟甲烯龙 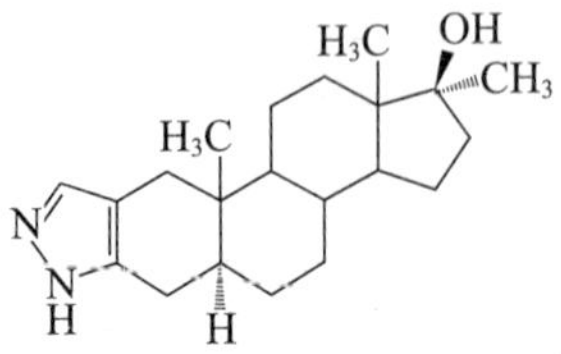　　司坦唑醇

【知识链接】 同化激素主要用于蛋白质同化或吸收不足，以及蛋白质分解亢进或损失过多等情况；如严重烧伤、手术后慢性消耗性疾病、老年骨质疏松和肿瘤恶液质等病人。服用时应同时增加食物中的蛋白质成分。男性化副反应是本类药物的主要缺点。

典型药物

苯丙酸诺龙 Nandrolone Phenylpropionate

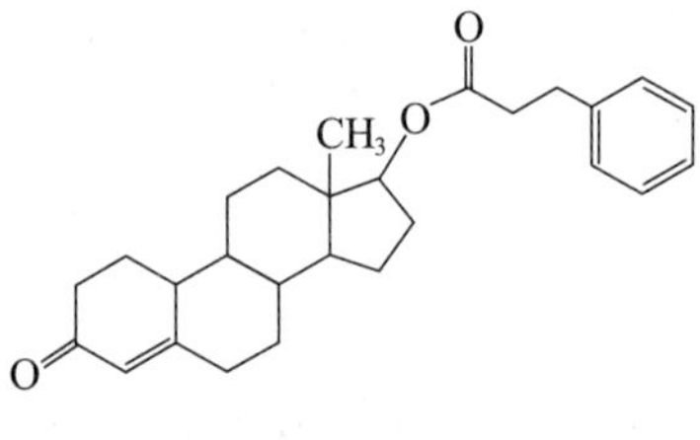

化学名为17β-羟基雌甾-4-烯-3-酮苯丙酸酯。

本品为白色或乳白色结晶性粉末，有特殊臭味。溶于乙醇和植物油，水中几乎不溶。

本品是19位去甲基的雄激素类化合物。19位失碳后雄激素的活性降低，但同化激素的活性仍被保留。

本品既能增加从氨基酸合成蛋白质，又能抑制氨基酸分解生成尿素，并有促进体内钙质蓄积的功能。主要用于蛋白质缺乏症，如严重灼伤、恶性肿瘤患者手术前后、骨折后不易愈合和严重骨质疏松症、早产儿生长发育显著迟缓等。本品是最早使用的同化激素类药物，主要的副作用是男性化及对肝脏的毒性。

三、抗雄性激素药物

按作用机制分类，包括两种类型，雄激素生物合成抑制剂和阻断雄激素受体的药物。

5α-还原酶是使睾酮转化为活性的二氢睾酮的重要酶。选择性地抑制5-还原酶可降低血浆和前列腺组织中二氢睾酮的浓度，减少雄性激素的作用。例如：非那雄胺（Finasteride）是4-氮甾体激素化合物，为特异性Ⅱ型5α-还原酶抑制剂，抑制外周睾酮转化为二氢睾酮，降低血液和前列腺、皮肤等组织中二氢睾酮水平。临床上用于治疗良性的前列腺增生。

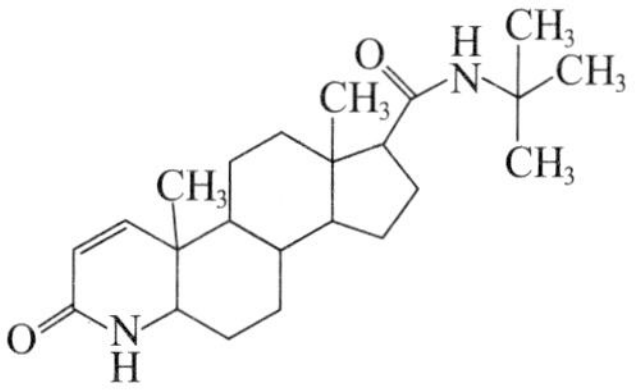

非那雄胺 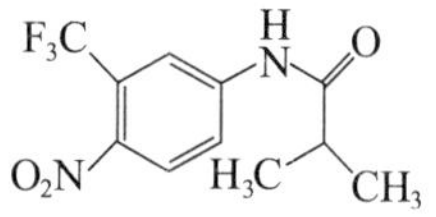　　　　氟他胺

雄性激素受体拮抗剂能与二氢睾酮竞争受体，阻断或减弱雄激素在其敏感组织的效应。临床用于治疗痤疮、前列腺增生和前列腺癌。例如氟他胺（Flutamide），能在靶组织内与雄激素受体结合，阻断二氢睾丸素（雄激素的活性形式）与雄激素受体结合，抑制靶组织摄取睾丸素，从而起到抗雄激素作用。临床用于前列腺癌患者及治疗痤疮。

【知识链接】 非那雄胺在治疗脱发中的应用。毛囊内含有Ⅱ型 5α-还原酶，在男性秃发患者的秃发区头皮内毛囊变少，并且双氢睾酮增加。给予非那雄胺可使这些患者头皮及血清中的双氢睾酮浓度下降。先天性缺乏Ⅱ型 5α-还原酶的男子不会患男性秃发。这些资料以及临床研究的结果证实非那雄胺能抑制头皮毛囊变小，逆转脱发过程。

第二节　雌激素及抗雌激素

雌激素促进雌性生殖器官的成熟和第二性征发育并维持其正常功能的一类激素。主要用于治疗更年期综合征、卵巢功能不全、闭经、晚期乳腺癌、放射病及骨质疏松症，还用作女性避孕药物的配伍成分。

一、甾体雌激素

天然的雌激素有雌二醇（Estradiol）、雌酮（Estrone）及雌三醇（Estriol）。人们从孕妇尿中分离出雌性激素雌酮、雌二醇及雌三醇的结晶纯品。前两种激素直接从卵巢分泌，雌三醇是它们的代谢产物，三种激素中雌二醇的活性最强。

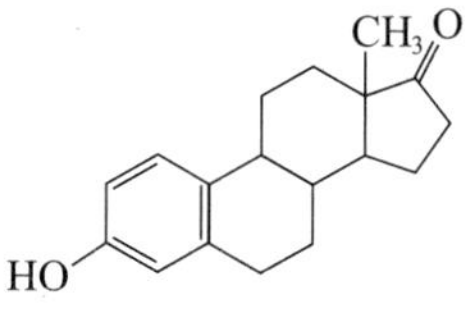

雌酮 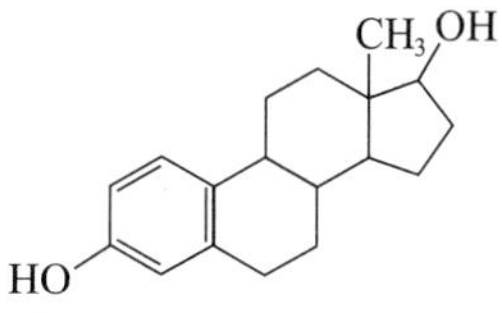　　　　雌二醇 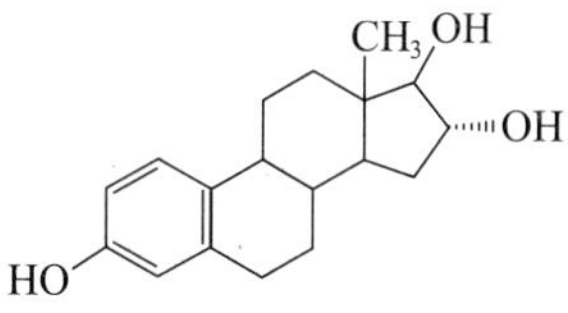　　　　雌三醇

这些天然的雌激素是 A 环芳香化的雌甾烷化合物，3 位有酚羟基，17 位有氧代或 β-羟基，雌三醇在 16 位有 α-羟基。雌激素极具价值，用于治疗女性性功能疾病、更年期综合征、骨质疏松，作为口服避孕药以及对预防放射线、对脂质代谢都十分有利的作用。

雌二醇的活性强，但具有作用维持时间短、口服无效的缺点，因此其化学结构修饰的重点为获得使用方便、药效持久、作用专一或副作用少的药物。

根据前药原理将雌二醇 3 位及 17 位羟基酯化制成雌二醇的前药，例如苯甲酸雌二醇（Estradiol Benzoate）、戊酸雌二醇（Estradiol Valerate）、环戊丙酸雌二醇（Estradiol Cypionate）等。这些药物口服无效，肌肉注射后，缓慢水解释放产生雌二醇，产生药理作用，作用时间较长。

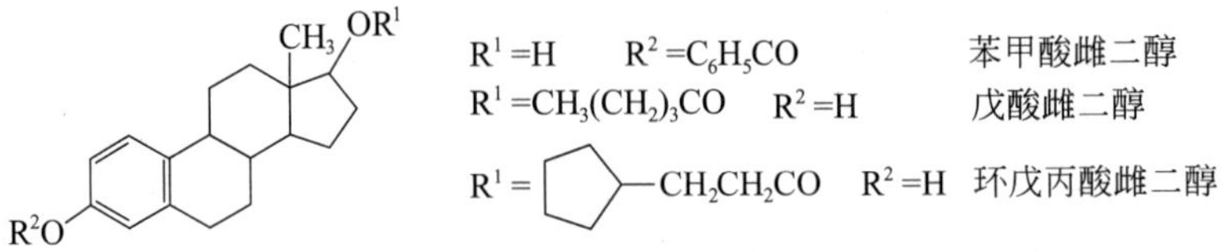

$R^1=H$　$R^2=C_6H_5CO$　苯甲酸雌二醇
$R^1=CH_3(CH_2)_3CO$　$R^2=H$　戊酸雌二醇
$R^1=$ 环戊基 $-CH_2CH_2CO$　$R^2=H$　环戊丙酸雌二醇

雌二醇酯类药物

天然雌激素及雌二醇酯类口服均无效，在雌二醇 17 位引入 α-乙炔基，使 17β-羟基稳定不易被代谢，得到半合成强效雌激素炔雌醇（Ethinylestradiol）；将炔雌醇的 3 位羟基制成环戊醚，称为炔雌醚（Quinestrol）；在炔雌醚 16 位引入 α-羟基可得到尼尔雌醇（Nilestriol）。由于结构中有 17α-乙炔基，该类药物可与硝酸银试液反应生成白色沉淀。常见的雌二醇衍生物见表 14-1。

表 14-1　常见的雌二醇衍生物

药物名称	药物结构	作用特点
炔雌醇 （Ethinylestradiol）	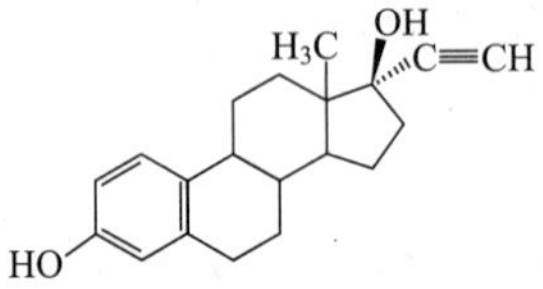	本品口服有效，活性高于雌二醇，可与孕激素合用作为短效口服避孕药
炔雌醚 （Quinestrol）	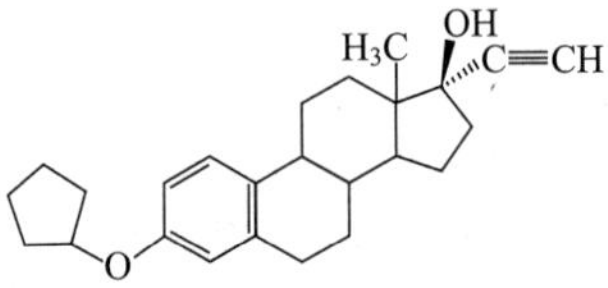	活性约为炔雌醇的 4 倍，作用可维持一个月以上，可与孕激素配伍用作长效口服避孕药
尼尔雌醇 （Nilestriol）	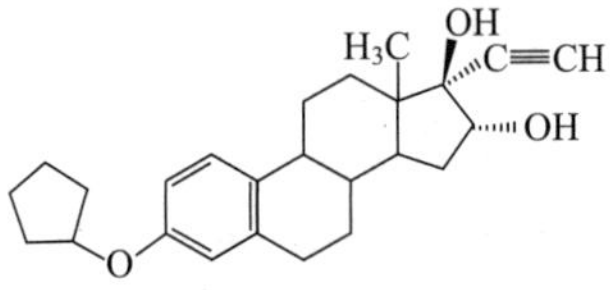	口服长效雌激素，临床用于治疗雌激素缺乏引起的更年期综合征

典型药物

雌二醇　Estradiol

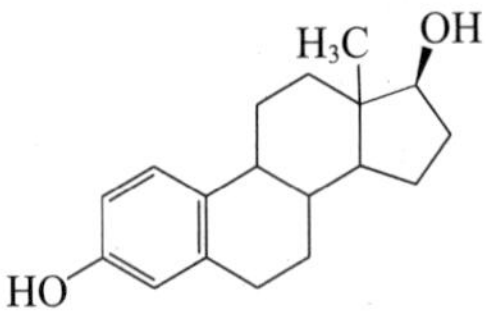

化学名为雌甾-1，3，5(10)-三烯-3，17β-二醇。

本品为白色或乳白色结晶性粉末，在二氧六环、丙酮中溶解，乙醇中略溶，水中不溶。

本品溶于硫酸后显黄绿色荧光，加三氯化铁试液呈草绿色，再加水稀释，则变为红色（甾核的反应）。

本品主要用于治疗卵巢功能不全或卵巢激素不足引起的各种症状，主要是功能性子宫出血、原发性闭经、绝经期综合征以及前列腺癌等。

【课堂互动】 雌二醇的结构具有什么特征？如何用化学的方法鉴别雌二醇与炔雌醇？

二、非甾体雌性激素

反式二苯乙烯衍生物具有很强的雌激素活性，其中用于临床的己烯雌酚（Diethylstilbestrol）为全合成的非甾雌激素。

己烯雌酚衍生物有很多，例如，丙酸己烯雌酚（Stilbestrol dipropionate）、磷酸己烯雌酚（Diethylstilbestrol phosphate）等。丙酸己烯雌酚，它的油针剂吸收慢，注射一次可延效 2～3 天。磷酸己烯雌酚是水溶性化合物，可用于口服，也可供静脉注射，作用快，耐受性好，对前列腺癌具有选择性，进入癌细胞后受磷酸酶的作用，释放出己烯雌酚而显效。

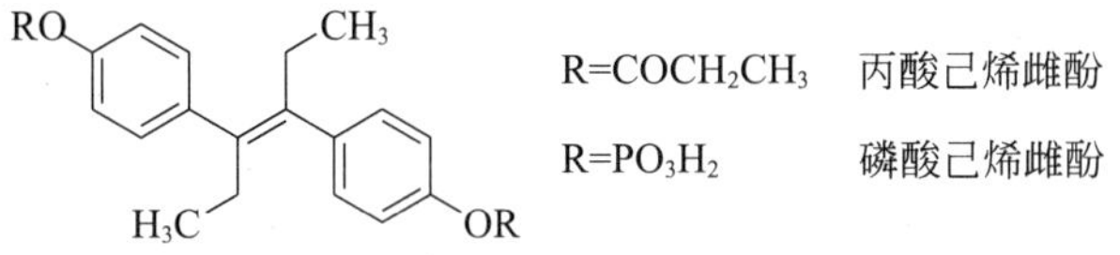
RO
CH3
H3C
OR
R=COCH2CH3 丙酸己烯雌酚
R=PO3H2 磷酸己烯雌酚

己烯雌酚衍生物

典型药物

己烯雌酚 Diethylstilbestrol

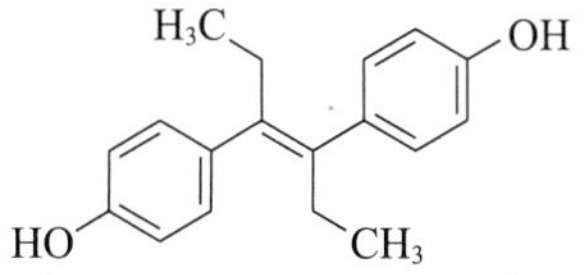
H3C
OH
HO
CH3

化学名为(*E*)-4,4′-(1,2-二乙基-1,2-亚乙烯基)双苯酚。

本品溶于乙醇、氯仿、乙醚和脂肪油，几乎不溶于水，稀氢氧化钠溶液中溶解。

本品结构中有双键，反式异构体供药用。反式己烯雌酚与天然雌激素空间结构极相似，活性与雌二醇相近，顺式异构体的活性仅为反式的十分之一。

本品溶于硫酸后溶液显橙黄色，加水稀释后颜色消失。具有还原性，见光易被氧化变质。

本品在肝脏中失活很慢，口服有效，临床治疗作用除与雌二醇相同外，也用于前列腺癌，也可作为事后应急避孕药。

【课堂互动】 根据己烯雌酚的结构分析该药物是否容易变质？贮存时有何注意事项？

三、抗雌激素和选择性雌激素受体调节剂

三苯乙烯类仅有很弱的雌激素活性，却有明显的抗雌激素活性。三苯乙烯类化合物能与雌激素受体产生较强且持久的结合。在靶细胞中竞争性阻断雌激素与细胞质受体的结合，形成生物活性较低的抗雌激素化合物-雌激素受体复合物。较难进入靶细胞的细胞核，即使少量缓慢地进入细胞核后，也不能够与核染色质的受体部位相互作用而激发出雌激素活性。同

时也干扰雌激素受体的循环，使细胞溶质不能及时得到受体的补充，从而表现出抗雌激素作用。常见的三苯乙烯类药物见表 14-2。

表 14-2 常见的三苯乙烯类药物

药物名称	药物结构	作用特点
枸橼酸氯米芬 (Clomifene Citrate)	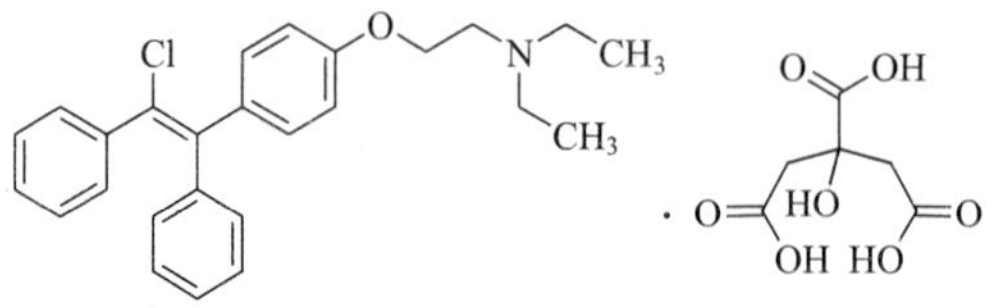 Cl, O, N, CH_3, CH_3, OH, O, HO, O, O, OH, HO	本品有顺、反两种立体异构，其 *Z* 型(*cis*-异构体)具有雌激素样活性，而 *E* 型(*trans*-异构体)有抗雌激素活性。药用两种异构体的混合物，主要用于不孕症的治疗
他莫昔芬 (Tamoxifen)	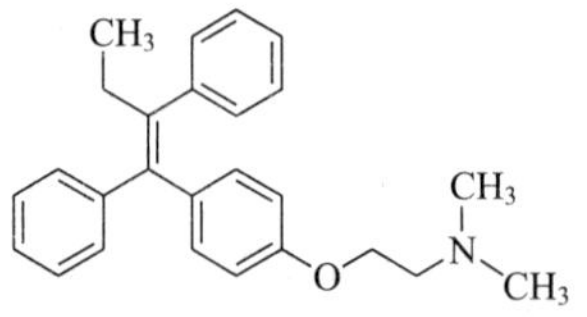 CH_3, CH_3, N, O, CH_3	对乳腺雌激素受体亲和力大，临床上用于乳腺癌的治疗
雷洛昔芬 (Raloxifene)	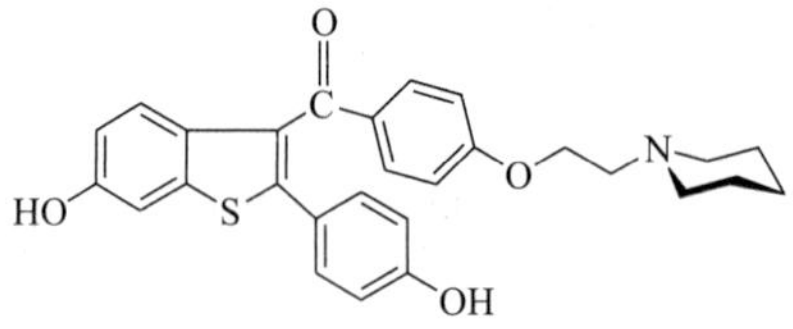 O, C, HO, S, O, N, OH	是选择性雌激素受体调节剂，对卵巢、乳腺的雌激素受体均为拮抗作用，但对骨骼的雌激素受体却产生激动作用，故用于骨质疏松症的治疗

第三节 孕激素

孕激素是卵泡排卵后形成的黄体分泌的激素，黄体酮（Progesterone）为天然的孕激素。孕激素对于宫内膜的分泌转化、蜕膜化过程、维持月经周期及保持妊娠等起重要的作用。在寻找口服孕激素的研究中，第一个成为口服有效药物的不是黄体酮衍生物，而是睾丸素的衍生物——炔孕酮（Ethisterone），17α-位引入乙炔基后，雄激素活性减弱而显示出孕激素活性，且口服有效。

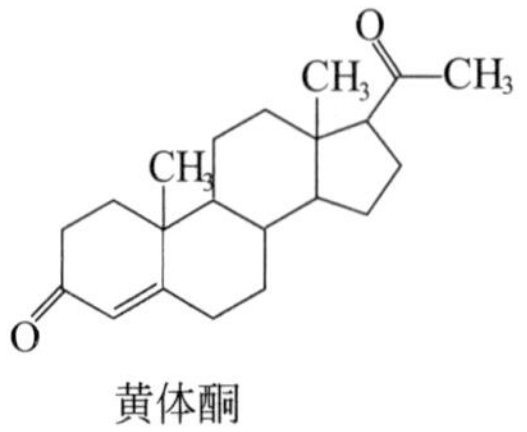

O, CH_3, CH_3, CH_3, O

黄体酮

OH, CH_3, CH, CH_3, O

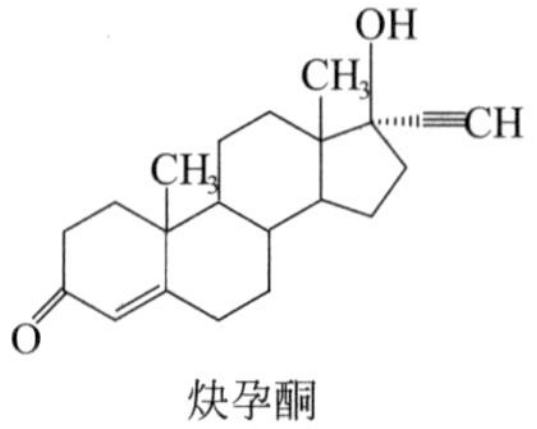

炔孕酮

一、孕酮类孕激素

天然来源的黄体酮因在胃肠道吸收时，易受到 4-烯还原酶、20-羟甾脱氢酶等的作用而失活，所以临床常用供注射用油剂。

孕酮类失活的主要途径是 6 位羟基化、16 位和 17 位氧化或 3，20-二酮被还原成二醇，所以结构修饰主要是在 C6 及 C16 位上引入占位基团，得到了目前最常用的口服避孕药 17α-乙酰氧基黄体酮的 6α-甲基衍生物，即醋酸甲羟孕酮（Medroxy Progesterone Acetate）；以及 Δ^6-6-氯衍生物，即醋酸氯地孕酮（Chlormadinone Acetate）。它们均为强效的口服孕激素，其活性分别是炔诺酮的 20、12 及 50 倍。常见的黄体酮衍生物见表 14-3。

表 14-3 常见的黄体酮衍生物

药物名称	药物结构	作用特点
己酸羟孕酮（Hydroxyprogesterone Caproate）	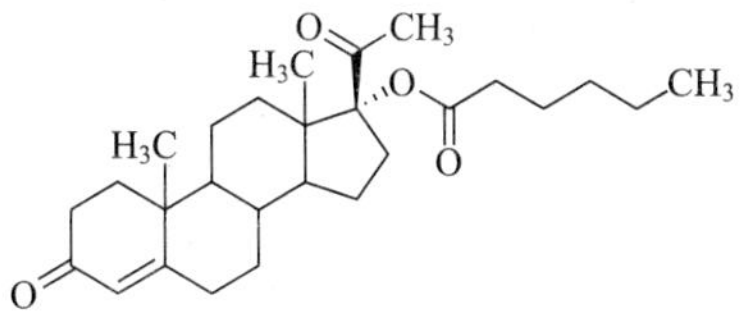	又名长效黄体酮、己酸孕酮，是长效孕激素类药物，其孕激素活性为黄体酮的 7 倍，并无雌激素活性。临床用于治疗月经不调、功能性子宫出血、子宫内膜异位、习惯流产等，可与雌激素配伍组成长效避孕药
醋酸甲羟孕酮（Medroxy Progesterone Acetate）	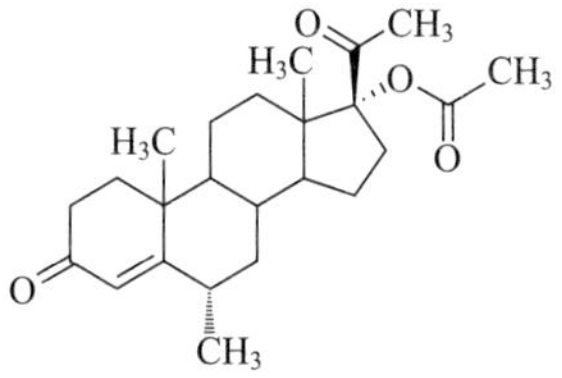	又名甲孕酮、安宫黄体酮，作用较强，无雌激素活性，可口服或注射给药。临床用于痛经、功能性子宫出血、先兆流产或习惯性流产等
醋酸氯地孕酮（Chlormadinone Acetate）	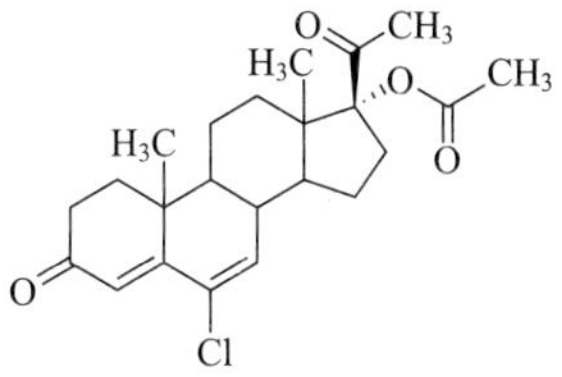	是口服强效孕激素，可与长效雌激素炔雌醚配伍组成长效口服避孕药

典型药物

醋酸甲地孕酮 Megestrol acetate

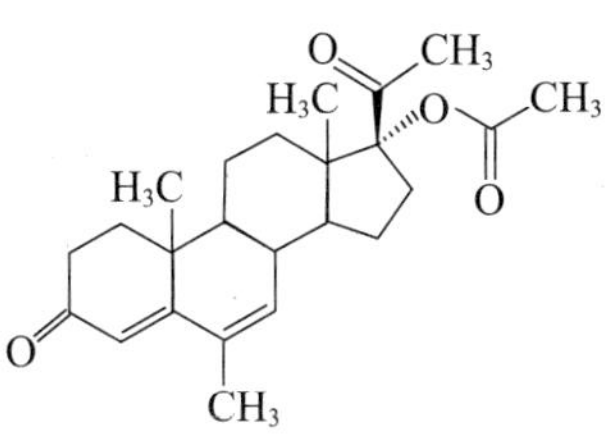

化学名为 6-甲基-17α-羟基孕甾-4,6-二烯-3,20-二酮-17-醋酸酯。

本品为白色或淡黄色结晶或结晶性粉末，无臭。甲醇、乙醇、苯、丙酮、乙醚、苯甲醇、醋酸乙酯及氯仿中溶解，水中不溶。

本品具右旋光性。酸甲地孕酮与醇制氢氧化钾试液一起加热，17α 位醋酸酯结构被水解，再与硫酸一起加热即发生醋酸乙酯香味。

本品结构中含有甲基酮结构，可与高铁离子络合，生成蓝紫色（其他药物显淡紫或不显色）；与异烟肼生成浅黄色化合物。

本品为强效口服孕激素，作用较强。临床上主要与雌激素配伍用作口服避孕药。

二、19-去甲睾酮类孕激素

在睾酮的结构中引入 17α-乙炔基得到具有孕激素活性的炔孕酮（Ethisterone，妊娠素），为发展新的一类孕激素开辟了途径。在炔孕酮（妊娠素）结构中去除 19-甲基得到炔诺酮（Norethisterone），其孕激素活性较妊娠素强 5 倍。将炔诺酮结构中 18 位的甲基换成乙基得到炔诺孕酮（Norgestrel），为消旋体，其中仅左旋体即左炔诺孕酮有活性，右旋体无活性，称为左炔诺孕酮（Levonorgestrel），其孕激素活性为炔诺酮的 5～10 倍，临床用作口服避孕药。

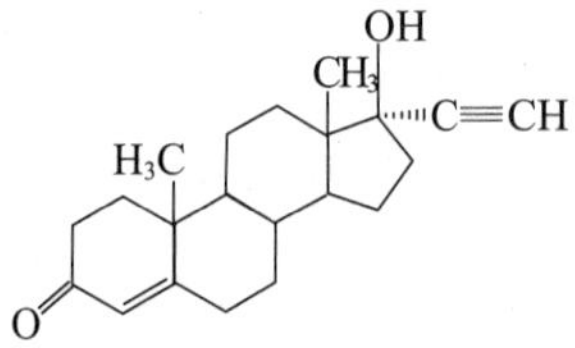

炔孕酮 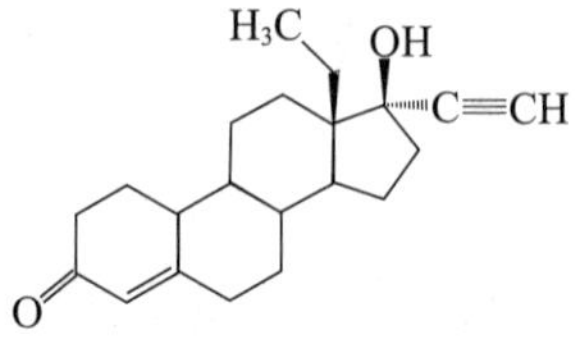　　左炔诺孕酮

典型药物

炔诺酮　Norethisterone

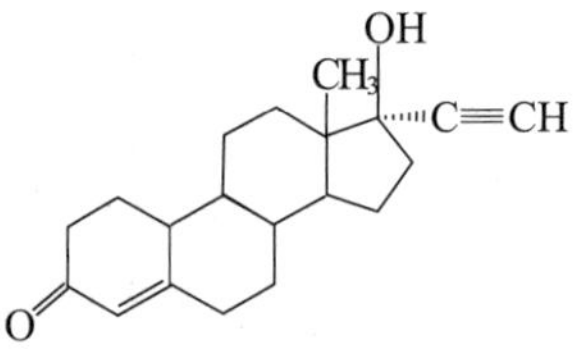

化学名为 17β-羟基-19-去甲-17α-孕甾-4-烯-20-炔-3-酮。

本品为白色或类白色结晶性粉末，无臭。在氯仿中溶解，微溶于乙醇，不溶于水。

本品溶于硫酸后即显红褐色，并带黄绿色荧光，加水后出现黄褐色沉淀。

本品结构中有乙炔基，溶于乙醇后可与硝酸银试液反应，生成白色炔诺酮银盐沉淀。

本品临床上用于功能性子宫出血、痛经、子宫内膜异位等孕激素适用症，可与雌激素配伍用作口服避孕药。

【课堂互动】 根据结构特点，如何用化学的方法鉴别醋酸甲地孕酮和炔诺酮？

三、孕激素拮抗剂

抗孕激素是指能与孕激素受体结合的化合物，它一般具有或不具有微弱的雌激素活性，当有孕激素存在时表现出有较强的抗孕激素作用。该类药物目前主要用于抗早孕，也有些抗孕激素药物用于乳腺癌的治疗。

典型药物

米非司酮　Mifepristone

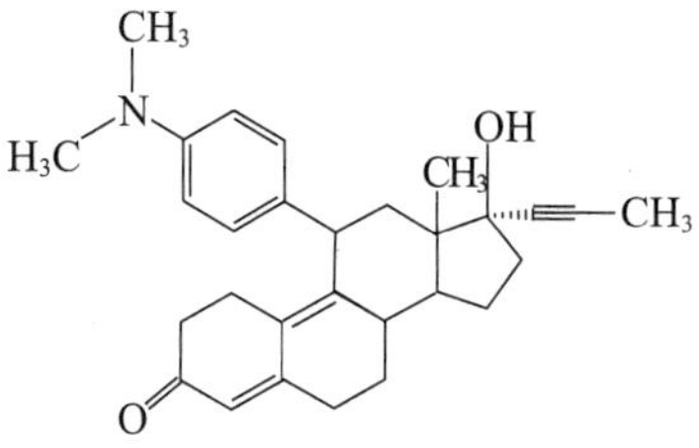

化学名为 11β-(4-二甲氨基苯基)-17β-羟基-17-(α-丙炔基)-雌甾-4,9-二烯-3-酮。

本品为白色或类白色结晶。

本品是孕激素受体拮抗剂。本身无孕激素活性，与子宫内膜孕激素受体的亲和力比孕酮高出 5 倍左右，体内作用的部位在子宫，不影响垂体-下丘脑内分泌轴的分泌调节。在妊娠早期使用可诱发流产。为非手术性抗早孕药。

第四节　肾上腺皮质激素

肾上腺皮质激素是肾上腺皮质合成和分泌的一类甾体化合物，分为盐皮质激素和糖皮质激素两大类。盐皮质激素的主要功能是调节动物体内的水、盐代谢；糖皮质激素的主要功能是调节糖、蛋白质、脂肪代谢及生长发育有关，大剂量应用时，可产生抗炎、抗风湿、抗病毒、抗休克等作用，临床作用广泛。

一、肾上腺皮质激素的结构特征

肾上腺皮质激素具有孕甾烷母核，含有 4-烯-3-酮和 17β-羟酮基。糖皮质激素在 17α 位连有羟基，同时带有 11-羟基或羰基氧，如可的松、氢化可的松；盐皮质激素 17 位无羟基，如醛固酮。

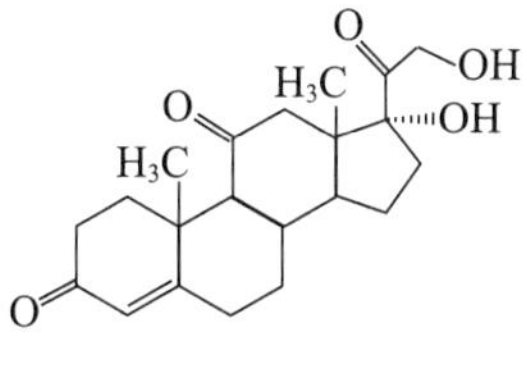

可的松 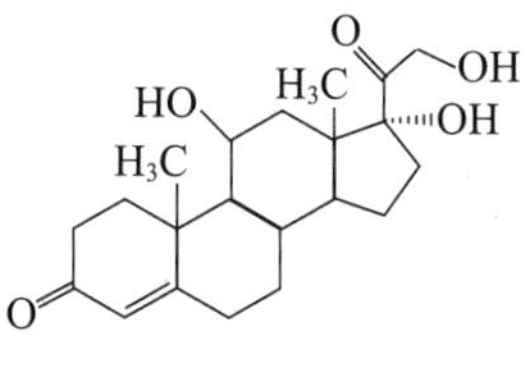　　氢化可的松 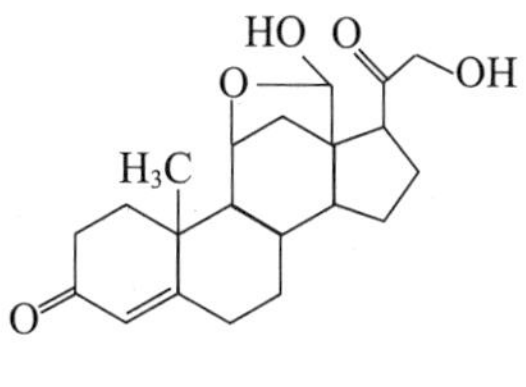　　醛固酮

二、糖皮质激素的结构改造

天然糖皮质激素（可的松、氢化可的松）具有稳定性差、作用时间短、有一定的影响水盐代谢的作用等缺点，通过结构改造可将糖、盐皮质激素的两种活性分开，得到专一性好、副作用小的药物。天然糖皮质激素的结构改造有：①21 位羟基的酯化，②1，2 位脱氢成双键，③引入 6α-氟原子，④引入 9α-氟原子、16α-羟基或甲基。常用的糖皮质激素见表 14-4。

表 14-4 常用糖皮质激素

药物名称	药物结构	结构及作用特点
醋酸氢化可的松 (Hydrocortisone Acetate)	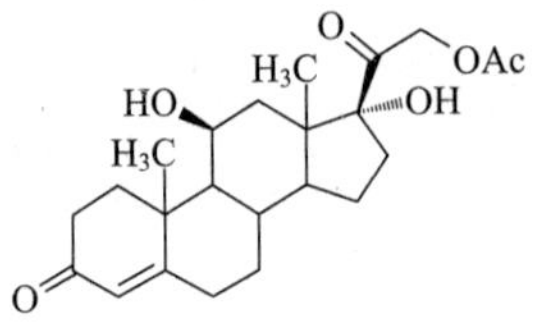	是氢化可的松 21 位羟基成醋酸酯得到的前药，稳定性增加，作用时间延长
泼尼松 (Prednisone)	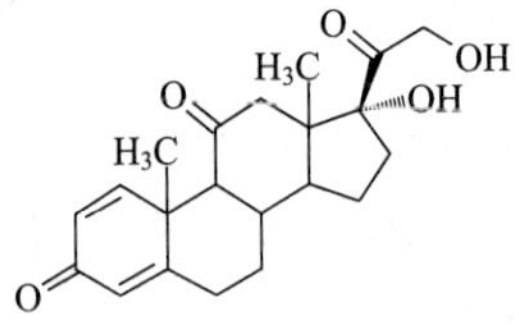	将可的松脱氢，在 1,2 位间形成双键后得到，抗炎作用增强、副作用降低
醋酸氟轻松 (Fluocinonide Acetate)	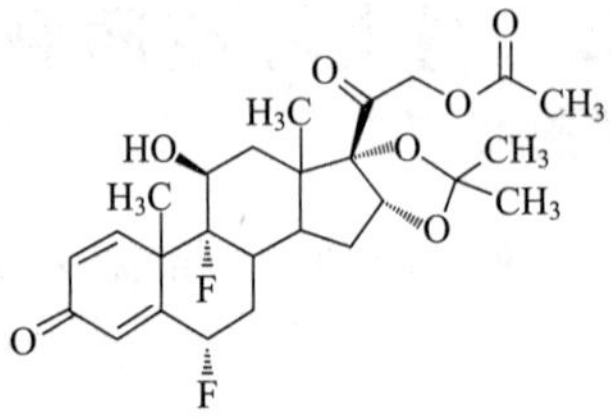	引入 6α-氟原子，抗炎作用大大增加，但盐皮质激素作用也大幅度增加，只能外用治疗皮肤病
曲安奈德 (Triamcinolone Acetonide)	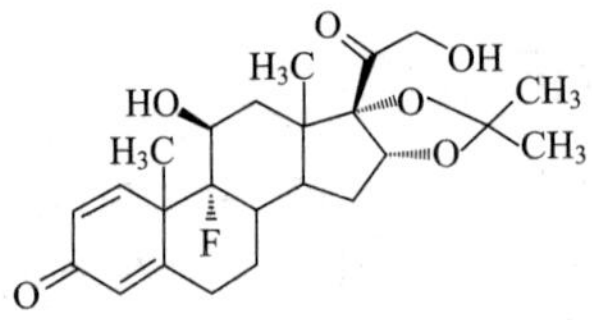	引入 9α-氟原子、16α-羟基，并且将 16α-羟基和 17α-羟基与丙酮缩合，抗炎作用强于泼尼松、氢化可的松，水钠潴留作用较轻
地塞米松 (Dexamethasone)	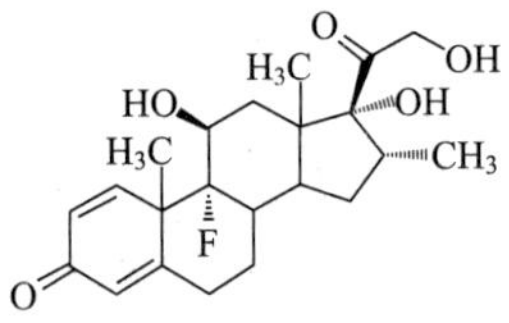	引入 16α-羟基，侧链稳定性增加，且抗炎活性增强、盐皮质作用降低，作用较可的松强数倍
倍他米松 (Betamethasone)	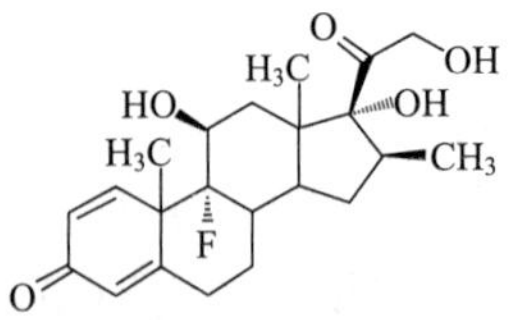	引入 16β-羟基，作用强于地塞米松

【课堂内外】 糖皮质激素的结构特征是什么？该类药物可能有什么不良反应？

典型药物

醋酸地塞米松　Dexamethasone Acetate

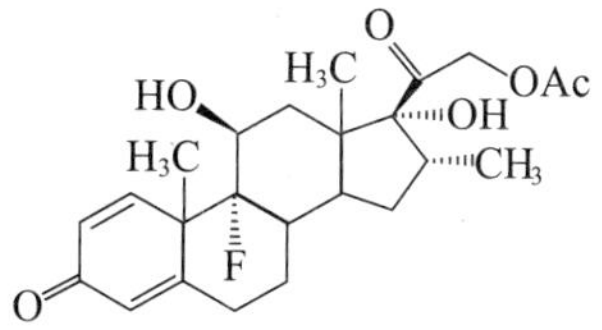

化学名为 16α-甲基-11β,17α,21-三羟基-9α-氟-孕甾-1,4-二烯-3,20-二酮-21-醋酸酯，又名醋酸氟美松。

本品为白色或类白色结晶或结晶性粉末，无臭。易溶于丙酮，可溶于甲醇和无水乙醇，略溶于乙醇和氯仿，乙醚中溶解极微，不溶于水。

本品与乙醇制氢氧化钾试液一起加热，21 位醋酸酯结构被水解，再与硫酸一起加热即发生醋酸乙酯香味。结构中 17 位有还原性的 α-羟基酮结构，在甲醇溶液中与碱性酒石酸铜试液反应，生成橙红色氧化亚铜（Cu_2O）沉淀。

用氧瓶燃烧法进行有机破坏后，显氟离子鉴别反应。

本品作用强而持久，具显著的抗炎抗过敏作用，抗炎作用比可的松强约 20～25 倍，几乎无钠潴留作用。临床用于风湿性关节炎、皮炎、湿疹及红斑狼疮、支气管哮喘和某些感染性疾病的综合治疗。

地塞米松磷酸钠（Dexamethasone Sodium Phosphate）为水溶性衍生物，作用与地塞米松相同。静注或肌注后作用迅速，适用于危急病人的抢救，也可作为滴眼药液。

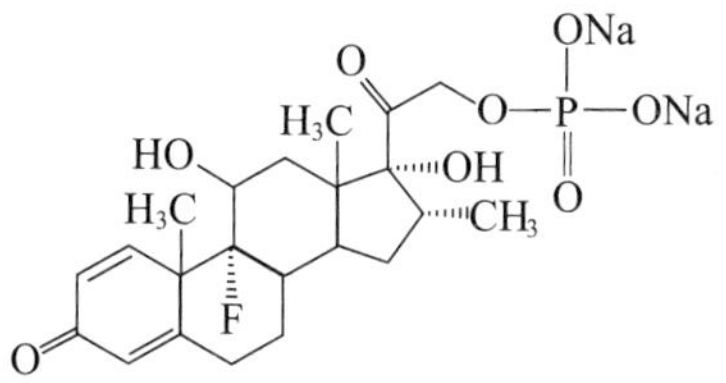

地塞米松磷酸钠

【课堂互动】 查阅相关资料完成下表。

部分甾体激素与硫酸的显色反应

药物名称	颜色	荧光	加水后的变化
甲睾酮			—
己烯雌酚		—	
		黄绿	黄褐色沉淀

【课后阅读】

1. 甲睾酮与其他药物的相互作用。
2. 甾体激素避孕药。
3. 使用皮质类激素药物注意事项。

本章小结

- 甾体激素
  - 雄性激素和蛋白同化激素
    - 分类：雄性激素、同化激素、抗雄性激素
    - 代表药物：甲睾酮、苯丙酸诺龙
  - 雌激素及抗雌激素
    - 甾体雌激素、非甾体雌激素、抗雌激素和选择性雌激素受体调节剂(三苯乙烯类)
    - 代表药物：雌二醇、炔雌醇、己烯雌酚、枸橼酸氯米芬
  - 孕激素
    - 结构类型：孕酮类、19-去甲睾酮类、孕激素拮抗剂
    - 代表药物：醋酸甲地孕酮、炔诺酮、米非司酮
  - 肾上腺皮质激素
    - 结构类型：Δ^1衍生物、6α-氟及9α-氟衍生物、21位酯化衍生物
    - 代表药物：氢化可的松、醋酸地塞米松

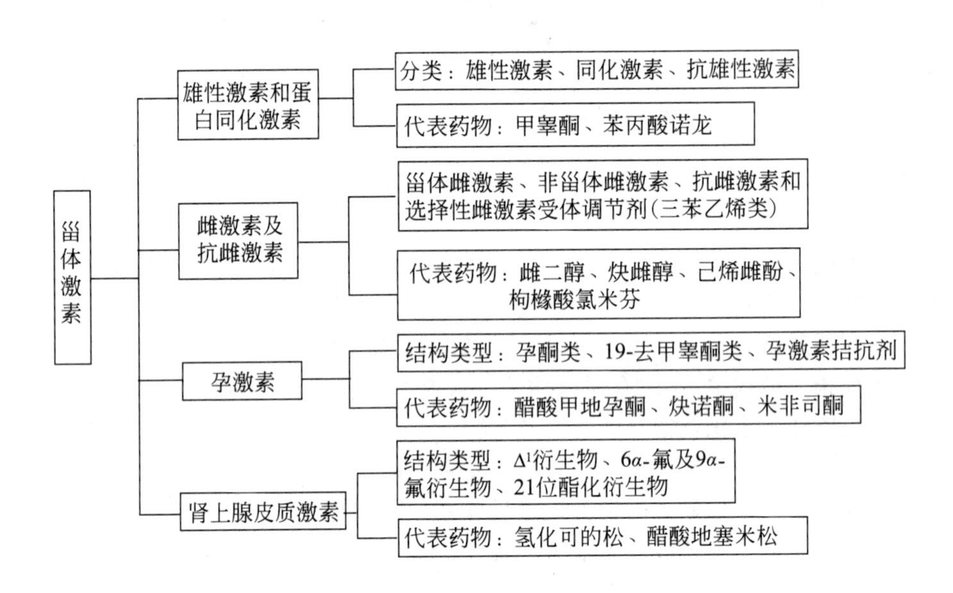

目标检测

一、单项选择题

1. 下列结构式中为常用的肾上腺皮质激素的是（　　）。

A.

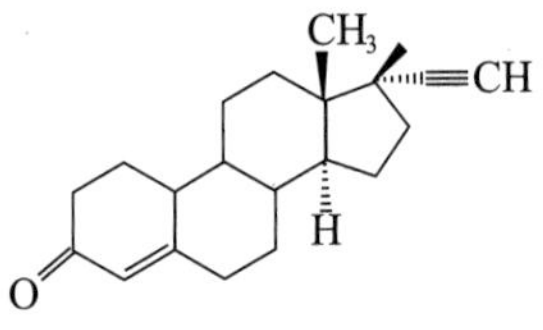

B.

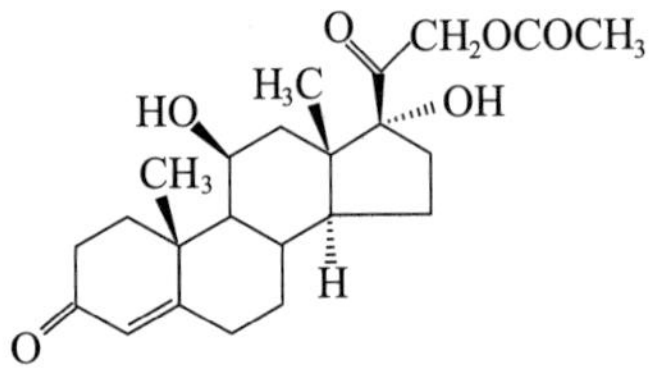

C.

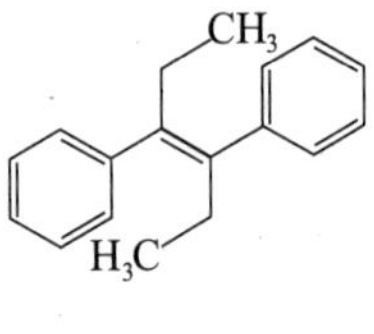

D.

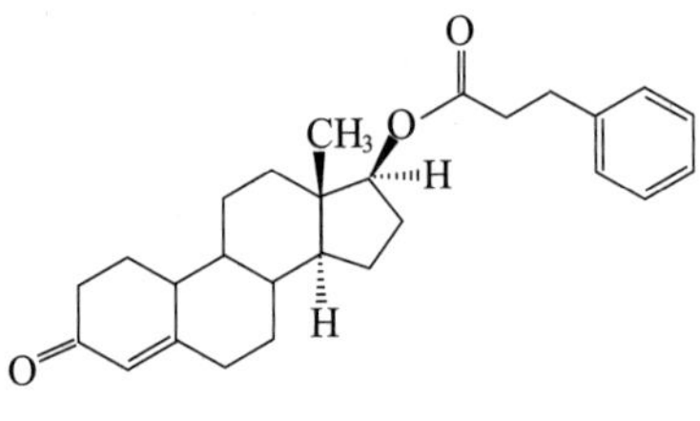

E.

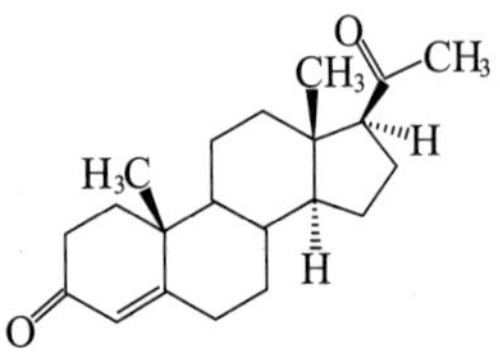

2. 下列是非手术性抗早孕药的是（ ）。
A. 黄体酮　　B. 雌二醇　　C. 甲睾酮
D. 炔诺酮　　E. 米非司酮

3. 睾酮口服无效，结构修饰后口服有效，其方法为（ ）。
A. 将 17β-羟基酯化　　B. 将 17β-羟基氧化为羰基　　C. 引入 17α-甲基
D. 将 17β-羟基修饰为醚
E. 引入 17α-乙炔基

4. 化学结构中有酚羟基的药物是（ ）。
A. 醋酸氢化可的松　　B. 炔诺酮　　C. 炔雌醇
D. 丙酸睾酮　　E. 枸橼酸氯米芬

5. 以下为同化激素的药物是（ ）。

A.

B.

C.

D.

E.

6. 以下药物中能与碱性酒石酸铜作用生成氧化亚铜红色沉淀的是（ ）。
A. 苯丙酸诺龙　　B. 醋酸地塞米松　　C. 黄体酮
D. 雌二醇　　E. 达那唑

7. 左炔诺孕酮的药物化学结构式为（ ）。

A.
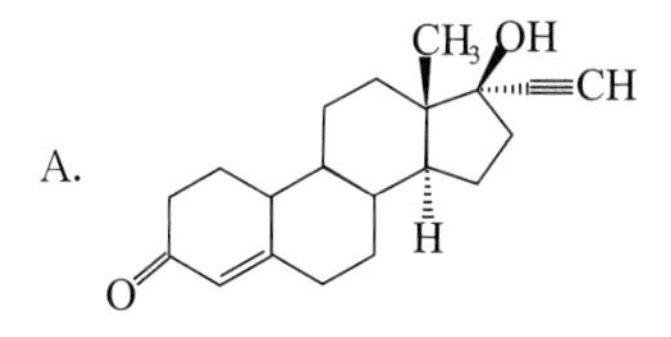

B.

C.

D.

E.

8. 下列药物结构中20位具有甲基酮结构的是（　　）。

A. 黄体酮　　B. 炔诺酮　　C. 甲睾酮

D. 炔孕酮　　E. 米非司酮

9. 下列叙述与炔诺酮不符的是（　　）。

A. 为孕激素类药物

B. 溶于硫酸后即显红褐色　　C. 有甲基酮结构，可与高铁离子配合呈色

D. 结构中有乙炔基，遇硝酸银生成白色沉淀

E. 可与雌激素配伍用作口服避孕药

10. 以下叙述与醋酸地塞米松不符的是（　　）。

A. 结构中有9α-氟原子　　B. 基本母核为雌甾烷　　C. 几乎无钠潴留作用

D. 又名醋酸氟美松　　E. 软膏剂时能很快被吸收

二、多项选择题

1. 雌激素作用表述正确有（　　）。

A. 使子宫内膜增殖　　B. 抑制子宫平滑肌对催产素的敏感性

C. 抑制催乳素的分泌　　D. 抑制促性腺激素释放激素的分泌

E. 促进水钠排泄

2. 孕激素类药临床可用于（　　）。

A. 避孕　　B. 先兆流产　　C. 子宫内膜腺癌

D. 前列腺癌　　E. 痛经

3. 雄激素类药物临床可用于（　　）。

A. 避孕　　B. 再生障碍性贫血　　C. 月经不调

D. 晚期乳腺癌　　E. 睾丸功能不全

4. 具有抗雌激素作用的药物有（　　）。

A. 己烯雌酚　　B. 氯米芬　　C. 他莫昔芬

D. 雷洛昔芬　　E. 米非司酮

5. 关于糖皮质激素，下列说法正确的有（　　）。

A. 具有孕甾烷骨架

B. 在17α位连有羟基，同时带有11-羟基或羰基氧

C. 具有抗炎、抗风湿作用

D. 可的松、氢化可的松为天然糖皮质激素

E. 临床应用广泛、不良反应多

三、配伍选择题

[1～4]

A. 醋酸氟轻松　　B. 醋酸甲羟孕酮　　C. 非那雄胺

D. 炔诺孕酮　　E. 尼尔雌醇

1. 结构中含有6α，9α-二氟的是

2. A环为苯环的是

3. A环含氮，同时17-位是叔丁基羰酰胺的是

4. 结构中含有甲基酮的是

[5～8]

A. 醋酸氢化可的松　　B. 己烯雌酚　　C. 氟他胺

D. 苯丙诺龙　　E. 雌二醇

5. 结构中有双键，反式有效的是

6. 抗雄性激素，能治疗前列腺癌的是

7. 天然糖皮质激素的醋酸酯，可视为前体药物的是

8. 化学名为雌甾-1,35（10）-三烯-3,17β-二醇的是

[9～10]

A. 己烯雌酚　B. 炔诺酮　C. 黄体酮

D. 地塞米松　E. 氟他胺

9. 醇溶液遇硝酸银试液产生白色沉淀的药物的是

10. 具有 α-羟基酮结构，甲醇溶液与碱性酒石酸铜共热生成橙红色沉淀的药物的是

四、简答题

1. 丙酸睾酮、甲睾酮与睾酮的化学结构有何不同？对生物活性有何影响？
2. 苯丙酸诺龙属哪类激素，与睾酮的化学结构有何不同？
3. 炔雌醇的化学结构与雌二醇有何不同？对活性有何影响？
4. 己烯雌酚为什么有顺反异构体，哪种异构体作用强？
5. 氢化可的松、醋酸氢化可的松、曲安奈德、地塞米松的化学结构有何不同？对生物活性有何影响？
6. 如何用化学的方法鉴别区分甲睾酮、炔雌醇、己烯雌酚、炔诺酮？

第十五章　药物的变质反应与代谢反应

学习目标

知识要求

☆ 掌握药物的氧化反应、水解反应的类型及影响因素。

☆ 熟悉药物的其他变质反应类型。

☆ 了解药物的代谢反应类型。

能力要求

☆ 能根据药物的结构判断药物的稳定性。

☆ 能根据药物的结构特点，判断药物在生产和使用过程中可能发生的变质反应，并能提出防止稳定性较差药物在调剂、制剂、和贮存保管等环节发生变质的防范措施。

药物在生产、调剂、贮存和使用等环节，由于受到外界因素的影响，其化学结构发生变化而引起变质反应。变质反应的结果直接影响药物的质量和疗效，甚至产生毒副作用危及患者生命。因此掌握药物发生变质反应的规律及其影响因素是至关重要的。

药物进入机体后，受到多种酶的作用，药物原有的化学结构发生变化，大多数起药效的降低或丧失，也有少数药物的活性增强，药理作用发生改变，或使药物产生毒副作用。其中，氧化、水解和结合反应为药物发生较多的代谢反应，使药物的药效下降或丧失。这些反应都和药物的化学结构稳定性密切相关，决定了药物在体内的代谢和排泄，也控制着药物的作用过程和持效时间。

第一节　药物的变质反应

药物的变质反应有水解、氧化、异构化、脱羧、聚合以及二氧化碳对药物质量的影响等多种类型。其中以水解反应和氧化反应最为常见。

一、药物的水解反应

药物的水解反应是引起药物变质的一类重要反应，易发生水解的药物在化学结构上都含有易水解的基团，主要包括盐类、酯类、酰胺类、酰脲类、酰肼类、苷类及含活泼卤素化合物等结构类型，其中以盐类、酯类、酰胺类和苷类的水解较为常见。

（一）药物的水解过程

1. 盐类药物的水解

盐类药物在水中，离子键打开，形成溶液，如强碱弱酸盐产生碱性溶液，强酸弱碱盐产生酸性的溶液，达到平衡，不发生变质，影响药效。

例如磺胺嘧啶钠水溶液呈碱性，但在吸收空气中二氧化碳后，溶液中的氢氧化钠遇碳酸形成碳酸氢钠，磺胺嘧啶的磺酰胺基的酸度尚不足与之成盐，平衡破坏，析出分子型磺胺嘧啶的沉淀。

$$H_2N-C_6H_4-SO_2-N(Na)-C_4H_3N_2 \xrightarrow[CO_2]{H_2O} H_2N-C_6H_4-SO_2-N(H)-C_4H_3N_2 \downarrow$$

2. 酯类药物的水解

酯类药物包括无机酸酯、有机酸酯及内酯等类型，均有水解性，水解产物为相应的酸和醇。一般情况下，酯类药物的水解过程为：

$$R-\overset{\overset{\displaystyle O}{\|}}{C}-OR' + H_2O \rightleftharpoons RCOOH + R'OH$$

酯类药物在酸性和碱性条件下均可以发生水解反应，在酸性条件下，水解反应是可逆的，不能完全水解；在碱性条件下由于碱能中和反应生成的羧酸，使反应向正方向进行，可以完全水解。

3. 酰胺类药物的水解

酰胺的水解过程与酯相似，两者不同之处在于酯水解生成羧酸和醇，酰胺水解生成羧酸和胺。酸、碱也能催化酰胺类药物的水解反应。一般情况下，酰胺类药物的水解过程为：

$$R-\overset{\overset{\displaystyle O}{\|}}{C}-NHR' + H_2O \rightleftharpoons RCOOH + R'NH_2$$

【课堂互动】 寻找学过的酯类药物和酰胺类药物，并写出水解过程。

（二）影响药物水解的因素

1. 内因

（1）电子效应对水解速率的影响　包括诱导效应和共轭效应。酯类药物的水解反应过程是通过酰氧键的断裂而进行的，因此水解反应的速率取决于羰基碳原子的电子云密度。易水解基团周围结构的吸电子效应和供电子效应都会使其水解性能发生改变：使羰基碳原子电子云密度降低，则水解容易；使羰基碳原子电子云密度增加，则水解困难。

【拓展提高】 酰胺类药物和酯类药物的水解速率比较

酰胺类药物和酯类药物水解过程相似，但酯类药物的水解速率比相应的酰胺类药物的水解速率快，原因在于以下两点：

① 酯类药物结构中甲氧基的吸电子能力比酰胺结构中的氨基强，吸电子诱导效应的结

果使酯类药物比酰胺类药物水解速率快。

② 氨基的供电子共轭能力比甲氧基大，共轭的结果也使酯类药物比酰胺类药物水解速率快。

（2）离去酸的酸性对水解速率的影响

$$RC(=O)\text{—}X \xrightarrow{H_2O} RCOOH + HX$$

离去基团（X）　　离去酸（HX）

在羧酸衍生物中，离去酸度酸性强的药物较易水解。常见离去酸的酸性强弱为：

$$HX > RCOOH > ArOH > ROH > H_2NCOONH_2 > NH_3$$

因此常见羧酸衍生物的水解速率：

酰卤＞酸酐＞酚酯＞醇酯＞酰脲＞酰胺

（3）空间位阻效应对水解速率的影响　当易水解基团周围有较大体积基团时，由于其空间位阻的掩蔽效应，使药物不易水解。如局部麻醉药利多卡因，由于间二甲苯基的空间位阻效应，使酰胺基团不易水解。

$$2,6\text{-}(CH_3)_2C_6H_3\text{—}NHCOCH_2N(CH_2CH_3)_2$$

利多卡因

【课堂互动】 解释阿司匹林在中性水溶液中能发生水解的原因。

2. 外因

（1）水分　水的存在是水解的必要条件。易水解的药物在生产、贮存和使用中应注意防潮防水，尤其在升温时更应注意。

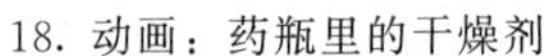

18. 动画：药瓶里的干燥剂

19. 动画：注射用青霉素钠的贮藏

【案例分析】 青霉素钾盐在干燥条件下稳定，其水溶液在室温条件下极易水解失效，因此须制成粉针剂，并控制其含水量不得超过1.0%，使用灭菌容器严封，置于阴凉干燥处保存。临用前用灭菌用水配制。

（2）酸碱度　溶液的酸碱性对药物的水解影响较大，常见的酯类、酰胺类药物的水解均受溶液pH的影响，一般情况下，溶液的pH增大，药物的水解反应速率加快。因此将药液调节至水解速率最小时的pH，是延缓水解的常用有效方法。

（3）温度　水解速率随温度升高而加快，在药物的生产和贮存中要注意控制温度。一般温度每升高10℃，水解反应速率增加2～4倍。

温度对水解反应速率影响很大，呈指数级变化，所以在生产和贮存过程中应注意防范。在灭菌时，宜采用流通蒸汽灭菌法，而不宜采用高压灭菌法。在贮存时，应置于阴凉处或冷处贮存。

如制备半合成青霉素的酰化反应宜在低温进行，以防止 β-内酰胺环水解。注射剂的灭菌温度应考虑水溶液的稳定性而选择。

（4）溶剂　多数药物为弱酸或弱碱与相应碱或酸所形成的盐，在水溶液中解离成离子，再被溶液中的氢离子或氢氧离子催化水解。当药物离子和溶液中的离子电荷相同时，溶剂的介电常数对解离和水解有一定影响。苯巴比妥钠在碱性溶液中先解离成负离子，与溶液中丰富的氢氧离子电荷相同。当一介电常数比水小的60%丙二醇为溶剂，苯巴比妥解离减少，水解变慢，故其稳定性较以水为溶剂时高。

（5）金属离子的影响　游离金属离子，特别是过渡金属离子例如 Cu^{2+}、Fe^{3+}、Mn^{2+}、Pb^{2+} 等能催化加速水解。加入 EDTA（乙二胺四乙酸二钠），游离金属离子形成稳定的配合物。防止水解的发生。

【课堂互动】　对于易水解的药物应该采取哪些防范措施防止其水解呢？

二、药物的氧化反应

氧化反应一般分为化学氧化反应和自动氧化反应。化学氧化是化学试剂与药物间的反应，常见于药物的制备过程和药物的质量分析过程；自动氧化是指药物遇到空气中的氧自发引起的氧化反应，多见于药物贮存过程中遇空气中氧气引起的变质反应。在药物变质过程中的氧化反应主要是自动氧化反应。

（一）自动氧化的过程

药物自动氧化是由于C—H、O—H、N—H、S—H 键的断裂引起的。易发生自动氧化反应的官能团主要有碳碳双键、酚羟基、芳伯氨基、醛基、醇羟基等。

（1）碳碳双键　碳碳双键被氧化为二元醇，二元醇可进一步被氧化，碳碳双键完全断裂；或者被氧化为环氧化合物，双键越多越易被氧化。如维生素 A 被空气中的氧氧化时，初步产物为环氧化物和侧链环氧化物。

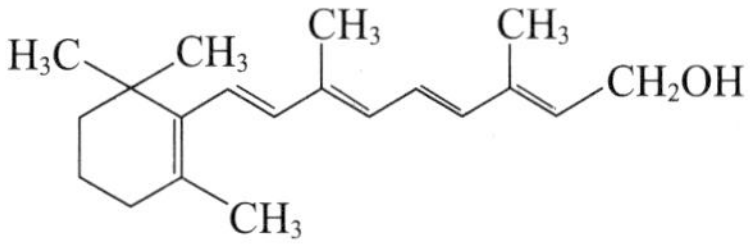

维生素 A

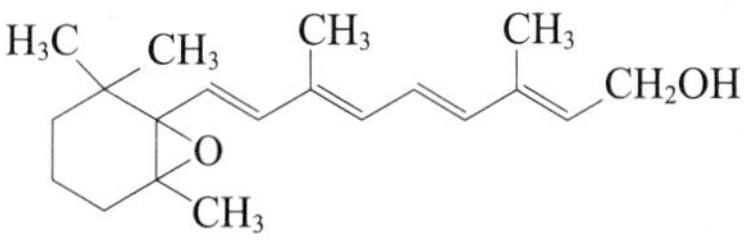

维生素 A 的环氧化物 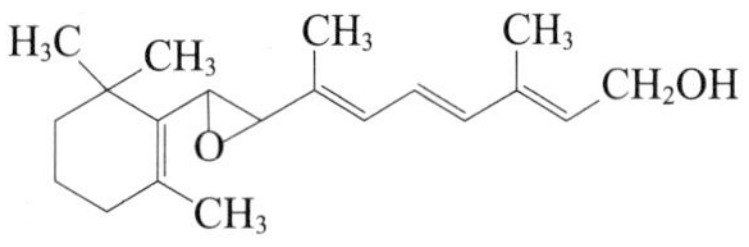　　维生素 A 的侧链环氧化物

（2）酚羟基　含酚羟基的数目越多，越易被氧化。在碱性条件下更易被氧化，氧化产物多为有色的醌类化合物。

（3）芳伯氨基　含有芳伯氨基的药物易被氧化成有色的醌型化合物、偶氮化合物和氧化偶氮化合物。

（4）醛基　含有醛基的药物能被氧化成相应的羧酸，如链霉素、葡萄糖等。

（5）醇羟基　一般情况下醇羟基的还原性较弱，但 α-羟基-β-氨基结构或连烯二醇结构还原性增强。如维生素 C 的连烯二醇结构。

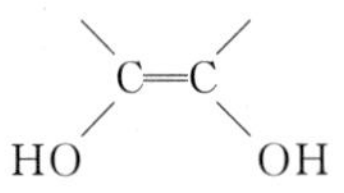

连烯二醇结构　　α-羟基-β-氨基结构 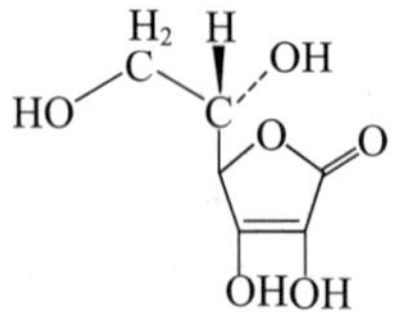　　维生素 C

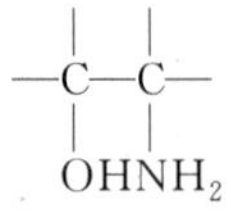

【课堂互动】 找出 5 个易发生自动氧化的酚类与芳伯氨基类药，并指出反应部位。

（二）影响药物自动氧化的因素

1. 内因

（1）药物的化学结构　在不同结构中，C—H 键的离解能不同。C—H 键的离解能越小，越易裂解成自由基，也越易发生自动氧化。各种碳氢键发生自动氧化反应的活性顺序依次为：

醛基 C—H 键 $\geqslant \alpha$—C—H 键 > 叔 C—H 键 > 仲 C—H 键 > 伯 C—H 键

（2）电性效应　酚类药物由于苯氧间 p—π 共轭，使苯环的电子密度增高，易于发生自动氧化。在苯酚环上引入供电子基氨基、羟基、烷氧基和烷基时，环上电子云密度增大，还原性增强易发生自动氧化；反之，如引入吸电子基羧基、硝基、磺酸基和电负性较大的卤素时，环上的电子云密度减小，使还原性减小，较难发生自动氧化。如对氨基水杨酸分子中，有供电子的氨基，又有吸电子的羧基，还原性不如氨基酚。当其在酸性溶液中脱羧成氨基酚，还原性增强，特别在金属离子存在时迅速氧化。

烯醇与酚类相似，其自动氧化也以 O—H 键异裂，失去一个质子，生成烯氧负离子开始，也是在 pH 增大时，自动氧化的反应活性增高。如维生素 C 为烯二醇，在铜、铁盐催化下易自动氧化。

胺类是自动氧化，芳胺比脂胺容易。磺胺类药物具有芳伯氨基，能发生自动氧化。但因磺酰氨基的吸电子效应，自动氧化不如苯胺强。

（3）空间位阻效应　醇的氧化先发生 α-C—H 键的均裂，而不是 O—H 键的异裂或均裂，因后者需要更大能量。叔醇无 α-C—H 键，难以氧化。仲醇比伯醇易氧化，因前者为叔 C—H，后者为仲 C—H，前者解离能较低之故。睾丸素的 17-羟基为仲醇，较易氧化变质，甲基睾丸素为叔醇，再甲基位阻影响，难以氧化。

2. 外因

（1）氧气　氧气的存在会引发药物的氧化反应，应尽量避免易发生氧化的药物与氧气接触。如药物容器可充入惰性气体（常用的有 N_2 和 CO_2 等），排除残留空气；配制水剂可采用驱除水中的氧或添加抗氧化剂的形式。常用的水溶性抗氧化剂有硫酸氢钠、焦亚硫酸氢钠、亚硫酸钠、硫代硫酸钠、硫脲、半胱氨酸和维生素 C 等。常用的油溶性抗氧化剂有没食子酸丙酯、氢醌、维生素 E 和二叔丁基对甲基苯酚等。

【知识链接】 抗氧剂是通过自身与氧气反应而起到保护药物的作用，抗氧剂还原性比药物强；抗氧剂及氧化产物对人体无害，不影响药物稳定。

（2）光　光能催化氧化反应，因此对于见光容易氧化的药物应避光贮存，通常采用棕色容器避光贮存。

光对药物催化能力还与药物结构有关。一般情况下，分子结构中含有酚羟基、共轭双键、吩噻嗪环等，均对光催化敏感。

【案例分析】 某患者，因上呼吸道感染就医，医生开具处方为静脉注射左氧氟沙星，患者输液时发现所用输液器为棕色，结合所学知识解释其原因。

（3）温度　药物氧化反应随温度升高而加快，温度每升高10℃，氧化反应速率增加2～4倍。因此易氧化药物的制剂要选择不加热或较低温度的灭菌条件，宜采用流通蒸汽灭菌法，有的甚至采用间歇灭菌法。药品贮存宜在阴凉处，易氧化变质的药品宜低温保存。

（4）金属离子　过渡金属离子，如Cu^{2+}、Fe^{3+}、Pb^{2+}和Mn^{3+}等，微量存在即对某些药物的氧化起催化作用，能催化氧化反应。如Cu^{2+}在0.06mg/kg时可催化维生素C的氧化。为避免金属离子对药物自动氧化反应的催化作用，药液中常加入适当的络合剂（EDTA-2Na）与金属离子络合，以消除或减弱其催化作用。

（5）溶液的酸碱度　溶液在酸性时，H^+浓度大，对O—H、S—H、N—H等的自动氧化起抑制作用，而在pH增大时易发生氧化。如维生素C在酸性时，既可被氧化成去氢抗坏血酸，去氢抗坏血酸又可被还原成维生素C，为可逆反应。在碱性时，为不可逆反应，氧化产物又进一步水解，故易变质失效。

【拓展提高】 怎样识别药物的变质？

（1）注意有效期和失效期生产的药品都应有生产日期（有些用批号表示）、有效期（使用期），或者有失效期等说明。在使用药物以前，一定要首先观察药物的有效期和失效期。

（2）注意外形和颜色对于药片、糖衣片及胶囊等口服药物，如因保藏不妥引起药物变形、糖衣开裂或泛色、变色，一律不宜使用（即使在有效期内也不能使用），以上这些均提示药物有变质的可能。

（3）注意沉淀物。注射药品有几种包装：①安瓿类针剂（如地塞米松、氨基酸注射液等），是一支支的内装无色或透明的液体，用砂轮打开后需一次用完。在使用前要仔细观察瓶玻璃是否有裂缝，其中是否有沉淀物或絮状物，如有则不能使用。②小瓶装的针剂，内含白色粉剂（如头孢噻肟钠、阿奇霉素等），需用注射用水溶解后，最好一次用完，如需分几次用完，间隔时间不要太长，第二次使用前应仔细观察一下瓶内药物，如有沉淀应摇匀后使用，如颜色有变化禁止使用。③大瓶装的静脉补液（如葡萄糖注射液、甲硝唑注射液、氯化钠注射液等），在使用前应把瓶子摇荡后再颠倒药瓶（即瓶口朝下），然后仔细观察瓶内是否有絮状物或漂浮物，确定无异常后方可安全使用。

三、药物其他变质反应

1. 药物异构化反应

异构化包括光学异构化和几何异构化两种，光学异构化又分为外消旋化和差向异构化。光学异构化对药物的疗效有很大影响。

维生素A长期贮存，即使在暗处或氮气中，也有部分发生顺反异构化，生成4-顺式和6-顺式两种异构体，从而使维生素A活性下降。

维生素 D_2 对光敏感，制备时紫外线照射时间过长或成品受日光照射，均可生成超甾醇而失效。维生素 D_2 遇酸也不稳定，如与维生素C、叶酸等酸性物质配伍时，可发生异构化，生成异骨化醇，异速甾醇等无活性化合物。

四环素在pH2～6时C4上的二甲氨基易发生差向异构化，形成无效的差向四环素。

2. 药物的脱羧反应

药物发生脱羧反应后，疗效降低或丧失，毒性增加。

对氨基水杨酸钠在酸性水溶液中，因与羧基相连的碳原子的电子密度较高，易受 H^+ 攻击而脱羧失效。

NH_2, OH, COONa $\xrightarrow[H^+]{-CO_2}$ NH_2, OH

对氨基水杨酸脱羧反应

维生素C干燥不彻底时，残留局部水分，贮存中形成酸性高的局部浓溶液，可发生脱羧、脱水等反应而生成糠醛，并进一步聚合或氧化聚合而呈黄色。

3. 药物的聚合反应

由同种药物的分子相互结合成大分子的反应称为聚合反应。药物发生聚合反应往往会产生沉淀或变色，影响药物正常使用及疗效。

【课堂互动】 青霉素引起过敏反应的原因是什么？

四、CO_2 对药物的影响

二氧化碳在空气中约占0.03%的体积，易溶于水。在水中溶解后部分与水形成碳酸，碳酸又会发生电离，生成 H^+ 和 CO_3^{2-}，直接影响着药物的稳定性。

（1）改变药物酸碱度　二氧化碳溶于水产生的 H^+，可以使水溶液的酸性增强，pH降低。如果碱性药物水溶液吸收二氧化碳，则生产碳酸盐使药物碱性减弱。

（2）促使药物分解变质　如硫代硫酸钠注射液吸收二氧化碳后分解而析出单质硫沉淀。

（3）导致药物产生沉淀　二氧化碳可以降低溶液的pH，使一些酸性低于碳酸的强碱弱酸盐析出游离的难溶弱酸；CO_3^{2-} 可与某些金属离子结合形成难溶的碳酸盐。如与钙离子结合生成碳酸钙沉淀。

（4）引起固体药物变质　固体药物吸收二氧化碳的同时也吸收水分，在药物的表层发生化学反应，使一些碱性金属氧化物生成碱式碳酸盐，使药物发生变质。

综上所述，在多数药物的变质过程中，水解、氧化、异构化、脱羧和聚合等反应常相互伴随，相互促进，交叉发生。所以要减少药物变质反应的发生，必须掌握药物发生变质反应的规律，才能更好地保证药物的安全、有效。

第二节　药物的代谢反应

药物经不同途径进入体内后，一方面药物对机体产生药物效应，另一方面机体对药物也产生作用，在各种酶的催化下，药物的结构发生改变，这一过程称为药物代谢或生物转化。代谢反应类型主要为氧化、还原、水解和结合反应。

一、氧化反应

氧化反应是药物在体内主要的代谢途径。很多脂溶性药物通过氧化酶系的催化作用，使代谢产物的水溶性增强，利于排泄；有些药物还可以通过生物氧化使药物活性增强，更好地发挥药物疗效。常见的不同结构类型药物的氧化反应见表 15-1。

表 15-1　常见的不同结构类型药物的氧化反应

类型	代谢特点	实　例
芳烃的氧化	芳环上引入羟基，转化成酚。羟基化反应主要发生在芳环已有取代基的对位	O, OH, N, H, CH_3, CH_3 → O, OH, N, H, CH_3, CH_3, OH 普萘洛尔
烯烃的氧化	生成环氧化物中间体，进一步水解代谢生成反式二醇化合物，而不会与生物大分子结合	N, O, NH_2 卡马西平 → O, N, O, NH_2 → HO, OH, N, O, NH_2 10,11-二羟基卡马西平
脂烃的氧化	药物如含有芳环或脂环结构，作为侧链的烃基可发生氧化。氧化可在侧链上引入羟基，羟基引入后还可进一步氧化成醛、酮和羧酸，或药物直接与葡萄糖醛酸生成结合物	H_3C, H_3C, CH_3, COOH 布洛芬 ω氧化 → HOH_2C, H_3C, CH_3, COOH ω-1氧化 → H_3C, H_3C, OH, CH_3, COOH 苄位氧化 → H_3C, H_3C, OH, CH_3, COOH

续表

类型	代谢特点	实例
脂环的氧化	含有脂环和杂环的药物，容易在环上发生羟基化	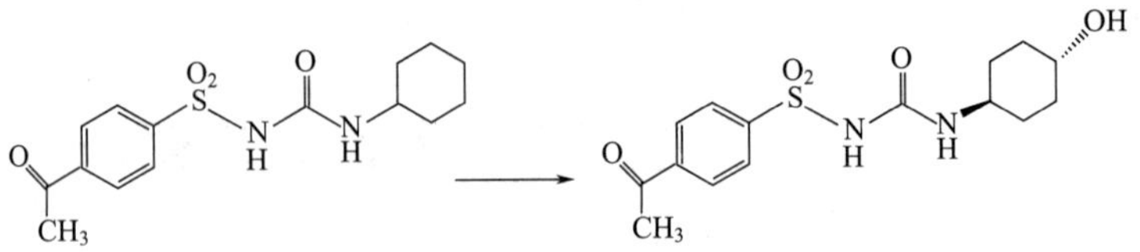 醋酸己脲 → 4-羟基醋酸己脲
胺类的氧化	仲胺、叔胺发生 *N*-去烃基化。烃基越小，越易脱去	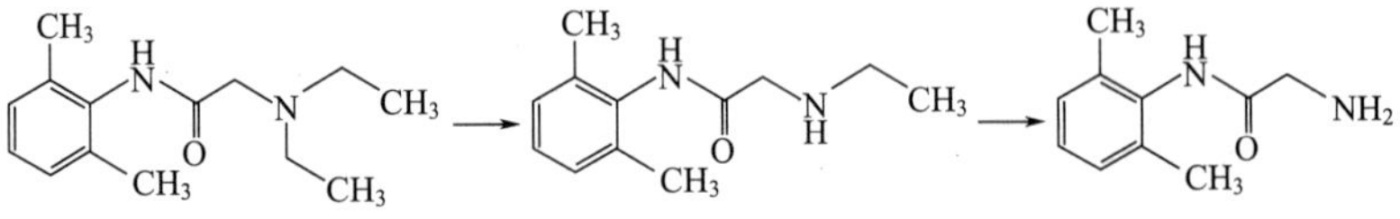 利多卡因 → →
	伯胺、仲胺发生氧化脱氨反应	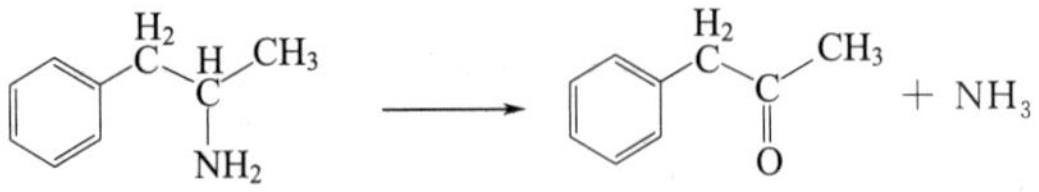 → + NH_3
	叔胺和含 *N* 芳杂环主要生成稳定的 *N*-氧化物	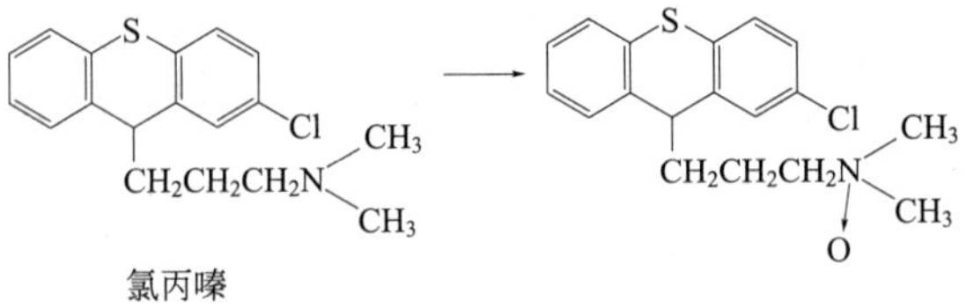 氯丙嗪 →
含氧药物的氧化	醚类化合物较常见的代谢途径是 *O*-去烃基化。代谢与立体效应、电子效应和取代基有关	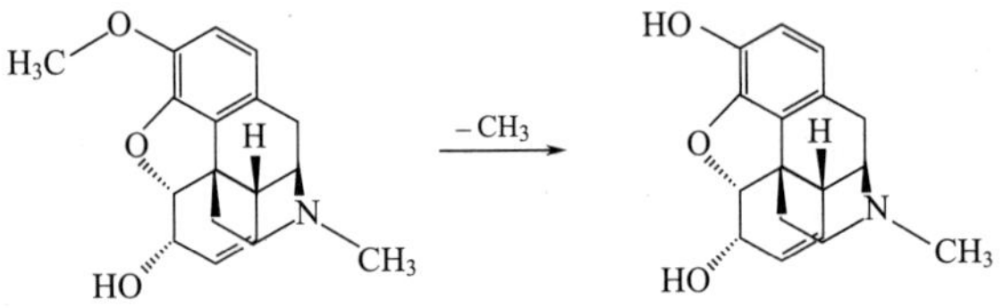 可待因 $\xrightarrow{-CH_3}$
	醇可以氧化成醛、酮、酸。醛可以氧化成羧酸	$CH_3CH_2OH \longrightarrow CH_3CHO \longrightarrow CH_3COOH$

二、还原反应

与氧化反应一样，还原反应在药物代谢中也相当重要。特别是羰基、硝基、偶氮、叠氮化合物等结构，还原代谢后往往引入羟基和氨基，可与内源性物质结合成水溶性更大的代谢物，使药效降低或丧失，并利于排泄。同时也有一些药物经过还原而活化，从而产生一定的药理作用。常见的不同结构类型药物的还原反应见表 15-2。

表 15-2 常见的不同结构类型药物的还原反应

类型	代谢特点	实例
硝基的还原	硝基在还原的过程中经过了亚硝基、羟胺等过程，最后转化硝基。还原得到的羟胺毒性大，可致癌和产生细胞毒性	O_2N–（硝基苯并二氮杂䓬酮） $\xrightarrow{[H]}$ H_2N–（氨基苯并二氮杂䓬酮）
偶氮键的还原	偶氮键断裂生成两个含氨基的代谢物	$H_2N-C_6H_3(NH_2)-N{=}N-C_6H_4-SO_2NH_2 \xrightarrow{[H]} H_2N-C_6H_4-SO_2NH_2$ 百浪多息
卤代烃的还原	氯、溴、碘原子易还原脱去。而氟原子不易脱去	$CHCl_2CF_2OCH_3 \xrightarrow{[H]} CH_3CF_2OCH_3$ 甲氧氟烷

三、水解反应

在人机体内，药物随同水和脂质而转运，水解反应是药物代谢的较为常见反应。羧酸酯水解酶广泛存在于血浆、肝、肾和消化系统中，可以催化大多数酯类药物水解。酰胺和酰肼则由蛋白水解酶催化水解。各种结构类型药物的水解过程与体外水解过程基本相似。

例如：普鲁卡因在体内水解过程。

$$H_2N-C_6H_4-COOCH_2CH_2N(C_2H_5)_2 \longrightarrow H_2N-C_6H_4-COOH + HOCH_2CH_2N(C_2H_5)_2$$

普鲁卡因

普鲁卡因体内水解过程

由于水解酶在广泛分布于体内各组织中，水解反应是酯类药物体内代谢的最基本的途径。利用这一性质，可以把一些含有羧基、醇（酚）羟基的药物修饰成酯。通过改变药物的极性，使吸收、分布、作用时间和稳定性等药代动力学性质得到改善。

四、结合反应

药物在代谢过程中，经过水解、氧化和还原反应等生物转化后的药物分子，如果不能排出体外，还会有一些内源性化合物（由糖、脂质或蛋白质衍生的结合剂）与之结合，经结合后的代谢物多失去活性，且水溶性增大，易从尿或胆汁中排出体外，这一过程称为结合反应。

内源性化合物主要是指葡萄糖醛酸、硫酸、氨基酸、谷胱甘肽、巯基尿酸等。常见的结合代谢反应类型见表 15-3。

表 15-3 常见的结合代谢反应类型

类型	代谢特点	实例
与葡萄糖醛酸结合	最常见的反应。具有羟基、羧基、氨基和巯基等官能团的药物与体内的葡萄糖醛酸结合形成葡萄糖苷酸而排出体外	COOH, OH —UDPGA / UDPGA转移酶→ COOH, O; COOH, O, H, H, OH, OH, OH, OH H
与硫酸结合	具有羟基(酚羟基、醇羟基、*N*-羟基等)和氨基(芳香胺等)的药物及代谢物，在磺基转移酶的催化下，结合成硫酸酯和氨基磺酸酯而排出体外	COOH, OH —PAPS / 磺基转移酶→ COOH, OSO_3H
与氨基酸结合	芳基烷酸、芳基羧酸和杂环羧酸的代谢，常以羧基与氨基酸的氨基，在辅酶 A(CoA)的参与下，缩合成酰胺而失去活性	COOH, OH —NH_2CH_2COOH / 辅酶 A(CoASH)→ $CONHCH_2COOH$, OSO_3H
与谷胱甘肽结合	谷胱甘肽含巯基、氨基，是强亲核基团，与亲电性代谢物如环氧化物、*N*-氧化物、羟胺、酰卤等结合，有去毒灭活作用，结合物水溶性增加	Cl— —GSH→ Cl— $SCH_2CHCOOH$, $NHCOCH_3$
乙酰化结合	含有氨基、磺酰胺、肼基及酰肼基团的药物，在体内酰基转移酶的催化下进行，以乙酰辅酶 A 作辅酶，进行乙酰化反应，大都生成无活性或活性较小的产物，因而是一条有效的解毒途径	$CONHNH_2$, N → $CONHNHCOCH_3$, N

【课堂内外】 根据所学知识完成表 15-4。

表 15-4 判断药物易发生的变质反应类型及反应基团

药物名称	水解反应	自动氧化反应	异构化反应	脱羧反应	聚合反应
阿司匹林	酯		—		
对氨基水杨酸钠					
盐酸普鲁卡因					
青霉素钾					
对乙酰氨基酚					
维生素 A			双键		

【课外阅读】

药物的代谢反应对药物活性的影响

本章小结

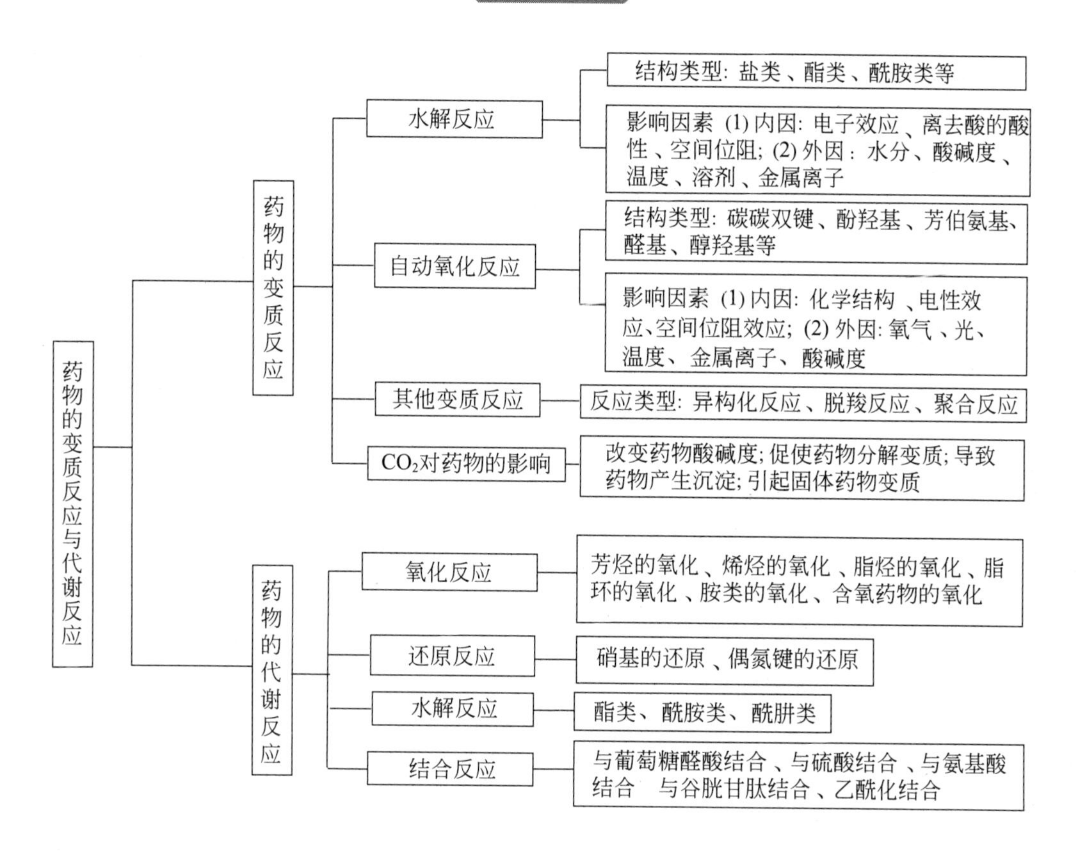

目标检测

一、单项选择题

1. 不属于药物代谢反应的是（ ）。

A. 氧化反应　　B. 碳化反应　　C. 水解反应
D. 还原反应　　E. 结合反应

2. 药物中的官能团不易产生氧化反应是（ ）。

A. 芳环　　B. 氨基　　C. 烯烃
D. 酰脲　　E. 炔烃

3. 下列结构中不发生水解反应的是（ ）。

A. 酯　　B. 酰胺　　C. 酰肼
D. 酰脲　　E. 醚

4. 体内不易被还原的药物结构是（ ）。

A. 羰基　　B. 硝基　　C. 偶氮基
D. 卤素　　E. 羟基

5. 药物的水解速率与溶液的温度变化有关，一般来说温度升高（ ）。

A. 水解速率不变　　B. 水解速率减慢　　C. 水解速率加快

D. 水解速率先慢后快

二、多项选择题

1. 药物的变质反应主要有（　　）。

A. 水解反应　　B. 氧化反应　　C. 异构化反应

D. 结合反应　　E. 碳化反应

2. 影响药物水解的外界因素有（　　）。

A. 温度　　B. 水分　　C. 酸碱性

D. 金属离子　　E. 压强

3. 影响药物自动氧化的外界因素有（　　）。

A. 温度　　B. 氧气　　C. 酸碱性

D. 金属离子　　E. 光线

三、配伍选择题

［1～5］

A. 水解反应　　B. 自动氧化反应化物　　C. 异构化反应

D. 脱羧反应　　E. 聚合反应

1. 酚类药物易发生的变质反应是
2. 酯类药物易发生的变质反应是
3. 含有羧基的药物易发生的变质反应是
4. 具有顺反异构体的药物易发生的变质反应是
5. 由同种药物的分子相互结合成大分子的反应称为

四、简答题

1. 二氧化碳对药物质量的影响是什么？
2. 药物常见的代谢反应有哪些？
3. 简要论述药物变质反应及其影响因素，如何规避这些不利因素？

第十六章
药物的化学结构与药效的关系

学习目标

知识要求

☆ 掌握构效关系和基本结构的概念；药物的理化性质对药效的影响。

☆ 熟悉药物的化学结构与药效的关系；有机药物化学结构修饰的作用和方法。

☆ 理解结构特异性药物和结构非特异性药物的基本概念，电子云密度、官能团和立体异构对药效的影响。

☆ 了解先导化合物发现的基本途径；先导化合物优化的基本方法。

能力要求

☆ 能区分结构特异性药物和结构非特异性药物。

☆ 能分析药物的理化性质、结构因素对药效的影响。

☆ 能初步设计有机药物化学结构修饰的方法。

【知识链接】 我国首次发现新型抗疟药青蒿素

1997 年我国科学家首次从植物黄花蒿中提取分离得到速效、高效、低毒的新型抗疟药青蒿素，检测分析发现青蒿素具有半萜内酯结构，以此药为先导化合物，对其进行结构改造得到蒿甲醚和青蒿琥酯，抗疟活性均优于青蒿素，由此开发出了一系列抗疟药。

药物的化学结构决定了它的理化性质，并直接影响药物在体内的吸收、分布、代谢和排泄。随着有机化学、生物化学和药理学等学科的发展、相互融合，促进了药物构效关系的研究；随着药物和受体相互作用的探讨，逐步阐明药物在机体内产生作用的内在联系，显示了药物的化学结构与药物作用的构效关系。这种构效关系的研究已成为现代新药研究和设计的基础。

第一节　药物的构效关系概述

药物的化学结构与生物活性（包括药理与毒理作用）之间的关系，简称构效关系（Structure- Activity Relationships，SAR），是药物化学的中心内容之一，也是药物化学和分子药理学长期以来所共同探讨的问题。

一、结构特异性药物和结构非特异性药物

根据药物在体内分子水平上的作用方式，是否基本上依靠特异性化学结构的存在和排列，可把药物分成两种类型，即结构特异性药物和结构非特异性药物。

结构非特异性药物的生物活性（药理作用）主要受药物理化性质的影响，与化学结构类型关系较少，当结构有所改变时，对生物活性无明显影响。如全身麻醉药，从化学结构上看，有气体、有低分子量的烃、卤烃、醇和醚等，其作用主要受药物的脂水（气）分配系数的影响。

大多数药物属于结构特异性药物，其生物活性与化学结构密切相关，其作用与体内特定受体的相互作用有关，药物的化学结构稍加改变，药物分子与受体的相互作用和相互匹配就会发生变化，导致药效学性质发生变化。

二、影响药效的主要因素

（一）药物作用的生物学基础

1. 药物作用的生物靶点

与药物在体内发生相互作用的生物大分子被称为药物的作用靶点，即致病基因编码的蛋白质和其他生物大分子，如酶、受体、离子通道、核酸等。常见药物作用的生物靶点见表 16-1。

表 16-1 常见药物作用的生物靶点

作用靶点	作用方式	药物名称
受体	血管紧张素Ⅱ受体拮抗剂	氯沙坦、依普沙坦
	H_2 受体拮抗剂	美托洛尔、比索洛尔
	阿片受体拮抗剂	吗啡、可待因
酶	血管紧张素转化酶抑制剂	卡托普利、赖诺普利
	HMG-C_OA 还原酶抑制剂	洛伐他汀、氟伐他汀
	环氧化酶抑制剂	吲哚美辛、双氯芬酸钠
	磷酸二酯酶抑制剂	氨力农、米力农
离子通道	钠通道阻滞剂	利多卡因、妥卡尼
	钙通道阻滞剂	尼莫地平、硝苯地平
	钾通道阻滞剂	胺碘酮、索他洛尔
	钾通道开放剂	米诺地尔、吡那地尔
核酸	以嵌入的方式与 DNA 分子相互作用	柔红霉素、多柔比星

分子生物学和分子药理学等新兴学科的出现，为阐明许多生物大分子与疾病发生的关系做出了重要的贡献。合理化药物分子设计就是基于生命科学研究揭示的药物体内作用靶点的结构特征，设计药物新分子，以期发现选择性地作用于靶点的新药。

2. 药物作用的体内过程

药物从吸收进入机体后，到产生作用要经历一系列的过程，可由图 16-1 表示。

从图 16-1 可见药物在体内的过程包括吸收、分布、代谢、组织结合、在作用部位产生作用和排泄，其中每一过程都会影响药物的药效。在这些因素中，影响药物产生药效的决定因素有两个：

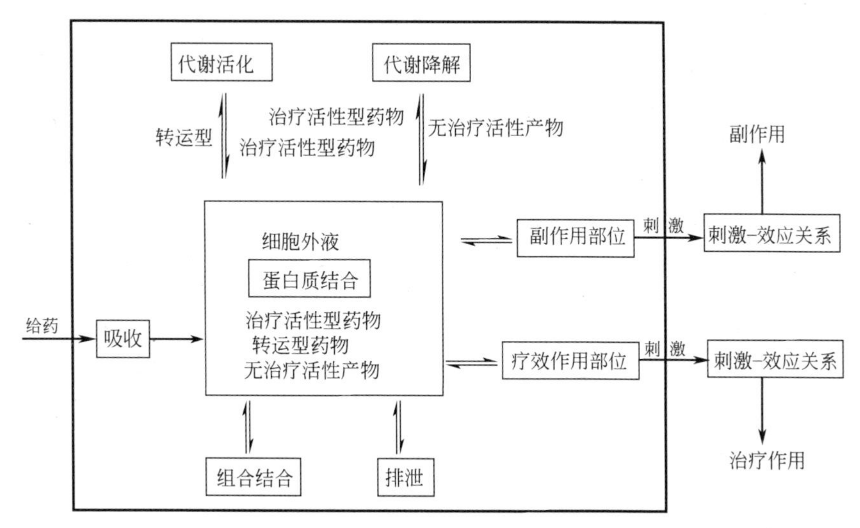

图 16-1 体内药物作用的一些主要过程

（1）药物必须以一定的浓度到达作用部位，才能产生应有的药效。一个药物在分离的组织中发挥它已知的药理作用，但当体内给药时就可能无效，说明其没有达到与生物靶点相互作用的足够药物浓度。相反，一个药物在体外无效，但体内给药时就可能有效，说明它在体内经历了生物代谢活化过程。对于一个药物来说，除了要考虑它与生物靶点相互作用的许多方面之外，还要考虑药物的转运过程（吸收、分布、代谢和排泄），而转运过程又受药物理化性质的影响，因此这一因素由药物的理化性质决定，也是结构非特异性药物生物活性的决定因素。

（2）药物和受体的相互作用。结构特异性药物发挥药效的本质是药物有机小分子经吸收、分布到达其作用的生物靶点后，与受体生物大分子相互作用的结果。这其中包括二者在立体空间上的互补，犹如钥匙和锁的关系。电荷分布上的相互匹配，通过各种化学键力的作用使二者有效地相互结合，进而引起受体构象的改变，触发机体微环境产生与药效有关的一系列药理效应。其过程如图 16-2 所示。

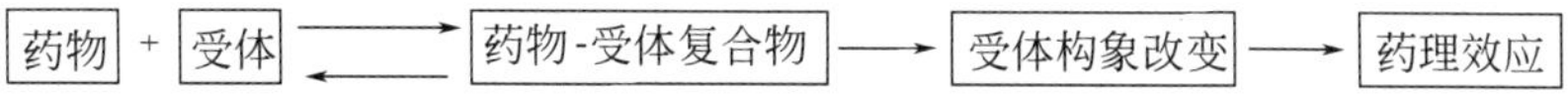

药物 + 受体 ⇌ 药物-受体复合物 ⟶ 受体构象改变 ⟶ 药理效应

图 16-2 药物和受体相互作用示意图

第一个决定因素概括了药物的药剂相和药代动力相的影响，第二个决定因素也称为药效相的影响。这两个因素都与药物的化学结构有密切的关系，是构效关系研究的重要内容。

【拓展提高】 药物在体内的过程

药物口服给药后，经胃肠道吸收进入血液。静脉给药可直接进入血液。其他非肠道给药，可经局部组织吸收进入血液。通过血液在体内的循环作用，可将药物输送到全身，由血液向各组织间的扩散作用而分布到各个组织部位。在这个过程中要穿过无数的细胞层和一系列脂质双层的膜相结构，要受到不同化学环境和各种酶系统的降解和代谢，最终通过尿液和粪便排出体外。

（二）药物的基本结构对药效的影响

在药物构效关系研究中，将具有相同药理作用药物的化学结构中相同或相似的部分，称为相应类型药物的基本结构或药效结构。药物的基本结构决定结构特异性药物的生物活性，是结构特异性药物发生药效的必需结构部分。许多类药物都可以找出其基本结构。如磺胺类药物的基本结构为对氨基苯磺酰胺。

—$\overset{4}{N}$H—⟨苯环⟩—$SO_2\overset{1}{N}$H—

磺胺类药物的基本结构

在药物的结构改造和新药设计中，基本结构不能改变，只能在非基本结构部分加以变化，以保证其衍生物既保持原有药物的作用，又具有各自特点。

如在确定磺胺类药物的基本结构后，用杂环取代 N1 上的氢可使药物活性增强，从而制成了一系列各有特点的磺胺类药物。

【课堂互动】 写出拟肾上腺素药物、局部麻醉药、青霉素类药物基本结构，比一比这几类药物结构修饰的方法，你能发现一些结构修饰的规律吗？

第二节 药物的理化性质与药效的关系

药物的理化性质包括溶解度、分配系数、解离度、表面活性、热力学性质和波谱性质等，对药效影响较大的理化性质主要是溶解度、脂水分配系数和解离度。

结构非特异性药物的生物活性主要受理化性质影响。药物呈现生物活性的基本条件是通过生物膜转运到达其作用的生物靶点并且在作用部位达到有效浓度，其通过能力由药物的理化性质及其分子结构决定。通常以生物利用度和药代动力学参数来进行描述。

一、溶解度和脂水分配系数对药效的影响

药物的脂溶性和水溶性可以用脂水分配系数 P 表示：

$$P=\frac{c_o}{c_w}$$

式中，P 为药物分配达到平衡时在有机相中的浓度（c_o）和水相中的浓度（c_w）之比。P 值可以表示药物脂溶性的大小，P 值越大，脂溶性越高，由于 P 的数值较大，常用其对数 $\lg P$ 表示。

药物在转运扩散至血液或体液时，需要有一定的水溶性（又称亲水性）。而通过脂质的生物膜，又需要有一定的脂溶性（又称亲脂性）。各类药物因其作用不同，对水溶性和脂溶性有不同的要求，如作用于中枢神经系统的药物，需通过血-脑脊液屏障，因此需要有较高的脂溶性。脂水分配系数过大或过小都可能影响药物的吸收。

药物化学结构的改变对药物脂水分配系数影响显著。当药物分子中引入烷基、卤素原子、芳环、酯基等时，可以增加药物的脂溶性。反之，如引入亲水性的—COOH、—OH、—NH_2 等极性基团时，则会增加水溶性。

【课堂互动】 药物脂溶性和水溶性大小与药物在体内的作用时间和速度有关系吗？

二、解离度对生物活性的影响

有机药物多数具有弱酸性或弱碱性，在体液中可部分解离。药物的解离度取决于解离常数 pK_a 和介质的 pH。以羧酸和含胺类化合物为酸碱药物代表，pK_a 的计算方法如下：

酸性药物：

$$RCOOH + H_2O \rightleftharpoons RCOO^- + H_3O^+ \quad pK_a = pH - \lg\frac{[RCOO^-]}{[RCOOH]}$$

碱性药物：

$$RNH_2 + H_2O \rightleftharpoons RNH_3^+ + OH^- \quad pK_a = pH - \lg\frac{[RNH_2]}{[RNH_3^+]}$$

解离度对药物活性的影响主要表现在对药物吸收、转运和对药物-受体相互作用的影响。适宜的解离度才能使药物显示最好的药效。由于多数药物呈弱酸弱碱性，在体液中可部分解离，其离子型和分子型按一定比例达到平衡。通常药物以未解离的分子型通过生物膜，进入细胞后，在膜内的水相介质中解离成离子型再起作用。如果药物的生物活性主要是由离子型产生的，则活性随着药物解离度的增加而增加。如果药物的生物活性主要是由非离子型所产生的，则随着药物解离度的增加，将会使生物活性降低。

胃肠道的 pH 从胃部的 pH 大约为 1 到十二指肠部位的 pH 大约为 5，然后持续增加，根据解离常数可计算出药物在胃肠道各部位的离子型和分子型的比率，这就决定了药物在各部位的吸收情况和给药形式。

【课堂互动】 判断阿司匹林（pK_a＝3.5）和可待因（pK_a＝8）口服时，在胃肠道中哪个部位吸收较多？

药物化学结构的部分改变，有时会对药物解离常数产生较大的影响，从而影响其生物活性。临床上一方面可以利用改变药物的解离度降低药物的毒副作用。如在药物结构中引入季铵基团，增大解离度，使其难以通过血脑屏障，以达到减少药物对中枢神经系统不良反应的目的。另一方面可以利用改变药物的解离度决定其吸收和作用部位。

【案例分析】 巴比妥酸 pK_a 约为 4.12，几乎没有镇静催眠作用，而其 5 位双取代的苯巴比妥却有着较强的镇静催眠作用，试分析其原因。

分析：在生理 pH 7.4 时，巴比妥酸 pK_a 约为 4.12，由于 5 位的活泼氢可互变异构为稳定的芳环结构，有 99％以上呈离子型，苯巴比妥（pK_a 为 7.4）约有 50％以分子形式存在，可进入中枢神经系统而起作用。

第三节　药物的结构因素与药效的关系

结构特异性药物一般与受体结合形成复合物才能产生特定的药理作用，其活性主要取决于药物与受体的结合力，即化学结构本身。影响药物与受体结合的因素有电子云密度、官能团、键合特性、分子大小及立体因素等。

一、药物的电子云密度对药效的影响

受体大多数是蛋白质，蛋白质由氨基酸经肽键结合而成，除肽键外，氨基酸上有各种极性基团，其电子云密度分布是不均匀的，药物的电子云密度分布也是不均匀的。若药物分子的电子云密度分布能与受体的电子云密度分布呈互补状态，则有利于产生静电引力，利于相互作用而结合，形成受体复合物。

机体蛋白质的等电点多在 7 以下，在生理 pH 条件下多以负离子形式存在，而多数药物分子常带有吸电子基团，形成正电中心，可以和受体的负电区域形成复合物而产生药理效应。

在药物结构中，引入各种极性官能团，可以改变药物的电子云密度分布，从而影响药物与受体的结合，产生药效的变化。在对氨基苯甲酸酯类局麻药分子中，苯环与酯基中的羰基共轭，正、负电荷区域分别通过偶极与偶极相互作用与受体结合，从而使羰基进一步极化。若在苯环对位引入供电子基团氨基、羟基、烷基等，能增加羰基的极性，使药物与受体结合更牢固，作用时间延长，如普鲁卡因。若引入硝基、羰基等吸电子基团，则羰基的极性减小，导致与受体的结合减小，因此麻醉作用降低。

【课堂互动】 若在对氨基苯甲酸酯类局麻药分子中引入一个—CH_2—，或一个—CH＝CH—基团，麻醉作用会发生怎样的变化？

二、官能团对药效的影响

药物的药理作用主要依赖于分子整体，但某些特定官能团的变化可使分子结构和性质发生变化，影响药物与受体的结合而影响药效。一般药物分子结构中有多种活性功能基团，每种官能团对药物性质的影响不同，对药效亦产生不同的影响，通过分析特定官能团的作用，将局部结构的改变与整体理化性质相联系，可对构效关系有更全面的认识。药物结构中常见官能团对药效的影响见表 16-2。

表 16-2 常见官能团对药效的影响

功能基	对药效的影响
烷基	增加脂溶性，降低解离度，增加空间位阻，增加稳定性，延长作用时间
卤素	强吸电子基，影响电荷分布、脂溶性及药物作用时间，提高生物活性
羟基	可形成氢键，增加水溶性，减少生物活性，降低毒性
巯基	增加脂溶性，易于吸收，影响代谢
醚和硫醚	氧原子有亲水性，碳原子有亲脂性，有利于药物运转与定向分布，增加生物活性
磺酸基	增加水溶性，生物活性减弱，毒性降低
羧基	增加水溶性，增强生物活性
酯基	增大脂溶性，增强生物活性，易吸收和转运
酰胺基	易与生物大分子形成氢键，易与受体结合，显示结构特异性
氨基	可形成氢键，增加水溶性，提高生物活性

【课堂内外】 比一比诺氟沙星、氧氟沙星、环丙沙星的化学结构和临床用途的异同点。

三、键合特性对药效的影响

药物对机体的作用可以认为是药物和受体分子间的物理相互作用（缔合）和化学反应（成键）所引起，一般要通过共价键、氢键、范德华力、疏水键、离子键、电荷转移复合物、金属螯合作用、偶极作用等形式相互结合。因此键合特性对药效有一定的影响。药物和受体的结合有可逆和不可逆两种，除了共价键是不可逆的外，其他键合都是可逆的，且多种键合形式共存。这里主要介绍共价键、氢键和金属螯合作用对药效的影响。

1. 共价键

共价键键能最大，药物和受体以共价键结合时，形成不可逆复合物；除非被体内特异性的酶解可使共价键断裂外，很难恢复原形。因而这样的药物产生的作用比较强而持久，但如有毒性，也是不可逆的。如多数抗感染药物与微生物的酶以共价键结合，产生不可逆的抑制作用，从而发挥高效和持续的治疗作用。再如烷化剂类抗肿瘤药的作用机制亦是如此。

2. 氢键

氢键是药物与受体最普遍的结合方式。药物分子中的 O、S、N、F 等原子中孤对电子，可以和受体上与 N、O、S、F 共价结合的 H 形成氢键。常见的氢给予体为 OH、NH_2、SH，质子接受体主要有 OH、OR、C═O、NH_2、杂 N 原子、Cl 等。氢键的键能约为共价键的 1/10，但氢键的存在数量往往较多，所以对药物的理化性质和生物活性产生的影响较大。

美沙酮具有吗啡样镇痛活性是由于其分子中的叔氨基与醇羟基形成氢键缔合，从而使其构象近似于吗啡样镇痛剂如哌替啶的结构特征。

3. 金属螯合作用

金属离子和提供电子的配位体可形成金属络合物，含有两个以上配基（供电基）的配位体称螯合剂。螯合物是由两个或两个以上的配位体和一个金属离子通过离子键、共价键或配位键等形成的环状结构化合物。

金属螯合作用主要用于重金属中毒的解毒、某些疾病的治疗、制剂的稳定，目前在抗肿瘤药物研究中较为活跃，常见的为铂螯合物。

四、药物的立体异构对药效的影响

药物和受体结合时，不但电性要相互适应，而且需要空间结构上的互补，药物与受体的互补程度愈大，则其特异性愈高，作用亦愈强。药物分子的构型、构象和特定基团的改变，都将影响药物和受体的互补性，从而影响药物的活性。

1. 旋光异构

具有手性中心的药物称为手性药物，手性药物存在光学异构体，它们之间除了旋光性不同之外，有着相同的物理性质和化学性质，但其生物活性则有不同的情况，可分为：作用相同但作用强度（有无或大小）不同，作用完全不同，作用方式不同等几种类型。光学异构体对药理活性产生的影响、变化见表 16-3。

表 16-3 光学异构体对药理活性的影响

药理活性的差异类型	具光学异构体的药物举例
光学异构体具有等同的药理活性和活性强度	抗疟药氯喹
光学异构体具有相同的药理活性，但强弱不同	维生素 C，活性为右旋体＞左旋体
光学异构体一个有活性，另一个没有活性	氯霉素，仅 1*R*，2*R*-(－)-苏阿糖型有活性
光学异构体具有相反的活性(较少见)	利尿药依托唑啉：左旋体利尿，右旋体抗利尿
光学异构体具有不同类型的药理活性	*S*-(＋)-索他洛尔有抗心律失常作用，*R*-(－)-索他洛尔为 β-受体阻滞剂

2. 几何异构

药物分子中的几何异构是由于双键或脂环等刚性或半刚性结构的存在，导致分子内旋转受到限制而产生的。一般来说，几何异构体的各基团间的距离不同，如果其中一个异构体能适应受体的立体结构，则其他异构体便不能与受体相适应。因而药物活性有很大差异。如图 16-3 所示。

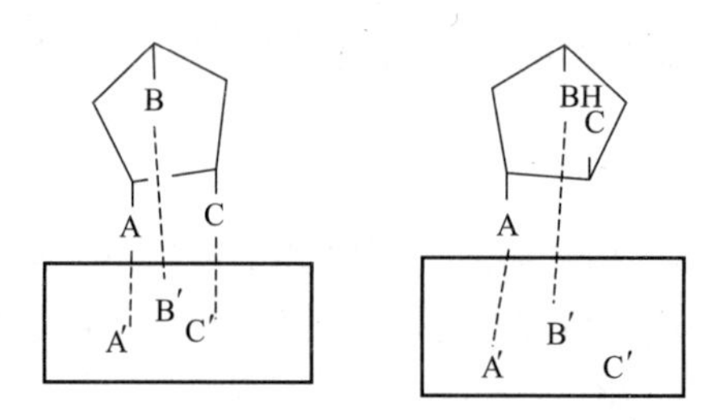

图 16-3 几何异构体与受体结合示意图

例如反式己烯雌酚的雌激素活性比顺式异构体强。

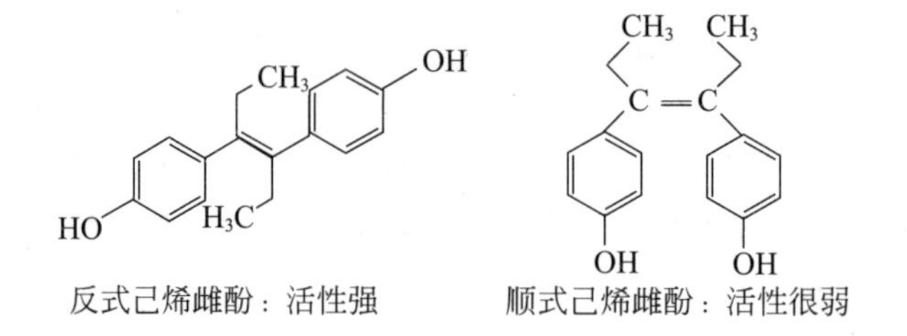

反式己烯雌酚：活性强　　顺式己烯雌酚：活性很弱

3. 构象异构

分子内各原子或基团的空间排列因单键旋转而产生动态立体异构现象，为构象异构。自由能低的构象由于稳定出现概率高为优势构象。药物与受体相互作用时，能为受体识别并与受体结构互补结合的药物构象称为药效构象。药效构象并不一定是药物的优势构象。通过寻找药效构象可以确定与受体结合的情况，为新药设计提供信息。

第四节 寻找先导化合物的方法和途径

先导化合物是指通过各种途径或方法得到的具有某种特定生物活性并且结构新颖的化合物。任何一类优良治疗药物的开发研究都要经过发现、发展和完善三个阶段。即寻找和发现先导化合物，确定产生生物活性的基本结构，随后从药效学和药代动力学方面对先导化合物进行优化，进而进行构效关系研究，以获得最佳治疗药物。在药物化学发展过程，先导化合物的发现有多种途径。

一、天然生物活性物质

20. 微课：青蒿素的发现

天然产物是药物最古老的来源，从天然的动植物和微生物中寻找先导化合物是先导物发现的重要组成部分。临床上使用的许多药物如抗生素、维生素等都是从天然产物中提取、分离得到的。

悠久的中草药历史和丰富的医药遗产，是发现先导物的一个重要来源。其中民间治疗疾病的各种偏方、验方，往往是由天然物质寻找先导物的起点。目前利用这种途径已发现了大量的先导化合物和用于临床的药物，如解热镇痛药阿司匹林，最早是从柳树的叶子里被提取出来的，除此之外还有吗啡、麻黄素、咖啡因、紫杉醇等。

【知识链接】 从中药黄花蒿植物分离出抗疟有效成分青蒿素为倍半萜内酯，实验证明对恶性疟原虫作用快，特别是对氯喹耐药株具有抑制作用，对人体毒性很低，因而成为新结构类型的抗疟先导化合物。但天然青蒿素存在生物利用度低和抗疟作用复发率较高的缺点。利用对其进行结构改造开发了很多有效的抗疟药。

合理开发微生物也是获得新药和先导化合物的主要来源。如洛伐他汀（Lovastaun）是从土曲霉菌的发酵液得到的，经过结构改造，又得到半合成的辛伐他丁。这两个药物在口服后，很快水解成有活性的 β-羟基酸代谢物，为催化胆固醇合成的限速酶的竞争性抑制剂，从而抑制了胆固醇的合成。二者均为目前常用的降血脂药物。

二、生命基础过程研究

通过对药物作用机制和作用部位的深入研究，人们逐渐认识到药物的体内作用部位或作用靶点，通过对这些生物靶点结构及其结构特征进行研究，明确其结构特点，研究药物与这些生物靶点的结合规律，从中发现了许多药物的先导化合物。

血管紧张素转化酶（ACE）可将具有十肽结构的血管紧张素Ⅰ裂解为八肽结构的血管紧张素Ⅱ，后者可使平滑肌收缩，并促使醛甾酮的生物合成，从而导致血压升高。研究发现血管紧张素转化酶与羧肽酶 A 结构和功能具有相似之处，由此设计出先导化合物琥珀酰 L-脯氨酸，经侧链基团变换，得到降压药物卡托普利。随后经先导化合物的进一步优化得到依那普利、赖诺普利等。

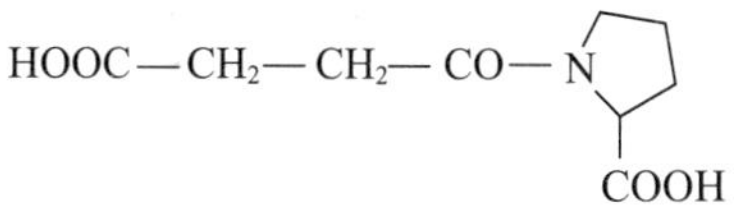

琥珀酰L-脯氨酸

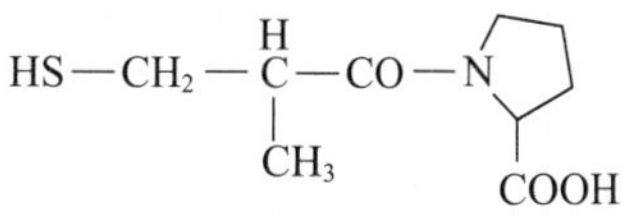

卡托普利

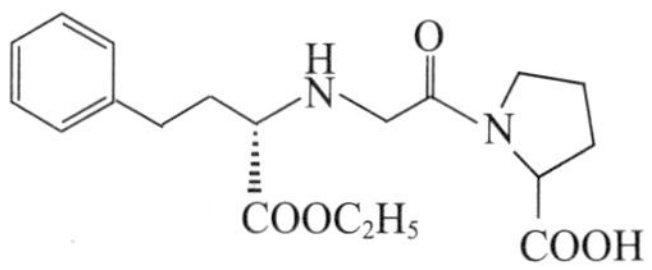

依那普利

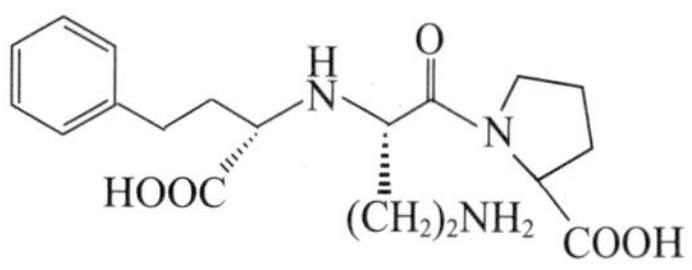

赖诺普利

三、药物代谢研究

有些药物在体内代谢后，能转化为活性更强的代谢物，其药效高于未代谢的药物。因此，研究药物活性代谢物的结构也是发现先导化合物的一个重要途径。

卡马西平（Carbamazepine）为广谱抗癫痫药，进入机体可代谢成 10,11-环氧化物，后者有较强的抗惊厥作用，经过实验证明卡马西平的抗癫痫作用是由 10,11-环氧化物引起的，于是，在其基础上设计合成了普罗普林等多种药物。

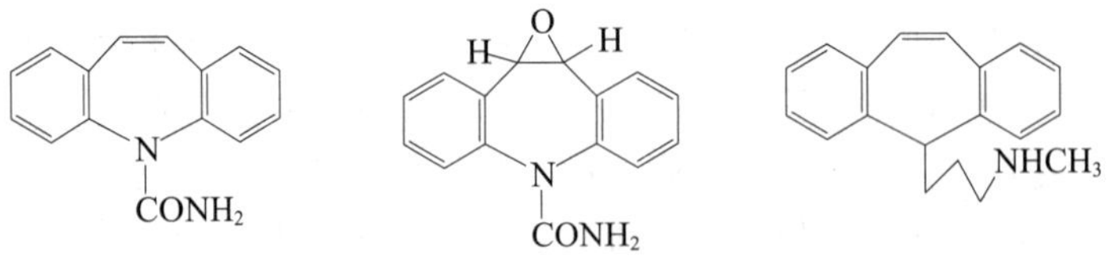

卡马西平　　10,11-环氧化物　　普罗普林

药物分子中某些基团易受代谢影响而使药物分子活性减弱或失去活性，甚至转化成有毒的代谢物。因此，对一个药物失活或生物毒化过程的了解，也有助于对分子进行有目的的改造，通过将原有药物作为先导化合物，根据药物原型和所形成的代谢物的结构，将相应易代谢的化学活性基团加以保护，常能获得强效药物。该方法还可用于抗代谢物类药物的开发。

研究奎宁代谢过程中，发现其 2′位易被氧化失活，用芳香基团封闭 2′位虽可增加活性，但有光毒化作用，当用吸电子基团 CF_3 取代时，光毒化作用大大降低，以此为先导，在 8′位上再引入 CF_3 一个基团，发现了代谢阻滞剂甲氧喹，副反应大大减小，而活性更强，是一种安全有效、治疗有多重抗药性的恶性疟的药物。

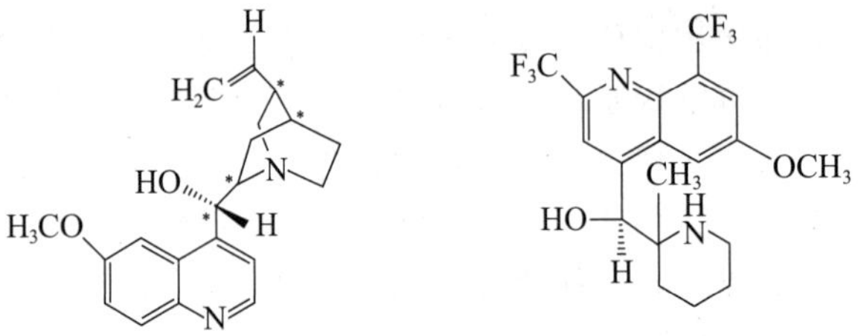

奎宁　　甲氧喹

四、受体结构或配体-受体结合模式

近年来已分离出一些药物受体，确定了受体的结构，目前研究药物与之相互作用的作用点及结合方式，X 射线单晶衍射、计算机图形学以及量子化学计算等，测定药物与受体的结合模式推测出受体图像，均可作为推测新型先导化合物的化学结构的依据。

内源性物质组胺中的 H_2 受体与胃液分泌有关。为了研究抗消化道溃疡药，以组胺为化学起始物，寻找对组胺 H_2 受体有拮抗作用的物质。研究发现丁咪硫脲具有 H_2 受体拮抗作用，进而以其为先导化合物，在 4-位引入甲基，侧链加入硫原子，最终研究开发出西咪替丁（Gmeddine）、雷尼替丁（Raniodine）等以拮抗 H_2 受体为作用靶点的胃溃疡病治疗药。

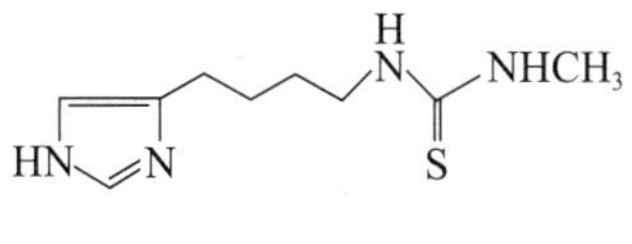

丁咪硫脲 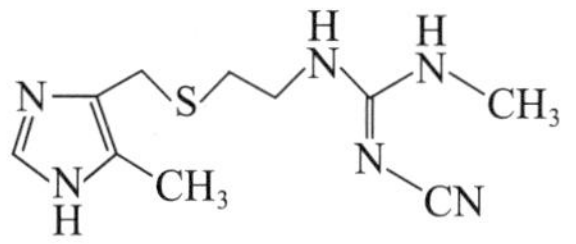　　西咪替丁

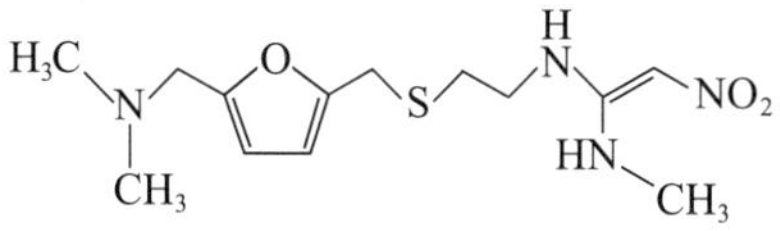

雷尼替丁

五、药物的不良反应

某一药物的毒副作用可能对另一种疾病有治疗作用，所以在药物研究中，可以从已知药物的毒副作用出发找到新药，或将毒副作用与治疗作用分开而获得新药。

长压定可使外周动脉平滑肌舒张，临床用作降血压药，但长压定同时还有刺激毛发生长作用，近年来局部用药可治疗斑秃和男性脱发。

【课堂内外】 查一查，在寻找先导化合物的过程中，除上面介绍的方法外，还有哪些常用的方法？

第五节　结构改造与药效的关系

为了提高药物的治疗效果，降低毒副作用，改善药物的药代动力学性质，可将现有药物或先导化合物进行结构优化，主要包括化学结构改造和化学结构修饰。化学结构改造是利用各种化学原理改造药物的基本结构基团，提高化合物的活性，增强疗效。化学结构修饰是保持药物的基本结构，仅在某些官能团上作一定的化学结构改变，以改进药物的某些缺点。

一、先导化合物的优化

1. 生物电子等排原理

在对先导化合物进行结构优化研究中，生物电子等排原理（Bioisosterism）是应用较多的一种方法，即以电子等排体（Isostere）在基本结构的可变部分相互置换，对药物进行结构改造与修饰。

生物电子等排体是指具有相似的物理和化学性质，又能产生相似生物活性的基团或分子。

（1）经典的生物电子等排体　是以氢化物置换原则为基础，从元素周期表中的第四列起的任何一个元素的原子与一个或几个氢原子结合成分子或原子团后，其化学性质与其邻近的较高族元素相似，它们互为电子等排体。

一价生物电子等排体：$—NH_2$、—OH、—F、—Cl 等。

二价生物电子等排体：$—CH_2—$、—NH—、—O—、—S—等。

三价生物电子等排体：—CH＝、—N＝、—P＝等。

这些电子等排体常以等价交换形式相互置换。

在对磺酰脲类降糖药结构修饰中，以—CH_3 置换氨磺丁脲分子中的—NH_2 得到了甲苯磺丁脲，降血糖活性明显提高。其后再用—Cl 置换甲苯磺丁脲分子中苯环上的—CH_3，并把—C_4H_9 改为—C_3H_7，得到了氯磺丁脲，不仅提高了降血糖活性，而且延长了生物半衰期，减小了毒性。

氨磺丁脲　　甲苯磺丁脲　　氯磺丁脲

在对局部麻醉药普鲁卡因的结构改造中，以—NH—置换普鲁卡因分子中的—O—得到普鲁卡因胺，其局部麻醉作用比普鲁卡因弱，但抗心律失常作用较强，临床用作抗心律失常药。

普鲁卡因　　普鲁卡因胺

（2）非经典生物电子等排体　一些尽管不符合生物电子等排体的定义，但在相互替代时可以产生相似或拮抗活性的体积、电负性和立体化学等相似的原子或原子团称为非经典生物电子等排体。

环内等排体：—CH═CH—、—O—、—S—、—NH—、—CH═、—N═等。

等价环体：、、、等。

在局部麻醉药的结构修饰中，以吡咯环置换利多卡因分子中的二乙氨基得到局部麻醉作用与利多卡因相似，可以应用于口腔科的吡咯卡因。

利多卡因　　吡咯卡因

在组胺 H_2 受体拮抗剂的结构改造中，应用等价环体以二甲氨基甲基呋喃环置换西咪替丁分子中的咪唑环得到第二代雷尼替丁，其 H_2 受体拮抗作用比第一代 H_2 受体拮抗剂强，而且没有酶抑制作用。等价环体在半合成抗生素设计中也有较多的应用。

西咪替丁　　雷尼替丁

【知识链接】 在药物的结构改造与修饰中，利用生物电子等排体原理，通过生物电子等排体的替代可以达到以下目的：

（1）得到具有相似药理活性的新化学实体或类似物。

（2）得到具有相反作用（拮抗作用）的药物，用于设计代谢拮抗剂类药物。

（3）降低药物的毒副性。

（4）改善药物的药代动力学性质。

2. 前药原理

药物经过结构修饰后得到的化合物，体外无活性或活性很低，在体内经酶或非酶作用，释放出活性物质而产生药理作用的化合物，称为前体药物，简称前药（Prodrug），原来的药物称为原药或母药（Parentdrug）。前药可分为载体前体药物（Carrier-prodrug）和生物前体药物（Bioprecursor）两类。

载体联结前药是指由一个活性药物（原药）和一个可被酶除去的载体部分联结的前药。载体联结前药可在体内经酶水解释放出原药。如解热镇痛药贝诺酯在体内水解后，成为有活性的阿司匹林和对乙酰氨基酚。

在体内经酶催化的，除水解反应以外的氧化、还原、磷酸化和脱羧反应等方式活化的前药则称为生物前体药物，简称生物前体。生物前体可有不同的结构类型，结构变化较大，不能通过水解反应除去载体得到其前药，其原药和前药的关系不容易识别。如生物前体为伯胺化合物，在体内经氧化代谢成醛，进一步代谢成羧酸化合物发挥药理作用。

前药原理（Principle of prodrug）主要是指在不改变药效学的前提下，运用体内药物代谢动力学方面的知识，改变药物的特性，从而改善药物在体内的转运和代谢过程。目前，前药原理已广泛应用于现有药物的改进和新药研究，且获得了较多成就。

3. 剖裂-拼合原理

所谓剖裂是将先导化合物剖析成两个或数个亚结构，然后通过合成和构效关系研究，优选出简化的基本结构或药物。而拼合是把一个或几个基本结构拼合在同一分子中，以求得几个基本结构的联合效应，满足于治疗上的多方面要求。利用这种方法以增加药物疗效的理论，叫做药物化学中的剖裂-拼合原理（Hybridization Principles）。实际上这也是前药原理的一种特殊形式。

贝诺酯是利用拼合原理设计的一个较好的药物，它既保持了阿司匹林较强的镇痛抗风湿作用，又有扑热息痛较强的解热作用，起到了协同增效的作用，结果为药物作用时间延长，疗效增加，阿司匹林对胃的刺激性减小，成为治疗风湿性关节炎及其他发热而引起的中等程度疼痛的良药。

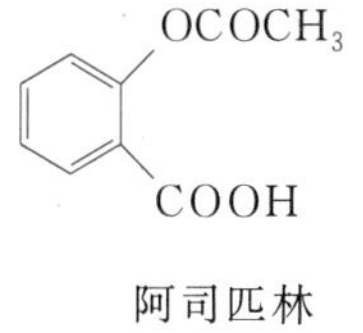

$OCOCH_3$　$COOH$　　HO—⟨苯环⟩—$NHCOCH_3$　　R—⟨苯环⟩—COO—⟨苯环⟩—$NHCOCH_3$　$OCOCH_3$

阿司匹林 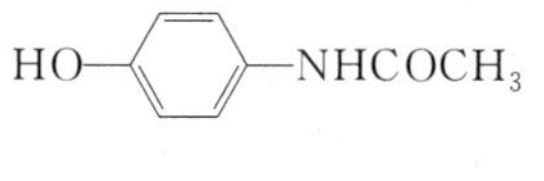　　对乙酰氨基酚 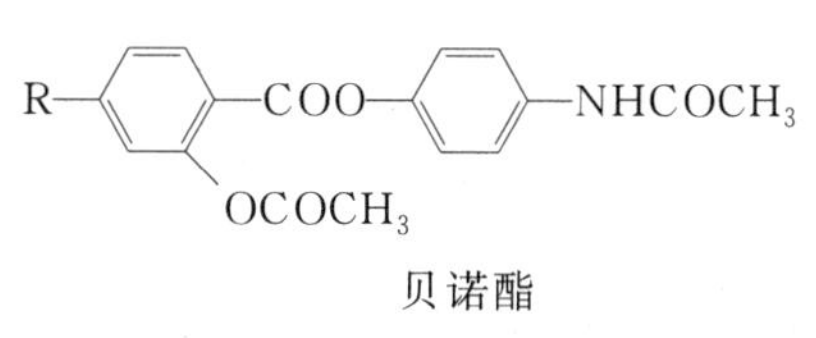　　贝诺酯

氨苄西林为广谱抗生素，但对β-内酰胺酶的稳定性差。舒巴坦是β-内酰胺酶抑制剂，本身抗菌作用微弱或无抗菌作用。将氨苄西林与舒巴坦利用拼合原理设计的协同前药舒他西林，保持了较高的抗菌活性，既能耐酶又能耐受胃酸，经口服进入机体后分解为氨苄西林和

舒巴坦，发挥作用。

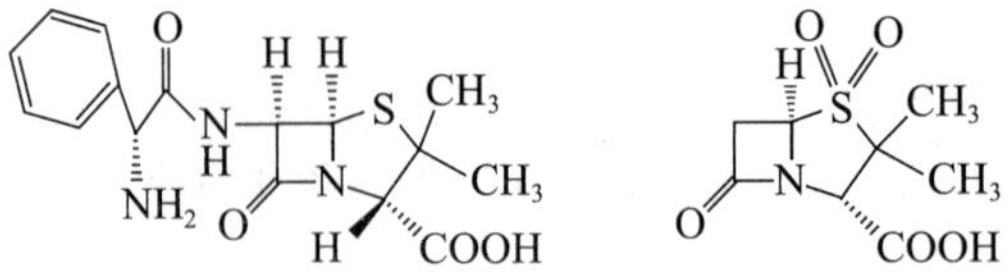

氨苄西林　　舒巴坦

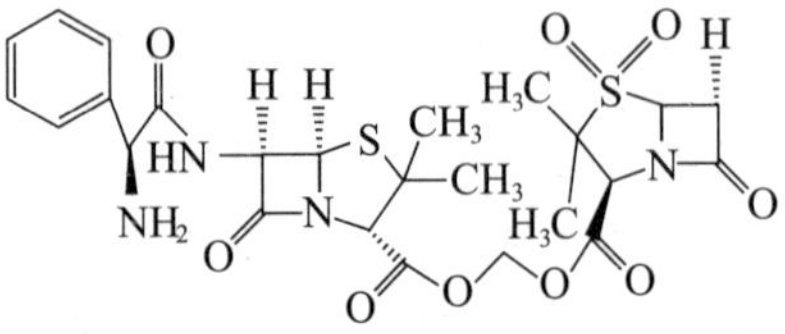

舒他西林

【课堂互动】 总结学过的利用剖裂-拼合原理进行先导化合物优化的案例。

二、药物的结构修饰

（一）药物化学结构修饰的目的

1. 使药物在特定部位发挥作用

药物进入机体后除分布于靶组织外，亦可进入其他组织中。为了提高药物的作用强度，必须提高其在作用部位的血药浓度。但在药物的分布没有选择性的情况下，提高作用部位的血药浓度会使其他组织中的药物浓度也同时提高，毒副作用也可能增加。

前体药物可以通过改变原药的脂水分配系数、溶解度等理化性质，从而改变原药的吸收和转运，使其主要分布于靶组织中，再发挥作用。这样可以达到在增强药效的同时降低副作用的目的。

将磺胺噻唑分子中的氨基酰化为带游离羧基的酰胺时，由于存在羧基，离子化程度提高，肠道吸收减慢，在肠道中能保持较高浓度，故用于肠道感染，如酞磺胺噻唑。

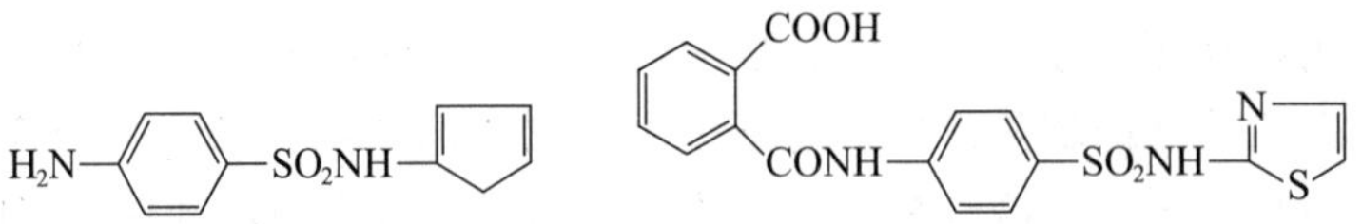

磺胺噻唑　　酞磺胺噻唑

药物定向发挥作用的另一条途径是基于靶组织和其他组织间的生化差异。在靶组织处经特定的酶促作用或化学作用，使前体药物转变为原药，作用于靶组织。由于生化差异，在其他组织处，此种化学转化则较少，故药物对其他组织的作用亦小。这样，就能选择性地提高作用部位的血药浓度，达到增强药效、降低毒副作用的目的。

抗肿瘤药物一般毒性较大，对肿瘤组织和正常组织均有作用，缺乏选择性。利用肿瘤组织与正常组织的生化差异，设计前体药物，可达到选择性地作用于肿瘤组织的目的。

2. 提高药物的稳定性

化学稳定较小的药物，口服后易受胃酸、消化道中各种酶以及肠内微生物的作用而破坏，使药物生物活性下降。如将药物分子中某些活泼基团，如羟基，经酯化保护起来，既可免遭胃肠道破坏，又可增加药物的生物有效性。如维生素 A 和维生素 E 醋酸酯的化学稳定性较未成酯者均有明显增加。

有的药物易氧化，贮存过程中易失效。如维生素 C 具有连二烯醇结构，还原性强，在存放过程中极易受空气氧化失效。经修饰成为苯甲酸维生素 C 酯，活性与维生素 C 相等，稳定性提高，其水溶液也相当稳定。

3. 延长药物作用时间

药物服用后，在体内会经过吸收、分布、代谢和排泄等过程，这一过程的长短与药物的种类密切相关。

药物在体内停留时间短时，为了维持有效血药浓度，必须增加给药次数，这样首先给患者服药带来不便；其次由于药物释放速度过快，可引起峰谷效应，即峰值时血药浓度可超过中毒浓度；谷值时又低于有效血浓度；第三由于给药次数增多，用药总剂量增加，药物的毒副作用势必增大。

采用制备长效化的前药的方法可以延长药物半衰期，增加药物在组织内的停留时间，这也是降低药物毒副作用的方法之一。长效化的方法主要是将药物酯化或酰胺化。药物成酯或成酰胺后，被机体吸收，在血液中的酯酶或酰胺酶的作用下，缓缓水解释放出原药，延长了原药在体内存留时间，从而使药物作用时间延长。

【案例分析】 抗精神失常药物氟奋乃静盐酸盐肌内注射给药时吸收代谢快，药效只能维持一天，通过将其羟基进行酰化修饰可以制得其酯类前药，将这类前药肌内注射给药时，药液在体内会缓慢吸收并分解为氟奋乃静而发挥药效，从而延长作用时间。如庚氟奋乃静，药效可维持二周，而癸氟奋乃静，药效可维持四周。试分析其原因。

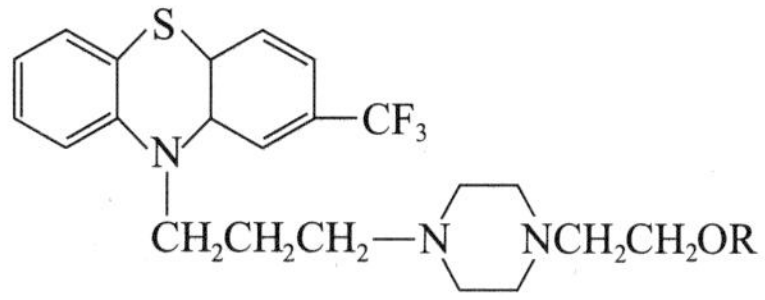

S　CF_3　N　$CH_2CH_2CH_2$—N　NCH_2CH_2OR

R=H　氟奋乃静
R=$CH_3(CH_2)_5CO$　庚氟奋乃静
R=$CH_3(CH_2)_8CO$　癸氟奋乃静

某些药物可形成溶解度低的盐类，在体液中溶解速度减小，使原药释放速度减缓，亦可使药物长效化。

青霉素 G 钠或钾盐作用时间较短，一般需 6h 注射一次。将其与普鲁卡因结合成盐后，溶解度减小（普鲁卡因青霉素在水中的溶解度为 4mg/mL），将其制成油混悬液，注射一次作用时间可维持 24h。

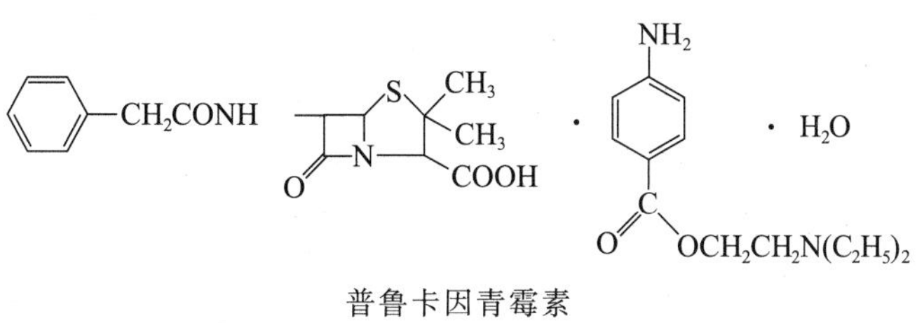

CH_2CONH　S　CH_3　CH_3　O　N　COOH　·　NH_2　C　O　$OCH_2CH_2N(C_2H_5)_2$　·　H_2O

普鲁卡因青霉素

【课堂互动】 想一想，你所知道的药物还有哪些是通过类似的修饰方法来制备前药达到延长药物作用时间目的的呢？试通过列表汇总一下，并找一找其中的规律。

4. 改善药物的吸收，提高生物利用度

药物在作用部位的浓度与药物的吸收、分布、代谢等因素有关。药物的吸收性能与其脂溶度和水溶度有密切关系，药物必须具有合适的脂水分配系数才能被机体吸收。

药物酯化或酰胺化的方法是增加药物脂溶度，改善其吸收的主要手段。

烟酸和肌醇为预防及治疗肝炎药物，但体内吸收效果差。二者相互作用，制成前药烟酸肌醇酯后吸收性能得到改善。该酯在体内可转化为原来的烟酸和肌醇，各自发挥作用。

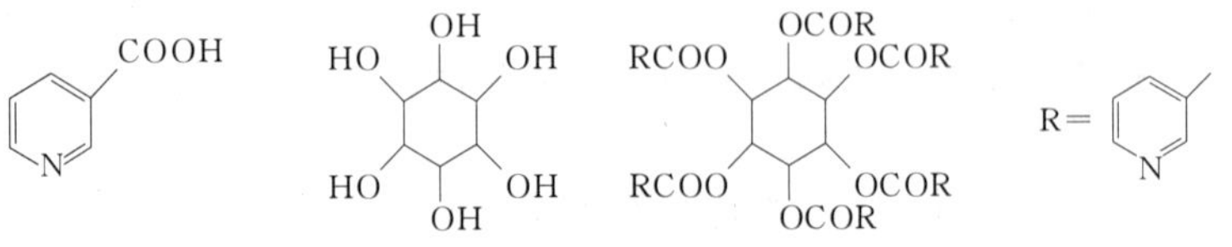

烟酸　　肌醇　　烟酸肌醇酯

【案例分析】 氨苄西林是耐酸的广谱半合成青霉素，可供口服，但口服的生物利用度只有所给药物剂量的 20%～60%，导致口服剂量为肌注氨苄西林的 2～3 倍才能达到同样的血药浓度和临床效果。将其制成双酯前药巴氨西林、匹氨西林或酞氨西林后，口服给药几乎被定量（98%～99%）吸收，生物利用度明显高于原药氨苄西林。试分析其原因。

R=H	氨苄西林
$R=CH(CH_3)OCOC_2H_5$	巴氨西林
$R=CH_2COC(CH_3)_3$	匹氨西林
R=（苯酞基）	酞氨西林

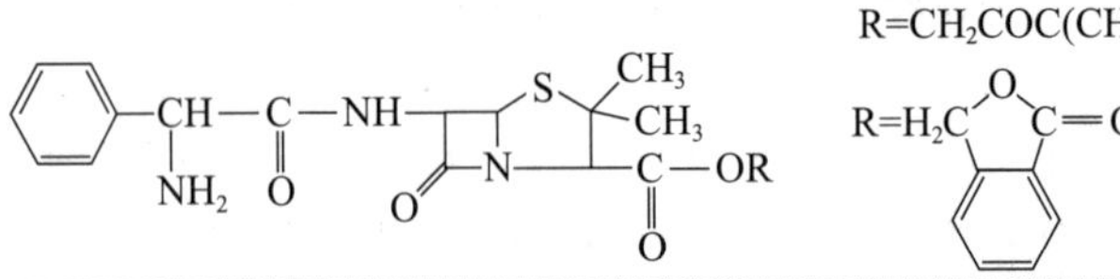

镇痛药哌替啶在体内代谢为去甲哌替啶，再与中枢神经作用而产生镇痛作用。但去甲哌替啶呈碱性，透过血脑屏障较慢，将其乙氧甲酰化，得到乙氧甲酰去甲哌替啶，后者分子中氮原子不呈碱性，在体液中不能解离为离子，易于透过血脑屏障，吸收性能得到改善。

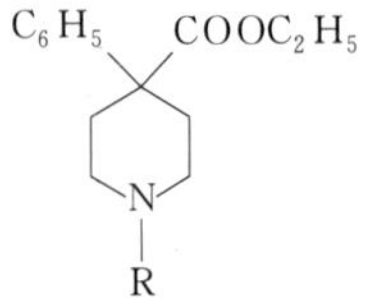

$R=CH_3-$	哌替啶
$R=H-$	去甲哌替啶
$R=C_2H_5OCO-$	乙氧甲酰去甲哌替啶

在将药物制成酯类前体药物，改善吸收性能的时间，还要考虑其生物可逆性，即水解活化成原药的可逆性，才能达到预期的目的。

5. 改善药物的溶解性

药物要发挥药效首先必须溶解，而许多有机酸或碱类药物在水中溶解度较低，难以制成注射剂、滴剂等水溶性的制剂。通过结构修饰，在原药分子中引入碱性、酸性基团，制成水溶性的盐类，使溶解度增大，可以达到制剂要求。对于不能成盐的药物还可以用更复杂的方法设计前药改善溶解性。

甲砜霉素是化学合成的广谱抗生素，体内抗菌作用比氯霉素强，且毒性又较后者小，但水溶性差，使剂型受到限制。将其先与甘氨酸成酯，然后与盐酸成盐制得前药甲砜霉素甘氨酸酯盐酸盐，水溶性大为提高，可制成注射剂供临床使用。

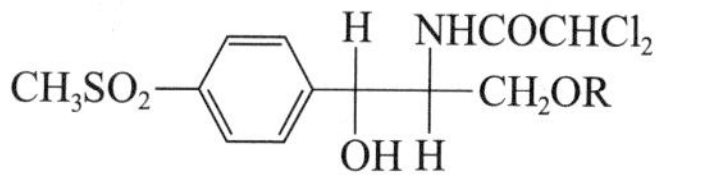

CH_3SO_2—C₆H₄—CH(OH)—CH(NHCOCHCl₂)—CH_2OR

R=H 甲砜霉素

$R=COCH_2NH_2 \cdot HCl$ 甲砜霉素甘氨酸酯盐酸盐

【案例分析】 通过化学结构修饰，改善药物在胃肠道吸收过程中的主动转运问题

广谱抗病毒药阿昔洛韦使用效果良好，但生物利用度较低，利用结构修饰的方法制成的前药伐昔洛韦大大提高了伐昔洛韦的血中浓度和生物利用度。而且，还降低了伐昔洛韦对不同患者的效果偏差。试分析其原因。

提示：在人体的各个组织、器官都存在着用于有效地吸收营养和排除毒素的转运蛋白，如果能将我们身体所需的药物设计成能够被这些主动转运蛋白识别的分子，可以被肠道表面的肽转运蛋白主动的吸收，并转运到血液中，将大大提高药物吸收的生物利用度。现在人们已经可以通过对药物的化学结构进行结构修饰，达到利用人体自身的主动转运系统来改善药物的胃肠道吸收的目的。

6. 消除药物的不良味觉

有些含羟基的药物具有苦味，不便口服，可采用制备成前药的方法来予以解决，酯化和成盐往往可消除某些药物的苦味。如含羟基的氯霉素经成酯修饰为氯霉素棕榈酸酯，苦味消失变成为棕榈氯霉素；红霉素修饰为红霉素琥珀酸乙酯后，其苦味可被消除。

【拓展提高】 药物的苦味是由于药物与味觉受体作用的结果，但必须首先溶解于唾液，而棕榈氯霉素的溶解度极小，达不到味觉受体作用的浓度，因此人感觉不到药物的苦味。

一般来说，脂肪酸的碳链增长，其所形成的酯改善苦味的程度增大。

7. 降低毒副作用

每种药物都有多方面理化作用，应用时往往只需要其中几种作用，其余的生理效应则为副作用。常见的局部性副作用是对胃肠道刺激，进而可引起恶心、呕吐、溃疡等。药物通过酯化、酰胺化或成盐制备成前药是降低副作用的主要方法。

【课堂内外】 解热镇痛药阿司匹林口服对胃的刺激性较强，可否通过酯化、酰化制备前药的方法降低其副作用，通过市场调查走一走，看一看目前临床常用的解热镇痛药中有这样的药品吗？

将药物制成酰胺是降低毒副作用的常用手段。烟酸为抗糙皮病的维生素，易引起皮肤发痒、面部潮红等，将其通过酰胺化修饰制备成烟酰胺，则副作用较小。

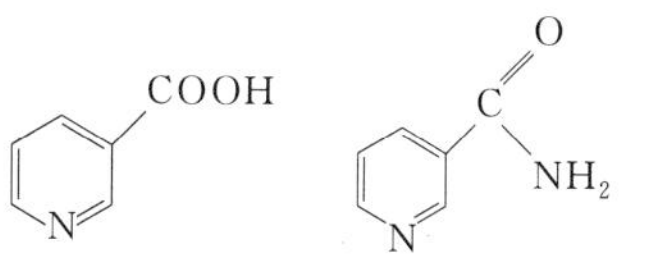

(吡啶-3-COOH) 烟酸　　(吡啶-3-$C(=O)NH_2$) 烟酰胺

某些药物成盐后，其副作用亦可降低。苯海拉明等抗组胺药，对中枢神经有抑制作用，服用后常使人感到困倦。将其与 8-氯代茶碱成盐，因 8-氯代茶碱能兴奋中枢神经，所以可消除抗组胺药的副作用。

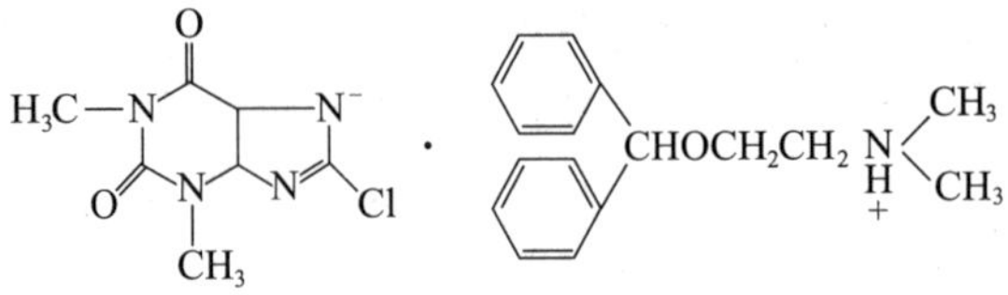

（二）药物化学结构的修饰方法

1. 成盐修饰

适用于具有酸性或碱性基团的药物，目的是增加溶解度，便于制成注射剂。

（1）成盐试剂的选择原则　盐类前体药物应有良好的生物活性，且毒副作用较小；成盐试剂本身应不干扰机体的正常代谢、生理过程且无毒性，盐的阴或阳离子应为机体成分或经过代谢可转化为机体成分；应有适当的 pH；静脉给药时，盐溶液的 pH 与血液 pH 相差不能过大；应有适当的溶解度；化学稳定性要较高，吸湿性要小。成盐试剂应原料易得，产品易纯化，且产品收率较高，工艺操作简单。

（2）盐类药物的类型及成盐方法　具有羧基、磺酸基、磺酰胺基、酰亚胺基、烯醇基等基团的酸性药物成盐时常用的无机阳离子主要包括钠、钾、钙、锌、镁和铝等，其中以钾、钠和钙盐为主；药物在碱性中不稳定时，成盐可采用有机酸钠盐或钾盐。

含脂肪氨基的药物碱性较强，常需制成各种无机酸盐；含氮杂环药物多与强无机酸成盐；具肼基或胍基的药物常制成无机酸盐；季铵碱药物碱性很强，常与强酸成盐；含芳香氨基的药物碱性较弱，常制成有机酸盐。

与碱性药物成盐常用的无机酸为盐酸、硫酸或磷酸，有机酸有乙酸、枸橼酸、酒石酸、乳酸、苯磺酸、维生素 C 等，一般在水或有机溶剂中与酸直接成盐。水溶性大的盐，多在有机溶剂中进行反应，如乙醇、丙酮、乙酸乙酯、石油醚等。制备盐酸盐时，如水分影响结晶，可用氯化氢气体代替盐酸。

【案例分析】　普鲁卡因青霉素 G 的制备

将青霉素 G 溶液用饱和碳酸钠溶液调节 pH 为 6.5～7.0，使生成钠盐溶液，加入 0.8%的磷酸盐及 25%的食盐，再加入一定量丁醇（10%～15%），在 0℃下加 0.3%的盐酸普鲁卡因溶液，加入事先制好的普鲁卡因青霉素晶种，慢慢加入其余的盐酸普鲁卡因溶液。待结晶析出完全，过滤，结晶依次用水、丁醇、醋酸乙酯洗涤，干燥即得。

分析：青霉素 G 钠和盐酸普鲁卡因成盐时二者等摩尔反应。为使反应完全，常加入过量普鲁卡因，并加入一定量食盐，进行盐析。青霉素在 pH 为 6.8～7.2 时较稳定，故用磷酸氢二钠和磷酸二氢钠调节 pH。为了控制结晶粒度，反应中要添加微细晶种。

2. 成酯修饰

分子中含羟基或羧基的药物，可选择成酯修饰的方法。常用的成酯方法有羧酸法、酰氯法、酯交换法、酸酐法。

羟基常是药效基团，也是易被代谢的基团，因此，羟基成酯后常可延长药物的半衰期，增加脂溶性，提高生物利用度，由于空间位阻作用的差异，伯醇、仲醇、叔醇的成酯活性不同，顺序为：伯醇＞仲醇＞叔醇。如甲硝唑外用渗透性差，制成其丁酸酯后，透皮吸收能力大为改善。

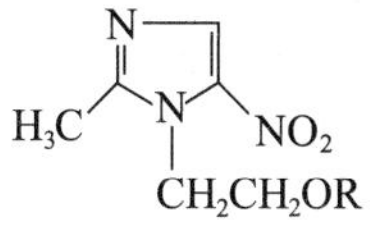

H_3C NO_2 CH_2CH_2OR

R=H 甲硝唑

$R=CO(CH_2)_3CH_3$ 甲硝唑丁酸酯

具有羧基的药物酸性较强，在口服给药时会有不适口味，并对胃肠道产生刺激性，引起呕吐、恶心等症状，在外用给药时会对皮肤产生刺激作用或因酸性较大，导致药物不易透皮吸收，羧基成酯后可降低药物的极性，减少对胃肠道及皮肤的刺激性，改善生物利用度。

非甾体消炎药布洛芬口服给药时对胃肠道的刺激性较大，导致使用受到一定的限制，通过酯化修饰成其吡啶甲酯后，刺激性减小。

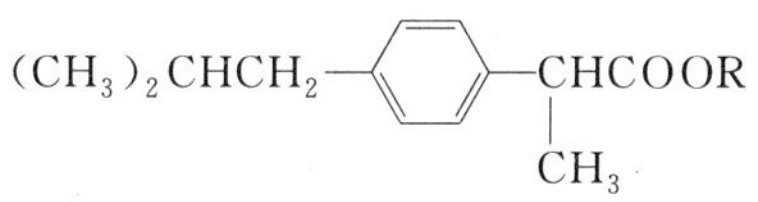

$(CH_3)_2CHCH_2$—C₆H₄—$CHCOOR$ (CH_3)

R＝H 布洛芬

$R=—CH_2$—(2-吡啶基) 布洛芬吡啶甲酯

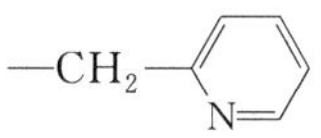

3. 成酰胺修饰

含氨基药物常常被修饰成酰胺。成酰胺修饰后，可增加药物的化学稳定性，增加药物的组织选择性，降低毒副作用，延长药物作用时间。常用的酰胺化试剂有：氨基酸、脂肪酸包括甲酸、乙酸等，芳酸包括苯甲酸、邻苯二甲酸等。

抗肿瘤抗生素丝裂霉素是生物还原烷化剂，分子中的氮丙啶基不稳定，制成乙酰丝裂霉素后亲酯性增加，稳定性和选择性大大增加。

4. 其他修饰

有些药物分子中含有羰基，常用的修饰方法有希夫碱、缩酮、肟化物、四氢噻唑、烯醇酯等。如5-氨基水杨酸是治疗溃疡性结肠炎的有效药物，但对胃肠道刺激性大，不能口服，将其制成前药奥沙拉嗪（Olsalazine）后对胃无刺激性，口服吸收好，在肠内经酶分解为两分子的主药5-氨基水杨酸，发挥治疗作用。

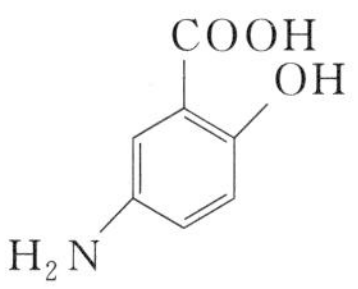

COOH OH H_2N

5-氨基水杨酸

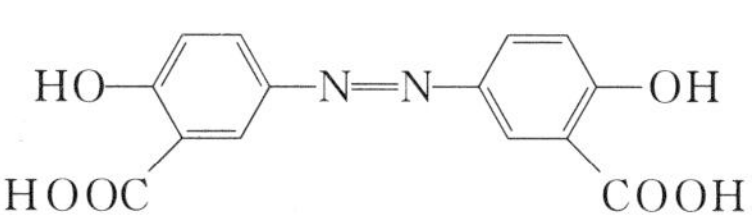

HO—N═N—OH HOOC COOH

奥沙拉嗪

有些药物分子中含有两个或两个以上可供修饰的官能团，有时将它们连接成环状化合物是比较好的修饰方法。如含有邻苯二酚结构特征的药物常有易氧化、易代谢、口服生物利用度差、半衰期短的缺点，可通过亚甲基将两个酚羟基连接成五元环，既可口服，又能延长作用时间。

本章小结

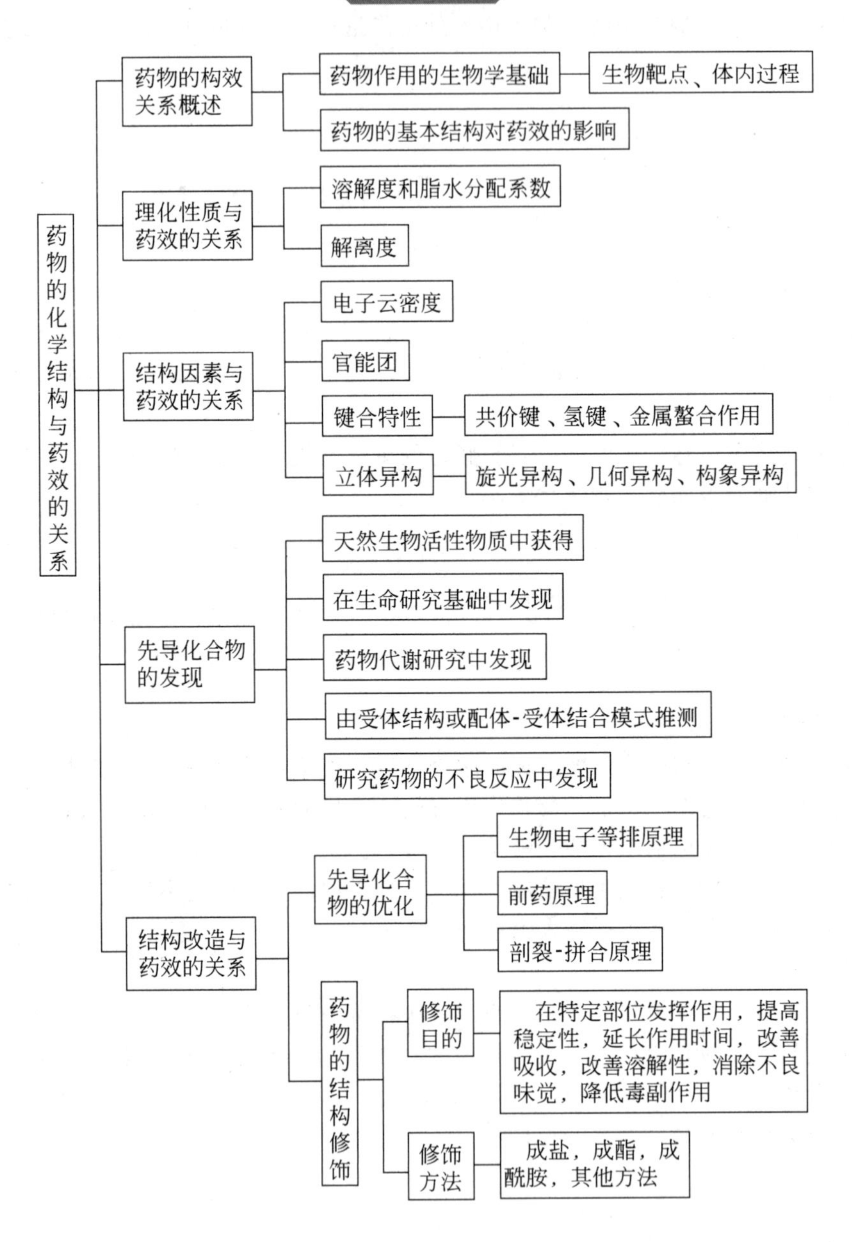

目标检测

一、单项选择题

1. 阿司匹林与对乙酰氨基酚利用拼合方法形成贝诺酯的目的是（　　）。

A. 提高药物的稳定性　　B. 延长药物作用时间　　C. 降低药物的毒副作用

D. 改善药物的吸收　　E. 消除不适宜的制剂性质

2. 将药物（I）修饰为（Ⅱ）的目的是（　　）。

H NH$_2$ H N S CH$_3$ CH$_3$ O N O H OR O

(Ⅰ) R=H

(Ⅱ) R=—$CH_2OCO(CH_3)_3$

A. 提高药物的稳定性　　B. 延长药物作用时间　　C. 降低药物的毒副作用

D. 改善药物的吸收性能　　E. 消除不适宜的制剂性质

3. 利用癌组织中磷酸酯活性较高的生化特点，将治疗前列腺癌的药物己烯雌酚进行结构修饰，制成其前药己烯雌酚磷酸酯的目的是（　　）。

A. 提高药物的稳定性　　B. 延长药物作用时间　　C. 改善药物的溶解性

D. 改善药物的吸收性能　　E. 提高药物对特定部位的选择性

4. 将抗精神病药物氟奋乃静进行结构修饰制成其前药氟奋乃静庚酸酯和癸酸酯的目的是（　　）。

A. 改善药物的吸收性能　　B. 延长药物作用时间　　C. 改善药物的溶解性

D. 降低药物的毒副作用　　E. 提高药物的稳定性

5. 布洛芬（Ⅰ）对胃肠道有刺激性，将其进行结构修饰得到化合物（Ⅱ），对胃肠道刺激性较小，这种结构修饰方法为（　　）。

$(CH_3)_2CHCH_2$—⟨苯环⟩—$CHCOOR$（CH上连CH_3）

（Ⅰ）　R=—H

（Ⅱ）　R=—CH_2—(pyridyl ring, N)

A. 成盐修饰　　B. 酰胺化修饰　　C. 酯化修饰

D. 开环修饰　　E. 醚化修饰

6. 克林霉素注射时易引起疼痛，制成其磷酸酯，解决了注射疼痛问题，修饰的目的是（　　）。

A. 提高药物的稳定性　　B. 改善药物的溶解性质　　C. 降低毒副作用

D. 消除不适宜的制剂性质　　E. 延长药物作用时间

7. 维生素 B_1（Ⅰ）极性大、口服吸收差，对其进行结构修饰制成优硫胺（Ⅱ），脂溶性增强，口服吸收改善，在体内可迅速转化为维生素 B_1 发挥作用，此种修饰方法为（　　）。

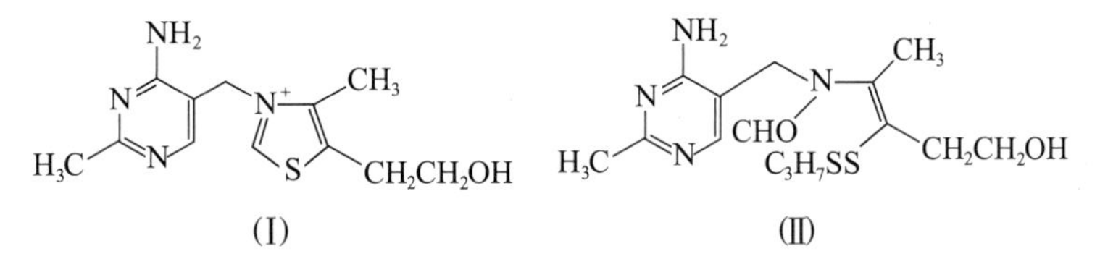

A. 成盐修饰　　B. 酰胺化修饰　　C. 酯化修饰

D. 开环修饰　　E. 成环修饰

8. 影响巴比妥类药物药效的主要因素有（　　）。

A. 体内的解离度　　B. 水中的溶解度　　C. 电子云密度分布

D. 官能团　　E. 立体因素

9. 下列与前药的概念相符合的有（　　）。

A. 用酯化法作出的药物　B. 用酰胺化方法作出的药物　C. 在体内经简单代谢而活化的药物
D. 药效潜伏化的药物　E. 经结构改造降低了毒性的药物

10. 对药物结构中氨基进行成酰胺修饰不能达到的目的是（　）。
A. 增加药物的组织选择性　B. 降低毒副作用　C. 延长药物作用时间
D. 降低脂溶性　E. 增加药物稳定性

二、多项选择题

1. 下列可能影响药效的因素有（　）。
A. 药物的脂水分配系数　B. 药物与受体的亲和力　C. 药物的解离度
D. 药物的电子云密度分布　E. 药物形成氢键的能力

2. 下列可进行成酯修饰的药物有（　）。
A. 具有氨基的药物　B. 具有羧基的药物　C. 具有羟基的药物
D. 具有双键的药物　E. 具有卤素的药物

3. 药物进行化学结构修饰常用的方法为（　）。
A. 酯化修饰　B. 酰胺化修饰　C. 成盐修饰
D. 开环修饰　E. 成环修饰

4. 制成前药对药物进行化学结构修饰的目的有（　）。
A. 改善药物的吸收　B. 改善药物的溶解性　C. 延长药物作用时间
D. 提高药物的稳定性　E. 改变药物的作用机理

5. 可与碱成盐进行成盐修饰的药物有（　）。
A. 具酰亚胺基及酰脲基的药物　B. 具羧基的药物　C. 具脂肪氨基的药物
D. 具醇羟基的药物　E. 具磺酸基、磺酰胺基或磺酰亚胺基的药物

6. 可与酸成盐进行成盐修饰的药物有（　）。
A. 具脂肪氨基的药物　B. 具有含氮芳杂环的药物　C. 具有酰胺基的药物
D. 具有氮杂环的药物　E. 具有酰亚胺基的药物

7. 药物成盐修饰的作用有（　）。
A. 产生较理想的药理作用　B. 调节适当的 pH 值　C. 有良好的溶解性
D. 降低对机体的刺激性　E. 提高药物的脂溶性

8. 从药物化学角度看，新药设计主要包括（　）。
A. 药物剂型的设计　B. 剂量范围的确定　C. 先导化合物的发掘和设计
D. 先导化合物的结构修饰　E. 先导化合物的结构改造

9. 先导化合物发现的方法有（　）。
A. 随机发现　B. 从植物中发现　C. 从中间体中发现
D. 从药物代谢物中发现　E. 研究药物副作用时发现

三、配伍选择题

［1～5］
A. 成酰胺修饰　B. 分配系数　C. 立体构型
D. 成酯修饰　E. 成酯或酰胺

1. 对药物氨基的修饰通常用
2. 对药物羧基的修饰通常用
3. 对药物羟基的修饰通常用
4. 影响手性药物对映体之间活性差异的因素是
5. 影响结构非特异性全身麻醉药活性的因素是

[6～10]

A. 延长药物作用时间　　B. 软药　　C. 提高药物的稳定性

D. 硬药　　E. 改善药物的溶解性

6. 将双氢青蒿素制成青蒿琥酯

7. 将前列腺素 E2 结构中的酮制成二乙醇缩酮

8. 将氟奋乃静制成庚酸酯

9. 本身具有活性，在体内代谢后转化为无活性和无毒性和化合物的药物是

10. 本身具有活性，在体内不发生代谢或化学转化的药物是

四、案例分析

苯巴比妥和硫喷妥钠的脂水分配系数分别为 3 和 580，试比较两种药物的起效速度和作用时间。

药物化学实验实训

第一部分　药物的理化性质实训

实训项目一　解热镇痛药的性质实训

一、实训目的

1. 掌握常用解热镇痛药物的主要性质、反应原理和实验方法；

2. 熟悉酚类药物的氯化铁显色反应原理和芳香族伯胺类药物的重氮化偶合反应原理；

3. 掌握应用几种典型药物的理化性质从事药物鉴别的方法与基本操作。

二、实验原理

1. 阿司匹林

（1）氯化铁显色反应　本品结构中无游离的酚羟基，不与氯化铁试液发生显色反应，但其水溶液加热或长时间放置，水解产生水杨酸后，具有酚羟基，遇氯化铁试液即呈紫堇色 。

（2）水解反应　本品含酚酯结构，在氢氧化钠溶液或碳酸钠溶液中水解生成水杨酸和醋酸，酸化后产生醋酸的酸臭，并析出水杨酸白色沉淀。

2. 对乙酰氨基酚

（1）氯化铁显色反应　本品结构中含有酚羟基，与三氯化铁试液作用，溶液显蓝紫色。

（2）重氮化-偶合反应　本品具有酰胺结构，在酸性条件下水解，生成醋酸和对氨基苯酚。后者与亚硝酸钠试液作用生成重氮盐，再与碱性 β-萘酚试液偶合生成红色的偶氮化合物。

3. 安乃近

（1）显色反应　本品溶于稀盐酸中，与次氯酸钠试液作用，产生瞬间消失的蓝色，加热煮沸后变为黄色。

（2）产生气味　本品与稀盐酸共热后，分解生成二氧化硫和甲醛的特臭。

（3）焰色反应　显钠盐的火焰颜色。

【问题与讨论】　如何从产品的外观判断阿司匹林片剂是否可能已经过期？如何通过实验方法确定阿司匹林原料和阿司匹林药品是否已经发生了氧化反应？

三、实训器材

1. 仪器

天平、称量纸、试管、研钵、药匙、酒精灯、恒温水浴锅、量筒、铂丝、胶头滴管、漏斗。

2. 药品

阿司匹林、对乙酰氨基酚、安乃近。

3. 试剂

氯化铁试液、0.1mol/L 亚硝酸钠试液、稀盐酸、碳酸钠试液、碱性 β-萘酚试液、次氯酸钠试液、乙醇。

四、实训步骤

1. 阿司匹林

(1) 取本品约 0.1g，加蒸馏水 10mL，煮沸，放冷，加入氯化铁试液 1 滴，即显紫堇色。另取本品 0.1g，加蒸馏水 10mL，不经加热，加入氯化铁试液 1 滴，观察现象，以作对照。

(2) 取本品约 0.5g，加碳酸钠试液 10mL，煮沸 2min 后，放冷，滴加过量的稀硫酸，即析出白色沉淀，并产生醋酸的气味。

供试品若为阿司匹林片，乳钵研磨后取片粉少许（约相当于 0.1g 阿司匹林），加蒸馏水 5mL，分为两份再照上述（1）中方法进行试验；另取片粉适量（相当于 0.5g 阿司匹林），加碳酸钠试液 5mL，振摇后放置 5min，过滤，取滤液再照上述（2）中“煮沸 2min……”方法进行试验。

2. 对乙酰氨基酚

(1) 取本品微量，加少许的水溶解，滴加氯化铁试液，即显蓝紫色。

(2) 取本品约 0.1g，加稀盐酸 5mL，置水浴中加热 40min，放冷；再取此溶液 0.5mL，滴加 0.1mol/L 亚硝酸钠试液 5 滴，摇匀，用 3mL 水稀释后，加碱性 β-萘酚试液 2mL，振摇，即显红色。

供试品若为对乙酰氨基酚片，乳钵研磨后取片粉（约相当于 0.5g 对乙酰氨基酚），用 20mL 乙醇分三次研磨使对乙酰氨基酚溶出，过滤，合并滤液，经水浴蒸干，取残渣依法进行上述试验。

3. 安乃近

(1) 取本品约 0.02g，加稀盐酸 1mL 溶解后，加次氯酸钠试液 2 滴，产生瞬即消失的蓝色，加热煮沸后变成黄色。

(2) 取本品约 0.2g，加稀盐酸 8mL 溶解后，加热即发生二氧化硫的臭气，然后产生甲醛的气味。

(3) 用铂丝，蘸取少量本品，在火焰中燃烧，火焰即显鲜黄色。

五、注意事项

1. 氯化铁反应适宜的 pH 为 4～6，在强酸性溶液中所得配位化合物易分解。氯化铁的显色反应很灵敏。

2. 进行对乙酰氨基酚的重氮化-偶合反应，必须先将本品在沸水浴中水解完全。水解时不可直火加热，以防因局部温度过高，而促使本品被氧化或局部炭化，影响反应的结果。

3. 在重氮化偶合反应中，为了避免亚硝酸和重氮盐分解，须在低温下进行。实验过程中必须保持酸性，盐酸的量要多于药物的 3 倍，主要目的是促使亚硝酸钠转为亚硝酸以进行重氮化反应；还可加快重氮化反应速率；增加重氮盐稳定性并防止副反应的发生。

4. 安乃近显色反应中的次氯酸钠试液，可用新制滤过的 5%漂白粉溶液代替，但必须临用前配制。

六、实训思考

1. 进行阿司匹林鉴别试验（1）时，煮沸的目的是什么？

2. 可否利用重氮化-偶合反应区别阿司匹林和对乙酰氨基酚？为什么？

实训项目二　维生素类药物的性质实训

一、实训目的

1. 理解几种常用典型药物的理化性质及药物化学反应；
2. 掌握应用几种典型药物的理化性质进行药物鉴别的方法与基本操作。

二、实训原理

1. 维生素 B_1

本品与氢氧化钠、铁氰化钾作用产生硫色素，显蓝绿色荧光；与碘化汞钾反应生成淡黄色沉淀，与碘反应生成红色沉淀。

2. 维生素 B_2

本品遇还原剂如连二亚硫酸钠等被还原成无荧光的二氢核黄素从水中析出。但在空气中二氢核黄素又可氧化成核黄素，又现荧光。

3. 维生素 B_6

本品与 2,6-二氯对苯醌氯亚胺试液作用，生成蓝色化合物，几分钟后蓝色消失，变为红色；先加硼酸，后加 2,6-二氯对苯醌氯亚胺试液，本品不变色。

4. 维生素 C

本品有连二烯醇结构，具有很强的还原性，加入硝酸银试液产生银的黑色沉淀；还可使二氯靛酚钠试液褪色。

5. 维生素 A

本品与三氯化锑的氯仿液作用显不稳定的蓝色，渐变成紫红色。

6. 维生素 D_2 和维生素 D_3

本品基本母核均为甾体结构，具有甾体类药物所共有的显色反应。

7. 维生素 E

本品为醋酸酯，含酚羟基，可发生水解、氧化反应。

【问题与讨论】 根据我们所学的知识，说明应如何贮存维生素 A（醇）?

三、实训器材

1. 仪器

试管、研钵、恒温水浴锅、胶头滴管、烧杯、量筒、电子天平、药匙等。

2. 药品

维生素 B_1、维生素 B_2、连二亚硫酸钠结晶、维生素 B_6、维生素 C、维生素 A、维生素 E、氯化铁、2,2′-联吡啶。

3. 试剂

氢氧化钠试液、铁氰化钾试液、正丁醇、稀盐酸、10％氢氧化钠试液、氯化汞试液、碘试液、碘化汞钾试液、硅钨酸试液、稀硝酸、20％醋酸钠溶液、4％硼酸溶液、氯亚氨基 2,6-二氯醌试液、硝酸银试液、二氯靛酚钠试液、氯仿、25％三氯化锑的氯仿溶液、硝酸、乙醇制氢氧化钾试液、乙醚、乙酸酐。

四、实训步骤

1. 维生素 B_1

(1) 取本品约 5mg，加 2.5mL 氢氧化钠试液使之溶解，加 0.5mL 铁氰化钾试液及

5mL 正丁醇，强力振摇 2 分钟，放置使分层，上面的醇层显强烈的蓝色荧光；滴加稀盐酸呈酸性，荧光即消失；再滴加 10%氢氧化钠试液，使之呈碱性，又出现蓝色荧光。

（2）取本品约 20mg，加 1mL 水溶解，加 2 滴氯化汞试液，产生白色沉淀。

（3）取本品约 30mg，加适量水溶解后，分装于两支试管中，一支试管加碘试液两滴，产生有色沉淀；另一支试管加碘化汞钾试液两滴，产生有色沉淀；取本品溶液 1 滴，加入硅钨酸生成白色沉淀。

2. 维生素 B_2

取本品约 1mg，加水 100mL 溶解后，溶液在透射光下显淡黄绿色并有强烈的黄绿色荧光；分三份：第一份加稀硝酸，荧光消失；第二份加 10%的氢氧化钠试液，荧光消失；第三份加连二亚硫酸钠结晶少许，摇匀后，黄色消退，荧光亦消失。

3. 维生素 B_6

取本品约 10mg，加水 100mL 溶解后，各取 1mL 分别放置甲、乙两个试管中，各加 20%醋酸钠溶液 2mL，甲试管中加水 2mL，乙试管中加 4%硼酸溶液 1mL，混匀，各迅速加氯亚氨基 2,6-二氯醌试液 2mL；甲试管中显蓝色，几分钟后消失，并转变为红色，乙试管中不显色。

4. 维生素 C

取本品约 0.2g，加 10mL 水溶解后，分别做如下实验：

（1）取上述溶液 5mL，加硝酸银试液 0.5mL，即生成银的黑色沉淀。

（2）取上述溶液 5mL，加二氯靛酚钠试液 1～2 滴，试液的颜色消失。

5. 维生素 A

取本品 1 滴，加氯仿 10mL 振摇使溶解；取出 2 滴，加氯仿 2mL 与 25%三氯化锑的氯仿溶液 0.5mL，显蓝色，渐变成紫红色。

6. 维生素 D_2 或维生素 D_3

取本品约 0.5mg，加三氯甲烷 5mL 溶解，加醋酸酐 0.3mL 和硫酸 0.1mL，振摇，初显黄色，渐变为红色，迅速变为紫色，最后变为绿色。

7. 维生素 E

（1）取本品约 30mg，加无水乙醇 10mL 溶解后，加硝酸 2mL，摇匀，在 75℃加热约 15min，溶液显橙红色。

（2）取本品约 10mg，加乙醇制氢氧化钾试液 2mL，煮沸 5min，放冷，加水 4mL 与乙醚 10mL，振摇，静置使分层；取乙醚液 2mL，加 2，2′-联吡啶的乙醇溶液（0.5→100）数滴与氯化铁的乙醇溶液（0.2→100）数滴，显血红色。

五、注意事项

所用试药如为注射剂（液）可直接使用，如为片剂，应去除包衣后，用研钵研细，取适量细粉使用。

六、实训思考

如何区别下列药物：（1）维生素 B_1 及维生素 C；（2）维生素 A 与维生素 C；（3）维生素 B_6 与维生素 C；（4）维生素 A 及维生素 E?

实训项目三　抗生素类药物的性质实训

一、实训目的

1. 掌握几种抗生素的主要理化性质、反应原理及在定性鉴别中的应用；

2. 理解抗生素药物结构与性质的关系；

3. 学会应用药物的理化性质进行药物定性鉴别的方法和基本操作技术；

4. 了解影响抗生素稳定性的因素。

二、实训原理

1. 青霉素钠（钾）具有钠、钾盐结构，具有火焰反应；青霉素钠（钾）水溶性好，但在酸性条件下不稳定，易发生水解并进行分子内重排生成青霉二酸，该化合物为不溶于水的白色沉淀，但可溶于有机溶剂。

2. 头孢哌酮钠与盐酸羟胺在碱性条件下生成异羟肟酸，在酸性溶液中，与三价铁离子配合为红棕色配合物。

3. 硫酸链霉素在碱性条件下苷键破裂水解成链霉胍和链霉糖。链霉糖在碱性条件下缩合重排为麦芽酚；与三价铁离子形成紫红色配合物。链霉胍可与8-羟基喹啉和次溴酸反应显橙红色。

4. 硫酸庆大霉素与链霉素一样，具有氨基糖苷结构，具有羟基胺类和α-氨基酸的性质，可与茚三酮生成蓝紫色缩合物。

5. 红霉素大环内酯结构中的内酯键和苷键遇酸水解断裂生成有色物。

6. 氯霉素性质稳定，耐热，在中性或微酸性（pH4.5～7.5）的水溶液中较稳定，但强酸、强碱条件下仍可水解得到有色物。

氯霉素本身为含不解离性氯的化合物，在氢氧化钾醇溶液中加热，氯霉素分子中不解离的氯转化为无机氯化物，使其呈氯离子的鉴别反应。

氯霉素分子中的硝基经氯化钙和锌粉还原成羟胺衍生物，在醋酸钠存在下和苯甲酰氯反应生成酰化物，该化合物在弱酸性溶液中和三价铁离子生成紫红色配合物。

【问题与讨论】 采用市售药品或使用原料药进行实验，两者的实验方法和实验结果会有区别吗？为什么？

三、实训器材

1. 仪器

铂丝、试管、研钵、吸管、烧杯、酒精灯、单口圆底烧瓶、玻璃空气冷凝器。

2. 药品

青霉素钠（钾）、硫酸链霉素、硫酸庆大霉素、红霉素、氯霉素。

3. 试剂

乙醇、三氯化铁试液、稀盐酸、乙醚、次溴酸钠试液、氯化钙溶液、盐酸、氯化钡试液、硝酸银试液、氨试液、氯仿、苯甲酰氯、无水吡啶、丙酮、醋酸乙酯、高锰酸钾、硫酸、硝酸、0.4%氢氧化钠溶液、酸性硫酸铁铵试液、锌粉、碘化钾-淀粉试纸、乙醇制氢氧化钾试液、0.1%8-羟基喹啉乙醇液、0.1%茚三酮。

四、实训指导

1. 青霉素钠［注射用青霉素钠粉针，规格：0.48g（80万单位/瓶）］

（1）取本品约0.1g，加水5mL溶解后，加稀盐酸2滴，即生成白色沉淀，此沉淀能在乙醇、氯仿、醋酸乙酯、乙醚或过量盐酸中溶解。

（2）将铂丝用盐酸湿润后，蘸取少量药品，在无色火焰上燃烧，钠盐显鲜黄色火焰，钾盐显紫色火焰。

2. 头孢哌酮钠（注射用头孢哌酮钠，规格：0.5g）

取本品0.1g，加水2mL与盐酸羟胺溶液3mL，振摇溶解，放置5min，加酸性硫酸铁铵试液1mL，摇匀，显红棕色。

3. 硫酸链霉素（注射用硫酸链霉素，规格：100万单位/瓶）

（1）取本品约0.5mg，加水4mL振摇溶解后，加氢氧化钠试液2.5mL与0.1% 8-羟基喹啉的乙醇溶液1mL，放冷至约15℃，加次溴酸钠试液3滴，即显橙红色。

（2）取本品约20mg，加水5mL溶解后，加氢氧化钠试液0.3mL，置水浴上加热5min，加硫酸铁铵溶液（取硫酸铁铵6.1g，加0.5mol/L的硫酸液5mL，使溶解）0.5mL，即显紫红色。

（3）取硫酸链霉素约0.25g，加蒸馏水2mL溶解后，加氯化钡试液，即生成白色沉淀；分离，沉淀在盐酸或硝酸中均不溶解。

4. 硫酸庆大霉素

取本品约0.2g，加水1mL溶解后，加0.1%茚三酮的水饱和正丁醇溶液1mL与吡啶0.5mL，在水浴中加热5min，即显紫蓝色。

5. 红霉素

（1）取本品0.25g，加硫酸2mL，缓缓摇匀，即显红棕色。

（2）取本品0.25g，加丙酮2mL振摇溶解后，加盐酸2mL即显橙黄色，渐变为紫红色，再加氯仿2mL振摇，氯仿层应显紫色。

6. 氯霉素

（1）取本品10mg，加50%乙醇溶液1mL溶解后，加1%氯化钙溶液3mL与锌粉50mg，置水浴上加热10min，放冷，倾出上清液，加苯甲酰氯2滴，迅速强力振摇1min，加氯化铁试液0.5mL与氯仿2mL，水层显紫红色。如按同一方法不加锌粉试验，应不显紫红色。

（2）取本品0.5g，加氢氧化钾乙醇溶液2mL，使其溶解，用带空气冷凝器的单口圆底烧瓶，在水浴上加热15～20min，放冷。加稀硝酸中和至强酸性后，过滤，将滤液分两份。其一，加1滴稀硝酸，应无沉淀生成，供以下备用；其二，加硝酸银试液，即产生白色凝乳状沉淀。沉淀能溶于氨试液，不溶于硝酸。

取上述供试液1mL，加稀硫酸使呈酸性，加高锰酸钾固体数粒，加热即放出氯气，能使湿碘化钾-淀粉试纸显蓝色。

五、注意事项

1. 青霉素钠（钾）盐有引湿性，遇酸、碱、氧化剂等分解变质，故应在实验使用前开封使用。

2. 所用试液若为注射剂（液）可直接使用，若为片剂，应先进行处理，并用研钵研细后，取适量细粉使用。

3. 氯霉素的鉴别实验中所用苯甲酰氯有毒，只需12滴即可，且应安排在毒气柜中操作。

4. 青霉素钠（钾）的实验应尽量安排在最后进行，防止个别学生对青霉素有过敏反应。

六、实训思考

1. 药物剂型的不同是否会对实验结果产生影响？

2. 在青霉素钠（钾）的水解实验中，如果加酸过多，会发生什么现象？

实训项目四　局部麻醉药的性质实训

一、实训目的

掌握常用麻醉药的定性鉴别原理及操作方法。

二、实训原理

1. 盐酸普鲁卡因

利用酯基水解反应进行鉴别。

本品含有酯的结构，其水溶液碱化后，即析出普鲁卡因的白色沉淀。沉淀初热时熔融呈油状物，继续加热则酯基（ArCOOR）分解，放出二乙胺基乙醇的碱性蒸气；酸化后析出对氨基苯甲酸的沉淀。

本品结构中含有芳伯氨基，在稀盐酸中与亚硝酸钠生成重氮盐，再与碱性 β-萘酚试液偶合生成红色的偶氮化合物。

2. 盐酸利多卡因

本品含有叔胺结构，其水溶液加入三硝基苯酚试液，即产生复盐沉淀。

铜盐反应：本品在碳酸钠碱性条件下析出利多卡因，与铜盐生成蓝色配位化合物，其他局麻药不显此反应。加三氯甲烷振摇后放置，三氯甲烷层显黄色。

3. 羟丁酸钠

本品与氯化铁形成有色配位化合物（$HOCH_2CH_2CH_2COOH)_3Fe$。

【问题与讨论】 实验过程中所用药品需要现用现打开吗？为什么？

三、实训器材

1. 仪器

试管、酒精灯。

2. 药品

盐酸普鲁卡因、盐酸利多卡因、羟丁酸钠。

3. 试剂

稀盐酸、盐酸、0.1mol/L 亚硝酸钠、碱性 β-萘酚、10%氢氧化钠、三硝基苯酚试液、碳酸钠试液、硫酸铜试液、氯仿、氯化铁试液、硝酸铈铵试液。

四、实训指导

1. 盐酸普鲁卡因

(1) 芳香伯胺的鉴别反应　在试管中加入盐酸普鲁卡因约 50mg，然后加稀盐酸 1mL，振摇，再加 0.1mol/L 亚硝酸钠溶液 4～5 滴，充分振摇，再滴加碱性 β-萘酚数滴，即生成红色偶氮沉淀。

(2) 酯水解反应　取盐酸普鲁卡因约 0.1g，加蒸馏水 2mL 溶解后，加 10%氢氧化钠 1mL，即生成白色沉淀；酒精灯加热，白色沉淀变为油状物；在试管口覆盖一片用水湿润过的红色石蕊试纸，继续加热，发生的蒸气使石蕊试纸变蓝；放冷，滴加盐酸酸化至白色沉淀。

2. 盐酸利多卡因

铜盐结晶反应　取盐酸利多卡因 0.2g，加水 20mL 溶解。取上述配制溶液 2mL，加碳酸钠试液 1mL，加硫酸铜试液 0.2mL，即显蓝紫色；加氯仿 2mL，振摇后放置，氯仿层显黄色。

3. 羟丁酸钠

（1）取羟丁酸钠 0.1g，加水 1mL 溶解后，加氯化铁试液 3～5 滴，即显红色。

（2）取羟丁酸钠 0.1g，加水 1mL 溶解后，加硝酸铈铵试液 1mL，显橙红色。

五、注意事项

1. 盐酸普鲁卡因结构中因具有游离的芳伯氨基，对日光和空气中的氧敏感，重金属能促使其氨基氧化。实训准备工作中，注意不要过早分装，不使用铁器，以免外观变红（显微红色）而影响实训结果。

2. 盐酸利多卡因属酰胺类药物，酰胺键两个邻位的甲基产生的空间位阻效应，使此酰胺键相对其他酰胺结构的局麻药稳定而不易发生水解反应。

3. 羟丁酸钠有引湿性，应密封保存。

六、实训思考

1. 盐酸普鲁卡因、盐酸利多卡因各属哪类结构的麻醉药？用结构原理解释两者鉴别方法异同点。

2. 写出盐酸普鲁卡因重氮化-偶合反应的反应式。

3. 写出利多卡因铜络盐的结构式，其反应机理与磺胺药有何不同？

实训项目五　心血管系统药物的性质实训

一、实训目的

1. 理解几种常用心血管药物的理化性质、反应原理；

2. 掌握应用几种典型心血管药物的理化性质从事药物鉴别的方法与基本操作；

3. 了解心血管药物结构与性质的关系。

二、实训原理

（1）硝酸异山梨酯　本品在酸性溶液中，易水解成亚硝酸，可以与硫酸亚铁试液，在接界处出现棕色环；与儿茶酚溶液，呈现暗绿色颜色变化；与铜丝加热，出现红棕色的蒸气；与高锰酸钾试液不反应。

（2）利舍平　本品在光照和有氧条件下，利舍平极易氧化。生成有颜色荧光物质。

（3）硝苯地平　本品含有二氢吡啶母核、酯键与硝基苯环，其丙酮溶液可与氢氧化钠试液反应而显色。

（4）卡托普利　本品含有巯基，与亚硝酸生成红色的酯。

（5）盐酸胺碘酮　本品含有的羰基结构与 2,4-二硝基苯肼反应生成黄色的沉淀。

（6）盐酸普鲁卡因胺　具有芳伯胺基，可以发生重氮化偶合。

三、实训器材

1. 仪器

抽滤瓶、布氏漏斗、玻璃漏斗、真空泵、干燥箱、恒温水浴。

2. 药品

硝酸异山梨酯（CP）、利舍平（CP）、卡托普利（CP）、盐酸胺碘酮（CP）、盐酸普鲁卡因胺（CP）。

3. 试剂

硫酸、硫酸亚铁试液、10%儿茶酚溶液、氢氧化钠试液、0.1%钼酸钠硫酸溶液、香草醛试液、二甲氨基苯甲醛、冰醋酸、乙醇、亚硝酸钠、2,4-二硝基苯肼高氯酸溶液、稀盐酸、亚硝酸钠溶液、碱性β-萘酚试液。

四、实训指导

1. 硝酸异山梨酯

(1) 取本品约10mg，置试管中，加水1mL与硫酸2mL，注意摇匀，溶解后放冷，沿管壁缓缓加硫酸亚铁试液3mL，不能振摇，使成两液层，接界面处出现棕色环。

(2) 取本品约2mg，置试管中，加新鲜配制的10%儿茶酚溶液3mL，混合摇匀后，注意慢慢滴加硫酸6mL，溶液即显暗绿色。

2. 利舍平

(1) 取本品约1mg，加0.1%钼酸钠硫酸溶液0.3mL，即显黄色，约5min后转变为蓝色。

(2) 取本品约1mg，加新鲜配制的香草醛试液0.2mL，约2min后，显玫瑰红色。

(3) 取本品约0.5mg，加对二甲氨基苯甲醛5mg、冰醋酸0.2mL与硫酸0.2mL，混匀，即显绿色；再加冰醋酸1mL，转变为红色。

3. 硝苯地平

取本品约25mg，加丙酮1mL溶解，加20%氢氧化钠溶液3～5滴，振摇，溶液显橙红色。

4. 卡托普利

取本品约25mg，置于试管中，加乙醇2mL溶解后，加亚硝酸钠结晶少许和稀硫酸10滴，振摇，溶液显红色。

5. 盐酸胺碘酮

(1) 取本品约20mg，置试管中，加乙醇2mL使溶解，加2,4-二硝基苯肼高氯酸溶液2mL，加水5mL，放置，有黄色沉淀析出。

(2) 取本品约50mg，置试管中，滴加硫酸1mL，微热，即有碘的紫色蒸气产生。

6. 盐酸普鲁卡因胺

取本品约50mg，置试管中，加稀盐酸1mL，必要时缓缓煮沸使溶解，放冷，滴加亚硝酸钠溶液5滴，摇匀后，加水3mL稀释，加碱性β-萘酚试液2mL，振摇，生成由橙黄色到猩红色沉淀。

五、注意事项

1. 硝酸异山梨酯在室温及干燥状态下较稳定，但遇强热或撞击下会发生爆炸，实验中须加以注意。

2. 利血平遇光色渐变深，盐酸普鲁卡因胺有引湿性，故均应遮光密封保存。

3. 卡托普利具有巯基结构，因此有类似蒜的特臭。

4. 若供试药品为片剂，可将片剂研细，取片剂细粉适量，用适宜溶剂振摇提取，提取液滤过，卡托普利、盐酸普鲁卡因胺用滤液直接进行鉴别反应，其余四种药品，可将滤液蒸干，用残渣进行鉴别。

六、实训思考

1. 利血平为什么遇光色渐变深?

2. 盐酸普鲁卡因胺为何有引湿性?

实训项目六　合成抗菌药物的性质实训

一、实训目的

1. 熟悉常用合成抗菌药物的主要理化性质；

2. 掌握应用几种常用合成抗菌药物的理化性质从事药物鉴别的方法与基本操作。

二、实训原理

磺胺类药物具有芳伯氨基，在酸性条件下与亚硝酸生成重氮盐，重氮盐在碱性条件下与β-萘酚进行偶合反应，生成红色沉淀。

磺胺类药物的磺酰氨基上的氢原子具有弱酸性，在碱性条件下可被铜离子取代生成不溶性铜盐沉淀。

N_1上的氢被含氮杂环取代的磺胺类药物，在酸性溶液中，可与生物碱沉淀试剂反应，生成沉淀。

1. 盐酸氧氟沙星

本品含有喹诺酮结构，可与丙二酸和醋酸酐反应生成有色物质。

2. 异烟肼

本品具有还原性的肼基，可与氨制硝酸银发生氧化还原反应。

3. 盐酸乙胺丁醇

本品含有仲胺结构，可以与碱性硫酸铜发生反应生成具有颜色的配合物。

4. 甲硝唑

改变本品溶液的酸碱性，溶液颜色发生改变；本品具有碱性，可以与生物碱沉淀剂发生显色反应。

5. 酮康唑

本品具有碱性，可以与生物碱沉淀剂发生显色反应。

三、实训器材

1. 仪器

试管、研钵、恒温水浴锅、胶头滴管、烧杯、量筒、天平、药匙等。

2. 药品

磺胺甲噁唑（SMZ）、磺胺嘧啶（SD）、磺胺醋酰钠（SA-Na）、盐酸氧氟沙星、异烟肼、盐酸乙胺丁醇、甲硝唑、酮康唑。

3. 试剂

稀盐酸、0.1mol/L 亚硝酸钠试液、碱性β-萘酚试液、1%氢氧化钠试液、硫酸铜试液、2.5%碘酊、丙二酸、醋酸酐、醋酸、氨制硝酸银试液、碘化铋钾试液。

四、实训指导

（1）分别取药品磺胺甲噁唑和磺胺嘧啶0.05g，加稀盐酸2mL，振摇，溶解。然后加入0.1mol/L 亚硝酸钠试液3～5滴，充分振摇，再滴加碱性β-萘酚试液3～5滴，即产生红色沉淀。

（2）分别取药品磺胺甲噁唑、磺胺嘧啶、磺胺醋酰钠0.05g，加水2mL，摇匀，逐滴滴加1%氢氧化钠，至溶解（碱液切勿过量），滤过，取滤液，加硫酸铜试液3～5滴，即生成特殊颜色的铜盐沉淀。

（3）取磺胺嘧啶0.05g，加稀盐酸2mL使溶解，加2.5%碘酊3～5滴，即产生棕褐色沉淀。

(4) 取盐酸氧氟沙星 0.05g，加丙二酸 1mL，再加醋酸酐 1mL 使溶解，摇匀，溶液显红棕色。

(5) 取异烟肼 10mg，加水 2mL 溶解，加氨制硝酸银试液 1mL，即发生气泡与黑色浑浊，并在试管壁上生成银镜。

(6) 取盐酸乙胺丁醇 20mg，加水 2mL 溶解，加硫酸铜试液 3～5 滴，摇匀，再加氢氧化钠溶液 2～3 滴，溶液显深蓝色。

(7) 取甲硝唑约 10mg，加氢氧化钠溶液 2mL，微热，即得紫红色溶液，滴加稀盐酸使成酸性，即变成黄色，再滴加过量的氢氧化钠溶液即变成橙红色。

(8) 取酮康唑 10mg，加 0.1mol/L 盐酸溶液 5mL 溶解，加碘化铋钾试液数滴，即生成橙红色沉淀。

五、注意事项

(1) 亚硝酸钠与盐酸反应生成亚硝酸，亚硝酸极不稳定，易分解，故芳伯氨基的重氮化实验中，应注意操作程序。

(2) 磺胺类药物的铜盐，随取代基的不同而不同，以区分各种磺胺药。实验中磺胺类药物沉淀颜色见下表：

药物名称	沉淀颜色
磺胺嘧啶	黄绿色沉淀;放置后变为紫色
磺胺醋酰钠	蓝绿色沉淀
磺胺甲噁唑	草绿色沉淀

(3) 若供试品为片剂，磺胺类药物可取片剂粉末适量（约相当于 SD、SMZ 各 0.5g），加氨试液 10mL，研磨使 SD、SMZ 溶解于氨试液中，加水 10mL，振摇，滤过，滤液置水浴上蒸发，使大部分氨挥发，放冷，加醋酸使成酸性，即析出沉淀，滤过，沉淀用水洗涤，再用滤纸片吸去水分，照上述方法进行实验；异烟肼和盐酸乙胺丁醇可取片剂适量（约相当于原料药 0.1g,），加水 10mL，振摇，滤过，取滤液 2mL，照上述方法进行实验。

(4) 若 SA-Na 为滴眼液，则取 2mL 滴加硫酸铜进行铜盐实验。

(5) 异烟肼的银镜实验注意加热温度不要过高，冷却过程需长一点。

实训项目七 甾体激素类药物的性质实训

一、实训目的

1. 掌握甾体激素类药物的理化性质和实验方法。

2. 进一步巩固性质实验的基本操作。

二、实训原理

1. 雌二醇

具有甾体结构的激素药物与强酸的显色反应；本品具有酚羟基结构，可以与氯化铁发生显色反应。

2. 乙烯雌酚、炔雌醇、甲睾酮

具有甾体结构的激素药物与强酸的显色反应。

3. 炔诺酮

具有乙炔基的甾体激素药物可与硝酸银试液反应，生成白色银盐沉淀。

4. 黄体酮

本品含有甲基酮结构，可以与亚硝基铁氰化钾发生显色反应；具有4-烯-3-酮结构的甾体激素药物可与异烟肼反应，生成黄色异烟腙。

5. 醋酸地塞米松

具有17-甲酮基结构的甾体激素药物可与碱性酒石酸铜发生氧化还原反应，生成红色沉淀。

三、实训器材

1. 仪器

天平、电热恒温水浴锅、烧杯、试管、量筒、酒精灯等。

2. 药品

雌二醇、乙烯雌酚、炔雌醇、甲睾酮、黄体酮、炔诺酮、氢化可的松、醋酸地塞米松。

3. 试剂

硫酸、氯化铁试液、乙醇、甲醇、亚硝基铁氰化钾、碳酸钠、醋酸铵、异烟肼、稀盐酸、碱性酒石酸铜试液、硝酸银试液、硫酸苯肼试液、乙醇制氢氧化钾试液。

四、实训指导

1. 雌二醇

取本品约2mg，加硫酸2mL，溶解，有黄绿色荧光，加氯化铁试液2滴，呈草绿色，再加水稀释，溶液变为红色。

2. 乙烯雌酚

取本品约2mg，加硫酸2mL，溶解，溶液显橙黄色，加水10mL稀释后，橙黄色即消失。

3. 炔雌醇

(1) 取本品约2mg，加硫酸2mL，溶解，溶液显橙红色，并出现黄绿色荧光，将此溶液倾入4mL水中，即生成玫瑰红色絮状沉淀。

(2) 取本品约10mg，加乙醇1mL，溶解，加硝酸银试液5～6滴，即生成白色沉淀。

4. 甲睾酮

取本品约5mg，加硫酸-乙醇（2∶1）1mL，溶解，即显黄色并带有黄绿色荧光。

5. 黄体酮

(1) 取本品约5mg，加甲醇0.2mL，溶解，加亚硝基铁氰化钾的细粉约3mg，碳酸钠与醋酸铵各0.05g，摇匀，放置10～30min，显蓝紫色。

(2) 取本品0.5mg，加异烟肼约1mL，加甲醇1mL，溶解，加稀盐酸1滴，即生成白色沉淀。

6. 炔诺酮

取本品约10mg，加乙醇1mL，溶解，加硝酸银试液5～6滴，即生成白色沉淀。

7. 氢化可的松

取本品约2mg，加硫酸2mL，溶解，放置5min，显棕黄色至红色，并显绿色荧光，将此溶液倾入10mL水中，即变成黄色至橙黄色，并微带绿色荧光，同时生成少量絮状沉淀。

8. 醋酸地塞米松

（1）取本品约10mg，加甲醇1mL，微温溶解，加热的碱性酒石酸酮试液1mL，即生成红色沉淀。

（2）取本品约50mg，加乙醇制氢氧化钾试液2mL，置水浴中加热5min，放冷，加硫酸溶液（1+2）2mL，缓缓煮沸1min，即可产生乙酸乙酯的香气。

五、注意事项

（1）若药品为普通制剂而非原料药时，需先进行处理，然后取与原料药等量的样品，按照上述方法进行操作。

（2）碱性酒石酸铜反应必须现用现配，并进行微热。

六、实训思考

是否只有激素类药物才能与硫酸-乙醇溶液发生显色反应？

第二部分　药物的制备实训

实训项目八　阿司匹林的制备实训

一、实训目的

1. 熟悉酰化反应原理，掌握阿司匹林的制备方法；
2. 掌握抽滤、重结晶、精制及熔点测定等基本操作技术。

二、实训原理

1. 主反应

水杨酸与醋酐在浓硫酸的催化下于70～75℃发生酰化反应，生成阿司匹林。

$$\text{(COOH, OH)} + (CH_3CO)_2O \xrightarrow[50\sim60^\circ C]{H_2SO_4} \text{(COOH, OCOCH}_3\text{)} + CH_3COOH$$

2. 副反应

水杨酸在酸性条件下受热可发生缩合反应，生成少量聚合物。

$$\text{(COOH, OH)} \xrightarrow{H^+} \text{聚合物} + H_2O$$

阿司匹林可与碳酸氢钠反应生成水溶性的钠盐，作为杂质的副产物不与碱作用，可在用碳酸氢钠溶液进行重结晶时分离除去。

$$\text{(COOH, OH)} + NaHCO_3 \longrightarrow \text{(COONa, OCOCH}_3\text{)} + H_2O + CO_2$$

【问题与讨论】

1. 本实验过程中所用试剂水杨酸、醋酐、浓硫酸具有腐蚀性和刺激性，应如何做好安全保护工作。

2. 本实验过程中可能产生哪些杂质？如何除去？

3. 影响产品收率的因素，如何提高产品的收率。

4. 文献显示可以采用微波的方法制备阿司匹林，能比较一下传统方法和微波方法的优缺点吗？

三、实训用品

1. 仪器

100mL 三口烧瓶，球形冷凝管，100mL、200mL 烧杯各一个，ϕ9cm 表面皿一块，ϕ10cm 布氏漏斗，250mL 抽滤瓶，恒温水浴锅，电炉与调压器，100℃温度计，真空水泵，熔点仪，载玻片。

2. 试剂

水杨酸、醋酐、浓硫酸、无水乙醇。

四、实训内容

1. 阿司匹林的制备

(1) 酰化　在干燥的 100mL 三口烧瓶中，依次加入干燥的水杨酸 7.0g、新蒸的醋酐 10mL、浓硫酸 7 滴，装好冷凝管、电动搅拌器、温度计。水浴加热，在 70～75℃保温 30min。待反应完成后，自然冷却至室温，然后在不断搅拌下倾入 100mL 冷水中，并用冰水浴冷却，用玻璃棒缓缓搅拌，待结晶析出后，继续冷却直至大量的晶体完全析出。

(2) 抽滤　将布氏漏斗安装在抽滤瓶上，选择适宜的滤纸与布氏漏斗，先湿润滤纸，再开减压泵，滤纸抽紧后，将上述待滤结晶溶液慢慢倾入漏斗中，抽滤，得到的固体用约 18mL 冰水分 3 次快速洗涤，压紧抽干，得到粗品。

2. 阿司匹林的精制

将粗品转至 200mL 烧杯中，加入 20mL 无水乙醇，在水浴上微热溶解；同时在 100mL 烧杯中加纯化水 55mL，加热至 60℃；将粗品乙醇溶液在搅拌下倾入到热水中，如有颜色，加少量活性炭脱色，趁热过滤；滤液中如有固体析出，则加热至溶解。滤液放置自然冷却至室温，慢慢析出白色针状结晶。过滤，用少量 50%乙醇洗涤 2 次，压紧抽干，干燥（温度不超过 60℃），即得精品。

3. 测定熔点，称重并计算收率。

五、实训提示

1. 水杨酸对皮肤、黏膜有刺激性，能与机体蛋白质反应，有腐蚀作用，乙酐是有强烈刺激性和腐蚀性的物质，浓硫酸是有强烈腐蚀性的物质，实验中应防止吸入和避免皮肤直接接触。

2. 酰化反应需无水操作，仪器必须干燥无水。

3. 水浴加热时应避免水蒸气进入烧瓶内，同时反应温度不宜过高，否则会增加副产物的生成。

4. 水浴加热反应时若有结晶析出仍应继续进行，注意保温反应时间。

5. 析出结晶时一定要充分放冷。

6. 精制时，抽滤应快速、趁热，洗涤次数不应过多，洗涤水用量应适量，否则会减少产量。

7. 干燥时，应严格控制温度和时间。

8. 阿司匹林熔点为 135～138℃，测定时应将传温液加热至 130℃后，立即放入样品，快速测定，防止阿司匹林受热分解，产生多种物质使熔点下降。

六、实训基础知识介绍

1. 实验室常用的标准磨口玻璃仪器

药物合成实验中常用的标准磨口玻璃仪器是按照国际通用技术标准制作，因此口塞尺寸具有标准化、系列化和通用化的特点，使用起来非常方便。

标准磨口仪器全部为硬质料制造。配件比较复杂，品种类型以及规格较多，常用的标准磨口规格为 10mm、14mm、19mm、20mm、29mm 等，数字是指磨口的最大外径。有的标准磨口仪器用两个数字表示，如 10/30，10 表示磨口最大外径为 10mm，30 表示磨口的高度为 30mm。数字相同的内外磨口可以任意互换套用，若两磨口编号不同，可通过不同编号的磨口接头（又称变径接头），使之连接起来。

使用标准磨口玻璃仪器时应注意：

(1) 磨口必须清洁无杂物，若有固体残渣，会使磨口对接不严密，导致漏气或破损；

(2) 用后立即拆卸洗净，否则，磨口对接处常会粘牢，难以拆卸，洗净后各个部件分开存放；

(3) 一般使用磨口仪器无需涂润滑剂，以免污染反应物，若反应中有强碱，则应涂润滑剂，以免磨口连接处遭碱腐蚀粘牢而无法拆开；

(4) 安装仪器时，应先下后上，先中间后两旁的顺序，装配要求严密、正确、整齐和稳妥，并保证磨口连接处不受压力，否则易使仪器磨口破损。

2. 搅拌与电动搅拌器

搅拌主要用于非均相体系或反应物之一需要逐滴加入的反应，搅拌可使反应迅速混合，避免因局部过热过浓而产生副反应或有机化合物的分解，并可缩短反应时间，提高收率。实验图 1 是可以同时进行搅拌、回流、加料的装置，需控制反应的温度可选用四口瓶。

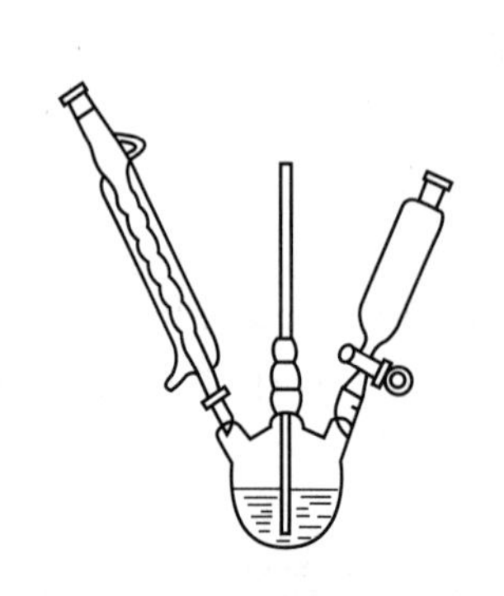

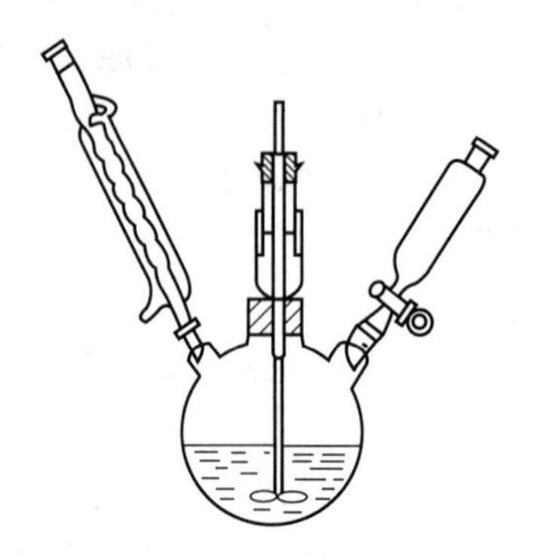

实验图 1　搅拌装置

常用的机械电动搅拌器由三部分组成：电动机、搅拌棒和封闭器，见实验图 2。

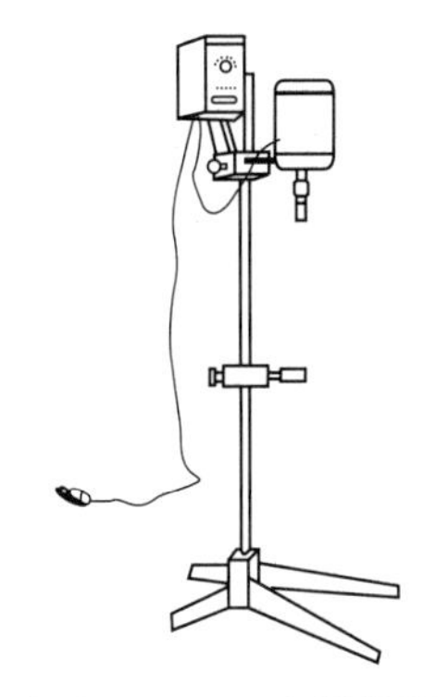

实验图 2　电动搅拌器

在进行搅拌时，依据需要可选择不同形状的搅拌棒，常用的搅拌棒如实验图 3。还可以使用磁力搅拌器。

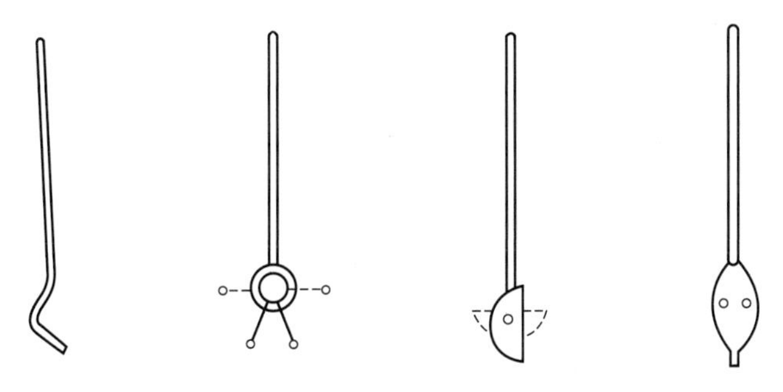

实验图 3　搅拌棒

3. 重结晶及过滤

化学合成得到的固体产品，往往是不纯的，常称之为粗品，必须经过精制纯化，除去杂质得到纯品，才能作为药品使用。最常见的固体精制纯化方法之一就是选用适宜的溶剂进行重结晶。

重结晶的目的在于提纯固体药物。利用粗品中各成分在某种溶剂或某种混合溶剂中溶解度不同，将被提纯物质溶解在热的溶剂中达到饱和，趁热过滤除去不溶性杂质，而使它们分离，达到提纯的目的。当药物杂质含量较高时，不宜直接使用重结晶的方法，应首先进行初步提纯（如萃取、蒸馏、升华等），然后再用重结晶的方法提纯。

重结晶过程中的关键步骤为过滤，在实验室多采用减压抽气过滤（简称抽滤）的方法。为了使过滤操作进行得快，常用布氏漏斗进行抽滤。为了防止结晶在过滤的过程中析出，布氏漏斗和抽滤瓶在过滤前应放在烘箱内预热或用同一种热溶剂预热；滤纸应小于布氏漏斗的底面，以刚能盖住小孔为宜；在抽滤之前必须用同一溶剂将滤纸润湿后过滤；为防止漏炭或抽破滤纸，可采用双层滤纸抽滤；在热滤过程中，若发现活性炭透过滤纸应重新过滤。

七、实训思考

1. 酰化反应中，仪器不干燥对反应有何影响？
2. 析出结晶过程中为何要使滤液温度自然下降？若下降太快会出现什么情况？
3. 阿司匹林精制选择溶剂依据什么原理？

实训项目九　苯妥英钠的制备实训

一、实训目的

1. 通过学习安息香缩合反应的原理和学会应用维生素 B_1 及氰化钠为催化剂进行反应的实验操作；

2. 学会有害气体排放的操作方法及操作；

3. 掌握用硝酸氧化的实验方法及操作。

二、实训原理

1. 安息香缩合反应（安息香的制备）

CHO　维生素 B_1 或 NaCN　HO　O

2. 氧化反应（二苯乙二酮的制备）

HO　O　HNO_3　O　O

3. 二苯羟乙酸重排及缩合反应（苯妥英的制备）

O　O　1.H_2NCONH_2/NaOH　2.HCl　H_5C_6　H_5C_6　O　H　N　N　H　O

4. 成盐反应（苯妥英钠的制备）

H_5C_6　H_5C_6　O　N　N　H　OH　NaOH　H_2O　H_5C_6　H_5C_6　O　N　N　H　O—Na

【问题与讨论】

1. 安息香缩合反应的原理。

2. 在苯妥英的制备中，加入醋酸钠的作用。

三、实训器材

1. 仪器

三口烧瓶、恒温水浴锅（双孔）、球形冷凝管、锥形瓶、真空接收管、圆底瓶、吸滤瓶、布氏漏斗、温度计（100℃）。

2. 药品

苯甲醛 20mL（0.2mol）、盐酸硫胺（维生素 B_1，3.5g）、氢氧化钠（15%）、硝酸（65%～68%）、尿素、乙醇、四氯化碳、醋酸钠、盐酸。

四、实训步骤

1. 安息香的制备

在 100mL 三口烧瓶中加入 3.5g 盐酸硫胺（维生素 B_1）和 8mL 水，溶解后加入 95% 乙醇 30mL。搅拌下滴加 2mol/L NaOH 溶液 10mL。再取新蒸苯甲醛 20mL，加入上述反应瓶中。水浴加热至70℃左右反应1.5h。冷却，抽滤，用少量冷水洗涤。干燥后得粗品。测定熔点，计算收率。熔点136～137℃。

2. 二苯乙二酮（联苯甲酰）的制备

取8.5g粗制的安息香和25mL硝酸（65%～68%）置于100mL三颈瓶中，安装冷凝器和气体连续吸收装置，低压加热并搅拌，逐渐升高温度，直至二氧化氮逸去（约1.5～2h）。反应完毕，在搅拌下趁热将反应液倒入盛有150mL冷水的烧杯中，充分搅拌，直至油状物呈黄色固体全部析出。抽滤，结晶用水充分洗涤至中性，干燥，得粗品。用四氯化碳重结晶（1∶2），也可用乙醇重结晶（1∶25），熔点94～96℃。

3. 苯妥英的制备

在装有搅拌及球形冷凝器的250mL三颈瓶中，投入二苯乙二酮8g，尿素3g，15% NaOH 25mL，95%乙醇40mL，开动搅拌，加热回流反应60min。反应完毕，反应液倾入到250mL水中，加入1g醋酸钠，搅拌后放置1.5h，抽滤，滤除黄色沉淀。滤液用15%盐酸调至pH6，放置析出结晶，抽滤，结晶用少量水洗，得白色苯妥英粗品。熔点295～299℃。

4. 苯妥英钠（成盐）的制备与精制

将与苯妥英粗品等物质的量的氢氧化钠（先用少量蒸馏水将固体氢氧化钠溶解）置100mL烧杯中后加入苯妥英粗品，水浴加热至40℃，使其溶解，加活性炭少许，在60℃下搅拌加热5min，趁热抽滤，在蒸发皿中将滤液浓缩至原体积的三分之一。冷却后析出结晶，抽滤。沉淀用少量冷的95%乙醇-乙醚（1∶1）混合液洗涤，抽干，得苯妥英钠，真空干燥，称重，计算收率。

五、实训提示

也可采用室温放置的方法制备安息香，即将上述原料依次加入到100mL锥形瓶中，室温放置有结晶析出，抽滤，用冷水洗涤。干燥后得粗品。测定熔点，计算收率。

六、注意事项

1. 硝酸为强氧化剂，使用时应避免与皮肤、衣服等接触，氧化过程中，硝酸被还原产生大量的二氧化氮气体，应用气体连续吸收装置，避免逸至室内影响健康。

2. 制备钠盐时，水量稍多，可使收率受到明显影响，要严格按比例加水。

3. 苯妥英钠可溶于水及乙醇，洗涤时要少用溶剂，洗涤后要尽量抽干。

七、实训思考

1. 制备二苯乙二酮时，为什么要控制反应温度使其逐渐升高？

2. 制备苯妥英为什么在碱性条件下进行？

第三部分　综合实训

实训项目十　药品的氧化变质实训

一、实训目标

1. 了解外界因素对药物氧化变质的影响及其危害性；

2. 认识药物制备、贮存中采取防止药物氧化变质措施的重要性。

二、实训内容

对氨基水杨酸钠、维生素C、盐酸异丙肾上腺素（或重酒石酸去甲肾上腺素）、盐酸氯丙嗪的氧化变质实验。

三、实训原理

有机药物具有还原性，药物或其水溶液露置日光、受热，遇空气中的氧能被氧化而变质，其氧化速率、药物颜色随放置时间延长而加快、加深。氧化剂、微量重金属离子的存在可加速、催化氧化反应进行。加入少量抗氧剂、金属络合剂，可消除氧化反应的发生或减慢氧化反应速率。

对氨基水杨酸钠氧化脱羧后，生成间氨基酚，继而进一步被氧化生成二苯醌型化合物（红棕色）。

维生素C结构中的连二烯醇结构，具有很强的还原性，生成了去氢维生素C（黄色）。

肾上腺素类药物因结构中含有邻苯二酚的结构，故极易被氧化，氧化产物是肾上腺红（粉红色→红色→棕色），变成棕色是由于进一步形成了多聚体。

氯丙嗪结构中的噻吩环被氧化成醌型化合物（红棕色）。

【问题与讨论】

1. 在准备实验时实验员可采取哪些防止药品发生氧化反应的措施。
2. 设计最佳实验流程。

四、实训器材

1. 仪器

具塞试管、电炉、水浴锅、日光灯、胶头滴管、锥形瓶、移液管、秒表。

2. 药品

对氨基水杨酸钠、维生素C、盐酸异丙肾上腺素（或重酒石酸去甲肾上腺素）、盐酸氯丙嗪。

3. 试液

2%亚硫酸钠溶液、3%过氧化氢溶液、硫酸铜试液、0.05mol/L EDTA溶液、3%过氧化氢溶液

五、实训步骤

(1) 样品溶液的配制　取对氨基水杨酸钠0.5g、维生素C 0.5g、盐酸肾上腺素（或重酒石酸去甲肾上腺素）0.5g、盐酸氯丙嗪0.5g，分别置于小锥形瓶中，各加蒸馏水25mL，振摇使溶解；分别用移液管将四种药品各均分成5等份，放于具塞试管中，试管加塞编号。

(2) 将以上四种药品的1号管，同时拔去塞子，暴露在空气中，同时放在日光（或电灯光）的直接照射下，观察其颜色变化，以不同数目的“+”号记录下不同时间下的颜色变化。

(3) 将以上四种药品的2号试管，分别加入3%过氧化氢溶液10滴，同时放入沸水浴中加热，观察并记录5min、20min、60min的颜色变化。

(4) 将以上四种药品的3号试管，分别加入2%亚硫酸钠溶液2mL，再加3%过氧化氢溶液10滴，同时置于沸水浴中加热．观察并记录5min、20min、60min的颜色变化。

(5) 将以上四种药品的4号管，分别加入硫酸铜试液2滴，观察其颜色变化，并做

记录。

（6）将以上四种药品的 5 号管，分别加入 0.05mol/L EDTA 溶液 2mL，再加入硫酸铜试液 2 滴，观察其颜色变化，并做记录。

六、实训提示

实验中四种药品加入的试剂相同，但反应条件不同，也会影响结果，取用数量、时间、温度、空气、光线等条件，实验中均应注意一致。

七、实训思考

1. 将反应条件（温度、试剂、时间）与溶液颜色变化制成实验报告表格，对实验结果作出结论。

2. 指出本实验中的氧化剂、抗氧剂、金属离子配合剂。你还知道哪些常用的氧化剂、抗氧剂？

3. 四种药品氧化变质的原因，影响药物氧化反应的外因。

实训项目十一　药品的水解变质实训

一、实训目标

1. 加深对药物水解因素的了解和掌握；

2. 考查结构-外因-水解反应之间的相互关系；

3. 培养学生设计实验和处理实验过程中出现问题的能力；

4. 通过对比实验，比较各种因素对水解反应的影响。

二、实训内容

设计实验，考查盐酸普鲁卡因、青霉素钠、苯巴比妥钠的水解反应的影响因素。

三、实训原理

药物的水解是某些药物的重要化学性质之一，药物的水解反应是引起药物变质的重要反应。易发生水解反应的药物在化学结构上一定含有易被水解的基团，由于药物中这些易被水解的基团多种多样，所以构成了多种多样的水解类型。包括盐类、酯类、酰胺类、苷类、酰脲类、酰肼类、活泼卤素化合物、缩氨、多聚糖、蛋白质、多肽等水解，其中以盐类、酯类、酰胺类和苷类的水解较为常见。

易水解的结构有酯（如普鲁卡因）、β-内酰胺环（如青霉素 G）、酰脲（如苯巴比妥）等。

盐酸普鲁卡因干燥品稳定，发生水解反应时酯键断裂，水解产物是二乙胺基乙醇，其蒸气使石蕊试纸变蓝。水解反应随温度升高、pH 增大而加快。盐酸普鲁卡因加碱后，因为普鲁卡因游离析出，故可看到先有白色沉淀产生。

青霉素 G 钠干燥品较稳定，水溶液室温久置即水解，青霉素 G 发生分子内重排生成青霉二酸的白色沉淀。更不耐酸、不耐碱。

苯巴比妥纳干燥品稳定，水溶液不耐热、不耐碱，室温久置后有部分分解，生成苯基乙基乙硫脲，继而进一步分解放出氨气。

【问题与讨论】 影响盐酸普鲁卡因、青霉素钠、苯巴比妥钠水解反应的因素。

四、实训器材

1. 仪器

托盘天平、称量纸、试管、试管夹、试管架、标签纸、水浴箱等。

2. 药品

盐酸普鲁卡因、青霉素G钠、苯巴比妥钠。

3. 试液

10%氢氧化钠、稀盐酸、红色石蕊试纸。

五、实训步骤

1. 盐酸普鲁卡因水解

取0.2g样品置于试管中，加6mL纯化水溶解，平均分至两支试管，其中一支加入10%氢氧化钠1mL，另一支加纯化水1mL。在两支试管的管口覆盖一条湿润红色石蕊试纸，置沸水中加热。观察并记录两管石蕊试纸颜色的变化。

2. 苯巴比妥钠的水解

取0.1g样品置于试管中，加4mL纯化水溶解，观察溶液是否澄清无色。将样品溶液平均分至两支试管。将其中一支加入10%氢氧化钠2mL，另一支加纯化水2mL。在试管口覆盖一条湿润红色石蕊试纸，置沸水中加热1min。观察并记录石蕊试纸颜色的变化。将另一支放置90min，观察并记录是否浑浊，是否显色。

3. 青霉素G钠的水解

取0.2g样品置于试管中，加10mL纯化水溶解，观察溶液是否澄清无色。将样品溶液平均分至两支试管。将其中一支加入稀盐酸2滴，观察并记录其变化。将另一支放置60min，观察并记录是否浑浊，是否显色。

六、注意事项

尽量确保对照试验外部条件一致

七、实训思考

1. 列举出四种易水解的官能团。
2. 通过本实训项目，指出影响药物水解变质反应的外因各有哪些?
3. 药物水解的内因是什么，外因对药物水解有何影响?
4. 盐酸普鲁卡因水解试验中，在另一支试管加纯化水1mL水的原因?

实训项目十二 未知药物的定性鉴别实训

一、实训目标

1. 复习和巩固已学过的部分典型药物的主要理化性质；
2. 训练学生学会确证在已知范围内未知药物的方法和程序；
3. 培养学生药品检验工作中分析问题、解决问题以及实践操作的能力。

二、实训内容

对乙酰氨基酚、阿司匹林、青霉素钠、维生素C、维生素B_2的确证。

三、实训原理

1. 初步实验

(1) 性状观察 维生素B_2为橙黄色结晶性粉末；对乙酰氨基酚、阿司匹林、青霉素钠、维生素C均为白色或类白色结晶性粉末。

(2) 溶解性实验 青霉素钠、维生素C溶于水；对乙酰氨基酚略溶于水；阿司匹林微溶于水；维生素B_2不溶于水。

2. 确证实验

(1) 氯化铁显色反应　对乙酰氨基酚分子中含有酚羟基，与氯化铁试液作用显蓝紫色；阿司匹林加热水解，生成含有酚羟基的水杨酸，与氯化铁试液作用显紫堇色。

(2) 硝酸银氧化反应　维生素C含有连二烯醇结构，具有还原性，和硝酸银试液反应，能析出黑色的银沉淀。

(3) Na^+的火焰反应　青霉素钠含有钠离子，灼烧产生黄色火焰。

四、实训器材

1. 仪器

电热恒温水浴锅、试管、药匙、量筒、烧杯、研钵、漏斗、铂丝、酒精灯、试管夹。

2. 药品

对乙酰氨基酚、阿司匹林、青霉素钠、维生素C、维生素B_2。以上药品全部使用药物制剂，并除去所用标签。

3. 试液

硝酸银试液、氯化铁试液、0.4%氢氧化钠溶液等，试液可根据需要在实验开始前向实验指导教师索要。

五、实训指导

1. 预习

实验前应充分预习好教师指定的每个药物的物理和化学性质。熟悉指定范围内每个药物的确证试验，并做到正式实验前能够对这些药物初步外观判断，如指定范围内药物的制剂剂型，哪个是粉针剂，哪个是片剂，哪个药物具有颜色等。

2. 实训步骤

(1) 根据预习，写出各种需鉴别的未知药物的结构简式，确定各种药物中可用于定性鉴别的官能团。归纳拟出指定范围内未知药物定性鉴别的步骤，书写鉴别流程图。

(2) 确定实验所需仪器和药品清单，并以书面形式提交实验指导教师。

(3) 将每种未知药物的实验用药均分为三份，第一份用来进行初步试验；第二份用来进行确证实验；第三份保留起来，以供需要复查实验时使用。

(4) 将所有未知药物进行编号，并按照已设计的鉴别流程图进行外观颜色、性状等观察、溶解性试验、灼烧试验等初步鉴别试验。

(5) 根据初步鉴别试验结果，确定可以给出定论的药品，以减少未知药物的数量；对其余未知药物根据初步鉴别试验结果按一定程序进行分类编组，如以药物在水中或有机溶剂中的溶解性分组。

(6) 根据分组情况进一步确认或修改鉴别流程图，完善未知药物的确证实验设计，写出详细的确证实验的方案。包括实验步骤，预计的准确实验现象，实验中可能出现问题的解决方法，实验注意事项等。

(7) 根据确定的鉴别流程图和实验方案进行实验，并及时做好详细的实验记录，分析实验现象与结果，与预期结果进行比较。如有必要取第三份保留样品进行复查。

(8) 确定编号的未知药品对应的药物名称，填写实训报告。

六、实训提示

1. 若供试品为片剂，应首先按实验要求进行处理，然后再照上述方法进行，实验现象应与原料药相同。

2. 经编号而未标名的未知药品，实验取样中，严禁混用药匙，以免因混淆掺杂而干扰结果。

七、注意事项

1. 实验应在熟练掌握未知药品范围的理论知识和实验原理的基础上，在完成比较详细的鉴别流程图，并熟悉实验所用仪器、试液的前提下进行；实验过程应在教师的指导下独立完成。

2. 设计鉴别流程图、选择指定范围内每个未知药物的确证试验时，其反应试剂应单一或种类少，反应条件温和，现象快速、明显。

3. 在实训前除预习好指定范围内每个药物的确证试验外，还必须对这些药物初步试验时所呈现的现象进行归纳。

4. 操作要仔细、规范，对那些受实验条件影响较大的鉴别实验，更应注意试剂的取量及反应条件的控制，尽量避免各种干扰因素对实验结果的影响。

5. 做实验过程中，要注意认真观察、比较反应前后的现象，若出现矛盾或现象不明显则应检查操作或观察是否有错误，必要时可做空白试验或对照品试验，以保证结果的准确可靠。

6. 进行实验一定要目标明确，实事求是，从客观实验现象得出结论，切忌凭主观印象、理论推理得出结论。

八、实训思考

1. 使用 $FeCl_3$ 试液显色，可以鉴别具有哪种结构的药物？一般可能呈现什么颜色？

2. 采用重氮化-偶合反应，可以鉴别具有哪种结构的药物？使用哪些试剂？

实训项目十三　药物的溶解性实训

一、实训目的

熟悉《中国药典》(2015年版）对药物近似溶解度的规定；

掌握药物溶解度的实验方法。

二、实训原理

药物的溶解度是在一定温度下，药物溶解形成饱和溶液时，药物能溶解于溶剂中的最大量。溶解度在一定程度上反映药品的质量特征。

溶解度常用一定温度下100g溶剂中（或100 g溶液或100mL溶液）溶解溶质的最大克数来表示；也可用物质的摩尔浓度表示。

药物在某种溶剂中的溶解性以及溶解度大小，主要取决于溶质与溶剂分子之间的引力大小。只有当溶质与溶剂分子间引力大于溶质分子间的引力时，溶质才可能溶于溶剂中。药物溶解度的影响因素有药物自身的分子结构、溶剂的性质及温度等。

三、实训器材

1. 仪器

天平、量筒、烧杯、锥形瓶等。

2. 药品

青霉素钠、盐酸普鲁卡因、阿司匹林、对乙酰氨基酚、磺胺嘧啶、维生素C、维生素 D_3。

3. 试剂

纯化水、乙醇、乙醚。

四、实训指导

1. 药物在水中溶解度测定的实验法

分别称取供试品青霉素钠、盐酸普鲁卡因、阿司匹林、对乙酰氨基酚、磺胺嘧啶各

0.5g，置于试管中并标号，在25℃±2℃温度下，加入一定量的溶剂纯化水，每隔5min强力振摇5s；观察30min内的溶解情况，如无目视可见的溶质颗粒或液滴时，即视为完全溶解，分别记录溶剂纯化水的用量。

2. 药物在不同溶剂中溶解度测定的实验方法

分别称取供试品维生素C和维生素D_3 0.5g各三份，分别置于试管中并标号，在25℃±2℃温度下，每种药物分别溶于一定容量的溶剂纯化水、乙醇、乙醚中，每隔5min强力振摇5s；观察30min内的溶解情况，如无目视可见的溶质颗粒或液滴时，即视为完全溶解，分别记录溶剂纯化水、乙醇和乙醚的用量。

五、注意事项

1. 实训中的供试品应为原料药，防止制剂中的辅料对溶解度的干扰。

2. 药品的近似溶解度以下列名词术语表示：

极易溶解：系指1g（mL）溶质能在不到1mL溶剂中溶解。

易溶：系指1g（mL）溶质能在1～10mL溶剂中溶解。

溶解：系指1g（mL）溶质能在10～30mL溶剂中溶解。

略溶：系指1g（mL）溶质能在30～100mL溶剂中溶解。

微溶：系指1g（mL）溶质能在100～1000mL溶剂中溶解。

极微溶解：系指1g（mL）溶质能在1000～10000mL溶剂中溶解。

几乎不溶或不溶：系指1g（mL）溶质在10000mL溶剂中不能完全溶解。

六、实训思考

哪些因素会影响药物溶解度？

实训项目十四　药物的化学配伍实训

一、实训目的

1. 了解药物配伍禁忌发生的机理；

2. 掌握常见化学性配伍禁忌的各种现象和处理配伍禁忌的一般方法。

二、实训原理

配伍禁忌是指两种以上药物混合使用或药物制成制剂时，发生体外的相互作用，出现中和、水解、氧化、还原等理化反应，出现浑浊、沉淀、产生气体及变色等外观异常的现象，从而导致药物失效、产生毒性等变化。

临床常用的药物大多为强酸弱碱盐或强碱弱酸盐，易发生水解反应产生沉淀而失效，如苯巴比妥钠、青霉素钠等。有些药物结构中含有易氧化官能团，如盐酸氯丙嗪的噻嗪环、维生素C的连二烯醇等，在酸性溶液中稳定，遇到碱性药物或重金属离子药物时易氧化变色。头孢曲松钠与钙制剂配伍时易产生沉淀，对人体有毒副作用；喹诺酮类药物与钙制剂配伍时生成配位化合物，影响钙剂吸收。

三、实训器材

1. 仪器

天平、试管、烧杯等。

2. 药品

注射用苯巴比妥钠、盐酸氯丙嗪注射液、注射用青霉素钠、盐酸肾上腺素注射液、盐酸普鲁卡因注射液、盐酸利多卡因注射液、5%葡萄糖注射液、0.9%氯化钠注射液、磺胺嘧啶、维生素C注射液、注射用头孢曲松钠、盐酸氧氟沙星注射液、氯化钙注射液、葡萄糖酸钙注射液。

3. 试剂

稀盐酸、1mol/L盐酸溶液、1mol/L氢氧化钠溶液。

四、实训指导

（一）易水解药物配伍变化

1. 注射用苯巴比妥钠

（1）取本品0.1g，加5%葡萄糖注射液5mL，振摇溶解，观察并记录现象。

（2）取本品0.1g，加0.9%氯化钠注射液5mL，振摇溶解，加入盐酸普鲁卡因注射液2mL，摇匀；分别于10min、20min、30min、60min后观察并记录现象。

2. 注射用青霉素钠

（1）取本品0.1g，加5%葡萄糖注射液5mL，振摇溶解，观察并记录现象。

（2）取本品0.1g，加0.9%氯化钠注射液5mL，振摇溶解，加入盐酸普鲁卡因注射液2mL，摇匀；分别于10min、20min、30min、60min后观察并记录现象。

3. 盐酸利多卡因注射液

（1）取本品2mL，加5%葡萄糖注射液2mL，振摇溶解，加入磺胺嘧啶钠约0.05g，摇匀；分别于10min、20min、30min、60min后观察并记录现象。

（2）取本品2mL，加0.9%氯化钠注射液2mL，振摇溶解，加入磺胺嘧啶钠约0.05g，摇匀；分别于10min、20min、30min、60min后观察并记录现象。

（二）易氧化药物配伍变化

1. 维生素C注射液

（1）取本品2mL，加5%葡萄糖注射液2mL，振摇溶解，观察是否稳定；加入苯巴比妥钠约0.05g，摇匀；分别于10min、20min、30min、60min后观察并记录现象。

（2）取本品2mL，加0.9%氯化钠注射液2mL，振摇溶解，观察是否稳定；加入苯巴比妥钠约0.05g，摇匀；分别于10min、20min、30min、60min后观察并记录现象。

2. 盐酸氯丙嗪注射液

（1）取本品2mL，加5%葡萄糖注射液2mL，振摇溶解，观察是否稳定；加入苯巴比妥钠约0.05g，摇匀；分别于10min、20min、30min、60min后观察并记录现象。

（2）取本品2mL，加0.9%氯化钠注射液2mL，振摇溶解，观察是否稳定；加入苯巴比妥钠约0.05g，摇匀；分别于10min、20min、30min、60min后观察并记录现象。

（三）其他配伍变化

1. 注射用头孢曲松钠

（1）取本品2mL，加5%葡萄糖注射液5mL，振摇溶解，观察是否稳定加入葡萄糖酸钙注射液2mL，摇匀；分别于10min、20min、30min、60min后观察并记录现象。

（2）取本品2mL，加0.9%氯化钠注射液2mL，振摇溶解，观察是否稳定；加入葡萄糖酸钙注射液2mL，摇匀；分别于10min、20min、30min、60min后观察并记录现象。

2. 盐酸氧氟沙星胶囊

（1）取本品0.1g，加5%葡萄糖注射液5mL，振摇溶解，观察是否稳定；加入葡萄糖酸钙注射液2mL，摇匀；分别于10min、20min、30min、60min后观察并记录现象。

（2）取本品 0.1g，加 0.9%氯化钠注射液 2mL，振摇溶解，观察是否稳定；加入葡萄糖酸钙注射液 2mL，摇匀；分别于 10min、20min、30min、60min 后观察并记录现象。

五、注意事项

易氧化药物配伍实验中，可以通过与原液对照，有助于观察氧化后的颜色变化。

六、实训思考

药物配伍禁忌的临床意义有哪些？

实训项目十五　对乙酰氨基酚的制备实训

一、实训目的

1. 熟悉乙酰反应的原理，掌握对乙酰氨基酚的制备方法；
2. 掌握易被氧化产品的重结晶精制方法；
3. 了解酚氨基的选择性乙酰化而保留酚羟基的基本操作技术；
4. 学习仿真操作原理。

二、实训原理

用计算量的醋酐与对氨基酚在水中反应，可迅速完成 *N*-乙酰化而保留酚羟基。

反应式：

$$HO-C_6H_4-NH_2 + (CH_3CO)_2O \longrightarrow HO-C_6H_4-NHCOCH_3 + CH_3COOH$$

副反应：

$$HO-C_6H_4-NH_2 \xrightarrow{[O]} O=C_6H_4-NH_2$$

常用的乙酰化试剂有醋酸、醋酐、乙酰氯等。乙酰氯的活性较高但选择性较差，而醋酸与对氨基酚反应生成的水分子抑制了反应的进行程度，所表现出的活性太低，相对而言醋酐是一种良好的乙酰化试剂，既有较高的活性，又有良好的选择性。

【问题与讨论】

1. 查阅文献，讨论并选取适宜实验室制备的合成路线。（参考信息：对乙酰氨基酚的合成工艺：申请专利号：CN200410019103.9）。
2. 从工业化角度综述对乙酰氨基酚的 5 种化学合成方法，评述其主要优缺点。
3. 如果可能设计并讨论仿真合成实验方案。

三、实训器材

1. 仪器

（1）电脑、仿真软件。

（2）天平（分度值为 0.1g）、电动搅拌器、烧杯、玻璃棒、表面皿、温度计、布氏漏斗、抽滤瓶、电热恒温水浴锅、250mL 电热套、250mL 四口圆底烧瓶、100mL 三口圆底烧瓶、直形或球形冷凝管。

2. 药品

对氨基酚 10.9g、醋酐 10.9g、亚硫酸氢钠、活性炭适量、10%亚硫酸氢钠溶液 1mL。

四、实训步骤

1. 对乙酰氨基酚的制备

在安装好电动搅拌器、温度计的 250mL 四口圆底烧瓶中加入对氨基酚 10.9g 及水 60mL，开启搅拌，滴液漏斗滴加醋酐 10.9g，滴加时间约 8min。升温至 90℃，维持此温度并继续搅拌 40min，反应物冷却至 0～10℃，将析出的结晶抽滤，用 30mL 冷水洗涤两次，抽滤至很少液体滴下，滤饼为粗品对乙酰氨基酚。

2. 对乙酰氨基酚的精制

在 100mL 三口圆底烧瓶中加入粗品，再加入粗品重量 2.2 倍的水、10%亚硫酸氢钠 1mL 及活性炭 1g（视粗品颜色深浅可增减），升温至全溶，继续加热至沸腾并回流 10min，热滤，滤液冷却至 0～10℃。将析出的结晶抽滤，滤饼于 80℃ 干燥 2h（也可以室温下放在培养皿中均匀摊开，自然晾干一周），即得对乙酰氨基酚精品。测定熔点，称重并计算收率。

五、实训提示

1. 当胺用醋酐酰化时，如加热时间过长且有过量的醋酐存在，可生成二酰基化合物。单独用醋酐酰化的一个缺点是将胺中的所有杂质都要带到酰化产物中去。为了避免这个缺点，一般不单独用醋酐而是将醋酐混在水中对胺进行酰化。这是利用了醋酐在室温与水的反应非常慢而与胺很容易反应的特性。本实验中对氨基酚的酰化，也是采用醋酐在水中进行酰化的。在有水存在时，醋酐还可以有选择性地酰化氨基而不酰化酚羟基。

2. 对氨基酚的酰化用醋酐比醋酸贵，但反应快，操作方便，产品质量好，用醋酸反应时间长，操作麻烦，小量制备时很难避免氧化副反应的发生，故产品质量差。

3. 加亚硫酸氢钠可有效防止乙酰氨基酚被空气氧化，但浓度不宜太高，用量不宜太多，否则会影响产品质量（亚硫酸氢钠残留量超过药典标准）。

4. 精制热滤时要将漏斗放在 70～80℃热水中预热（取出时防止烫伤），铺好滤纸，用热水湿润抽紧后，迅速过滤，如果抽滤温度低，会影响过滤效果，发生堵塞，使收率降低。

六、实训思考

1. 试比较冰醋酸、醋酐、乙酰氯三种乙酰化试剂的优缺点。

2. 精制过程中选水做溶剂的必要条件？操作上应注意什么问题？

实训项目十六　贝诺酯的制备实训

一、实训目的

1. 通过本实验了解酯化反应的方法，以及酯化在药物化学结构修饰中的应用；

2. 通过酰氯的制备，掌握无水操作技术；

3. 熟悉拼合原理在前药制备中的方法和基本途径；

4. 培养独立进行实验设计、操作的能力。

二、实训内容

最佳实验方法设计：实训开始前陈述实验原理、实验方法及步骤设计方案、注意事项、保证产品质量措施，提高收率方法。

三、实训原理

贝诺酯的合成路线参考方案：

$$\text{(邻乙酰氧基苯甲酸)}\ C_6H_4(COOH)(OCOCH_3) + SOCl_2 \xrightarrow{\text{吡啶}} C_6H_4(COCl)(OCOCH_3) + HCl\uparrow + SO_2\uparrow$$

$$H_3COCNH-C_6H_4-OH \xrightarrow{NaOH} H_3COCNH-C_6H_4-ONa + H_2O$$

$$C_6H_4(COCl)(OCOCH_3) + H_3CCONH-C_6H_4-ONa \longrightarrow C_6H_4(OCOCH_3)-COO-C_6H_4-NHCOCH_3$$

实验数据参考：

名　　称	结构式或分子式	相对分子质量	熔点/℃	沸点/℃	溶解性
乙酰水杨酸	$C_6H_4(COOH)(OCOCH_3)$	180.15	135		易溶于水，能溶于氯仿、乙醚，微溶于乙醇
二氯亚砜	$SOCl_2$	118.98		76	可与苯、氯仿、四氯化碳相混溶
吡啶	C_5H_5N（吡啶环）	79.10		115～116	可与水、乙醇、乙醚、石油醚相混溶
对乙酰氨基酚	$CH_3CONH-C_6H_4-OH$	151.16	169～170		难溶于冷水，在热水中溶解增加，溶于乙醇、丙酮、醋酸乙酯。难溶于乙醚，不溶于苯及石油醚
氢氧化钠	NaOH	40.01	318		易溶于水，溶于乙醇、甘油
乙醇	C_2H_5OH	46.07		78.15	可与水、乙醇、氯仿等有机溶剂混溶
丙酮	$CH_3-CO-CH_3$	58.08		56.5	

四、实训步骤设计参考

1. 邻乙酰氧基苯甲酰氯的制备

称取阿司匹林 18g，量取氯化亚砜 50mL，吡啶 2 滴，置入装有搅拌器和回流冷凝管（上端附有氯化钙干燥管，排气导管通入氢氧化钠吸收液中）及温度计的三口烧瓶中，缓缓加热，充分搅拌反应，约 50min 升温至 75℃，维持反应液在 70～75℃，反应至无气体逸出（2～3h）。反应完毕后减压蒸馏除去过量的二氯亚砜，冷却，得产品，倾入 50mL 锥形瓶内，加入无水丙酮 15mL，混匀密封备用。

2. 贝诺酯粗品的制备

在装有搅拌、恒压滴液漏斗、温度计的 250mL 三口烧瓶中，加入对乙酰氨基酚 17g，水 50mL，保持 10～15℃，搅拌下缓缓加入氢氧化钠溶液 18mL（3.3g 氢氧化钠加水至 18mL）。降温至 8～12℃，在强力搅拌下，慢慢滴加上步制备的产物无水丙酮溶液，约 20min 后，调 pH 至 9～10，于 10～15℃搅拌下反应 1.5～2h（保持 pH 为 8～10）。反应完毕，抽滤，用水洗至中性，烘干得贝诺酯粗品。

3. 贝诺酯的精制

取粗品置附有回流冷凝器的 250mL 圆底烧瓶中，加 8 倍量的 95%乙醇，加热溶解，加活性炭，加热回流30min，趁热过滤，滤液自然冷却，待结晶析出完全后，抽滤，结晶重结晶精制（粗品：95%乙醇=1：8），约得精品10～14g，熔点为174～178℃，收率40%。

五、实训注意事项

1. 制备酰氯时，所用仪器及反应原料必须是干燥的，操作中切勿与水接触。

2. 反应过程中会有大量的二氧化硫和氯化氢气体放出，必须使用碱吸收的方法进行吸收，同时注意实验室通风。

3. 氢氧化钠溶液的加入量要控制适当，不宜过量，否则会影响反应收率。

4. 吡啶为催化剂，用量不得过多，否则影响产品的质量和收率。

六、实训器材

在实训准备阶段，实训方案通过后，由学生根据预习结果向教师提交申请实验所需仪器型号及数量，所需药品等级及数量清单，经审定后，在老师的协助下自行准备。下列方案仅供参考。

1. 仪器

三口烧瓶，温度计，恒压滴液漏斗，球形干燥管，普通玻璃漏斗，加料漏斗，布氏漏斗，抽滤瓶，圆底烧瓶等。

2. 药品

阿司匹林、对乙酰氨基酚、二氯亚砜等。

七、实训思考

1. 为什么在制备邻乙酰氧基苯甲酰氯时，必须是无水反应？

2. 过量加入氢氧化钠溶液会导致哪些副反应发生？

3. 二氯亚砜在化学反应中起什么作用？

实训项目十七　药品说明书使用解析

一、实训目的

1. 复习和巩固已学过的相关典型药物的结构特点、理化性质、临床应用等知识；

2. 学会根据理化性质分析药物配伍使用的条件、注意事项和贮存保管常识；

3. 训练学生学会查找和利用信息，并对信息加以处理和应用。

二、实训内容

学生自行准备临床常用药品（化学药品）说明书，利用所学药物化学知识，以小组形式讨论分析、解读药品说明书中与药物化学相关内容。

三、实训原理

根据药物的结构特点、理化性质与临床应用对药品说明书中相关项目进行学习、解读。

(1) 与药物剂型选择的关系：颗粒剂、片剂、胶囊、粉针、水针、软膏等。

(2) 与药品的药代动力学性质的关系：服用方式、吸收速度、作用部位等。

(3) 与药品用法用量的关系：给药次数、用药剂量等。

(4) 与不良反应的关系。

(5) 与用药禁忌的关系。

(6) 药物间的相互作用。

(7) 与药品贮藏的关系。

四、实训用品

纸质或电子版药品说明书。

五、实训指导

1. 预习

实训前应充分复习所学知识，并归纳各类药物的结构特点、理化性质、典型药物。

2. 实训步骤

（1）根据预习，利用自身优势收集纸质或电子版的药品说明书。

（2）结合所学知识，对药品说明书进行分类，在药品说明书中找出同类药品中的所含药物的异同点。

（3）根据药物的结构特点、理化性质，分析药品选用、使用、配伍合理性、贮存等特点。

（4）根据练习结果，写出实训报告。

六、实训提示

1. 实训过程中可将5～6名学生分为一组，由每组学生分别负责一个或两个大类的药品。

2. 药品分类过程中，建议将同类药品进行列表汇总，以便寻找结构、性质与用途之间的链接规律。

七、注意事项

在实训前应认真复习所学各类药物的知识，并进行归纳总结，以备实训之用。

八、实训思考

联合用药和统一处方的药物配伍使用的优缺点？

实训项目十八　临床常用药品（模拟）药房调查

一、实训目的

1. 复习和巩固已学过的部分典型药物的结构特点、理化性质、临床应用等知识；

2. 训练学生学会查找和利用信息，并对信息加以处理和应用。

二、实训内容

学生进入（模拟）药房进行常用药品的分类，调查并分析药品储存注意事项、配伍禁忌、联合用药、临床应用特点等内容。

三、实训原理

根据药物的结构特点、理化性质与临床用途对药品进行细致分类，并结合药物的理化性质分析药品的剂型、储存、应用等特点。

四、实训器材

药品说明书、药品空包装盒。

五、实训指导

1. 预习

实训前应充分复习所学知识，并归纳各类药物的结构特点、理化性质、典型药物。

2. 实训步骤

（1）根据预习，利用网络收集电子版的药品说明书。

（2）结合所学知识，对（模拟）药房中的化学药品进行分类，在药品说明书中找出同类药物中的相似结构。

（3）根据药物的结构、理化性质，分析药品储存注意事项、配伍禁忌、联合用药、临床应用特点等内容。

(4) 根据调查分析结果，填写实训报告。

六、实训提示

1. 实训过程中可将 5～6 名学生分为一组，由每组学生分别负责一个或两个大类的药品。

2. 药品分类过程中，应指导学生区分完毕每一大类药品后，还应具体细分小类，如抗生素为一大类，再细分为 β-内酰胺类抗生素、大环内酯类抗生素、四环素类抗生素、氨基糖苷类抗生素、氯霉素。

七、注意事项

在实训前应认真复习所学各类药物的知识，并进行归纳总结，以备实训之用。

八、实训思考

需要在冰箱中储存的都有哪些药品？它们的理化性质有什么特点？

目标检测参考答案

第一章

一、单项选择题

1. C；2. D；3. D；4. C；5. B；6. D；7. B；8. C；9. D

二、多项选择题

1. AB；2. AB；3. ABDE；4. ABCE；5. AC；6. ABC；7. ABCDE；8. ACD；9. BD；10. AB

三、配伍选择题

1. E ；2. B ；3. C ；4. D ；5. A；6. A ；7. E；8. B；9. C；10. D

四、简答题（略）

五、案例分析

利用酚羟基的特性，溶液中加入氯化铁试液，马上出现蓝紫色的为对乙酰氨基酚。

第二章

一、单项选择题

1. C；2. A；3. D；4. C；5. C；6. A；7. B；8. A；9. A

二、多项选择题

1. ABDE；2. BCD；3. ABCDE；4. BCE；5. ABCDE；6. ABCDE；7. ABCD；8. CD；9. ABCD；10. ABCD

三、配伍选择题

1. A；2. C；3. D；4. E；5. C

四、简答题

1～3、5（略）；

4. 维生素 B_2 在体内必须转化为活性的黄素单核苷酸（FMN）和黄素腺嘌呤二核苷酸（FAD）才具有生物活性，产生对口腔溃疡的治疗作用，当体内的这种转化能力降低时，即使服用了维生素 B_2 也不能起到应有的作用，建议服用 FMN 和 FAD。

五、案例分析

答：不合理。细胞色素 C 为含铁的结合蛋白，作用机制与辅酶相似。维生素 B_6 有三种形式，即吡哆醇、吡哆醛、吡哆胺，三种形式的结构中均含有酚羟基，因此含铁的细胞色素 C 与含酚羟基的维生素 B_6 配伍可产生变色。故两药不宜置同一容器内静滴，应分开给药。

第三章

一、单项选择题

1. C；2. D；3. C；4. C；5. C；6. D；7. C；8. A

二、多项选择题

1. BE；2. BCE；3. ACDE；4. BCDE；5. AB；6. ACD；7. ABCE；8. BCD；9. ABE

三、配伍选择题

1. B；2. D；3. C；4. A；5. A；6. E；7. D；8. C；9. D；10. C

四、简答题

1. 青霉素为天然的抗生素，其基本母核由四元的β-内酰胺环和五元的氢化噻唑环并合而成，环的张力较大，另外结构中β-内酰胺环中羰基和氮原子上的孤对电子不能共轭，易受到亲核性或亲电性试剂的进攻，使β-内酰胺环破裂，生成变质产物。如在酸性条件下，随着 pH 不同，因电子转移而引起重排，最终分解为青霉醛和青霉胺，因此，青霉素不能口服。青霉素钠遇水易发生水解，因此，要把它做成灭菌的粉末，临用前现配制。

2. 四环素在酸、碱条件下易发生脱水、差向异构化反应等，生成差向异构体和脱水差向异构体，两者的毒性分别是四环素的 70 倍和 250 倍，特别是差向脱水四环素，服用后临床上表现为多发性肾小管功能障碍综合征，从而引起肾小管性酸中毒，导致乏力、恶心、呕吐等症状。由此可看出，防范药物的变质、控制药物的质量非常重要。

五、案例分析

1. 青霉素在偏酸性的葡萄糖输液中不稳定，长时间静滴过程中会发生分解，不仅疗效下降，而且更易引起过敏反应。因此青霉素应尽量用生理盐水配制滴注，且滴注时间不可过长。

2. 分析：①本品亲脂性基团占优势，几乎不溶于水，易溶于有机溶剂。②本品 7 位取代基上含有一个不对称碳原子，故有 R 和 S 两种构型，R 构型活性很强，而 S 构型对革兰阴性杆菌无抗菌活性。③本品为β-内酰胺类化合物，具有β-内酰胺环的共同鉴别反应。④本品 7 位侧链含有酚羟基，可与重氮苯磺酸试液产生偶合反应，显橙黄色。⑤本品是第三代广谱抗生素，对β-内酰胺酶稳定，半衰期比第一代和第二代长，用于治疗敏感菌所致的呼吸道、尿路、肝胆系统感染。

第四章

一、单项选择题

1. E；2. C；3. C；4. B；5. A；6. A；7. D；8. B；9. B

二、多项选择题

1. ABD；2. ABCDE；3. ABC；4. BCDE；5. ACDE；6. BC；7. ACDE

三、配伍选择题

1. A；2. E；3. C；4. B；5. D；6. B；7. A；8. C；9. D

四、简答题

1. 磺胺类药物的酸性来自磺酰氨基。在酸性条件下能与亚硝酸钠及碱性β-萘酚发生重氮化偶合反应，生成红色的偶氮化合物。

2. 略。

3. (1) 芳伯氨基的反应

① 重氮化-偶合反应：加盐酸、亚硝酸钠、β-萘酚，出现橙黄色至猩红色沉淀。

② 与芳醛的缩合反应：此类药物的芳伯氨基可和芳醛在酸性溶液中缩合为有色的希夫碱，可作鉴别。

(2) 与硫酸铜的成盐反应：不同磺胺药物的铜盐沉淀的颜色不同，可以用来区别不同的磺胺药物。

(3) N1 取代基的反应：磺胺嘧啶和磺胺甲噁唑上均为含氮杂环取代，有一定碱性，可以和有机碱沉淀剂生成沉淀。如磺胺嘧啶可和碘化铋钾试液、碘-碘化钾试液生成红棕色沉淀。

(4) 红外分光光度法：依据特征峰区别。

第五章

一、单项选择题

1. A；2. D；3. B；4. A；5. C；6. E；7. C；8. B；9. D；10. A

二、多项选择题

1. BC；2. AC；3. BD；4. ABE；5. BCD

三、配伍选择题

1. B；2. C；3. E；4. A；5. D

四、简答题

1. 由于盐酸普鲁卡因分子中含有酯基较易水解，酸、碱、体内的酯酶均能促使其水解失效，因而稳定性较差，如果开发成注射剂时应严格控制其工艺条件。如 pH，在 pH3.0～3.5 时最为稳定，pH 小于 2.5 或大于 4.0 时，随着 pH 值的较低或升高，都可加速其水解。

2. 盐酸利多卡因分子中所含酰胺键较酯键难水解，因而其稳定性较酯类药物更好一些，另外，分子结构中酰胺基受邻位两个甲基的保护，造成空间位阻，使利多卡因在酸或碱性溶液中均较稳定，不易水解，体内酶解的速度也较慢，这是利多卡因比盐酸普鲁卡因作用强、时间长的主要原因。

第六章

一、单项选择题

1. E；2. B；3. C；4. E；5. D；6. C；7. E；8. A；9. D；10. D

二、多项选择题

1. ABDE；2. ABCE；3. BCE；4. ACE；5. ABCE；6. ACDE

三、配伍选择题

1. C；2. B；3. A；4. C；5. D；6. A；7. A；8. A；9. B；10. C

四、用化学方法区别下列各组药物

1. 苯巴比妥分子中含有苯环，与甲醛-硫酸试液作用，界面显玫瑰红色，而异戊巴比妥无此现象。

2. 奥沙西泮在酸中或碱中加热发生水解，生成 2-苯甲酰基-4-氯苯胺，能发生重氮化-偶合反应，生成橙红色偶氮化合物沉淀，地西泮无此反应。

五、简答题

1. 巴比妥药物具有以下共同的化学性质：

① 可发生内酰胺-内酰亚胺互变异构，形成烯醇式结构而显弱酸性。能溶解于氢氧化钠和碳酸钠溶液中生成钠盐，但不溶于碳酸氢钠。此类钠盐不稳定，吸收空气中的二氧化碳而析出巴比妥类沉淀。巴比妥类药物分子中有酰胺结构，其钠盐水溶液在室温放置时不稳定，易被水解生成苯基丁酰脲失去活性，受热可进一步水解。

② 巴比妥类药物分子中有酰胺结构，易发生水解开环反应而失去活性。

③ 巴比妥类药物与吡啶-硫酸铜试液反应，显紫色。含硫巴比妥反应后显绿色。

④ 巴比妥类药物溶于碳酸钠试液，与硝酸银试液反应，先生成瞬即溶解的一银盐，继续与硝酸银试液反应，生成不溶于水的二银盐白色沉淀。

2. 巴比妥类药物为环酰脲类，可发生内酰胺-内酰亚胺互变异构，形成烯醇式结构而显弱酸性，能溶解于氢氧化钠和碳酸钠溶液中生成钠盐，但不溶于碳酸氢钠。此类钠盐不稳定，易因吸收空气中的二氧化碳而析出苯巴比妥沉淀。

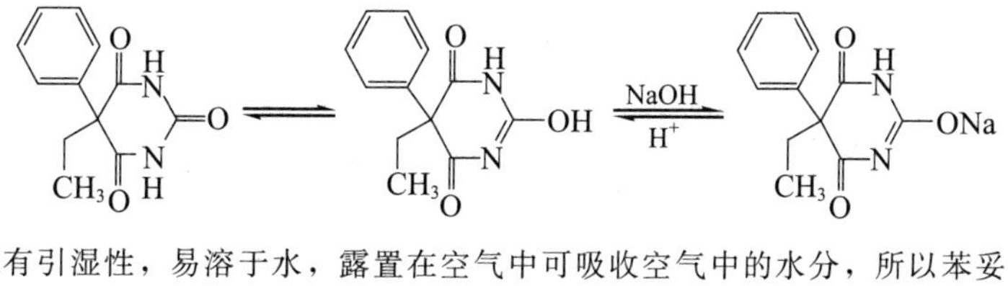

3. 苯妥英钠微有引湿性，易溶于水，露置在空气中可吸收空气中的水分，所以苯妥英钠应密闭保存。

苯妥英钠水溶液呈碱性，因苯妥英酸性弱于碳酸，露置时吸收空气中的二氧化碳而析出游离的苯妥英，使溶液呈现混浊，故水溶液应密闭保存或新鲜配制。

4. 盐酸氯丙嗪、奋乃静结构中都具有吩噻嗪环，易被氧化。在空气中放置，吩噻嗪环易氧化成醌式结构渐变为红色，日光及重金属离子有催化作用。

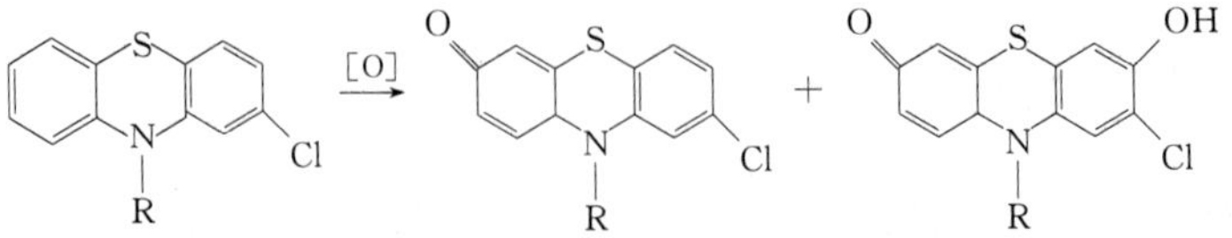

第七章

一、单项选择题

1. E；2. D；3. E；4. B；5. A；6. B

二、多项选择题

1. ACE；2. ABC；3. BC；4. BDE；5. ABE；6. ACDE；7. ACE

三、配伍选择题

1. B；2. D；3. A；4. C；5. B；6. C；7. A；8. D

四、案例分析

盐酸吗啡分子中含有酚羟基，易氧化变色，其注射液在中性或碱性条件下（紫外线）照射或铁离子等金属离子因素的影响可加速氧化变质。故在配制其注射液时，应调 pH 3～5，安瓿中充氮气，加入焦亚硫酸钠或亚硫酸氢钠作抗氧剂和 EDTA-2Na 等作稳定剂；贮存时应注意密闭、避光、阴凉处保存，并严格按照麻醉药品的保管原则进行保管；注射时不宜与碱性药物配合使用。

第八章

一、单项选择题

1. C；2. A；3. B；4. E；5. D；6. B；7. E；8. B；9. D；10. C

二、多项选择题

1. ABCD；2. ABCE；3. ACE

三、配伍选择题

1. C；2. B；3. B；4. A；5. B；6. B；7. A；8. A；9. C；10. B

四、简答题

1. 影响药物自动氧化的主要外因有溶液的 pH、空气中的氧气及其浓度、温度、光线、金属离子等。

2. 为了延缓和防止盐酸肾上腺素氧化变质采取的主要措施有：生产本品注射液时调节 pH3.6～4.0；加入金属离子配合剂乙二胺四醋酸钠，加抗氧剂焦亚硫酸钠；注射用水经二氧化碳或氮气饱和除去溶解氧，安瓿内同时充入上述气体；100℃流通蒸汽灭菌 15min；并且遮光，减压严封，置阴凉处贮存。

第九章

一、单项选择题

1. B；2. C；3. D；4. A；5. E；6. D；7. C；8. C；9. C；10. C

二、多项选择题

1. ABCDE；2. ABCD；3. AC；4. BCD；5. AB；6. BCDE

三、配伍选择题

1. B；2. C；3. A；4. D；5. C；6. A；7. B；8. B；9. C；10. E；11. A；12. C；13. B

四、简答题

1. 抗高血压药物分为五类：作用于自主神经系统的药物；血管紧张素转化酶抑制剂；血管平滑肌扩张

药；钙拮抗剂；利尿药。卡托普利属于血管紧张素转化酶抑制剂，抑制血管紧张素转化酶减少血管紧张素Ⅱ的合成，使血压下降。

2. 抗心绞痛药物主要通过舒张冠状动脉，舒张静脉，防止形成血栓，从而达到降低心肌耗氧量。临床上使用的抗心绞痛药物主要有硝酸酯和亚硝酸酯类、钙通道阻滞剂、β受体阻断剂等。

3. 遇光不稳定，分子内部发生光催化歧化反应，降解产生硝基苯吡啶衍生物和亚硝基苯吡啶衍生物，后者对人体非常有害，故在生产和贮存过程中应注意避光。

第十章

一、单项选择题

1. A；2. D；3. B；4. B；5. E；6. A；7. C；8. D；9. E；10. C

二、多项选择题

1. ABDE；2. ABC；3. BE；4. CD；5. AD；6. ABDE

三、配伍选择题

1. B；2. C；3. A；4. D；5. D；6. C；7. B；8. A；9. A；10. D

四、简答题

1. 本品对热稳定，可进行热压灭菌；但对光敏感，0.2%水溶液避光保存21个月稳定，见光放置21个月则有5%分解，因此，该制剂应避光保存。

2. 配制硫酸阿托品注射液时，常用0.1mol/L的盐酸液调最稳定pH3.5～4.0之间，加1%氯化钠作稳定剂，灌封于硬质中性玻璃的安瓿中，采用流通蒸气灭菌30min。

第十一章

一、单项选择题

1. A；2. B；3. C；4. E；5. A；6. B；7. B；8. E；9. E；10. B

二、多项选择题

1. ABD；2. CD；3. ABCD；4. ACDE；5. ACDE；6. ABCE

三、配伍选择题

1. A；2. C；3. D；4. E；5. B；6. D；7. C. 8. A；9. D；10. C

四、简答题

1. 拮抗组胺分子与 H_1 受体结合形成 H_1 受体拮抗剂，用于抗过敏；和 H_2 受体结合形成 H_2 受体拮抗剂用于抗溃疡。

2. 经典的 H_1 受体拮抗剂由于脂溶性大，能作用于中枢，有镇静的副作用，通过结构改造增加亲水的基团，使药物成两性离子化合物，使其难以通过血脑屏障，克服镇静的副作用。

3. H_2 受体拮抗剂的构效关系

(1) 碱性芳杂环或碱性基团取代的芳杂环。

(2) 平面、极性的基团：例如西咪替丁的对应基团为氰基胍，雷尼替丁为硝基脲，法莫替丁则为氨基磺酰脒基，此外还有嘧啶酮、噻二唑等。这些基团都是平面的，在生理pH值条件下离子化程度很低，能和受体形成一个以上的氢键。

(3) 上述两个组成部分是通过一条易曲绕旋转的柔性原子链连接。链的长度为组胺侧链的2倍即4个原子。链的长度与拮抗性有关。

第十二章

一、单项选择题

1. B；2. C；3. D；4. E；5. A；6. A；7. C；8. E

二、多项选择题

1. ABDE；2. ABDE；3. ABDE；4. ABCDE. 5、ACE

三、配伍选择题

1. C；2. A；3. D；4. B；5. C；6. A；7. B；8. D

四、简答题（略）

第十三章

一、单项选择题

1. B；2. C；3. B

二、多项选择题

1. ABC；2. AC；3. ACD；4. ABD

三、简答题

1.（略）

2. 人的胰岛素含有16种51个氨基酸，由21个氨基酸的A肽链与30个氨基酸的B肽链以两个二硫键连接而成。在中性pH条件下，胰岛素结晶由六个胰岛素分子组成三个二聚体。这三个二聚体与两个锌原子结合形成复合物。不同种动物的胰岛素由于其结构相似，理化性质也相似，通常为白色结晶粉末，结晶时随pH变化可得到不同的晶型。胰岛素有典型的蛋白质性质，具两性，等电点为5.1～5.3，易被强酸强碱破坏，热不稳定。

3.（略）

第十四章

一、单项选择题

1. B；2. E；3. C；4. C；5. B；6. B；7. B；8. A；9. C；10. B

二、多项选择题

1. ACD；2. ACE；3. ABCDE；4. ABCD；5. ACDE

三、配伍选择题

1. A；2. E；3. C；4. B；5. B；6. C；7. A；8. E；9. B；10. D

四、简答题（略）

第十五章

一、单项选择题

1. B；2. A；3. E；4. E；5. C

二、多项选择题

1. ABC；2. ABCD；3. ABCDE

三、配伍选择题

1. B；2. A；3. D；4. C；5. E；

四、简答题（略）

第十六章

一、单项选择题

1. C；2. D；3. E；4. B；5. C；6. B；7. D；8. A；9. C；10. D

二、多项选择题

1. ABCDE；2. BC；3. ABCDE；4. ABCD；5. ABE；6. ABD；7. ABCD；8. CDE；9. ABCDE

三、配伍选择题

1. A；2. E；3. D；4. C；5. B；6. E；7. C；8. A；9. E；10. D

四、案例分析

后者因结构中含有硫原子，脂溶性较高，吸收快，易进入脑组织，所以起效速度比前者快得多，但由于易转移至脂肪组织而维持时间较前者短得多。

参　考　文　献

[1] 国家药典委员会．中华人民共和国药典．2015年版．北京：中国医药科技出版社，2015.

[2] 尤启冬．药物化学．8版．北京：人民卫生出版社，2016.

[3] 葛淑兰，张彦文．药物化学．3版．北京：人民卫生出版社，2019.

[4] 杨友田，於学良．药物化学．2版．北京：化学工业出版社，2016.

[5] 曹观坤．药物化学．2版．北京：科学出版社，2012.

[6] 王厚全．药物化学图表解．北京：人民卫生出版社，2007.

[7] 金学平．药物化学．北京：化学工业出版社，2007.

[8] 郑虎．药物化学．6版．北京：人民卫生出版社，2007.

[9] 李瑞芳．药物化学教程．北京：化学工业出版社，2006.

[10] 雷小平，仉文升．药物化学应试指南．北京：北京大学医学出版社，2006.

[11] 武凤兰，雷小平．药剂学和药物化学全能强化题集．北京：北京大学医学出版社，2007.

[12] 于淑萍．化学制药技术综合实训．北京：化学工业出版社，2007.

[13] 陈仲强，陈虹．现代药物的制备与合成（第一卷）．北京：化学工业出版社，2008.

[14] 陈新谦，金有豫，汤光．新编药物学．16版．北京：人民卫生出版社，2007.

[15] David A. Williams，Thomas L. Lemke 编著．药物化学原理．赵建，蒋兴凯主译．北京：中国医药科技出版社，2005.

[16] 李仁利．药物构效关系．北京：中国医药科技出版社，2004.

[17] 杨群华，刘立．实用药物商品知识．3版．北京：化学工业出版社，2015.